"十二五"普通高等教育本科国家级规划教材
"十三五"高等医学院校本科规划教材

供基础、临床、护理、预防、口腔、中医、药学、医学技术类等专业用

医学寄生虫学

Medical Parasitology

（第4版）

主　编　刘佩梅　李泽民

主　审　卢思奇　高兴政

副主编　张唯哲　崔　昱　田喜凤
　　　　　杜娈英　夏　惠　朱云娟

编　委（按姓名汉语拼音排序）

柏雪莲（滨州医学院附属医院）
曹得萍（青海大学医学院）
陈　根（兰州大学基础医学院）
崔　昱（大连医科大学）
杜娈英（承德医学院）
方　强（蚌埠医学院）
黄学贵（遵义医科大学）
汲　蕊（潍坊医学院临床医学院）
李泽民（河北医科大学）
刘爱芹（哈尔滨医科大学）
刘光英（福建医科大学）
刘明社（长治医学院）
刘佩梅（天津医科大学）
吕志跃（中山大学中山医学院）
木　兰（内蒙古医科大学）
彭小红（桂林医学院）
孙雪文（河北工程大学医学院）
谭　潇（邵阳学院医学检验学院）
田喜凤（华北理工大学基础医学院）
王　贺（河北医科大学）
王　敏（沈阳医学院）
吴玉龙（滨州医学院）
夏　惠（蚌埠医学院）
张唯哲（哈尔滨医科大学）
赵海龙（青海大学医学院）
周必英（遵义医科大学）
周怀瑜（山东大学基础医学院）
朱云娟（天津医科大学）

北京大学医学出版社

YIXUE JISHENGCHONGXUE

图书在版编目（CIP）数据

医学寄生虫学 / 刘佩梅，李泽民主编．—4 版．
—北京：北京大学医学出版社，2019. 7（2022. 6 重印）
ISBN 978-7-5659-1919-0

Ⅰ．①医… Ⅱ．①刘… ②李… Ⅲ．①医学 - 寄生虫
学 Ⅳ．① R38

中国版本图书馆 CIP 数据核字（2018）第 275004 号

医学寄生虫学（第 4 版）

主　　编：刘佩梅　李泽民
出版发行：北京大学医学出版社
地　　址：（100191）北京市海淀区学院路 38 号　北京大学医学部院内
电　　话：发行部 010-82802230；图书邮购 010-82802495
网　　址：http：//www.pumpress.com.cn
E-mail：booksale@bjmu.edu.cn
印　　刷：北京瑞达方舟印务有限公司
经　　销：新华书店
责任编辑：王　霞　郭　颖　**责任校对**：靳新强　**责任印制**：李　啸
开　　本：850 mm × 1168 mm　1/16　**印张**：22.5　**插页**：4　**字数**：650 千字
版　　次：2019 年 7 月第 4 版　2022 年 6 月第 6 次印刷
书　　号：ISBN 978-7-5659-1919-0
定　　价：52.00 元

修订说明

国务院办公厅颁布《关于深化医教协同进一步推进医学教育改革与发展的意见》、以“5+3”为主体的临床医学人才培养体系改革、教育部本科临床医学专业认证等一系列重要举措，对新时期高等医学教育人才培养提出了新的要求，也为教材建设指明了方向。

北京大学医学出版社出版的临床医学专业本科教材，从2001年开始，历经3轮修订、17年的锤炼，各轮次教材都高比例入选了教育部“十五”“十一五”“十二五”国家级规划教材。为了顺应医教协同和医学教育改革与发展的要求，北京大学医学出版社在教育部、国家卫生健康委员会和中国高等教育学会医学教育专业委员会指导下，经过前期的广泛调研、综合论证，启动了第4轮教材的修订再版。

本轮教材基于学科制课程体系，在院校申报和作者遴选、编写指导思想、临床能力培养、教材体系架构、知识内容更新、数字资源建设等方面做了优化和创新。共启动46种教材，其中包含新增的《基础医学概论》《临床医学概论》《诊断学》《医患沟通艺术》4种。《基础医学概论》和《临床医学概论》虽然主要用于非临床医学类专业学生的学习，但须依托于临床医学的优秀师资才能高质量完成，故一并纳入本轮教材中。《诊断学》与《物理诊断学》《实验诊断学》教材并存，以满足不同院校课程设置差异。第4轮教材修订的主要特点如下：

1．为更好地服务于全国高等院校的医学教育改革，对参与院校和作者的遴选精益求精。教材建设的骨干院校结合了研究型与教学型院校，并注重不同地区的院校代表性；由各学科的委员会主任委员或理事长和知名专家等担纲主编，由教学经验丰富的专家教授担任编委，为教材内容的权威性、院校普适性奠定了坚实基础。

2．以“符合人才培养需求、体现教育改革成果、教材形式新颖创新”为指导思想，以深化岗位胜任力培养为导向，坚持“三基、五性、三特定”原则，密切结合国家执业医师资格考试、全国硕士研究生入学考试大纲。

3．部分教材加入了联系临床的基础科学案例、临床实践应用案例，使教材更贴近基于案例的学习、以问题为导向的学习等启发式和研讨式教学模式，着力提升医学生的临床思维能力和解决临床实际问题的能力；适当加入知识拓展，引导学生自学。

4．为体现教育信息化对医学教育的促进作用，将纸质教材与二维码技术、网络教学平台相结合，教材与微课、案例、习题、知识拓展、图片、临床影像资料等融为一体，实现了以纸质教材为核心、配套数字教学资源的融媒体教材建设。

在本轮教材修订编写时，各院校对教材建设提出了很好的修订建议，为第4轮教材建设的顶层设计和编写理念提供了详实可信的数据储备。第3轮教材的部分主编由于年事已高，此次不再担任主编，但他们对改版工作提出了很多宝贵的意见。前3轮教材的作者为本轮教材的日臻完善打下了坚实的基础。对他们的贡献，我们一并表示衷心的感谢。

尽管本轮教材的编委都是多年工作在教学一线的教师，但囿于现有水平，书中难免有不当之处。欢迎广大师生多提宝贵意见，反馈使用信息，以臻完善教材的内容，提高教材的质量。

“十三五”高等医学院校本科规划教材评审委员会

序

国务院办公厅《关于深化医教协同进一步推进医学教育改革与发展的意见》（以下简称《意见》）指出，医教协同推进医学教育改革与发展，加强医学人才培养，是提高医疗卫生服务水平的基础工程，是深化医药卫生体制改革的重要任务，是推进健康中国建设的重要保障。《意见》明确要求加快构建标准化、规范化医学人才培养体系，全面提升人才培养质量。要求夯实5年制临床医学教育的基础地位，推动基础与临床融合、临床与预防融合，提升医学生解决临床实际问题的能力，推进信息技术与医学教育融合。从国家高度就推动医学教育改革发展作出了部署、明确了方向。

高质量的医学教材是满足医学教育改革、培养优秀医学人才的核心要素，与医学教育改革相辅相成。北京大学医学出版社出版的临床医学专业本科教材，立足于岗位胜任力的培养，促进自主学习能力建设，成为临床医学专业本科教学的精品教材，为全国高等医学院校教育教学与人才培养工作发挥了重要作用。

在医教协同的大背景下，北京大学医学出版社启动了第4轮教材的修订再版工作。全国医学院校一大批活跃在教学一线的专家教授，以无私奉献的敬业精神和严谨治学的科学态度，积极参与到本轮教材的修订和建设工作当中。相信在全国高等医学院校的大力支持下，有广大专家教授的热情奉献，新一轮教材的出版将为我国高等医学院校人才培养质量的提高和医学教育改革的发展发挥积极的推动作用。

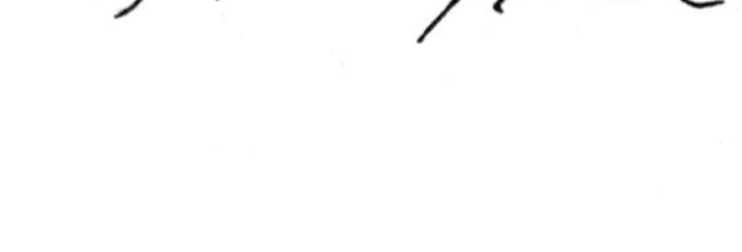

前 言

在国家教育部、国家卫生与健康委员会（卫健委）关于医学教育改革精神的指导下，受北京大学医学出版社委托，我们联合国内多所医学院校，编写了第 4 版《医学寄生虫学》本科教材。

为达到教育部和卫健委对本科医学人才培养的要求，本教材以符合人才培养需求、体现教育改革成果、创新教材形式为指导思想；以深化岗位胜任力培养为导向，体现医学人文、职业素质和临床能力培养，以基础与临床融合为原则。为适应以问题为导向的启发式、研讨式教学方法改革，突出应用，本教材采用以病例为先导、以问题为基础的编写体例，引导学生学习掌握各章节的重点、难点，着力培养医学生临床思维能力和运用基础理论解决临床实际问题的能力。另外，为适应教育信息化转型，将传统出版与数字技术有机融合，本教材增加了用二维码呈现的知识拓展模块，实现以纸质内容为核心、数字教学资源为辅助的立体化教材建设。

本次教材编写广泛收集了对第 3 版教材的意见，同时收集了临床医生和各医学院校从事人体寄生虫学教学的教师们的建议，特别是征询了已毕业且在临床工作的毕业生的意见，在保留第 3 版教材优势基础上，力争使本教材突出三基（基础理论、基本知识、基本技能）五性（思想性、科学性、先进性、启发性和适用性），符合人才培养目标。此次新版教材编写凝聚了全体编写人员多年的临床与教学经验和智慧，经历了较长时间，付出了大量精力，我们力求将第 4 版教材编出特色，体现高质量和高水平，但限于水平和其他诸多因素影响，书中可能还会有疏漏，甚至错误之处，敬请广大师生在使用中给予批评指正。

本教材编写特邀第 1 版、第 2 版主编作为主审对本教材进行严格把关，我们对他们辛勤的付出和所做的贡献表示诚挚的感谢。

刘佩梅

二维码资源索引

目 录

第一篇 总 论

第二篇 医学原虫学

第三篇 医学蠕虫学

第四篇 医学节肢动物学

第一篇

总　论

医学寄生虫学（medical parasitology）是研究与医学有关的寄生虫及其与宿主关系的一门学科，是预防医学专业和临床医学专业的基础学科。医学寄生虫学研究的范围包括医学原虫学（medical protozoology）、医学蠕虫学（medical helminthology）和医学节肢动物学（medical arthropodology）。本学科通过研究医学寄生虫的形态结构、生长发育和繁殖规律及其与宿主和环境因素的相互关系，了解寄生虫病的发生、发展规律和发病机制。在此基础上，阐述寄生虫病的诊断方法、流行规律和防治原则，以期为控制和消灭寄生虫病提供基础理论。

第1章 寄生、寄生虫与宿主的概念

一、寄生

在自然界漫长的生物共进化过程中，各种生物之间形成了复杂的关系，凡两种生物生活在一起的生物学现象都可称为共生（symbiosis）。在共生现象中，根据两种生物之间相互依赖的程度和利害关系，可将其分为以下三种不同类型：

1．共栖（commensalism） 指两种生物生活在一起，一方受益，另一方既不受益也不受害的关系。例如，结肠内阿米巴原虫生活在人体结肠肠腔内，人体为其提供了营养和生存环境，但它并无致病力，人体既不受害也不受益，两者是共栖关系。

2．互利共生（mutualism） 指两种生物生活在一起，双方均受益的关系。例如，鞭毛虫生活在白蚁消化道内，为白蚁提供了消化木屑的酶类，将木屑的纤维素分解成白蚁所需的营养物质，而白蚁为鞭毛虫提供了生活场所和食物。如此，二者互相依赖，彼此受益。

3．寄生（parasitism） 指两种生物生活在一起，一方受益，另一方受害的关系。在寄生关系中，受益的一方称为寄生物（parasite），若寄生物为动物则称为寄生虫；受害的一方称为宿主（host）。例如，牛带绦虫寄生于人体小肠内，以人消化和半消化食糜为营养物质，造成人体营养不良。可见，牛带绦虫作为受益的一方，即寄生虫；人体作为受害的一方，即宿主。

共栖、互利共生和寄生三种状态之间常没有明显界限，在特定情况下可能相互转化。

二、寄生虫及其类别

寄生虫的种类繁多，根据其与宿主的关系，可分为以下几种类型。

1．体内寄生虫（endoparasite） 指寄生于宿主体内细胞、组织或器官的寄生虫。例如，刚地弓形虫寄生于宿主各种有核细胞内，旋毛虫幼虫寄生于宿主横纹肌组织，蛲虫寄生于宿主肠道，卫氏并殖吸虫寄生于宿主的肺等。

2．体外寄生虫（ectoparasite） 主要指寄生于宿主体表的寄生虫，如虱、蚤等。

3．专性寄生虫（obligatory parasite） 指生活史的各个时期或某个阶段必须营寄生生活的寄生虫。例如，疟原虫有多个发育阶段，各个阶段都必须在人体和蚊体内生长、发育和繁殖，否则就不能完成其生活史；又如，钩虫的幼虫虽可在自然界营自生生活，但其必须侵入人体小肠，才能进一步发育为成虫。

4．兼性寄生虫（facultative parasite） 有些寄生虫主要在外界营自生生活，但在某种情况下可侵入宿主过寄生生活。例如，粪类圆线虫主要在土壤内营自生生活，但也可侵入人体，寄生于肠道营寄生生活。

5．偶然寄生虫（accidental parasite） 指由于偶然机会进入非正常宿主体内寄生的寄生虫。如蝇偶可将卵产在人眼部的结膜囊内，由卵发育为幼虫（蛆），导致眼蝇蛆病。

6．暂时性寄生虫（temporary parasite） 指取食时侵袭宿主，取食后即离去的寄生虫，如蚊、蜱等。

7．长期性寄生虫（permanent parasite） 指成虫期必须营寄生生活的寄生虫，如猪带绦虫成虫只有寄生在人体小肠内才能生存。

8．机会性致病寄生虫（opportunistic parasite） 有些寄生虫在宿主免疫功能正常时处于隐性感染状态，但当宿主免疫功能低下时，虫体繁殖力及致病力增强，导致宿主出现临床症状，此类寄生虫称机会性致病寄生虫，如刚地弓形虫、隐孢子虫、微小隐孢子虫等。

三、宿主及其类别

根据寄生虫不同发育阶段对宿主的需求，可将其分为以下几种：

1．终宿主（definitive host） 指寄生虫成虫或有性生殖阶段寄生的宿主，如卫氏并殖吸虫成虫寄生于人或某些哺乳动物，人或这些动物即为卫氏并殖吸虫的终宿主。

2．中间宿主（intermediate host） 指寄生虫的幼虫或无性生殖阶段寄生的宿主。若某种寄生虫生活史中需要两个或以上中间宿主，则依次称为第一、第二中间宿主。如华支睾吸虫有两个中间宿主，第一中间宿主为淡水螺，第二中间宿主为淡水鱼类。

3．保虫宿主（reservoir host） 有些蠕虫成虫或原虫的某一发育阶段既可寄生于人，又可寄生于某些种类的脊椎动物。后者在一定条件下可将其体内的寄生虫传播给人，从流行病学角度来看，这些动物即为保虫宿主。例如，华支睾吸虫的成虫既可寄生于人，又可寄生于猫，猫即为该虫的保虫宿主。

4．转续宿主（paratenic host，transport host） 某些寄生虫的幼虫侵入非正常宿主后，并不能发育至成虫，仅能长期维持幼虫状态。只有当其有机会侵入正常宿主体内时，才能继续发育为成虫。此种非正常宿主即为该种寄生虫的转续宿主。例如，卫氏并殖吸虫的正常宿主是人和犬等动物，野猪是其非正常宿主。其童虫侵入野猪体内并不能发育为成虫，长期保留幼虫状态。如果人或犬生食或半生食含有此种幼虫的野猪肉，则童虫即可在两者体内发育为成虫。因此，野猪即为该虫的转续宿主。

四、寄生生活对寄生虫的影响

从自生生活过渡到寄生生活，生物体经历了漫长的演化过程。在两种生物建立寄生关系之前，作为寄生的一方无论是形态结构还是生理功能均需要做一些必要的调整，以适应从自生生活向寄生生活方式的转变，即要进行前适应（preadaptation）。最后，寄生的一方对被寄生一方的依赖性越来越强，乃至离开对方便无法生存。寄生生活对寄生虫的影响可以概括为以下几个方面。

1．形态结构改变 由于大多数体内寄生虫生活在营养丰富的环境中，能轻易获得营养及消化酶，也无需像营自生生活那样到处奔波觅食。因此，其消化器官和运动器官便逐渐退化或消失。例如，寄生于肠道内的绦虫（tapeworm），其消化器官完全消失，借助体壁的特殊结构吸收营养物质。有些虫种产生了特殊的附着器官，如寄生性扁虫（华支睾吸虫、卫氏并殖吸虫）的吸盘、绦虫顶部的小钩等。又如，顶复门和微孢子门中的寄生性原虫均不具备运动器官（纤毛），而营自生生活的虫种则均具有纤毛。

2．生理和代谢途径改变 由于寄生生活迫使寄生虫的生活模式发生了根本性改变，因此其生理和代谢途径也发生了改变。如寄生于消化道内的寄生虫具有抵抗宿主分泌的胃蛋白酶及胰蛋白酶的消化能力，能量代谢也由原先的有氧代谢变为糖酵解途径。大多数寄生虫无须再合成细胞内某些必需的成分，取而代之的是从宿主获取。寄生虫体内的某些酶类，自身也不再合成，改由宿主提供。

3．繁殖能力增强 寄生虫为维系种群延续需要极强的繁殖力，以利于进化选择。寄生虫的生殖方式多样，原虫以简单、快捷、高效的二分裂或多分裂无性生殖为主要的生殖方式，蠕虫以有性生殖为主，而有的则行两者兼而有之的世代交替（alternation of generations）方式。例如，牛带绦虫成虫虫体由约2000个节片构成，每个节片内可含有8万～10万个虫卵；每条蛔虫的雌虫每天可产20万个虫卵。

4．特殊入侵机制的形成 寄生虫在从自生生活变为寄生生活的过程中，为了增加侵入宿主的机会，形成了特有的入侵机制。例如，溶组织内阿米巴可借助自身合成的蛋白水解酶的作用穿透宿主肠壁组织，而共栖型结肠内阿米巴则不能合成此种酶。又如，日本血吸虫尾蚴头部钻腺能够分泌消化宿主皮肤的酶类，在这些酶类与虫体机械运动的共同作用下穿透宿主皮肤进入宿主体内。

（刘佩梅）

寄生虫的生物学

第2章

一、寄生虫的生活史及其类型

1．寄生虫的生活史 寄生虫完成一代生长、发育和繁殖的整个过程称寄生虫的生活史（life cycle）。寄生虫完成生活史除需要适宜的宿主外，还受外界环境的影响。生活史越复杂，寄生虫存活的概率就越小。寄生虫的整个生活史过程包括寄生虫的感染阶段、侵入宿主的方式和途径、在宿主体内移行或到达寄生部位的途径、正常的寄生部位、离开宿主的方式以及所需要的终宿主及保虫宿主、中间宿主或传播媒介的种类等。因此，了解和掌握寄生虫的生活史，不仅可以认识人体是如何感染某种寄生虫而致病的，而且还可针对生活史的某个发育阶段进行有效的防治。

2．寄生虫生活史的类型 寄生虫的生活史具有多样化的特点，有些虫种的生活史比较简单，在完成生活史过程中仅需要一种宿主；有的则相当复杂，完成整个生活史除需终宿主外，还需要一种或两种中间宿主。根据寄生虫生活史是否需要中间宿主，可将其分为如下两种类型：

（1）直接型：有些寄生虫的生活史比较简单，在完成生活史过程中不需要中间宿主。如阴道毛滴虫（*Trichomonas vaginalis*）、蓝氏贾第鞭毛虫（*Giardia lamblia*）和溶组织内阿米巴（*Entamoeba histolytica*）等原虫在发育过程中不需要中间宿主，它们的生活史属于直接型。此外，有些蠕虫，如蛔虫和钩虫，它们的虫卵或幼虫在外界不需要中间宿主即可直接发育至感染期，也属直接型生活史。在流行病学上，将具有此种类型生活史的蠕虫称为土源性蠕虫。

（2）间接型：有些寄生虫的生活史相对复杂，完成生活史需要中间宿主或媒介昆虫，即虫体只有在中间宿主或媒介昆虫内发育至感染阶段后，才能感染人体，如丝虫、旋毛虫和血吸虫等蠕虫的生活史均属此型。在流行病学上，又将它们称为生物源性蠕虫。

二、寄生虫的营养与代谢

1．寄生虫的营养 不同种或同种寄生虫的不同发育阶段需要的营养不尽相同，但需要的基本营养成分是相同的，如糖类、蛋白质、脂肪、维生素、水、无机盐等。体内寄生虫可直接摄取宿主的组织、细胞和非细胞性物质，如血浆、淋巴液、体液，以及宿主消化道内未消化、半消化或已消化的物质。具有消化道的蠕虫（如线虫），将从宿主摄取的营养物质经消化道吸收；消化道缺如的蠕虫（如绦虫），主要通过皮层（tegument）吸收营养物质；有胞口（cytostome）与胞咽（cytopharynx）的原虫（如结肠小袋纤毛虫），从胞口获取营养；有伪足（pseudopodium）的原虫（如溶组织内阿米巴），吞噬食物后在胞质内形成食物泡（food vacuole）再消化吸收；许多不能形成食物泡的原虫，则可通过表膜吸收营养，其转运方式包括简单扩散（simple diffusion）、易化扩散（facilitated diffusion）、主动转运（active transport）和胞吞（endocytosis）等。

2．寄生虫的代谢 寄生虫的代谢包括能量代谢和合成代谢两方面。寄生虫的能量主要通过糖酵解获得。寄生于红细胞内的疟原虫滋养体期、寄生于肠道内的蓝氏贾第鞭毛虫和溶组织内阿米巴等主要通过乳酸酵解途径产生 ATP 来获取能量。部分能量则通过固定二氧化碳获得。

业已发现寄生虫体内有两种固定二氧化碳的酶参与能量代谢，如苹果酸酶和磷酸烯醇丙酮酸激酶。有些寄生虫也可能从蛋白质代谢中获得能量，如溶组织内阿米巴先将甘氨酸转变为丙酮酸，再参与能量代谢；利什曼原虫在媒介昆虫体内的发育则利用脯氨酸作为能量代谢的来源。由于寄生环境及其含氧量的差异，寄生虫在能量转化过程中采取的呼吸方式也不同。例如，蛔虫的能量生成系统，包括从感染期幼虫的有氧呼吸至成虫的以延胡索酸接受电子的无氧呼吸的转换。感染期幼虫生活在氧分压高的外界环境中，进行有氧呼吸，即葡萄糖经酵解和三羧酸循环（tricarboxylic acid cycle，TAC）分解，生成大量 ATP。而当感染期幼虫进入人体之后，在氧分压相对较低的小肠内发育时，则进行延胡索酸呼吸以获得较高数量的 ATP。

寄生虫的合成代谢十分旺盛。虽然其生长、繁殖均需要大量蛋白质，但所需要的营养成分主要来自宿主。因此，大多数寄生虫的合成代谢种类十分有限。合成蛋白质所需要的氨基酸来自分解的食物、宿主组织中的蛋白质或摄取游离氨基酸。多数寄生虫缺乏完整的合成嘌呤的途径，它们依赖宿主体内丰富的碱基、核苷来适应嘌呤合成途径。有些寄生虫可自身合成嘧啶，如疟原虫和线虫。脂类物质亦主要来源于宿主。如寄生蠕虫大多不能合成胆固醇和不饱和脂肪酸，也缺乏从头合成脂类的能力。同样，多数原虫也不能合成胆固醇。

三、寄生虫的分类及命名

动物的分类系统反映了自然界中各类动物从低级到高级进化过程中的相互亲缘关系。了解寄生虫的分类系统可以帮助我们比较全面、准确地认识各个虫群和虫种，追溯各种寄生虫演化的线索，以及寄生虫的生命过程及其危害。传统的寄生虫分类主要以形态学为依据，如细胞核的结构、运动细胞器类型等，由于这种分类方法有很大的片面性和局限性，不能反映物种的真正面貌，也很难解释种群间的亲缘关系，随着生物科技的发展，基于对低等动物的生物化学和分子生物学认识的进展，出现了新的分类系统。目前的分类已超出以往的形态学范围，是基于生态学、遗传学、地理学与分子生物学多个领域相结合而形成的更为科学的分类系统。

按照传统的分类系统，寄生虫属于动物界（Kingdom Animal）的原生动物亚界的 3 个门，即肉足鞭毛门（Phylum Sarcomastigophora）、顶复门（Phylum Apicomplexa）和纤毛门（Phylum Ciliophora），以及无脊椎动物的 4 个门，即扁形动物门（Phylum Platyhelminthes）、线形动物门（Phylum Nemathelminthes）、棘头动物门（Phylum Acanthocephala）和节肢动物门（Phylum Arthropoda）。医学上，将原生动物称为原虫，将扁形动物和线形动物统称为蠕虫，与医学有关的节肢动物，习惯上也将之称为医学昆虫，是指身体具有外骨骼、分节，有成对附肢的一类动物。

根据目前新的分类系统，即 Cox（2003、2007）寄生虫分类系统，将医学寄生虫分属于 3 个真核生物界（表 2-1），即原生动物界（Protozoa）、色混界（Chromista）和动物界（Animalia）。原生动物界和色混界动物是单细胞动物，而动物界动物是多细胞动物。

寄生虫的命名遵循动物命名的二名制（binomial system），即学名（scientific name）采用拉丁文或拉丁化的文字表示，属名（genus name）在前，用主格（名词），第一个字母大写；种名（species name）在后，用所有格（形容词），如有亚种名，则放在种名之后；种名和亚种名之后是命名者的姓与命名的年份。例如，日本血吸虫的拉丁名为 *Schistosoma japonicum* Katsurada，1904，表明该种名是由 Katsurada 于 1904 年命名的。

表2-1　医学寄生虫的分类

界（kingdom）	门（phylum）	属（genus）
原生动物界（Protozoa）	阿米巴门（阿米巴）Amoebozoa（amebae）	棘阿米巴 *Acanthamoeba* 巴氏阿米巴 *Balamuthia* 内阿米巴 *Entamoeba*
	眼虫门（鞭毛虫）Euglenozoa（flagellates）	利什曼原虫 *Leishmania* 锥虫 *Trypanosoma*
	后滴门（鞭毛虫）Metamonada（flagellates）	贾第虫 *Giardia*
	副基体门（鞭毛虫）Parabasalia（flagellates）	毛滴虫 *Trichomonas* 双核阿米巴 *Dientamoeba*
	透色动物门（鞭毛虫）Percolozoa（flagellates）	耐格里阿米巴 *Naegleria*
	孢子虫门（孢子虫）Sporozoa（sporozoans）	疟原虫 *Plasmodium* 弓形虫 *Toxoplasma* 隐孢子虫 *Cryptosporidium* 肉孢子虫 *Sarcocystis* 等孢球虫 *Isospora* 圆孢子虫 *Cyclospora* 巴西贝虫 *Babesia*
	纤毛门（纤毛虫）Ciliophora（ciliates）	小袋纤毛虫 *Balantidium*
色混界（Chromista）	双环门（Bigyra）	人芽囊原虫 *Blastocystis hominis*
动物界（Animalia）	线形动物门（线虫）Nemathelminthes（nematodes）	蛔线虫 *Ascaris* 弓首线虫 *Toxocara* 鞭虫 *Trichuris* 钩口线虫 *Ancylostoma* 板口线虫 *Necator* 住肠线虫 *Enterobius* 粪圆线虫 *Strongyloides* 吴策线虫 *Wuchereria* 布鲁线虫 *Brugia* 盘尾线虫 *Onchocerca* 罗阿线虫 *Loa* 毛形线虫 *Trichinella* 管圆线虫 *Angiostrongylus* 吸吮线虫 *Thelazia* 毛细线虫 *Capillaria* 筒线虫 *Gongylonema* 异尖线虫 *Anisakis* 颚口线虫 *Gnathostoma* 龙线虫 *Dracunculus*
	扁形动物门（吸虫、绦虫）Platyhelminthes（trematodes，cestodes）	吸虫（trematodes）： 支睾吸虫 *Clonorchis* 姜片吸虫 *Fasciolopsis* 并殖吸虫 *Paragonimus* 裂体吸虫 *Schistosoma*

续表

界（kingdom）	门（phylum）	属（genus）
动物界		毛毕吸虫 *Trichobilharzia*
（Animalia）		东毕吸虫 *Orientobilharzia*
		片形吸虫 *Fasciola*
		异形吸虫 *Heterophyes*
		棘口吸虫 *Echinostoma*
		绦虫（cestodes）：
		迭宫绦虫 *Spirometra*
		带绦虫 *Taenia*
		棘球绦虫 *Echinococcus*
		膜壳绦虫 *Hymenolepis*
		裂头绦虫 *Diphyllobothrium*
		复孔绦虫 *Dipylidium*
	棘颚门（棘头虫）	巨吻棘头虫 *Macracanthorhynchus*
	Acanthognatha（acanthocephalan）	念珠棘头虫 *Moniliformis*
	节肢动物门（昆虫、螯肢动物、甲壳类动物）	昆虫（insects）：
	Arthropoda（insects，chelicerates，crustaceans）	按蚊 *Anopheles*
		库蚊 *Culex*
		伊蚊 *Aedes*
		舍蝇 *Musca*
		绿蝇 *Lucilia*
		金蝇 *Chrysomyia*
		黑麻蝇 *Helicophagella*
		丽蝇 *Aldrichina*
		螫蝇 *Stomoxys*
		白蛉 *Phlebotomus*
		库蠓 *Culicoides*
		蚋 *Simulium*
		斑虻 *Chrysops*
		客蚤 *Xenopsylla*
		虱 *Pediculus*
		臭虫 *Cimex*
		小蠊 *Blattla*
		螯肢动物（chelicerates）：
		硬蜱 *lxodes*
		钝缘蜱 *Ornithodoros*
		禽刺螨 *Ornithonyssus*
		纤恙螨 *Leptotrombidium*
		蠕形螨 *Demodex*
		疥螨 *Sarcoptes*
		尘螨 *Dermatophagoides*
		粉螨 *Acarus*
		甲壳类动物（crustaceans）：
		剑水蚤 *Cyclops*
		溪蟹 *Potamon*
		蝲蛄 *Cambaroides*

（夏　惠　焦玉萌）

第3章 寄生虫与宿主的相互作用

一旦与宿主建立起寄生关系，寄生虫在入侵、移行、定居、生存过程中，必然会对宿主的局部组织和器官，乃至全身造成不同程度的损害，同时也必然会受到宿主非特异和特异性免疫系统的作用，并诱发宿主产生正常或病理性免疫应答。寄生虫与宿主之间的关系推进了彼此的演化过程。当宿主的防御功能提高时，寄生虫通过产生相应的免疫逃逸机制来逃避宿主的防御功能。此外，宿主的种群演化也受到寄生虫的影响，如在恶性疟流行严重的西非，镰状细胞基因携带者约占种群的24%，这些携带者能免死于儿童期疟疾。

一、寄生虫对宿主的作用

寄生虫可造成宿主细胞和组织的损伤，其引起感染的能力称致病性（pathogenicity）。致病性的强弱程度称毒力（virulence），不同种类的寄生虫对宿主的致病作用及相关机制不尽相同，归纳起来有以下三种：

1．机械性损伤 寄生虫在入侵、移行或定居过程中可对宿主局部组织器官造成一系列的损伤。一般分为：①直接损伤组织：如钩虫的丝状蚴侵入人体皮肤时引起皮炎，成虫寄生于人体小肠，借其钩齿或板齿咬附在肠黏膜上，造成黏膜的散在性出血点、小溃疡等；②堵塞腔道：如大量蛔虫寄生于人体小肠，可扭结成团造成肠梗阻；③压迫组织、器官：如寄生于肝内囊状的细粒棘球蚴，可压迫胆道，引起黄疸；若寄生于脑，可引起颅内压增高症状；④破坏被寄生的细胞：如疟原虫、利什曼原虫和弓形虫等细胞内寄生性原虫，因其在细胞内大量繁殖可造成细胞破裂。

2．化学毒物作用和免疫病理损害 寄生虫的分泌物、排泄物或死亡虫体的崩解物和被损伤宿主组织的分解产物等，均可作为毒物或抗原物质对宿主产生毒性作用，造成局部组织器官或全身损伤。例如，溶组织内阿米巴分泌的蛋白水解酶能够破坏肠黏膜局部组织，造成溃疡。蛔虫寄生可引起全身荨麻疹。寄生虫的虫体抗原成分，除可刺激宿主机体产生保护性免疫应答外，还可引起免疫病理反应，造成宿主组织器官形态和功能改变。如血吸虫虫卵沉积于肝，由其分泌的可溶性虫卵抗原可引起虫卵肉芽肿，造成肝硬化。

3．夺取营养 寄生虫在宿主体内存活，所需营养物质绝大部分来自宿主，例如，寄生于小肠内的蛔虫以宿主消化和半消化的食糜为营养。如若寄生的虫数很多时，则可造成宿主营养不良。又如，寄生于小肠内的钩虫通过吸血使宿主丧失蛋白质和铁质，造成缺铁性贫血。阔节裂头绦虫选择性地摄取消化道内的维生素 B_{12}，导致部分患者产生巨幼细胞贫血。

二、宿主对寄生虫的作用

宿主作为受害的一方，必然会对寄生虫的入侵进行抵抗，综合防御作用是宿主抵抗寄生虫的重要机制。其主要表现为物理与生物化学屏障作用、非特异性免疫应答和特异性免疫应答。宿主的皮肤、黏膜、胎盘、体液（如胃酸）等生理屏障作用、细胞吞噬作用、炎症反应、补体作用等均可抵御寄生虫入侵。从皮肤入侵的寄生虫，如血吸虫的尾蚴和钩虫的丝状蚴有一部分可能在皮肤内即被杀死。胃酸可杀死进入胃内的虫卵或包囊。进入血液的原虫可被吞噬细胞吞噬。此外，因遗传基因的作用可使宿主对某些寄生虫具有先天不易感性。例如，达菲（Duffy）血型阴性人群，因其红细胞膜上缺乏间日疟原虫裂殖子入侵的受体，而对间日疟原虫有先天抵抗力。再如镰状细胞贫血者（具有 *HbS* 基因）不易感染恶性疟原虫。宿主的特异性免疫应答如各种特异性抗体、免疫效应细胞、细胞因子等，在抵抗寄生虫入侵、寄居过程中均起主要作用。

宿主的营养状况对抵御寄生虫入侵和寄生也起一定作用，如高蛋白饮食不利于许多肠道原虫的发育，而富含糖类的食物则有利于某些绦虫的发育等。

三、宿主与寄生虫相互作用的结果

宿主感染寄生虫后，影响临床后果的因素一般包括寄生虫种（虫株）的毒力、数量、逃避宿主免疫应答的能力、宿主的营养和免疫状态，以及寄生虫和宿主的遗传结构及遗传变异等。宿主与寄生虫相互作用的结果，概括起来有三种：①体内寄生虫被宿主完全清除，宿主获得对再感染的免疫力，但这种情况比较罕见；②宿主清除大部分或未能清除体内寄生虫，但对再感染产生相对的抵抗力，导致宿主慢性感染，宿主也可成为无症状的寄生虫感染者或可作为传播病原体的带虫者（carrier），此种情况比较多见；③宿主的免疫力极弱，不能有效地控制寄生虫在体内生长、繁殖，出现明显的病理变化和临床症状，导致寄生虫病（parasitosis），严重感染可造成死亡。

（刘佩梅）

第4章

寄生虫感染的免疫

寄生虫感染的免疫是指宿主识别、抵御和清除虫体及其产物引发的一系列免疫应答。在众多的寄生虫中，除墨西哥利什曼原虫外，寄生虫诱导的人体免疫应答大多属于非消除性免疫，即此种免疫应答既不能消除体内全部入侵的寄生虫，也不能诱导宿主产生终身免疫，但却能诱导宿主产生部分保护性免疫以遏制寄生虫，防止致死性感染，并能在一定程度上抵御再感染。然而，超常的免疫应答却会导致人体组织的免疫病理损害。另外，寄生虫在进化过程中也适应性地演化出诸多拮抗机制以逃避宿主的免疫攻击。

研究寄生虫感染的免疫其目的和意义在于：①揭示寄生虫病的发病机制，减轻或消除免疫病理性损害；②研制疫苗；③研发免疫诊断方法；④增强药物的治疗效果；⑤作为感染模型来研究复杂的免疫调节机制；⑥用于寄生虫的分类学研究。

与宿主抗病毒和细菌感染的特异性免疫一样，寄生虫抗原进入机体后可诱发宿主免疫系统的识别、应答和排斥反应。本节主要介绍寄生虫感染免疫的特点。

一、寄生虫抗原

寄生虫的虫体结构和生活史的复杂性，决定了寄生虫抗原的复杂性。分析寄生虫抗原成分对于寄生虫病的致病机制和感染过程中的免疫调节，以及免疫诊断和疫苗研究都具有重要意义。依据不同的研究目的，可将寄生虫抗原分为以下几种：根据生活史的不同发育阶段，可将其分为各发育期的期抗原；根据寄生虫的虫体结构来源或定位，可分为表面抗原、体抗原和分泌排泄抗原等；根据化学成分可分为蛋白抗原、多糖抗原和磷脂抗原等；根据功能可分为诊断性抗原、保护性抗原和变应原等。

二、免疫应答的类型及特点

（一）免疫应答类型

宿主的抗虫免疫分为固有免疫（innate immunity）和适应性免疫（adaptive immunity）两种类型。固有免疫即非特异性免疫，是指机体在进化过程中针对病原体感染形成的一系列防御功能。由物理和生物化学屏障、固有免疫细胞和分子组成。物理屏障即为组织屏障，包括健康的皮肤、黏膜、胎盘等，可对寄生虫侵袭起到机械阻挡作用。生物化学屏障包括皮肤和黏膜分泌物中所包含的溶菌酶等，固有免疫细胞和分子包括吞噬细胞、自然杀伤细胞等，对寄生虫侵袭起杀灭和吞噬作用。寄生虫可活化固有免疫导致炎症反应的发生，使感染得以局限和控制。固有免疫受遗传因素控制，并与宿主的年龄、性别、营养状况有关。适应性免疫是指机体接触到了寄生虫抗原分子后，产生针对同样抗原的特异性免疫（specific immunity）应答，旨在排除异己，维护自身的稳定。其特征为特异性、多样性、记忆性、特化作用，以及自我限制和自我耐受。

寄生虫感染的适应性免疫分为消除性免疫（sterilizing immunity）和非消除性免疫（non-sterilizing immunity）两类。消除性免疫是指宿主感染寄生虫后所产生的特异性免疫应答能够完全清除体内的感染，并对再感染产生完全的抵抗力，如人体对硕大利什曼原虫产生的免疫应答。但大部分寄生虫感染后，宿主所产生的免疫应答属于非消除性免疫，即寄生虫感染后虽能诱导部分的保护性免疫，但不能消除体内全部寄生虫，也不能诱导宿主产生终身免疫。如人体感染疟原虫后，虽然能够在一定程度上抵抗同种疟原虫再感染，但并不能消除体内已有的疟原虫，宿主保持低度感染状态。当用药物清除体内的原虫后，适应性免疫也就逐渐随之消失，这种免疫类型称为带虫免疫（premunition）。带虫免疫在寄生虫感染中较多见，是寄生虫与宿主在漫长的共同进化中形成的一种平衡机制，其意义在于既限制虫荷，又不致使宿主在短期内死亡，形成了慢性感染的特征。在血吸虫感染中，虽然机体的保护性免疫可抵御尾蚴的攻击，但不能排除体内业已存在的成虫，成虫仍可以不断产卵，造成肝损害，这种免疫类型称为伴随免疫（concomitant immunity）。

（二）免疫应答特点

1．免疫应答过程及免疫效应 人体对寄生虫感染的免疫应答过程包括：①抗原处理与呈递；② T 细胞激活与细胞因子分泌；③免疫效应（包括体液免疫和细胞免疫）共三个阶段。

（1）细胞免疫：寄生虫感染的免疫应答取决于寄生虫抗原分子与免疫细胞的接触。由巨噬细胞等抗原提呈细胞（antigen-presenting cell，APC）摄取的抗原，经蛋白水解酶加工后转运到细胞膜，并与主要组织相容性复合体（major histocompatibility complex，MHC）Ⅱ类分子（MHC Ⅱ）一起与 Th 细胞膜上的抗原受体结合，此时巨噬细胞释放 IL-1。此阶段称为抗原的加工和提呈（antigen processing and presentation）。这一过程决定了后续的特异性免疫应答的类型。Th1 细胞被激活后释放的 IL-2 和 IFN-γ 分别活化巨噬细胞、NK 及 Tc 细胞，构成了细胞免疫的主要成分；IL-1 可使 Th2 细胞释放 IL-4、IL-5、IL-6 和 IL-10，激活 B 细胞分泌抗体（IgA、IgM、IgG、IgE），是体液免疫的主要成分。某些寄生虫抗原经巨噬细胞加工处理后，也可直接激活 B 细胞。Tc 细胞在抗病毒免疫中发挥重要作用，但在寄生虫感染中的作用尚不确切。NK 细胞发挥作用无需 MHC Ⅰ类分子，可非特异性地直接杀伤靶细胞，是寄生虫感染的重要效应细胞。寄生虫感染最重要的免疫成分是巨噬细胞。激活的巨噬细胞可吞噬寄生虫感染的靶细胞或游离的原虫，通过细胞内溶酶体蛋白酶的溶解杀伤虫体，此为细胞内杀伤（intracellular killing）；此外，该细胞也可释放毒性物质如过氧化物离子（活性氧，ROI），后者通过脂质过氧化及释放 NO 产生毒性反应，破坏寄生虫线粒体，起到杀虫作用，此为细胞外杀伤（extracellular killing）。巨噬细胞还具有 IgM 或 IgG 抗体的 Fc 端受体，通过 ADCC 机制发挥细胞外杀伤作用。此外，巨噬细胞还可释放 TNF 和 TGF-β，参与细胞免疫及免疫病理反应。在蠕虫免疫中，抗原活化的 T 细胞分泌 IL-5，后者可促进嗜酸性粒细胞分化成熟。嗜酸性粒细胞通过 IgE 和 IgA 的介导，经抗体依赖、细胞介导的细胞毒作用（antibody-dependant cell-mediated cytotoxicity，ADCC）导致细胞脱颗粒，释放碱性蛋白等杀伤蠕虫。

（2）体液免疫：抗体的主要作用在于，①分泌型抗体（如 IgA）可与寄生虫表膜抗原结合，从而阻止寄生虫入侵黏膜细胞；②激活补体，如 IgG 1、IgG 2、IgG 3 和 IgM 可通过经典途径激活补体，凝集的 IgA、IgG4 和 IgE 可通过替代途径激活补体；③ IgG 1、IgG 3、IgM 或 IgE 与巨噬细胞及中性粒细胞表面 Fc 受体结合，通过 ADCC 介导杀虫作用（增强调理作用，facilitated opsonization）；④ IgE 介导的Ⅰ型超敏反应可诱导肥大细胞和嗜碱性粒细胞脱颗粒及炎性介质的释放，局部的炎症反应有利于腔道蠕虫的排出；⑤ IgG 和 IgM 可与血液中游离的虫体结合，阻止其对宿主细胞表膜受体的识别（即凝集作用，agglutination）。

已知所有人体寄生虫均不同程度地存在抗原分子与宿主免疫系统的接触，因此均可诱导宿主的免疫应答，但免疫机制各有特点。例如，肠阿米巴病和贾第虫病患者血清中含有高滴度的抗体，但这些抗体与免疫保护无关；抗体在疟疾免疫中起重要作用，在弓形虫病和利什曼病则以细胞免疫为主。然而，在许多情况下，宿主有效的抗虫免疫依赖于各种免疫成分的共同参与，不存在单一的免疫机制。已知不同的寄生虫抗原表位（epitope）可分别激活 Th1 和 Th2 亚群，释放各种淋巴因子，调节细胞免疫或体液免疫。

（3）细胞因子：细胞因子（cytokines）大多为小分子量的糖蛋白，产生于免疫应答的效应期，半衰期较短，只在寄生虫抗原激活免疫细胞后，经基因转录表达，并分泌到细胞外。一种细胞因子可由多种不同类型的细胞产生；另外，一种细胞被激活后可分泌几种细胞因子。因此，在免疫应答中，细胞因子作为细胞间的信号传递介质，或相互拮抗，或相互协同，以网络形式对细胞免疫和体液免疫发挥调节作用。淋巴细胞分泌的细胞因子又称淋巴因子（lymphokines）。Th1 释放的淋巴因子（如 IFN-γ、IL-2）主要驱动细胞免疫，多见于原虫免疫；Th2 释放的淋巴因子（如 IL-4、IL-5、IL-9、IL-10）主要介导体液免疫，多见于蠕虫免疫。

由于寄生虫感染免疫应答的复杂性和特殊性，有些细胞因子在抗感染免疫中起重要作用，而另一些却与炎症和免疫病理反应有关。近年发现，巨噬细胞、调节性 T 细胞（T regulatory cell，Treg）以及 Th17 在寄生虫感染免疫应答及宿主免疫病理中均起重要作用。根据寄生虫类型了解各细胞因子的主次关系，对于指导寄生虫分子疫苗和免疫病理研究具有重要的意义。

2．寄生虫感染免疫应答特点　人体对寄生虫的免疫应答是寄生关系，即宿主与寄生虫双方相互制约的表现，其反应特点和表现形式因年龄、寄生虫的种类和发育阶段不同而有很大差异。其中原虫免疫和蠕虫免疫之间亦有差别。免疫应答的特点以及具有诊断意义的人体免疫物质检测（除特异性抗体外）主要包括以下几个方面：

（1）IgE 抗体水平升高：是蠕虫感染的一个重要免疫应答特点。一般来说，经皮肤、黏膜进入的活虫较注射的死虫抗原更能有效地诱导 IgE 抗体产生。一方面，IgE 参与速发型超敏反应，如蛔虫性哮喘、荨麻疹、皮肤速发型过敏试验等都有 IgE 抗体参与；另一方面，在寄生虫感染的保护性免疫中，IgE 抗体也发挥重要作用，如肠道排虫和 IgE 介导的巨噬细胞和嗜酸性粒细胞的杀虫作用。

（2）嗜酸性粒细胞增多：为蠕虫感染免疫的另一特征。虫源性嗜酸性粒细胞趋化因子、肥大细胞脱颗粒释放的趋化因子、Th 细胞释放的淋巴因子及补体裂解片段等，均可引起外周血液中嗜酸性粒细胞增多。在抗体的参与下，嗜酸性粒细胞参与杀虫和免疫应答的调节。血液中嗜酸性粒细胞计数有助于某些蠕虫病的辅助诊断。

（3）速发型皮肤超敏反应阳性：为某些蠕虫感染的重要特点之一，可用于流行病学的筛查试验。

三、免疫逃逸

有些寄生虫在免疫的宿主体内生存、发育和繁殖，逃避宿主免疫效应的攻击，这种现象称为免疫逃逸（immune evasion）。造成这种现象的机制尚未明了，已知有如下几个方面：

1．抗原变异（antigenic variation）　寄生虫通过改变自身的抗原成分逃避免疫系统的攻击。例如，某些血液内寄生原虫经常改变表膜抗原表型（如锥虫），使得针对原来表膜蛋白质抗原的血清特异性抗体对新的变异体（variant）无效，因而阻断了抗原 - 抗体的结合以及由于补体的激活而导致的虫体溶解。

2．分子模拟（molecular mimicry）　有些寄生虫（如曼氏血吸虫的童虫）能将宿主的蛋白质结合到虫体表面伪装自身，从而阻碍了免疫系统对异源性抗原的识别。此外，血吸虫还能破坏结合于体表的抗体，当 IgG 抗体 Fc 端与虫体抗原结合后，虫体很快分泌出一种丝氨酸蛋白水解酶，将 IgG 水解成多肽片段，这些多肽片段反过来可抑制巨噬细胞释放溶酶体酶和超氧阴离子，抑制了对虫体的杀伤作用。近年来对于血吸虫基因组和蛋白质组的研究结果显示，血吸虫编码重要酶分子的基因和其他部分高度保守的基因，相当一部分与其寄生的人类宿主有着惊人的相似。寄生虫这种在漫长寄生生活演化中形成的“互利共存”，是维持寄生关系的微妙机制之一。

3．免疫抑制（immunosuppression） 许多寄生虫进入宿主体内后可抑制抗体产生，降低巨噬细胞吞噬功能，抑制细胞介导的免疫（cell-mediated immunity，CMI）应答。其结果使宿主易合并其他感染和影响免疫接种的效果。蠕虫感染可使宿主维持在一定的脱敏状态，甚至可减轻某些自身免疫性疾病的损伤。

4．寄生部位的隔离（local isolation） 对于细胞内寄生原虫，血清抗体难以发挥作用，如红细胞内期的疟原虫；有些寄生虫在宿主体内形成囊壁结构使其与免疫成分隔离，如猪囊尾蚴、弓形虫包囊等；腔道寄生虫主要受局部分泌型抗体的作用，如肠道蠕虫和原虫、阴道毛滴虫等。至于在巨噬细胞内寄生的原虫，则可避免巨噬细胞内溶酶体的作用，从而得以在该细胞内增殖，如利什曼原虫和弓形虫等。

四、免疫病理

寄生虫侵入人体后之所以能够导致疾病的发生，并非仅仅限于虫体对宿主的直接损害。事实上，许多寄生虫感染的慢性病程多伴有宿主的免疫病理反应，是寄生虫诱导的特异性免疫应答的超常现象。由某些寄生虫引起的这种免疫病理反应所导致的组织损伤，已构成危害人体的主要病理过程。免疫病理反应分为以下四种类型：

1．Ⅰ型超敏反应 寄生虫抗原（变应原）诱导的IgE抗体先结合于肥大细胞和嗜碱性粒细胞，当抗原再次进入机体并与IgE结合时，上述细胞脱颗粒，释放组胺、5-羟色胺等生物活性物质，引起血管通透性增加，导致局部或全身超敏反应。如某些蠕虫感染后宿主产生的荨麻疹，尘螨性哮喘、细粒棘球蚴囊液所致的休克等。

2．Ⅱ型超敏反应 寄生虫特异性抗体或自身抗体直接结合宿主细胞，或免疫复合物附着于正常细胞，从而激活补体导致细胞的溶解或组织的损伤。如某些疟疾患者的贫血。

3．Ⅲ型超敏反应 寄生虫循环抗原与抗体结合形成免疫复合物沉积于毛细血管壁，激活补体。补体裂解碎片引起中性粒细胞的浸润，释放出溶解酶导致炎症。如疟疾和血吸虫患者的肾病。

4．Ⅳ型超敏反应 受染宿主再次受到抗原刺激后，Th细胞亚群增殖并释放淋巴因子，导致以淋巴细胞和单核细胞浸润为主的炎症病理变化。如血吸虫卵肉芽肿。

在寄生虫感染中，不同种的寄生虫或同种寄生虫的不同发育阶段诱导的超敏反应类型不同，这一现象与寄生虫抗原的复杂性和细胞因子的反应类型有关。

五、寄生虫感染对宿主的免疫调节

寄生虫感染后宿主可以出现免疫应答的偏移或极化（immune polarization）。例如，血吸虫侵入宿主至成虫产卵后，宿主逐渐由Th1型的免疫应答偏移至Th2型免疫应答，这一现象与免疫抑制和随后的肝纤维化有关。近年报道血吸虫感染甚至可以降低1型糖尿病患者的血糖水平，减轻过敏性结肠炎的病理损害，抑制过敏性哮喘；丝虫分泌的含有磷酸胆碱的糖蛋白ES-62可以抑制B淋巴细胞、T淋巴细胞、树突状细胞和巨噬细胞的活化，甚至通过抑制FcεR1介导的肥大细胞的活化和脱颗粒，减轻超敏反应。寄生虫感染诱导的宿主免疫调节是研究感染与免疫乃至寄生现象的良好模型。

（刘佩梅）

第5章 寄生虫病的特点

在寄生虫生活史中，对人体具有感染力的发育阶段称感染期（infective stage）。例如，日本血吸虫生活史包括卵、毛蚴、母胞蚴、子胞蚴、尾蚴、童虫和成虫7个发育阶段，其中只有尾蚴具有感染力，故尾蚴是日本血吸虫的感染期。寄生虫侵入人体后，能够存活和（或）增殖（繁殖）称寄生虫感染（parasitic infection）；寄生虫侵入人体后，受染者不出现明显临床症状和体征的称带虫者（carrier），反之，称寄生虫病（parasitosis）。寄生虫病是寄生虫与宿主相互作用的结果，主要取决于感染寄生虫的数量及其毒力，以及宿主的营养状态及免疫功能等因素。带虫者可以构成传染源，在寄生虫的流行病学上具有重要意义。

一、急性感染

寄生虫病的急性感染（acute infection），系因初次感染的寄生虫数量多、毒力强，或慢性患者再次大量感染而引起。寄生虫的代谢产物、分泌物以及死亡虫体的分解产物等，常引起感染者出现严重的急性症状及体征。例如，从非疫区进入疫区的外来居民或者疫区的儿童，极易发生急性血吸虫病和重症疟疾，淋巴丝虫受染者会出现急性淋巴管炎和淋巴结炎等。

二、慢性感染与隐性感染

慢性感染（chronic infection）是寄生虫病的另一个重要特点。绝大多数感染者表现为慢性持续状态。此种现象多因感染较轻，少量多次感染，或因感染者以往曾出现过一些临床症状，但未经治疗或治疗不彻底，而逐渐转入慢性感染状态。在慢性感染过程中，人体同时伴有组织损伤和修复性病变。寄生虫之所以能在很长一段时期内在人体内生存而不被排除，原因可能与宿主对大多数寄生虫不能产生消除性免疫有关。例如，在血吸虫病流行区，大多数患者处于慢性感染状态。这些患者体内既有虫卵肉芽肿，也伴有组织纤维化。再比如，慢性阿米巴痢疾患者出现的阿米巴性肉芽肿、慢性疟疾的脾大和丝虫病的象皮肿等。

隐性感染是指人体感染寄生虫后，没有出现明显临床症状，但又不易用常规方法检测出病原体，此种寄生现象称为隐性感染（latent infection）。但当宿主免疫功能降低或受累时，体内的寄生虫便可大量增殖，致病力增强，导致患者出现明显临床症状和体征，严重者可导致死亡。如粪类圆线虫、刚地弓形虫和隐孢子虫均可引起隐性感染。

三、多重感染

多重感染（multiple infection）是指人体同时感染两种或两种以上寄生虫的现象。此种现象比较常见，尤见于肠道寄生虫感染。据1988—1992年我国人体寄生虫分布调查结果，多重感染率为25.86%，最多的一人同时感染9种寄生虫，甚至有5岁以下儿童感染多达6种寄生虫。研究表明，不同虫种寄生在同一宿主体内可能会相互促进或制约，增强或减弱其致病作用，从而影响患者的临床表现。例如，当蓝氏贾第鞭毛虫与短膜壳绦虫寄生在同一宿主时，有利于前者的生存，而与钩虫或蛔虫同时存在时，其生长、繁殖则相互约制。造成多寄生现象的原因可能是多方面的，但起码反映出感染者居住地区社会经济水平、个人和环境卫生条件落后的状况。随着社会不断进步、卫生条件的改善，多寄生现象也会逐渐减少，甚至消失。

四、幼虫移行症和异位寄生

1．幼虫移行症（larva migrans） 是指一些蠕虫幼虫侵入不适宜宿主后，不能发育为成虫，幼虫在体内存活并移行造成局部或全身性的病变。幼虫移行症的特征是在组织器官受损的同时，出现外周血嗜酸性粒细胞增多，丙种球蛋白及 IgE 水平升高等超敏反应。根据幼虫侵入的部位及临床表现的不同，可将幼虫移行症分为皮肤幼虫移行症（cutaneous larva migrans）和内脏幼虫移行症（visceral larva migrans）两种类型。有的寄生虫既可引起皮肤幼虫移行症，又可引起内脏幼虫移行症，如斯氏狸殖吸虫。

（1）皮肤幼虫移行症：以皮下组织损害为主，常见皮肤出现线状红疹或皮下出现游走性包块，如巴西钩口线虫（*Ancylostoma braziliense*）或犬钩口线虫（*A. caninum*）幼虫引起的皮肤匐行疹；曼氏迭宫绦虫裂头蚴引起的皮下游走性包块。

（2）内脏幼虫移行症：以内脏器官损害为主，如犬弓首线虫引起眼、脑等器官的损伤；广州管圆线虫幼虫引起的嗜酸性粒细胞增多性脑膜炎等。

值得注意的是，幼虫移行症应与某些蠕虫在正常宿主内寄生、移行所造成的病变相区别。如人蛔虫或钩虫的幼虫在人体组织器官移行造成的病理组织改变和引起的临床症状，不属于幼虫移行症。

2．异位寄生（ectopic parasitism） 是指有些寄生虫在常见寄生部位以外的组织或器官内寄生的现象。异位寄生引起异位病变（ectopic lesion），出现不同的症状和体征，如卫氏并殖吸虫和血吸虫虫卵在大脑异位寄生，引起脑型卫氏并殖吸虫病和脑型血吸虫病。了解寄生虫幼虫移行症和异位寄生现象，对疾病的诊断和鉴别诊断至关重要。

（夏 惠 陶志勇）

第6章 寄生虫的危害

寄生虫对人类的危害，主要包括其作为病原体引起寄生虫病及作为传播媒介引起疾病传播。从流行病学历史上看，寄生虫病也是一类古老的疾病，对人类的危害历史久远。根据考古研究，早在公元前3350—公元480年的粪化石中就已鉴定出钩虫卵。从流行分布上看，寄生虫病遍及全世界，特别在热带和亚热带地区，在人类传染病中占有相当的比例，人群发病率和病死率均很高。寄生虫病对人类健康的危害极大，造成的经济损失无法估量，严重影响了社会和经济的发展，并且成为世界各国普遍关注的公共卫生问题。

一、寄生虫对人类健康的影响

1975年联合国开发计划署/世界银行/世界卫生组织（UNDP/World bank/WHO）联合倡议的热带病培训研究特别规划（Special Program for Research and Training in Tropical Disease，TDR）要求防治的六类主要热带病中，除麻风病外，其余五类都是寄生虫病，即疟疾（malaria）、血吸虫病（schistosomiasis）、丝虫病（filariasis）、利什曼病（leishmaniasis）和锥虫病（trypanosomiasis）。2000年列入TDR重点防治的疾病又增加了结核和登革热，并将原来的丝虫病划分为淋巴丝虫病（lymphatic filariasis）和盘尾丝虫病（onchocerciasis）；将锥虫病分为已被有效控制的美洲锥虫病（Chagas' Disease）和未被控制的非洲锥虫病（African trypanosomiasis），统称十大热带病，也被WHO称为“被忽视的热带病”（Neglected Tropical Disease，NTD）。在这十类疾病中寄生虫病占有七类，而七类寄生虫病中有六类是由医学节肢动物传播的。其流行分布与危害情况见表6-1。

表6-1 TDR要求重点防治的七类寄生虫病的流行与危害

疾病	中间宿主/传播媒介	流行国家/地区	受威胁人数	感染/患病人数	死亡/伤残人数
疟疾	蚊	108个	33亿	2.47亿/年	78.1万/年
血吸虫病	螺	76个	6亿～8亿	2亿	20万
淋巴丝虫病	蚊	73个	14亿	1.2亿	4000万（肢残）
盘尾丝虫病（河盲症）	蚋	33个（非洲、南美洲）	8600万	3700万	1000万（眼残）
利什曼病	白蛉	热带、亚热带	3.5亿	90万～170万/年	2万～3万/年
非洲锥虫病（睡眠病）	蝇	36个（非洲）	7000万	20万/年	5万
美洲锥虫病（恰加斯病）	蝇	21个（拉丁美洲）	9000万	700万～800万/年	1.3万

2010年WHO发布报告，又将囊尾蚴病（cysticercosis）、麦地那龙线虫病（dracunculiasis）、

包虫病（echinococcosis）、食源性吸虫病（food borne trematode infection）、土源性蠕虫病（soil-transmitted helminthiases）新纳入为“被忽视的热带病”。在非洲，平均每100秒就有一名5岁以下儿童死于疟疾，非洲锥虫病每年新增病例数10万。

肠道寄生虫感染十分严重，特别在亚洲、非洲和拉丁美洲的农业地区，常以污水灌溉和施用新鲜粪肥，造成了肠道寄生虫病的广泛传播。据估计全球约10亿人感染蛔虫，7亿人感染钩虫，8亿人感染鞭虫，阿米巴感染者约占全球人口的1%，蓝氏贾第鞭毛虫的感染人数达2亿。在澳大利亚土著社区中，5岁以下儿童的感染率竟高达50%。发展中国家由于经济和生活条件相对落后，寄生虫病的流行情况远较发达国家严重。但在经济发达国家，寄生虫病也是一个重要的公共卫生问题，如美国阴道毛滴虫感染者达250万，英国为100万。曾被称为“旅游者腹泻”病原之一的蓝氏贾第鞭毛虫，不仅广泛流行于发展中国家，在发达国家的流行也相当严重。隐孢子虫污染供水系统引起的暴发流行，在美国、英国和加拿大等国均有过报道。一些机会性寄生虫感染如弓形虫、隐孢子虫等已成为艾滋病（AIDS）患者死亡的重要原因。另有一些尚未引起注意的寄生虫病，如异尖线虫病在一些经济发达的国家也开始出现流行的迹象。近年来，随着人们生活方式、生活习惯及环境气候等因素的改变，食源性寄生虫病（food borne parasitosis）与动物源性寄生虫病在人群中的发病日渐增多，食源性寄生虫病的流行在部分地区呈明显上升趋势，已成为影响我国食品安全和人民健康的主要因素之一。而且，寄生虫对人类危害的严重性还表现在寄生虫产生抗药性等方面，如恶性疟原虫抗药株、抗性媒介昆虫的出现给寄生虫病的防治增加了新的难度。随着国际交往和旅游业的发展，境外一些寄生虫病和媒介节肢动物输入我国的风险加大，给人民健康带来新的威胁越来越明显，应引起高度关注。

二、寄生虫对社会经济发展的影响

寄生虫病不仅影响患者的健康和生活质量，给家庭带来经济负担，而且还会给社会经济发展带来巨大的损失，如劳动力的丧失、工作效率的降低、医疗资源的消耗及预防费用的增加等。据统计，在非洲因疟疾造成的经济损失占国民生产总值的5%，非洲锥虫病（睡眠病）在非洲造成的经济损失每年达45亿美元，这些无疑会加重贫穷国家的负担，阻碍社会和经济的发展进程。

很多寄生虫病是人畜共患病，它们不但使人体健康受到严重影响，也给畜牧业生产带来巨大损失。如包虫病、囊虫病、旋毛虫病、隐孢子虫病、肉孢子虫病、裂头绦虫病、贾第鞭毛虫病等均属此列。在中国，因绵羊感染包虫病每年造成的损失可达4亿元人民币；在南美洲的墨西哥，1980年因猪感染囊虫病而废弃大量猪肉，损失约4300万美元，相当于养猪业投资总额的68.5%；在前南斯拉夫，1996年由于猪旋毛虫病引起的经济损失就达40万马克；在澳大利亚，因小牛犊感染贾第鞭毛虫发生腹泻，给生产者造成重大经济损失；在欧洲，牛的肉孢子虫感染率高达61%～99%。为了治疗和控制寄生虫病，政府需要投入大量资金和人力，因此加重了政府的财政负担，影响国家建设进程。因此，寄生虫病是制约各国，特别是发展中国家经济发展的重要原因之一。

寄生虫病被称为“贫穷病”，它与社会经济和文化落后互为因果。目前，全世界血吸虫病患者有80%集中在非洲，90%的疟疾患者分布于非洲撒哈拉沙漠周边地区，这无疑成为阻碍非洲经济发展的重要原因，而因经济落后造成的对卫生和健康教育资金投入的不足，是寄生虫病难以控制的重要因素之一。寄生虫病导致个体健康不良，部分或完全丧失劳动力。如轻度血吸虫病患者可丧失劳动力16%～18%，中等程度患者丧失30%～57%，重度患者丧失72%～78%。劳动力丧失，工作效率降低，以及更换职业造成的经济损失加重了贫困，形成“贫致病，病致贫”的恶性循环。

随着人们对于寄生虫病危害认识的深入，尤其是在 20 世纪下叶，WHO 实施了大规模的控制和消除寄生虫病计划，旨在消灭寄生虫本身或其传播媒介以及中间宿主。尽管随着清除计划的实施以及人们对于寄生虫感染的生物学和流行病学的认识日渐加深，但是寄生虫感染对全球公共健康的威胁仍将长期存在。

（夏　惠　焦玉萌）

第7章 寄生虫病的流行与防治

一、寄生虫病流行的基本环节

寄生虫病在流行过程中必须具备三个基本条件才可能在一个地区引起流行，这三个条件分别是传染源、传播途径和易感人群，又称寄生虫病流行的三个基本环节。

1．传染源（source of infection） 人体寄生虫病的传染源是指感染了寄生虫的人和动物，包括患者、带虫者和保虫宿主。作为传染源，其体内的寄生虫在生活史的某一发育阶段可直接或间接进入另一宿主体内继续发育，如丝虫的微丝蚴、贾第虫的包囊等。

2．传播途径（route of transmission） 寄生虫离开传染源后，经特定的发育阶段、利用某些传播因素，进入新的易感宿主的全过程，称为寄生虫病的传播途径。通过传播途径，寄生虫完成了对宿主的更换，同时也实现了延续世代繁衍。寄生虫生活史中对人有感染性的阶段叫做感染阶段（infective stage）。感染阶段通过相应的传播方式（way of transmission）传播给人。常见的传播方式有以下几种。

（1）经土壤传播：指寄生虫从传染源排出后污染了土壤，在土壤中发育至感染阶段（感染性卵或感染期幼虫），人因误食感染性虫卵污染的食物和水或接触幼虫污染的土壤而被感染的传播方式。如蛔虫病、钩虫病和鞭虫病等寄生虫病主要经土壤传播。

（2）经水传播：指寄生虫感染阶段虫体污染了水源，人因饮水或接触疫水而感染。如接触含有血吸虫尾蚴的水体，饮用被溶组织内阿米巴包囊污染的水。经水传播的寄生虫病称水源性寄生虫病（water borne parasitic disease）。

（3）经食物传播：指人因误食被某些寄生虫感染阶段污染的食物，或生吃、半生吃寄生有寄生虫感染阶段的动物肉类而导致寄生虫感染的传播方式。如误食被蛔虫感染期卵、贾第虫包囊、隐孢子虫卵囊污染的食物或生吃、半生吃被肝吸虫囊蚴、猪带绦虫囊尾蚴、旋毛虫囊包寄生的动物肉类可感染上述寄生虫。

（4）经空气传播：个别寄生虫的感染阶段可借空气而传播，如吸入空气中飘浮的蛲虫卵可被感染。

（5）经节肢动物传播：部分寄生虫病经节肢动物叮咬吸血或机械携带而传播。如疟原虫、丝虫、利什曼原虫和锥虫等寄生虫须在媒介节肢动物体内发育后，才具有感染性，当这些节肢动物吸血时把病原体传播给人。而蝇可以机械性携带传播蛔虫、溶组织内阿米巴和贾第虫等。

（6）经接触传播：一些寄生虫可通过人际间的接触而传播，包括直接接触传播和间接接触传播。直接接触传播是指在没有任何外界因素参与下，易感者直接接触传染源而导致寄生虫病的传播，如阴道毛滴虫和耻阴虱是通过性接触而传播的；间接接触传播是指易感者因接触被传染源排泄物或分泌物所污染的日常生活用品等所造成的传播，如阴道滴虫可通过被滴虫病患者污染公共坐便器经间接接触传播。

感染期寄生虫侵入人体的途径（方式）主要包括以下几种：

1）经口：感染期寄生虫可通过摄入食物、饮水，或通过被污染的手指、玩具而经口感染。如蛔虫感染期卵、华支睾吸虫囊蚴和卫氏并殖吸虫囊蚴、溶组织内阿米巴包囊、隐孢子虫卵囊等均可经口感染人体。

2）经皮肤：在人接触疫水或污染的土壤时，生活在水体或土壤内的某些寄生虫的感染阶段（幼虫或成虫）可钻入人体皮肤，而使人体感染。例如，钩虫的丝状蚴、日本血吸虫尾蚴等均可直接侵入宿主皮肤。此外，经媒介昆虫感染的寄生虫，在媒介昆虫叮咬人体皮肤吸血时，病原体随之侵入或被注入人体内而引起感染，就广义而言，也属于经皮肤侵入。

3）经胎盘：在怀孕期间或分娩时，有些母体感染的寄生虫可经胎盘侵入胎儿体内造成感染。例如，母体感染的弓形虫或疟原虫，均可经胎盘侵入胎儿体内。

4）经接触：感染期寄生虫因传染源与易感者的直接或间接接触而侵入易感者导致感染。如阴道滴虫可经性接触而发生直接接触感染，也可通过公共坐便器等间接接触感染。

5）逆行感染：蛲虫卵可在肛门附近孵化为幼虫经肛门进入肠内，到达寄生部位发育为成虫，此种方式也称逆行感染。

6）其他：经输血感染，如献血者是疟原虫感染者，又未被检出，其血液内的疟原虫可经输血导致受血者感染；经器官移植感染，如器官捐献者为弓形虫感染者，移植后，寄生于捐献器官细胞内的弓形虫可导致受捐者的感染。

3．易感人群　以人群作为整体对某种寄生虫的易感程度称为人群的易感性。易感人群指对某种寄生虫缺乏免疫力或免疫力低下而处于易感状态的人群。人体对某种寄生虫的免疫水平与该种寄生虫的既往感染（包括隐性感染或低感染度）有关。人体感染某种寄生虫后，产生一定的免疫力，这些具有免疫力的人数决定了人群的易感性。另外，易感性与年龄和遗传基因等因素相关，如血吸虫病流行区的儿童较成年人易感，Duffy 阴性血型者对间日疟原虫感染具有先天性抵抗力等。

二、影响寄生虫病流行的因素

寄生虫病流行不是单纯的生物学现象，其能否在某地区流行，并成为该地区的流行病或地方病，受自然因素、社会因素和生物因素的影响。这些因素影响寄生虫在人群、动物群或人与动物间的传播。自然因素和社会因素通过传染源、传播途径和易感人群影响寄生虫病的流行，其中社会因素的影响作用更大。

1．自然因素　包括地理环境和气候因素，如温度、湿度、雨量、光照等，可直接影响寄生虫病的流行，也可通过影响寄生虫、中间宿主和媒介的生物种群的遗传、发育、分布及其活动，间接影响寄生虫病的流行。例如，肺吸虫的中间宿主溪蟹和蝲蛄只适合在山区小溪里生长，因此，肺吸虫病通常仅在山区、丘陵地区流行。

2．生物因素　有些寄生虫在完成生活史过程中需要中间宿主或节肢动物，这些中间宿主或节肢动物的存在，对这些寄生虫病的流行起决定性作用。如日本血吸虫中间宿主钉螺仅分布于我国长江流域及其以南地区，因此我国日本血吸虫病也分布于这些地区。

3．社会因素　包括社会制度、经济状况、生活条件、科学水平、文化教育、医疗卫生、防疫保健以及居民的生产方式、风俗习惯等，这些因素是制约寄生虫病传播和流行的重要因素。如某些地区有喜食生鱼的饮食习惯，可导致肝吸虫病在当地流行。地区经济不发达，人们生活水平低，居住环境差，文化教育程度低，生产和生活方式落后，饮食习惯不良等都不可避免地造成寄生虫病的广泛流行。

自然因素、生物因素和社会因素常常相互作用，共同影响寄生虫病的流行。由于自然因素和生物因素一般相对稳定，而社会因素常常不断变化，因此，社会的进步、经济的发展、卫生条件的改善和人民文化教育水平的提高对控制寄生虫病的流行起到重要作用。例如，以往血吸虫病流行区大量使用耕牛，导致血吸虫病传染源很难得到控制。近年来，我国推行以农用机械代替耕牛的政策，以减少传染源，大大控制了血吸虫病的流行。

三、寄生虫病的流行特点

人体寄生虫病流行的基本特点包括地方性、季节性和自然疫源性。

1. 地方性 有些寄生虫病在某地区经常发生或只在该地区流行，并非自外来输入，这种情况称地方性（endemicity）。寄生虫病的分布常呈明显的区域性。这与下列因素有关：①气候条件，如在干燥、寒冷地带钩虫病很少流行；②中间宿主或媒介节肢动物分布，如我国血吸虫病的流行区与钉螺的地理分布一致；③居民的生产、生活习惯，如在有吃生鱼习惯的地区，华支睾吸虫病流行十分严重，而包虫病的流行则与当地畜牧业生产方式和环境密切相关。

2. 季节性 由于不同季节的温度、湿度、雨量等气候条件对寄生虫、中间宿主和媒介节肢动物种群数量的消长有明显的影响，因而寄生虫病的流行常有明显的季节性（seasonality）。生活史中需要昆虫宿主的寄生虫，其传播季节常与该种昆虫出现的季节相一致。如在我国间日疟的流行与中华按蚊种群消长的季节相一致；人们的生产或生活方式与寄生虫感染的季节性相关，如夏季居民因生产、生活（下水游泳和洗衣服等）接触疫水较频繁，因此急性血吸虫感染常出现于夏季。

3. 自然疫源性 有些寄生虫病可在人和动物间传播，这种寄生虫病称人畜共患寄生虫病（parasitic zoonoses）。在人迹罕至的原始森林或荒漠地区，这些人畜共患寄生虫病可在脊椎动物间自然地相互传播。当人偶然进入该地区后，这些寄生虫病可从脊椎动物传播给人，这种地区称自然疫源地。这类无需人类参与而存在于自然界的人畜共患寄生虫病称自然疫源性寄生虫病。寄生虫病的这种自然疫源性，体现了大多数寄生于人类的寄生虫是由动物寄生虫进化而来的，也表明许多寄生虫病在防治方面的复杂性。

四、寄生虫病防治的基本措施

寄生虫病防治的基本原则是针对寄生虫病流行的三个环节，采取综合防治措施。

1. 控制传染源 传染源是寄生虫病传播中的主要环节。在流行区，加强对传染源的管理，发现并积极治疗患者和带虫者，监测、治疗或捕杀保虫宿主；在非流行区，监测来自流行区的流动人口，防治传染源的输入和扩散。

2. 切断传播途径 不同的寄生虫病传播途径不尽相同，应根据不同寄生虫病的传播途径，采用合适的措施将其切断。切断传播途径的措施主要有：加强粪便管理，普及农村无害化厕所，对水上作业船只进行粪便集中管理和消毒；加强水源管理，实施农村安全用水全覆盖；搞好环境卫生和个人卫生；控制或杀灭中间宿主和媒介节肢动物。

3. 保护易感人群 人类对各种人体寄生虫感染大多缺乏特异性免疫，因此，对人群采取必要的保护措施是防止寄生虫感染的最直接手段。主要的保护措施包括：加强健康教育，强化集体和个人防护措施，改进生产方式，改变不良饮食习惯和行为方式。必要时采取预防性服药或用驱避剂涂抹皮肤等措施。对于个别寄生虫病可考虑接种疫苗进行预防。

由于大多数人体寄生虫的生活史复杂，影响寄生虫病流行的因素较多，采取单一的防治措施难以奏效。因此要采取控制传染源、切断传播途径和保护易感人群的综合防治措施。相关地区必须根据当地各种寄生虫流行的具体情况，因地制宜地制订相应的防治方案。

五、新现与再现寄生虫病和食源性寄生虫病

我国在 1997 年之前发现并有记载的寄生虫有 230 种，目前全世界有记载的寄生人体的寄生虫有 608 种（不含医学节肢动物），其中包括原虫 116 种、线虫 176 种、吸虫 183 种、绦虫 76 种，另外有铁线虫、环节动物等。近年来，有些寄生虫在我国为新发现的虫种。

1．新现与再现寄生虫病

（1）新现寄生虫病（neoemerging parasitic diseases）是指新近确定的和先前未知的威胁人类健康的，且在近期或未来可能造成公共卫生问题的寄生虫病，可将其分为 4 类：第 1 类，对此类寄生虫病或综合征已有认识，但未被确认或病原体尚未被确认，如一些环节动物和铁线虫等；第 2 类，此类疾病早已存在，但病原体被重新鉴定或分类，如亚洲带绦虫等；第 3 类，此类疾病系由自生生活或动物寄生虫偶然寄生于人体引起，如棘阿米巴等；第 4 类，是新出现的人体寄生虫病，病原体如微小隐孢子虫、巴贝西虫新种等。

（2）再现寄生虫病（reemerging parasitic diseases）则指一些早已被人们熟知，且已经得以控制，不再被认为是公共卫生问题，但现在又重新出现并流行的寄生虫病，主要有疟疾、血吸虫病、囊尾蚴病、内脏利什曼病、弓形虫病、贾第虫病和包虫病等。这类寄生虫病多发生在原流行区，但也有的发生在以往的“非流行区”。

在当前经济全球化时代，新现与再现寄生虫病不仅给人民健康和生命安全带来威胁，而且也给社会经济发展和国家安全带来一定影响。因此，提高对由这些疾病引起的突发事件的应急反应和处理能力十分重要。

2．食源性寄生虫病（food borne parasitic diseases） 是指由于食入含有活的寄生虫感染阶段的食物而感染的一类寄生虫病。食源性寄生虫病可以分为两大类：一类是食物本身含有感染期寄生虫，在加工或烹调时未将其杀死，食用后导致寄生虫感染，这些食物称为寄生性食物，一般以动物性食物为主；另一类是食物本身不含有寄生虫，只是在生长、运输、加工过程中被寄生虫的虫卵、包囊、囊蚴、卵囊污染，人在生食或半生食后导致寄生虫感染，这类食物称污染性食物，一般以植物性食物为主。食源性寄生虫病的流行与人们食谱的扩展、食用方式的改变，以及食品卫生管理的滞后等因素密切相关。近年来，随着我国人民生活水平的日益提高，食物来源和饮食方式的丰富多样，食源性寄生虫病的发病率有明显上升趋势，一些过去较少出现的食源性寄生虫病不断增多。不良的摄食行为是导致食源性寄生虫病发病率增高的主要原因，这不仅使原有的食源性寄生虫病的流行出现了新的变化和特点，而且还出现了新的食源性寄生虫病。

我国常见的食源性寄生虫病有：华支睾吸虫病、带绦虫病、并殖吸虫病、旋毛虫病、布氏姜片吸虫病和弓形虫病等。近年来，患者数量较以前增多的病种有：广州管圆线虫病、颚口线虫病、肾膨结线虫病、裂头蚴病和片形吸虫病等。

六、我国寄生虫病防治的成就、现状与任务

经过几十年的努力，我国在控制和消灭寄生虫病方面取得了举世瞩目的成绩。继 20 世纪 50 年代基本消灭黑热病之后，又经过 50 多年的防治，中国在全球丝虫病流行的国家和地区中率先消除了丝虫病，并得到 WHO 的审核认可。此外，我国消除疟疾进展顺利，2015 和 2016 年报告的疟疾病例数分别是 3228 例和 3321 例，其中主要为境外输入性病例，分别占总病例数的 98.8 % 和 99.9%。以往，日本血吸虫病多流行于长江流域及其以南 12 个省（区），危害十分严重。但目前全国所有血吸虫病流行县（市、区）均达到传播控制。

尽管我国在寄生虫病防治方面成绩斐然，但由于地域辽阔、环境复杂、东西部经济发展不平衡等原因，寄生虫病的流行仍是严重的公共卫生问题。当前在寄生虫病的反复化学治疗，以及对媒介昆虫化学防制实施过程中，出现了寄生虫对抗寄生虫药物的耐药性、媒介昆虫对杀虫剂的抗药性等诸多复杂问题。随着人类活动范围的扩大，许多本来人体很少接触到的寄生虫从自然界被带到居民区，造成新的感染。进入 21 世纪以来，人类交往增多，国外一些寄生虫或媒介节肢动物也随之逐步输入国内，使得一些输入性寄生虫病开始传播流行；人口城市化、城市和农业建设造成大规模人口流动，导致了传染源的输入和易感者增加，为寄生虫病的流行提

供了条件。以疟疾流行为例，尽管我国疟疾发病率逐年下降，但由于传疟蚊媒广泛存在人口流动、输入性疟疾病例增多，以及抗药性虫株的增加，使得局部地区仍然存在再次流行的风险；又如，尽管全国血吸虫病已从传播控制向传播阻断、乃至消除的阶段迈进，但钉螺面积仍很广泛，除了吡喹酮用于传播阻断之外，疫苗的研制与开发距实际应用尚有很大差距，因此血吸虫病仍存在再次流行的风险。

目前，我们仍需加强对食源性寄生虫病、土源性寄生虫病和机会致病性寄生虫病等的防控。我国政府和卫生部门已将食源性寄生虫病，如华支睾吸虫病、并殖吸虫病、姜片吸虫病、细粒棘球蚴病、带绦虫病、猪囊虫病，以及土源性寄生虫病，如钩虫病和蛔虫病等划为重点防治的疾病。其他一些机会致病性寄生虫病，如弓形虫病和隐孢子虫病等也因艾滋病的流行逐步受到了重视。

应该认识到，我国地域横跨寒、温、热三带，自然条件千差万别，相当大的地区经济欠发达，人民的生活习惯与生产方式复杂多样，文化教育程度有限，人口流动频繁，加上历史因素，在未来一段时间里寄生虫病在我国流行的可能性仍然存在，局部地区也可能出现反复流行，甚至会出现严重流行的状况。我国寄生虫病的防治任务还相当艰巨，但相信随着社会经济的不断发展，国民文化教育程度和生活水平的提高，以及卫生条件的改善，寄生虫病在我国的流行终将会得到全面控制乃至消除。

（方 强）

医学寄生虫学研究和发展

第8章

随着国际社会对寄生虫病重视程度的提高和较为合理有效的控制策略、控制手段的广泛应用，很多寄生虫病得到了较为有效的控制。在部分国家和地区，一些曾严重危害人类健康的寄生虫病得到了消除。如曾经严重危害我国人民健康的丝虫病已在全国范围内消除，疟疾和血吸虫病也已进入消除日程表。但随着社会的发展、全球一体化程度的加深、国际交往的日益频繁、城市化的加剧和全球气候变暖，人们的居住环境和生活习惯发生了显著变化，寄生虫病在全球范围内的流行状况也发生了很大的变化。尽管很多寄生虫病得到了有效控制，甚至消除，但也有一些寄生虫病的流行范围扩大了。一些曾经得到一定控制的寄生虫病重新出现并再次流行。在部分国家和地区，由于控制寄生虫病的方案不合理、大量抗寄生虫药物和媒介消杀药物的不规范使用，使寄生虫在长期的药物压力下发生基因变异，导致抗药性的产生，病原传播媒介亦出现抗药性和生物学特性的改变，使得寄生虫病控制面临新的挑战。例如，在泰柬边境地区，疟原虫对作为抗击疟疾最后防线的特效药物青蒿素类药物已开始产生耐药性，并且已经有一定的扩散倾向，这给全球疟疾防控带来了巨大的冲击。因此，我们要以新的理念、先进的科学技术和创新的管理模式，采取多学科联合的方式去解决寄生虫病防治的问题。当前，由于免疫学、生物化学、分子生物学、细胞生物学、分子流行病学、生态学、空间流行病学、人工智能等学科的迅速发展，人体寄生虫学的学科内容也不断获得充实和发展，寄生虫学正处于一个由传统寄生虫学向现代寄生虫学转变的时期。寄生虫分子免疫学、基因组学、转录组学、蛋白质组学、生物信息学、分子流行病学、空间流行病学、纳米技术，以及抗寄生虫新药、预防和治疗性疫苗、诊断新技术和有发展前景的媒介控制技术等新的科学技术日趋成熟。随着社会经济的发展和文明程度的提高，以及不同国家、地区之间，甚至全球范围的合作研究更加紧密，疾病控制信息交流更加便捷，寄生虫病控制策略也将得到更加科学的制订和有效的执行，传统的和新出现的寄生虫病终将得到有效控制。在这之中，医学寄生虫学研究发挥着十分基础而重要的支撑作用。现阶段，医学寄生虫学研究应着重注意以下几方面：

一、寄生虫病诊断技术

1．免疫学诊断方法 尽管病原学诊断方法在寄生虫病的诊断中具有极其重要的地位，但仍有部分寄生虫病由于寄生虫的寄生部位特殊、不易取材等原因不适合病原学诊断，如脑囊尾蚴病、包虫病等。免疫学诊断方法对于此类寄生虫病的诊断具有重要的意义。传统的寄生虫病免疫学检测方法有皮内试验、沉淀试验等。随着免疫学技术的发展，寄生虫病的免疫检测技术也得到了很大的进步，酶联免疫吸附测定（ELISA）、免疫层析法等检测技术逐渐成为寄生虫病免疫检测技术的主流。目前，寄生虫病免疫学诊断方法可以分为利用寄生虫抗原检测特异性抗体和利用特异性抗体检测寄生虫抗原两大类。传统的寄生虫病免疫诊断所采用的寄生虫抗原是从虫体提取的粗抗原，利用它制备的寄生虫抗体检测试剂存在着交叉反应多、假阳性多的问题。近年来，随着基因工程技术的发展，大量的寄生虫种特异性抗原基因被克隆表达，基因工程重组寄生虫种特异性抗原逐步得到了应用，大大提高了寄生虫病特异性抗体检测的特异性和可靠性。鉴于寄生虫感染后抗体的产生需要时间，而且体内寄生虫清除后，抗体仍将在体内存在一段时间，故抗体检测难以做到早期诊断和疗效评价。随着单克隆抗体技术的成熟，利用单克隆抗体来检测样本中的寄生虫抗原也已经成为寄生虫病免疫诊断的一个重要方向。

2．分子生物学诊断方法 分子生物学诊断方法包括基因探针杂交、基因扩增法和基因测序。传统的基因探针杂交法是利用人工合成病原体基因组中的某一个特异片段，与待检测的核酸样品进行杂交来诊断特定的寄生虫。目前，单纯的探针杂交已经很少使用，多数是与基因扩增法结合在一起建立检测方法，如 TaqMan 荧光定量 PCR。基因芯片技术也是基因探针技术的一个发展方向，但在寄生虫病分子诊断领域很少使用。基因扩增法是将特定的待测靶基因在体外扩增后进行检测，代表性的方法是 PCR。目前在常规 PCR 方法的基础上发展起来的荧光定量 PCR 方法，已经开始在寄生虫病（特别是原虫病）的检测和诊断中应用，不仅快速准确，而且可以同时检测多种病原体，具有广阔的应用空间。除了 PCR 法之外，LAMP 是一种近年来日益受到关注的基因扩增方法，由于它是一种等温扩增方法，不同于 PCR 检测需要 3 个不同温度循环而必须使用较昂贵的 PCR 仪，因此适合基层使用，在寄生虫分子诊断领域前景广阔。应用基因测序技术进行病原体检测是近年来测序技术成熟、价格显著下降的基础上才发展起来的一种检测手段，可以通过基因组测序对疑难病例样本进行基因组测序，再进行数据库检索比对，以判断病原体种类。目前，应用基因测序技术进行寄生虫病的诊断尚处于起步探索阶段，仅在个别疑难病例中有所应用。

二、寄生虫致病机制

寄生虫的致病机制一直是寄生虫学研究的重要内容。其结果对于研发抗寄生虫药物和疫苗，以及诊治寄生虫病具有重要的意义。近年来，随着分子生物学与免疫学的发展，涉及寄生虫病机制的研究主要包括以下几个方面：感染后宿主的病变特点，虫源性蛋白质基本分子特性、免疫原性 / 免疫反应性、作为疫苗 / 诊断候选分子应用价值的研究，感染后宿主免疫应答的特点，感染后宿主组织、细胞基因表达水平的变化等。具体到每种寄生虫需进行深入细致的研究。如近年来国外的研究已发现了弓形虫毒力相关因子，ROPs 和 GRAs 等，而且不同基因型弓形虫株的毒力相关因子具有一定的多态性，能诱导不同的免疫应答结果，免疫应答的类型不仅直接影响机体的免疫功能，而且与弓形虫病的发生、发展和转归密切相关。目前，中国优势基因型 Chinese 1 型弓形虫株相同基因型不同毒力株的致病机制仍未明了，尚需进一步探索。

三、寄生虫的抗药性研究

药物是治疗和控制寄生虫病最行之有效的措施之一。但药物的长期使用会导致一些寄生虫产生抗药性（或对药物敏感性下降）。一般认为，导致寄生虫产生抗药性的机制有以下几个方面：

1．药物作用靶位基因突变 如抗蠕虫的药物苯丙咪唑为细胞微管蛋白抑制剂，主要与虫体的微管蛋白结合，抑制微管组装的聚合，从而杀死虫体。虫体抗药性的产生是因虫体（如血矛线虫）肌纤维的 β- 微管蛋白编码基因发生突变，结果导致其编码的 β- 微管蛋白氨基酸序列突变，进而引起蛋白质结构改变。最终药物与其靶位点亲和力下降或不能与其靶位点结合而使药物失去抗虫效力。

2．寄生虫抗药基因表达量增加 此种情况通常见于对多种药物具有抗药性的虫种。抗药性的产生是因虫体长期处于药物作用压力下的环境中，使其细胞膜上的运输蛋白或细胞内的化合物降解蛋白 mRNA 转录水平和蛋白质表达量增高，最终导致药物在虫体内代谢发生改变，移除药物或阻止其活性。该现象多见于恶性疟原虫和某些线虫虫种。

3．天然抗药性 有些寄生虫（如疟原虫和锥虫）的基因组不稳定，在自然条件下就存在不同基因型的虫体，它们对同种药物的敏感性不一定相同。对某种药物不敏感基因型的寄生虫，体内存在着天然的抗药性。

不同种寄生虫对药物产生抗药性的机制不同，具体机制也不清楚。为了延缓寄生虫药物抗性的产生，需加强对寄生虫药物抗性机制及监测技术的研究。在治疗过程中合理掌握药物剂量和正规疗程，必要时使用复合型药物也是减少抗药性产生的重要措施。另外，需积极研发新的抗虫药物，以建立抗寄生虫药物的后备防线。

四、寄生虫病疫苗

近年来的研究表明，经典的抗寄生虫药物对寄生虫病的治疗作用不断减弱，甚至对有的虫种完全丧失。很多寄生虫病，如血吸虫病、疟疾和弓形虫病等病种，仅仅通过药物治疗并不能得到有效控制。造成此种现象的原因主要是寄生虫产生了抗药性。从理论上讲，如果能研制出有效的抗虫疫苗，寄生虫病流行便将得到有效的控制。但由于寄生虫虫体结构和生活史复杂，以及对寄生虫感染后免疫机制缺乏足够的认识，因此对寄生虫疫苗的研制还存在很大困难。目前，正在研究中的寄生虫疫苗的类型很多，主要有弱毒疫苗、分泌抗原疫苗、基因工程疫苗、化学合成疫苗及核酸疫苗等，但成功者并不多见。随着对抗寄生虫感染免疫机制研究的深入，抗寄生虫疫苗研究也在不断取得进展。第一个人用寄生虫病疫苗（疟疾疫苗 RTS，S）已于 2015 年通过欧洲药品管理局的审核，并获得推荐，相信在不远的将来，会有更多的寄生虫病疫苗研发取得突破性进展。

五、寄生虫基因组学、蛋白质组学、转录组学的研究进展与趋势

自 21 世纪以来，随着 DNA 测序技术的进步，寄生虫基因的发现速度大大加快，目前经测序获得的寄生虫基因组全序列的虫种有恶性疟原虫、约氏疟原虫、间日疟原虫、马来丝虫、克氏锥虫、微小隐孢子虫、利什曼原虫、弓形虫、日本血吸虫、曼氏血吸虫、华支睾吸虫、旋毛虫及冈比亚按蚊等常见寄生虫。寄生虫基因组学研究已进入后基因组时代，从结构基因组学转向功能基因组学，以此可以揭示寄生虫基因组的功能和调控机制。转录组学和蛋白质组学可分别从整体转录水平和蛋白质水平揭示寄生虫基因转录、表达和翻译修饰特征，并能了解基因调控规律和蛋白质间的相互作用，从而获取寄生虫病病变进程及基因、蛋白质网络的整体综合信息。日益发展的转录组学和蛋白质组学实验技术，使我们能够更便捷、快速地研究寄生虫功能基因及其表达调控机制。例如，采用双向电泳（2-DE）、荧光差异双向凝胶电泳（DIGE）、iTRAQ、Label-free 等技术可以获得寄生虫特定发育期、特定状态下整体蛋白质表达情况，并可进行定量比较分析，发现表达差异的蛋白质分子；利用 RNA-seq 技术可以获得寄生虫特定发育期、特定状态下全部 RNA（包括编码 RNA 和非编码 RNA）的转录水平，即可以比较分析基因编码 RNA 的转录水平差异，也可以分析非编码 RNA（如 miRNA、LncRNA 等）的转录差异，从而能够进一步研究基因表达调控机制；RNA 干扰（RNAi）技术可以便捷地使特定基因沉默，从而研究该基因功能。近年来，新兴的 CRISPR/CAS9 技术可以更加便捷地对任何基因进行基因编辑（如基因敲入、敲除、敲降）以及基因功能的研究，对于一些无法使用 RNAi 技术沉默基因的虫种（如疟原虫）具有更大的价值。随着多种功能基因组学方法的系统运用，将会阐明更多种寄生虫关键基因的功能及其调控机制。相关研究结果将帮助人们揭示寄生虫基因组所包含的信息，全面了解寄生虫生物学特征和寄生虫与宿主之间的关系，并可提供新的诊断方法，筛选新的药物靶点和疫苗候选分子，为控制和消灭寄生虫病开辟新途径。

（方　强）

第二篇

医学原虫学

第9章 医学原虫学概论

原虫（protozoa）也称原生动物，为单细胞真核生物，能够独立完成生命活动的全部生理功能，包括摄食、代谢、呼吸、排泄、运动及生殖等。原虫在自然界中分布广泛，种类繁多，迄今已发现 65 000 余种，其中大多数营自生生活或腐生生活，少数营寄生生活。寄生于人体内的原虫有 40 余种，称为医学原虫（medical protozoa）。医学原虫包括致病性原虫和非致病性原虫，致病性医学原虫对人类健康和畜牧业生产可造成严重危害，不容忽视。

【形态】

原虫外形多样，呈圆形、卵圆形或不规则形，大小介于 2 ～ 200 μm，其结构由胞膜、胞质和胞核组成。

1．胞膜 亦称表膜（pellicle）或质膜（plasmalemma）。电镜下可见，胞膜由一层或一层以上的单位膜构成，与其他生物膜相同，具有可塑性、流动性和不对称性，嵌有蛋白质的脂质双分子层结构。胞膜是原虫与宿主细胞及寄生环境直接接触的部位，其蛋白质分子具有受体、配体、酶类以及其他抗原成分，与侵袭和免疫逃逸等功能密切相关。胞膜同时参与原虫的营养、排泄、运动、感觉等多种生物学功能。

2．胞质 由基质、细胞器和内含物组成。

（1）基质：基质均匀透明，主要成分是蛋白质。其中有由肌动蛋白组成的微丝和由微管蛋白组成的微管，既可保持虫体具有一定形状，又可以参与原虫的运动。有些原虫的基质均匀一致，有些原虫的基质有内、外质之分。外质透明呈凝胶状，具有运动、摄食、排泄、呼吸、感觉、保护等作用；内质呈溶胶状，其内含有细胞器、细胞核和各种内含物，是新陈代谢的重要场所。

（2）细胞器：原虫具有与其他真核生物功能相同的以及其特有的细胞器。按功能可分为：①膜质细胞器，主要参与细胞能量合成代谢，如线粒体、内质网、高尔基复合体、溶酶体、动基体、核糖体等；②运动细胞器，主要参与原虫的运动，也是原虫分类的重要依据，包括伪足（pseudopodium）、鞭毛（flagellum）和纤毛（cilium）。伪足是外质随虫体运动突出的部分，形状可变，多呈叶状或舌状。鞭毛细长，数目较少，可伸向虫体前端、侧面或后端。纤毛短而密，常分布于虫体的表面。具有上述细胞器的原虫相应称为阿米巴（amoeba）、鞭毛虫（flagellate）和纤毛虫（ciliate）。有些鞭毛虫和纤毛虫还具有其他特殊的运动细胞器，如波动膜、吸器等；③营养细胞器，主要功能是摄食、排泄以及调节虫体内渗透压，包括胞口、胞咽、胞肛以及伸缩泡。

（3）内含物：原虫胞质内有多种内含物，包括各种营养储存小体（如食物泡、糖原泡、拟染色体等）、代谢产物（如疟色素）和共生物（如病毒）。特殊的内含物也可作为虫种的鉴别标志。

3．胞核 由于遗传物质（基因）主要位于细胞核内，因此胞核是原虫生命活动的控制中心。细胞核由核膜、核质、核仁和染色质组成。核膜是双层单位膜，膜上的微孔是核内外物质交换的通道。核质由呈纤维状的网构成，分布于细胞核中，其成分为蛋白质，网孔中充满液体，核质是细胞核的支架，也是染色质附着的场所。核仁富含蛋白质和 RNA 分子，染色质主要由 DNA、蛋白质和少量 RNA 组成，由于这两种核糖核酸为酸性，故二者可被碱性染料深染。寄生性原虫的胞核有两种类型：①泡状核（vesicular nucleus），多数原虫属于此型，染色质稀少，呈颗粒状，分布于核质和核膜内缘，有 1 个粒状的核仁；②实质核（compact nucleus），常见于纤毛虫，核大而不规则，染色质丰富，有 1 个以上的核仁。

【生活史类型】

医学原虫的生活史指原虫从一个宿主传播到另一个宿主的整个过程，包括生长、发育和繁殖等各个阶段。通常把原虫生活史中具有运动、摄食和增殖的阶段称为滋养体（trophozoite），滋养体通常是致病阶段，也是某些原虫的感染阶段。某些原虫还有包囊（cyst）阶段，相对滋养体而言，包囊阶段是不能运动和摄食的静止期，也是原虫的感染阶段。包囊是由滋养体在外界环境不利的情况下团缩，分泌某些物质形成囊壁发育而成。

医学原虫生活史形式多样，根据其传播特点，可将生活史分为三种类型：

1．人际传播型　此类型生活史简单，完成生活史只需一种宿主，经直接接触、间接接触或中间媒介在人群中传播。包括两种情况：一种是生活史只有滋养体阶段的原虫，以直接接触的方式进行传播，如阴道毛滴虫；另一种是生活史中既有滋养体也有包囊阶段，滋养体是致病阶段，包囊是感染阶段，如溶组织内阿米巴和蓝氏贾第鞭毛虫。

2．循环传播型　此类型原虫完成生活史需要一种以上的脊椎动物作为终宿主和中间宿主，分别进行有性和无性生殖，并在两者之间进行传播。如刚地弓形虫以猫或猫科动物为终宿主，可在人与动物（中间宿主）之间进行传播。

3．虫媒传播型　具有此类型生活史的原虫，需在吸虫昆虫体内以无性或有性生殖方式发育至感染阶段后，再经虫媒叮咬、吸血进行传播。如疟原虫和利什曼原虫的生活史即属此型。

【生理】

医学原虫的生理包括运动、摄食、代谢和生殖等。

1．运动　原虫的运动主要借助于运动细胞器进行，其运动方式取决于运动细胞器的类型，包括伪足运动、鞭毛运动、纤毛运动等。没有运动细胞器的原虫可以螺旋式运动、滑行或扭动等方式进行运动。

2．摄食　寄生性原虫有多种摄取营养物质的方式。它们可以通过表膜渗透和多种扩散等方式，或主动转运获得小分子的养料；液体养料或固体食物颗粒可以通过胞饮（pinocytosis）或吞噬（phagocytosis）等细胞内吞作用摄入。

3．代谢　绝大多数原虫属于兼性厌氧生物，可利用葡萄糖或其他单糖获取能量，如肠腔内寄生的溶组织内阿米巴原虫在无氧环境下生长，糖的无氧酵解是其主要代谢途径；组织内和血液中的寄生原虫有三羧酸循环的酶系，可利用氧进行有氧代谢。此外，原虫所需的蛋白质和氨基酸主要来源于宿主，例如，疟原虫将 75% 以上的血红蛋白分解成氨基酸，以合成自身蛋白质。

4．生殖　原虫的生殖方式包括无性生殖和有性生殖两种。

（1）无性生殖：①二分裂，细胞核先一分为二，然后胞质分裂，最后形成两个子代虫体，如阿米巴、阴道毛滴虫和蓝氏贾第鞭毛虫的滋养体均以二分裂方式增殖。②多分裂，胞核先分裂为多个，胞质再分裂并包绕各个细胞核，最后形成多个子代。例如，疟原虫红细胞内期的裂体增殖即属此种方式。③出芽生殖，母体细胞先经不均等细胞分裂，产生一个或多个芽体，然后与母体细胞分离，再生长发育成新的个体，此即为出芽生殖。出芽生殖可分为“外出芽”（exogenous budding）和“内出芽”（endogenous budding）两种方式。如疟原虫在蚊体内的成孢子细胞即以外出芽法繁殖后发育成子孢子，而弓形虫的滋养体则以内出芽法进行增殖。

（2）有性生殖：有性生殖包括较低级的接合生殖和较高级的配子生殖两种方式。①接合生殖（conjugation），仅见于纤毛虫纲。首先两个虫体在胞口处暂时结合在一起，两个虫体的细胞核 DNA 相互混合并复制，随机均等地分配到两个子核中，最后分离形成两个新的虫体。②配子生殖（gametogony），是原虫的雌、雄配子相互结合形成合子的过程。如疟原虫在蚊体内的发育。

有些原虫的生活史中存在有性生殖与无性生殖，二者交替进行，此种方式称为世代交替（alternation of generation）。如疟原虫在人体内行无性生殖，而在蚊媒体内则行有性生殖，两者交替进行。

【致病特点】

医学原虫的致病作用与原虫的致病力（包括虫种、株系、数量、寄生部位等）和宿主的抵抗力有关，其致病特点可概括为以下三个方面：

1．增殖作用 原虫侵入人体进行大量的增殖，可导致两种后果：

（1）破坏宿主细胞：当寄生于宿主体内的原虫数量增殖到一定程度时，即可造成宿主细胞破坏，并因此出现相应的临床症状。如疟原虫在红细胞内期进行裂体增殖，当虫体增殖达一定数目时便造成红细胞周期性破裂，从而导致患者出现贫血、周期性发热等症状。

（2）播散致病：当虫体增殖至相当数量时，可向邻近或远方组织、器官播散与侵袭。如寄生于结肠内的溶组织内阿米巴滋养体，可从结肠壁的溃疡病灶侵入血管，随血流到达肝、肺等器官而引起病变。某些原虫（如疟原虫、弓形虫）所寄生的宿主细胞不仅成为其逃避宿主免疫攻击的有效屏障，而且还为其血源性播散提供了运载工具。

2．毒性作用 寄生原虫的致病力与其毒性作用密切相关。原虫的分泌物、代谢产物和死亡虫体的分解物对宿主均有毒性作用。毒性物质可通过不同途径损伤宿主细胞、组织和器官。如寄生于结肠的溶组织内阿米巴原虫滋养体分泌的半乳糖 / 乙酰氨基半乳糖凝集素具有黏附和溶解宿主细胞作用，阿米巴穿孔素可造成宿主细胞膜的孔状破坏，半胱氨酸蛋白酶具有溶解宿主组织的作用。阿米巴原虫借助上述物质的作用侵入肠壁，造成局部组织溶解坏死，导致肠壁溃疡。再如，阴道毛滴虫分泌的 4 种具有毒性的表面蛋白对阴道黏膜上皮细胞具有黏附和杀伤作用。

3．机会性致病 免疫功能正常的宿主感染某些原虫后并不出现临床症状，呈隐性感染状态。但当宿主免疫功能下降或不全时（例如艾滋病患者、长期接受免疫抑制剂治疗或晚期肿瘤患者），这些原虫的繁殖能力和致病力显著增强，患者可出现明显的临床症状，甚至危及生命。此类原虫被称为机会性致病原虫（opportunistic protozoa）。常见的机会性致病原虫有弓形虫、隐孢子虫、微孢子虫和蓝氏贾第鞭毛虫等。例如，艾滋病患者在感染隐孢子虫后，常可发生难以治愈的严重腹泻而死亡，感染弓形虫可发展成致命的弓形虫脑炎。

【分类】

以往，我国医学原虫的生物学分类多采用沿用已久的 Levine（1980）分类系统。为了与国际接轨，此次采用新的 Cox（2003，2007）分类系统，即与医学有关的原虫属于原生生物界（Kingdom Protista），归属于 8 个门，即阿米巴门、眼虫门、后滴门、副基体门、透色动物门、孢子虫门、纤毛门、双环门。常见医学原虫及其分类见表 9-1。

表9-1 常见医学原虫及其分类

门	纲	目	科	种
阿米巴门 Amoebozoa	内阿米巴纲 Entamoebidea	内阿米巴目 Entamoebida	内阿米巴科 Entamoebidae	溶组织内阿米巴 *Entamoeba histolytica*
				哈门内阿米巴 *Entamoeba hartmani*
				结肠内阿米巴 *Entamoeba coli*

续表

门	纲	目	科	种
阿米巴门 Amoebozoa				迪斯帕内阿米巴 *Entamoeba dispar* 茂氏内阿米巴 *Entamoeba moshkovskii* 齿龈内阿米巴 *Entamoeba gingivalis* 微小内蜒阿米巴 *Endolimax nana* 布氏嗜碘阿米巴 *Iodamoeba butschlii*
	阿米巴纲 Amoebaea	棘足目 Acanthopodia	棘阿米巴科 Acanthamoebidae	棘阿米巴 *Acanthamoeba* 巴拉姆希阿米巴 *Balamuthia mandrillaris*
眼虫门 Euglenozoa	动基体纲 kinetoplastea	椎体目 Trypanosomatida	椎体科 Trypanosomatidae	杜氏利什曼原虫 *Leishmania donovani* 热带利什曼原虫 *Leishmania tropica* 巴西利什曼原虫 *Leishmania braziliensis* 硕大利氏曼原虫 *Leishmania major* 布氏冈比亚锥虫 *Trypanosoma brucei gambiense* 布氏罗得西亚锥虫 Trypanosoma brucei rhodesiense 克氏锥虫 *Trypanosoma cruzi*
后滴门 Metamonada	双滴纲 Trepomonadea	双滴目 Diplomonadida	六鞭毛科 Hexamitidae	蓝氏贾第鞭毛虫 *Giardia lamblia*
副基体门 Parabasalia	毛滴纲 Trichomonadea	毛滴目 Trichomonadida	毛滴虫科 Trichomonadidae	阴道毛滴虫 *Trichomonas vaginalis* 口腔毛滴虫 *Trichomonas tenax* 人毛滴虫 *Trichomonas hominis* 脆弱双核阿米巴 *Dientamoeba fragilis*
	动鞭毛纲 Zoomastigophorea	超鞭毛目 Hypermastigida	缨滴虫科 Lophomonadae	蠊缨滴虫 *Lophomomas blattarum*
透色动物门 Percolozoa	异叶足纲 Heterolobosea	裂核目 Schizopyrenida	瓦氏科 Vahlkamphidae	福氏耐格里阿米巴 *Naegleria fowleri*
孢子虫门 Sporozoa	球虫纲 Coccidea	血孢目 Haemosporida	疟原虫科 Plasmodidae	间日疟原虫 *Plasmodium vivax* 恶性疟原虫 *Plasmodium falciparum*

续表

门	纲	目	科	种
孢子虫门 Sporozoa				三日疟原虫 *Plasmodium malariae*
				卵形疟原虫 *Plasmodium ovale*
		艾美目 Eimeriida	艾美科 Eimeriidae	隐孢子虫 Cryptosporidium spp.
				刚地弓形虫 *Toxoplasma gondii*
				等孢球虫 *Isospora sp.*
				肉孢子虫 *Sarcocystis sp.*
				环孢子虫 *Cyclospora*
		梨形目 Piroplasmida	巴贝科 Babesiidae	巴贝西虫 *Babesia sp.*
纤毛门 Ciliophora	直口纲 Litostomatea	胞口目 Vestibulifera	肠袋科 Balantidiidae	结肠小袋纤毛虫 *Balantidium coli*
双环门 Bigyra	牙囊纲 Blastocystea	牙囊目 Blastocystida	牙囊科 Blastocystidae	人牙囊原虫 *Blastocystis hominis*

（杜娈英）

第10章 阿米巴

阿米巴（Amoeba）属于原生动物界（Kingdom Protozoa）、肉鞭毛下界（Sarcomastigota）、阿米巴门（Phylum Amoebozoa）。人体常见的阿米巴原虫有溶组织内阿米巴（*E. histolytica*）、迪斯帕内阿米巴（*E. dispar*）、哈门内阿米巴（*E. hartmani*）、结肠内阿米巴（*E. coli*）、微小内蜒阿米巴（*Endolimax nana*）、布氏嗜碘阿米巴（*Iodamoeba butschlii*）及齿龈内阿米巴（*E. gingivalis*）等。除齿龈内阿米巴外，其余6种均寄生在人体结肠内，但仅有溶组织内阿米巴具有明显的致病性。其生活史一般包括滋养体和包囊两个发育阶段，营无性繁殖。少数自生生活的阿米巴如棘阿米巴等可偶然侵入人体，引起严重的肉芽肿性阿米巴脑膜脑炎或角膜炎等疾病。

第一节 溶组织内阿米巴

溶组织内阿米巴（*Entamoeba histolytica* Schaudinn，1903）又称痢疾阿米巴，属于阿米巴门，内阿米巴纲（Entamoebidea）、内阿米巴目（Entamoebida）、内阿米巴科（Entamoebidae）。主要寄生于人的结肠，引起肠阿米巴病（intestinal amoebiasis），如阿米巴痢疾（amebic dysentery）。虫体亦可侵入血管经血流到达肝、肺、脑等，导致肠外阿米巴病（extra-intestinal amoebiasis）。

对于溶组织内阿米巴和阿米巴病的研究历史悠久。我国古代医书如《黄帝内经·素问》和《伤寒论》等有“下痢”“赤痢”“疫痢”等有关鉴别诊断的论述；古希腊的希波克拉底很早就明确阐述了痢疾的潜在传染性和并发症的危害。1875年，俄国医生Fedor Losch在腹泻患者粪便中发现该虫。1891年，Councilman和Lafleur在一例无菌性肝脓肿的脓液中发现了阿米巴原虫，并提出该虫具有致病性，称其为痢疾阿米巴。1903年，德国著名微生物学家Schaudinn将这一原虫命名为溶组织内阿米巴。随着现代分子生物学和酶学技术的发展，研究人员分别从基因、抗原表位等方面证实了致病性的溶组织内阿米巴与非致病性的迪斯帕内阿米巴（*Entamoeba dispar*）是两个独立的虫种。

【形态】

溶组织内阿米巴的发育包括滋养体和包囊两个时期。

1．滋养体 滋养体直径为12～60 μm，活虫形态多变，可借助伪足进行活泼的定向运动。在铁苏木素染色标本中，高倍显微镜下可见胞质分为两层：外质（ectoplasm）透明，内质（endoplasm）呈颗粒状，内含空泡。内质中有一个球形泡状核，直径4～7 μm，核膜内缘均匀分布着一层大小一致的核周染色质粒（chromatin granules），核仁位于核中央，直径0.5 μm，以纤维细丝与核周染色质粒相连。从痢疾患者粪便中分离的虫体，胞质中可见到被吞噬的红细胞，经铁苏木素染成蓝黑色，这是与其他肠道内非致病性阿米巴滋养体鉴别的重要依据（图10-1）。

2．包囊 包囊大小不一，直径10～15 μm，内有核1～4个，4核包囊为成熟包囊（mature

cyst)，1 ～ 2 个核的为未成熟包囊。未成熟包囊中，有一特殊的营养储存结构，称拟染色体（chromatoid body），还可见糖原泡（glycogen vacuole）。拟染色体由核糖体颗粒组成，呈两端钝圆的棒状，其形状具有虫种鉴别意义。成熟包囊中拟染色体和糖原泡消失。碘液染色的包囊呈棕黄色，核膜与核仁均为浅棕色，拟染色体不着色，呈透明的棒状，糖原泡呈黄棕色。经铁苏木素染色后包囊呈蓝褐色，核膜与核仁清晰，核的结构特点和滋养体相似。未成熟包囊中可见棒状的、两端钝圆、蓝褐色的拟染色体，糖原泡被溶解呈空泡状（图 10-1）。

彩图 溶组织内阿米巴包囊

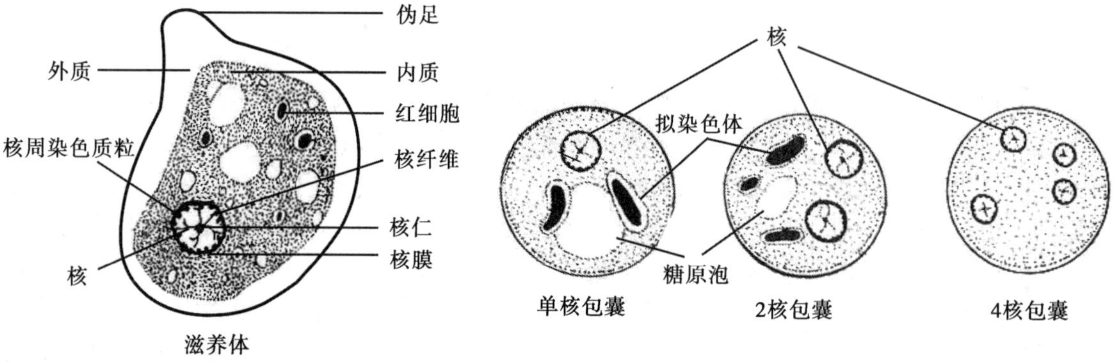

图 10-1 溶组织内阿米巴滋养体和包囊

【生活史】

溶组织内阿米巴属于人际传播型，生活史简单，包括滋养体和包囊两个阶段。基本传播过程是“包囊 - 肠腔内滋养体 - 包囊”，4 核包囊为感染阶段。人是溶组织内阿米巴的适宜宿主，虽然猫、狗、鼠等动物均能感染阿米巴，但动物与人之间相互传播的可能性极小，因此在流行病学上意义不大。当人误食了被成熟包囊污染的食物或水源，包囊经口进入胃和小肠，于小肠下段或结肠内中性或碱性环境中，在肠内酶的作用下，囊壁变薄，囊内虫体脱囊而出。脱囊而出的 4 核虫体经过 3 次胞质分裂和 1 次核分裂发育成 8 个单核滋养体，定居于结肠上段的黏膜皱褶或肠陷窝内，以细菌或肠内容物为食，并以二分裂方式增殖。部分滋养体随着肠内容物向下移行，至横结肠后，由于水分被吸收、营养成分减少等环境因素刺激，滋养体排出内含物，缩小形成圆形的前包囊，随后分泌厚的囊壁形成单核包囊，再经 2 次有丝分裂后形成 4 核包囊，此过程称为成囊（encystation）。未成熟包囊及成熟包囊均可随成形粪便排出宿主体外。包囊抵抗力强，在外界潮湿的环境中可存活并保持感染性长达一个月之久，但在干燥的环境中极易崩解死亡。

在某些条件下，肠腔内寄生的滋养体可侵入肠黏膜，吞噬红细胞和组织细胞，并大量分裂增殖，引起组织溶解、坏死，形成溃疡，然后可随破溃的肠壁坏死组织脱落进入肠腔，通过肠蠕动随粪便排出体外。滋养体在外界很快死亡，即使被宿主吞食也会在消化道被消化液杀死，无传播作用。侵入肠壁组织的滋养体也可侵入小血管，随血流扩散到其他脏器组织如肝、肺、脑及皮肤等，导致肠外阿米巴病（图 10-2）。

【致病】

1．致病机制 溶组织内阿米巴的致病作用是虫体与宿主相互作用的结果。阿米巴病发生、发展过程受虫株毒力、宿主免疫状态、肠道内环境变化等多种因素影响。人体被感染后，病理和病程复杂多变，可表现为无症状带虫者、肠阿米巴病或肠外阿米巴病等多种表现。

（1）虫株毒力：溶组织内阿米巴致病性与虫株毒力有关。如热带地区虫株的毒力较寒带、温带地区者强；从阿米巴患者体内分离的虫株（H_{120} 与 C_1）其毒力强于从带虫者体内分离的虫株（H_{101} 与 H_{103}）。用同工酶分析所得的几十种谱型，可将致病与非致病两型阿米巴区别开。

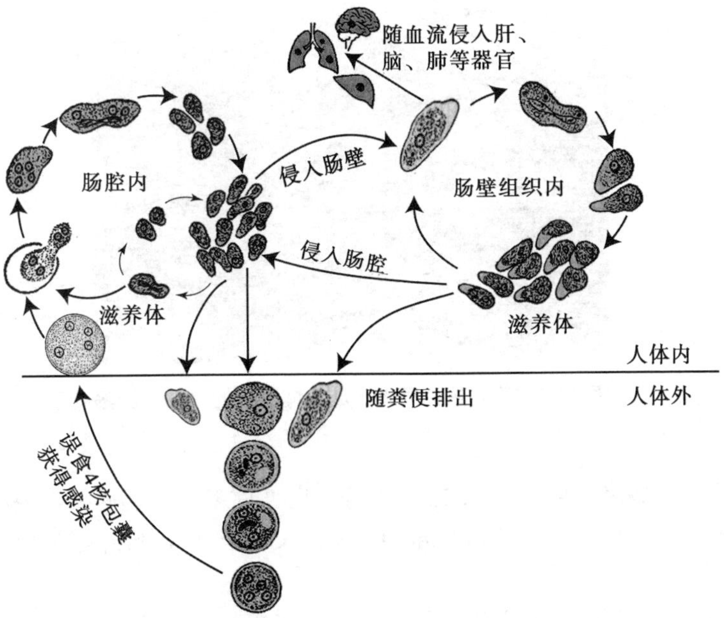

图 10-2　溶组织内阿米巴生活史

同时，虫株毒力具有遗传特性，如同一致病株经连续的离体培养，毒力可以减弱，但如果将该虫株再接种于动物宿主，其毒力又可恢复。此外，虫株毒力也受寄生环境的影响，如宿主肠道内共生菌群作用可影响溶组织内阿米巴的致病力。

（2）侵袭力：溶组织内阿米巴滋养体对组织的侵袭力主要表现为对宿主靶细胞的接触性溶解（contact lysis）杀伤作用。滋养体通过受体介导对靶细胞的识别、黏附、分泌和溶解与虫体表膜特有的膜结合糖蛋白有关。目前研究最多的有 3 种因子与其侵袭力有关：① 260 kDa 半乳糖 / 乙酰氨基半乳糖凝集素（Gal/GalNAc lectin），介导滋养体黏附于宿主结肠上皮细胞、中性粒细胞和红细胞等表面。在黏附后还具有重要的溶细胞作用。此外，该二聚体凝集素还参与细胞信号转导。②阿米巴穿孔素（amoeba pores），为一组包含在滋养体胞质颗粒中的小分子蛋白质家族。滋养体在与靶细胞接触时或侵入组织时可释放穿孔素，在靶细胞膜上形成离子通道，造成宿主细胞的微孔损伤。③半胱氨酸蛋白酶（cysteine proteinase），是虫体最丰富的蛋白酶，分子量约为 30 kDa，可使靶细胞溶解，或降解补体 C3 而抵抗补体介导的炎症反应。当虫体侵入组织或经血行播散时，虫体与机体的补体系统接触，可免受补体的溶解和破坏。

（3）宿主免疫状态：宿主的免疫功能状态与阿米巴的致病关系密切。免疫功能正常的人感染溶组织内阿米巴后，多为无症状带虫者。免疫功能低下或抑制者，如营养不良、长期服用皮质激素、晚期肿瘤、HIV 感染等有利于溶组织内阿米巴的侵入，患者多出现临床症状。

2．病理变化　肠阿米巴病多发于盲肠或阑尾，也易累及乙状结肠和升结肠，偶尔累及回肠。典型的病理损伤是在肠壁形成多个口小底大的烧瓶样溃疡（图 10-3），每个溃疡之间的黏膜可以正常或轻度充血水肿。原发病灶一般局限于黏膜层，急性病例滋养体可突破黏膜肌层，造成组织液化，进而形成坏死灶。深入肌层的溃疡可与邻近的溃疡融合，导致大片黏膜脱落，如病灶穿破肠壁，可造成局限性腹腔脓肿，严重者可形成弥漫性腹膜炎。寄生于肠壁的虫体还可以引起阿米巴肿，其病理改变主要是结肠组织肉芽肿伴慢性炎症和纤维化，需与肿瘤进行鉴别诊断。肠外阿米巴病所形成的脓肿，往往呈无菌性、液化性坏死，脓液呈酱红色，病灶周围以淋巴细胞浸润为主，滋养体多处在脓肿边缘。最常见的肠外阿米巴病主要见于肝，其次为肺、纵隔、腹腔、心包，甚至脑、脾等部位均可出现局部脓肿。腹腔局部脓肿穿孔可侵袭邻近皮肤而导致阿米巴皮肤溃疡；如累及生殖器官，则可引起阿米巴性阴道炎或前列腺炎等。

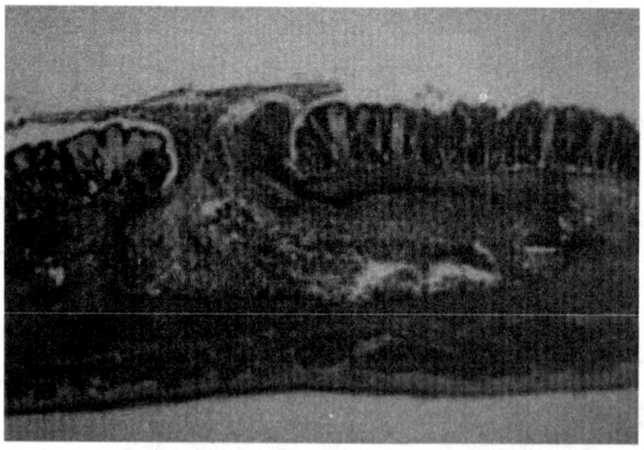

图 10-3 溶组织内阿米巴滋养体引起的烧瓶样溃疡

知识链接 阿米巴痢疾与细菌性痢疾的区别

3．临床表现 该病潜伏期为 2 ～ 26 天不等，以 2 周多见。起病突然或隐匿，可呈暴发性或迁延性。临床上可分为肠阿米巴病（intestinal amoebiasis）和肠外阿米巴病（extra-intestinal amoebiasis）两种。

（1）肠阿米巴病：多数呈无症状携带状态或阿米巴性结肠炎（amebic colitis），阿米巴性结肠炎可分急性和慢性临床过程。急性阿米巴病的临床表现为阿米巴痢疾（amebic dysentery），典型表现为腹泻，一日可达数十次，常伴有腹痛、里急后重，粪便性状为黏液脓血便，奇臭并呈果酱状，粪便检查可查见阿米巴滋养体，潜血试验阳性。急性暴发性阿米巴痢疾可危及生命，是儿科常见重症。患儿排大量黏液血便，伴发热、脱水、电解质平衡紊乱、低血压、弥漫性腹痛、强烈而持续的里急后重、恶心呕吐和腹水等。约 60% 的患者可发展成肠穿孔或肠外阿米巴病，甚至死亡。由于抗生素的广泛使用，典型的阿米巴痢疾已不多见，大多数表现为亚急性或慢性迁延性肠炎，仅有间歇性腹泻，或可伴有腹胀、消瘦、贫血等症状，临床上应与细菌性痢疾相鉴别。

有些患者可出现肠阿米巴肿（ameboma），多见于盲肠和升结肠，肠壁呈团块状增生性病理改变，无明显临床症状，因肠钡餐透视酷似肿瘤，需要与恶性肿瘤相鉴别，可通过病理活检或血清阿米巴抗体检查明确诊断。肠阿米巴病最严重的并发症是肠穿孔和继发性细菌性腹膜炎，呈急性或亚急性过程。极少数患者因接受不规范的肾上腺皮质激素治疗而并发中毒性巨结肠。

（2）肠外阿米巴病：由肠内滋养体侵入门静脉系统，随血行播散至其他脏器所引起的阿米巴病，统称为肠外阿米巴病，最常见的是阿米巴肝脓肿（amebic liver abscess），其次是肺脓肿、脑脓肿和皮肤阿米巴病等。约有 10% 的肠阿米巴病患者继发肝脓肿，本病成人多于儿童，男女比为 9 ∶ 1。起病较缓，多累及肝右叶。临床表现为右上腹疼痛并向右肩放射、长期不规则发热（38 ～ 39℃）、盗汗、厌食，少数会出现黄疸，患者呈进行性消瘦，贫血和营养不良性水肿及肝区钝痛等，部分患者有近期腹泻和痢疾病史。B 超、CT 和 MRI 检查有助于诊断。如治疗不及时，肝脓肿可破入胸腔或腹腔，少数情况下也可破入心包而导致死亡。阿米巴肺脓肿（amebic lung abscess）可因血液循环播散而致，但多数是因肝脓肿直接穿破膈肌引起。肝源性阿米巴肺脓肿常发于右肺下叶，患者主要表现为胸痛、发热、呼吸困难、咳“巧克力酱”样痰。X 线检查可见渗出、实变或脓肿形成，甚至肺支气管瘘。若脓肿破入气管可引起呼吸道堵塞。阿米巴脑脓肿（amebic brain abscess）少见，约 94% 的阿米巴脑脓肿合并有肝脓肿，起病急，预后差。常为大脑皮质的单个脓肿，部分患者可发展成脑膜脑炎。临床表现有头痛、呕吐、眩晕、精神异常等，如不及时治疗，死亡率较高。皮肤阿米巴病（cutaneous amoebiasis）不多见，常由直肠病灶播散到会阴部，可导致会阴皮肤阿米巴病。

【诊断】

结合临床表现并综合分析病原学、血清学和 DNA 诊断，以及影像学检查结果做出准确判断。

1．病原学检查

（1）生理盐水涂片法：是确诊肠阿米巴病最有效的检查手段。如在患者的脓血便中检出滋养体即可确诊。还可在粪便内见到黏集成团的红细胞和少量白细胞及呈菱形的夏科 - 雷登结晶。因滋养体离体后会迅速死亡，故应取新鲜粪便，温度保持在 25 ～ 30℃并快速检测。送检的粪便标本应避免接触尿液或消毒剂等。

对脓肿穿刺液可采用生理盐水涂片检查法，脓肿壁的坏死组织中滋养体较多，宜在近脓肿壁取样。

（2）碘液染色法：适用于检查慢性患者和无症状带虫者成形粪便中的包囊。查到的包囊应与结肠阿米巴包囊鉴别。因包囊的排出具间歇性，一次粪检阴性时应在 1 ～ 3 周内反复检查，以提高检出率。

（3）铁苏木素染色法：染色后虫体结构清晰，标本可长期保存，并可用于虫种鉴定。

（4）体外培养法：比涂片法更为敏感，适用于虫数较少时，但不宜作为常规检查。培养结果既可进行形态学观察，也可做同工酶分析和基因检测，以确认是否是溶组织内阿米巴。

（5）病灶活体组织检查：对慢性肠阿米巴病患者可行活体组织检查，采集样本前可先行用直肠镜直接观察结肠壁溃疡状况，然后取可疑病变处活体组织或刮拭物用生理盐水涂片法检查，检出率较高。

2．免疫学诊断　在肠阿米巴病或肠外阿米巴病患者血清中均可检测出高滴度的抗体，尤其对肠外阿米巴病患者，血清抗体检测具有肯定的诊断价值。常用的方法有间接血凝试验（IHA）、酶联免疫吸附试验（ELISA）、间接荧光抗体试验（IFA）等。ELISA 是最常用的方法之一，特异性抗体的检出率可达 90% 以上，尤其是对于肝脓肿患者检出率更高。免疫学诊断方法在阿米巴虫种鉴别和流行病学调查中，具有较高的实用价值。

知识拓展　血清抗体检测结果判定注意事项

3．核酸诊断　从脓肿穿刺液、粪便培养物、肠壁活检组织、皮肤溃疡分泌物、脓血便甚至成形粪便中提取阿米巴 DNA，用聚合酶链反应（PCR）进行检测。该法具有较高的敏感性，还可以区别溶组织内阿米巴和其他阿米巴原虫。目前世界上公认的引物是根据溶组织内阿米巴编码 29/30 kDa 富半胱氨酸蛋白基因设计的，具有良好的特异性和敏感性，检测此基因对阿米巴病的诊断和治疗均有意义。

4．影像诊断　对肠外脏器的阿米巴脓肿可应用 B 型超声波、CT、MRI 等检查。可疑的肺部病变可采用 X 线检查。影像诊断作为辅助检查手段，应结合病原学、免疫学检测或核酸检测结果以及病史作出正确的诊断。

【流行】

1．流行概况　溶组织内阿米巴呈世界性分布，主要流行于热带、亚热带地区，如印度、印度尼西亚、撒哈拉沙漠、热带非洲和中南美洲等国家和地区。阿米巴病的流行与社会经济、气候、卫生和营养、人口密度等密切相关。本病在温带地区较少流行，感染者大多数为无症状带虫者。估计全球约有 10% 的人口感染溶组织内阿米巴和迪斯帕内阿米巴，其中近 5000 万人出现临床症状，每年有 10 万人死于阿米巴病，死亡率在寄生虫病中仅次于疟疾和血吸虫病。阿米巴痢疾是我国法定的丙类传染病，据国内 1992 年的调查，溶组织内阿米巴平均感染率为 0.949%，估计全国感染人数为 1000 多万，有 12 个省、自治区感染率超过 1%，主要分布在华北、西南和西北地区。其中云南、新疆、贵州、甘肃等省、自治区的感染率超过 2%，西藏感染率高达 8.124%，而上海、吉林、宁夏的感染率不到 0.1%。感染人群在 0 ～ 14 岁年龄段随着年龄的增长而升高。在国外，阿米巴病亦是极受关注的传染病。据血清学调查结果显示，埃及开罗有 57.1% 的急性腹泻是由溶组织内阿米巴引起的。美国的人群感染率为 4%，某些特殊人群（如精神病患者）血清阳性率高达 73%，20 世纪 70 年代，男性同性恋者感染率为 40% ～ 50%。肠道阿米巴病无性别差异，阿米巴肝脓肿男性较女性多，其原因有待探讨。

2．流行环节

（1）传染源：本病的传染源为粪便中持续排出包囊的带虫者。包囊的抵抗力较强，在适宜的温度、湿度下可存活并保持感染力长达数周，在水中可存活 9 ～ 30 天，通过蝇或蟑螂的消化道后仍具感染性。但包囊对干燥、高温和化学药品的抵抗力弱。阿米巴滋养体在外界极易死亡，并可被胃酸灭活，因此无传播作用。溶组织内阿米巴为人际传播型，在自然或实验室条件下可感染犬、猫、猪、猴、猩猩等动物，但这些动物作为传染源的意义并不大。

（2）传播途径：人体感染途径主要是经口，食用含有成熟包囊污染的食物、水或使用污染的餐具为主要感染方式；食源性暴发流行则发生于不卫生的饮食习惯或食用由带虫者制备的食品。另外，在具有“口 - 肛”性行为的人群中，包囊可直接经口侵入，故阿米巴病在欧、美、日等国被列为性传播疾病（sexually transmitted disease，STD）。

（3）易感人群：溶组织内阿米巴感染的高危人群包括旅游者、移民、缺乏洁净饮水的流动人群、弱智人群、男性同性恋群体、儿童（尤其是新生儿）、孕妇、哺乳期妇女、免疫力低下者等。易感人群为 14 岁以下的儿童和 40 岁以上的成年人。

【防治】

查治患者和包囊携带者（包括无症状带虫者及慢性患者）。目前治疗阿米巴病的首选药物为甲硝唑，适用于急性阿米巴病患者。奥硝唑、替硝唑和塞克硝唑也有一定疗效。对于肝脓肿患者，甲硝唑为首选药，还可加用氯喹治疗。国内亦有使用诺氟沙星治疗阿米巴肝脓肿有效的报道。包囊携带者应选择肠壁不易吸收、毒副作用较轻的药物，如巴龙霉素或喹碘方、二氯尼特等。中药大蒜素、白头翁等也可用于阿米巴病的治疗。

视频 溶组织内阿米巴录像

加强粪便管理，对作为肥料的粪便应进行无害化发酵处理，结合环境保护净化水源，注意饮食卫生，消灭可携带包囊的昆虫。发展社会经济、提高文化素质和树立文明的卫生行为习惯是防治阿米巴病的根本途径。

（杜娈英）

第二节 其他消化道阿米巴

寄生在人体消化道内的阿米巴中，除了溶组织内阿米巴具有致病性外，其他均为肠腔共栖型原虫，一般不侵入组织且不引起临床症状。这些原虫与溶组织内阿米巴的形态相同或相似，在粪便检查时常易误诊为溶组织内阿米巴。值得注意的是，当宿主重度感染或免疫功能下降时，也可出现不同程度的黏膜浅表炎症，如合并细菌感染时，还可导致肠功能紊乱或腹泻。

一、迪斯帕内阿米巴

迪斯帕内阿米巴（*Entamoeba dispar* Brumpt，1925）属于阿米巴门，内阿米巴纲。其包囊和滋养体形态不仅与溶组织内阿米巴相同，而且生活史、流行病学也相同，但是二者之间的表面抗原决定簇、同工酶谱和基因完全不同。现已明确迪斯帕内阿米巴是一个独立的虫种。研究发现，溶组织内阿米巴感染后无论是否出现临床症状，均可诱导人体产生特异性抗体，而迪斯帕内阿米巴则不具有诱导感染者产生抗体的能力。因此，在流行病学调查或个例诊断中，如果仅在粪便中查获 4 核包囊，而溶组织内阿米巴血清抗体持续阴性，表明为迪斯帕内阿米巴感染，无需药物治疗。在所有的无症状带虫者中，约 90% 为迪斯帕内阿米巴包囊携带者。目前，迪斯帕内阿米巴可通过同工酶分析、ELISA 法和 PCR 技术与溶组织内阿米巴进行鉴别。其中采用 ELISA 法以单克隆抗体检测溶组织内阿米巴表面半乳糖 / 乙酰氨基半乳糖靶抗原具有良好的敏感性和特异性，而采用 PCR 从 DNA 水平鉴别两种阿米巴，以检测编码 29/30 kDa 多胱氨酸抗原的基因最为特异和可行。

二、结肠内阿米巴

结肠内阿米巴（*Entamoeba coli* Grassi，1879）属于阿米巴门，内阿米巴纲，是人体肠道内最常见的非致病性阿米巴原虫，多与溶组织内阿米巴共存。其形态与溶组织内阿米巴相似，滋养体直径通常为 15 ~ 50 μm，内外质分界不明显。胞质中可见多个食物泡，内含细菌、酵母菌和淀粉粒等，但不含红细胞。胞核内核仁大，常偏位，核周染色质粒粗大，排列不整齐，分布不均匀。滋养体以多个短小的伪足做迟缓运动。包囊直径为 10 ~ 35 μm，内有核 1 ~ 8 个，核的结构与滋养体相似。成熟包囊含有 8 个泡状核，偶有超过 8 个者。未成熟包囊胞质内含糖原泡和稻束状的拟染色体（图 10-4）。

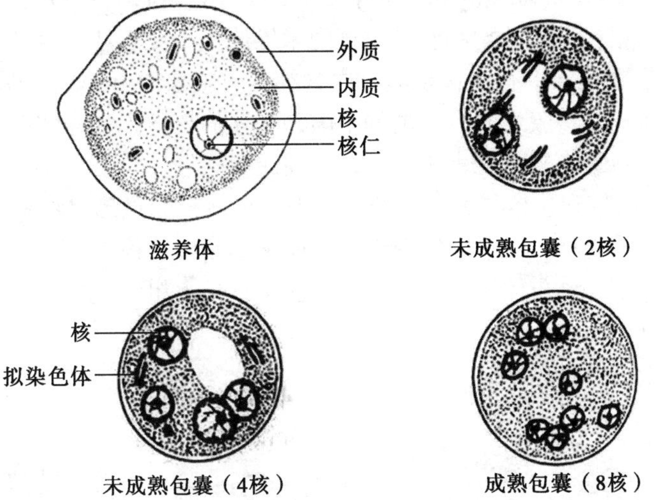

图 10-4　结肠内阿米巴

结肠内阿米巴生活史同溶组织内阿米巴，当成熟的 8 核包囊被人吞食后，在小肠内脱囊而成 8 个后包囊滋养体，移行至结肠以细菌、酵母菌等为食，形成成熟滋养体，并在黏膜皱褶内以二分裂法繁殖。该原虫在结肠寄生，不侵入组织，感染者亦无临床症状。粪便检查发现包囊或滋养体即可诊断，但应注意与溶组织内阿米巴相鉴别。结肠内阿米巴呈世界性分布，以热带、亚热带地区多见。人因食入包囊污染的水或食物而感染。

三、哈门内阿米巴

哈门内阿米巴（*Entamoeba hartmani* von Prowazek，1912）属于阿米巴门，内阿米巴纲，呈世界性分布。其形态特征和生活史与溶组织内阿米巴相似，虫体较小。滋养体直径为 4 ~ 12 μm，内外质分明，内质呈微细颗粒状，内含细菌但不含红细胞；包囊直径为 5 ~ 10 μm，糖原泡不明显，拟染色体细小呈棒状，成熟包囊有 4 个核（图 10-5）。在流行病学调查中，常以包囊直径小于 10 μm 为界，与溶组织内阿米巴相区别。但包囊在治疗后或营养不良的患者

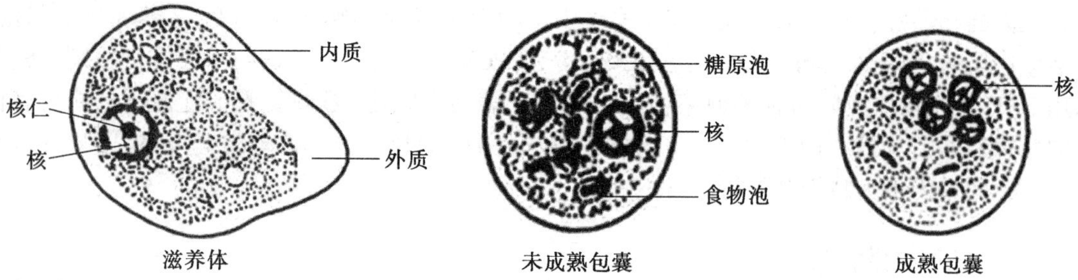

图 10-5 哈门内阿米巴

体内也会变小，必要时可采用血清学或 DNA 扩增分析做进一步鉴别。该虫对人无致病性，其滋养体不吞噬红细胞。人体感染多因食入或饮用了被包囊污染的食物或水。我国人群平均感染率为 1.484%。须注意将该原虫与溶组织内阿米巴鉴别，以避免不必要的治疗。

四、微小内蜒阿米巴

微小内蜒阿米巴（*Endolimax nana* Wenyon and O’Connor，1917）属于阿米巴门，内阿米巴纲，是寄生于人和猿、猴等动物肠腔的小型阿米巴原虫。滋养体直径为 6 ~ 15 μm，内外质不分明，内质量少呈颗粒状，有小食物泡，内含细菌。胞核内有一粗大明显的核仁偏于一侧，无核周染色质粒，核仁与核膜之间有清晰的空隙和相连的核丝。滋养体以其短小、钝性而透明的伪足做迟缓运动。包囊直径为 5 ~ 14 μm，椭圆或卵圆形，含 1 ~ 4 个泡状核，成熟包囊含 4 核。核膜纤薄而不易见到，核仁大而偏位，无拟染色体，偶见形状不一的糖原泡。微小内蜒阿米巴不致病，以细菌为食。微小内蜒阿米巴病原学诊断以粪检为主，但需与哈门内阿米巴和布氏嗜碘阿米巴相鉴别。该虫体积比哈门内阿米巴小，且含粗大核仁。胞核与布氏嗜碘阿米巴相似，但包囊较小（图 10-6）。

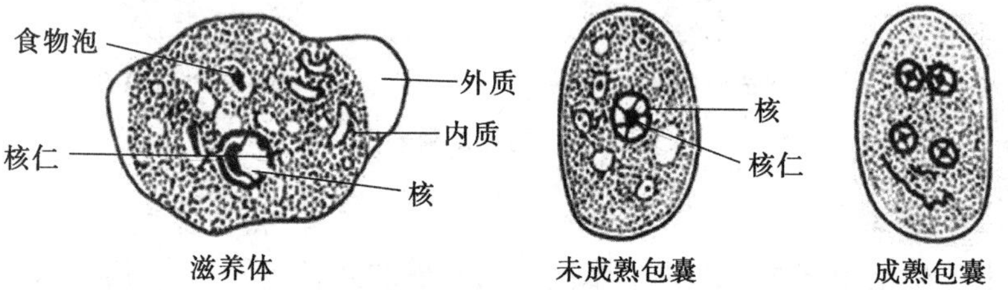

图 10-6 微小内蜒阿米巴

微小内蜒阿米巴呈世界性分布，感染率较结肠内阿米巴低，有可能因其包囊较小易漏检所致。我国人群平均感染率为 1.579%。

五、布氏嗜碘阿米巴

布氏嗜碘阿米巴（*Iodamoeba butschlii* von Prowazek，1912）滋养体直径为 8 ~ 20 μm，伪足钝圆或指状，不吞噬红细胞。细胞核较大，核仁大而偏位，外围有一层着色较淡的颗粒排成的环状体，无核周染色质粒。胞质内含粗大的颗粒和空泡。包囊直径为 5 ~ 20 μm，形状多样，呈卵圆形、圆形、三角形或不规则形，无拟染色体。包囊主要特点是胞质内含有大而呈圆形或卵圆形、边缘清晰的糖原泡，被碘染呈棕色或红棕色的团块，在铁苏木素染色中为泡状空隙。成熟包囊仅有一个核，常被糖原泡推向一边（图 10-7）。包囊特殊的糖原泡和核结构特征

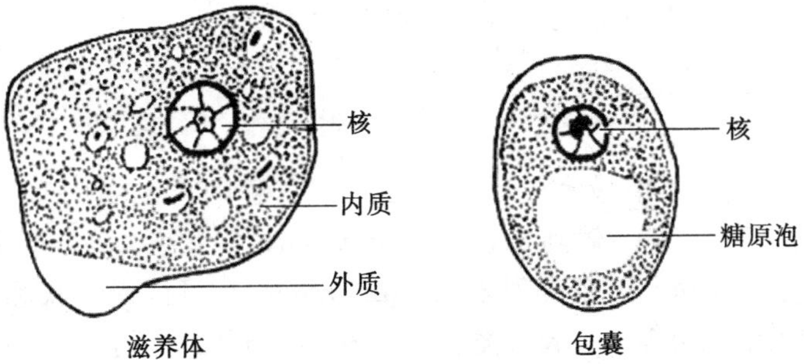

图 10-7　布氏嗜碘阿米巴

有助于与其他阿米巴鉴别。布氏嗜碘阿米巴为非致病阿米巴，分布广泛，但在粪便中的检出率偏低。我国人群平均感染率为 0.559%。

六、齿龈内阿米巴

齿龈内阿米巴（*Entamoeba gingivalis* Gros，1849）为人及许多哺乳动物如犬、猫等口腔共栖型阿米巴原虫，见于齿龈部、牙周袋及齿垢内。该虫是第一个被报告的人体阿米巴原虫。生活史仅有滋养体期。滋养体直径为 10 ~ 20 μm，内外质分明，运动活泼，食物泡内常含有口腔上皮细胞、细菌和白细胞，偶见红细胞。胞核核仁明显，居中或略偏位，核膜内缘有排列整齐的核周染色质粒（图 10-8）。

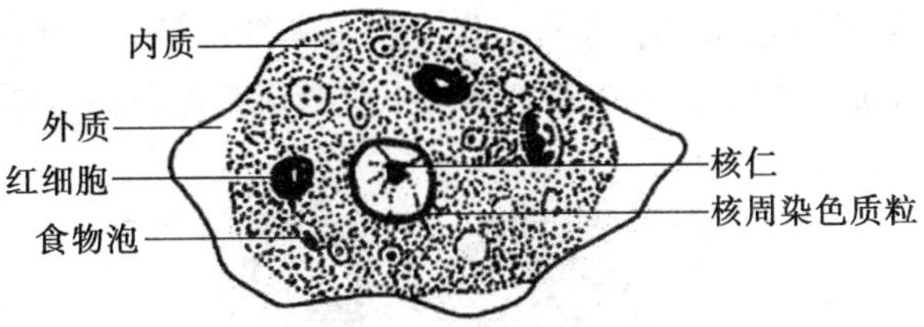

图 10-8　齿龈内阿米巴滋养体

齿龈内阿米巴通常被认为无致病性，口腔疾病患者和正常人口腔中均可检获此虫，多在牙垢、扁桃体隐窝分离到，但在牙龈炎、牙周炎、龋齿等患者的口腔中检出率较高，可达 50% 以上，然而在病理切片中不曾发现虫体侵入组织。该虫在艾滋病患者中寄生率亦高，不过与免疫缺陷的程度无关。动物实验结果表明，齿龈内阿米巴是一种机会致病性原虫，当宿主免疫力下降时，在口腔细菌的协同作用下可致牙周病。常用治疗药物为甲硝唑。诊断的主要依据是取牙垢或化脓性齿龈病灶的脓液生理盐水直接涂片检获该虫活动的滋养体，亦可行染色检查。

齿龈内阿米巴呈世界性分布，据 1992 年调查资料，我国人群平均感染率为 47.25%。其中健康人平均感染率为 38.88%，口腔门诊患者平均感染率为 56.90%。齿龈内阿米巴经直接接触或飞沫传播。我国部分农村有互用烟嘴的习俗，也有间接感染的可能。由于除人外，该虫还可在多种哺乳动物如犬、猫等口腔齿龈部寄生，因此，防止与犬、猫等宠物的亲昵，保持良好的口腔卫生，是防治该虫感染的有效措施。

第三节　致病性自生生活阿米巴

自生生活阿米巴（free-living amoeba）种类繁多，广泛存在于自然界的淡水和土壤中。有些虫种可营兼性寄生生活，是潜在的致病原，可侵入人体引起中枢神经系统、眼部或其他器官的损害，严重时可导致死亡。以阿米巴纲、棘足目、棘阿米巴科中的棘阿米巴属（*Acanthamoeba*）的某些种类多见。这些具有潜在致病性的自生生活阿米巴多存在于淤泥、池塘、温泉或游泳池中，人类通过接触受污染的水体或在池塘中游泳而感染。自生生活阿米巴所引起的阿米巴性疾病凶险，病死率高，因而受到了广泛关注。

棘阿米巴

棘阿米巴是在水和土壤中最常见的阿米巴原虫。棘阿米巴属中有 13 种原虫与人类感染有关，主要致病虫种有卡氏棘阿米巴（*A.castellanii*），可侵入脑、眼和骨；柯氏棘阿米巴（*A.culbertsoni*）可侵入脑；星刺棘阿米巴（*A.astronyxis*）可侵入皮肤和脑；多噬棘阿米巴（*A.polyphaga*）可侵入脑和眼等，引起人类多种疾病，即肉芽肿性阿米巴性脑炎（granulomatous amoebic encephalitis，GAE）、棘阿米巴性角膜炎（acanthamoeba keratitis，AK）和阿米巴性皮肤损害。

【形态和生活史】

棘阿米巴生活史包括滋养体和包囊两个阶段，无鞭毛型滋养体。

滋养体为多变的长圆形，直径为 10 ~ 40 μm，除了有叶状伪足，体表还有许多不断形成和消失的伪足，呈小而尖细的锥刺样或棘状，或称棘状伪足。虫体做无定向缓慢运动。细胞质内可见食物泡及小颗粒。细胞核呈泡状，核中央有一大而致密的球状核仁，核膜与核仁之间也有明显的晕圈。包囊直径为 9 ~ 27 μm，囊壁双层，外壁皱缩，内壁光滑呈多边形。不同种的棘阿米巴包囊形态和大小各异。胞质内布满细小颗粒，单核，常位于包囊中央。滋养体在外界不利条件下形成包囊，而在有利条件下脱囊成为滋养体（图 10-9）。在入侵的组织内也可查见包囊。

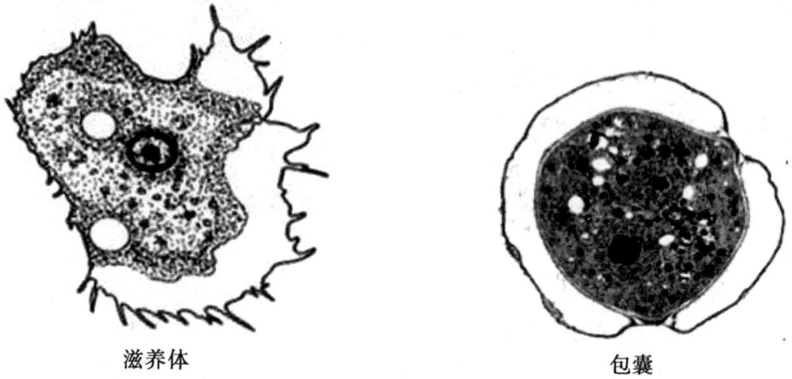

图 10-9 棘阿米巴

【致病机制及临床表现】

1．肉芽肿性阿米巴性脑炎 滋养体或包囊可经皮肤、黏膜的溃疡或伤口、损伤的结膜或角膜、呼吸道或泌尿生殖道侵入人体，多血行播散至中枢神经系统，引起肉芽肿性阿米巴性脑炎。本病主要发生在免疫功能低下的人群，包括身体虚弱、营养不良、获得性免疫缺陷综合征（艾滋病）、肝病、糖尿病、器官移植、肿瘤、长期使用免疫抑制剂的患者及孕妇等，病情严重者可致死亡。疾病多呈亚急性或慢性过程，潜伏期较长，1 ~ 2 个月。临床表现以单发性或多发性的占位性病变为主。病理特征为肉芽组织和角质细胞增生，脑膜病变不重，脑实质病变多位于深部，病变组织内可见滋养体和包囊。脑脊液中所含细胞以淋巴细胞为主。患者主要表现为精神障碍（86%），乏力（66%），发热、头痛和偏瘫（53%），假性脑膜炎（40%），视力障碍（26%）和共济失调（20%）。棘阿米巴引起的肉芽肿除累及中枢神经系统外，还可见于肾、肾上腺、肺和肝等器官。

2．棘阿米巴性角膜炎 临床表现为慢性（或亚急性）进行性角膜炎症和溃疡，并有时轻时重的反复倾向。主要发生在健康人群，患者最常见的症状是剧烈眼痛，且眼痛与炎症的程度不成正比，可伴有眼部异物感、畏光、流泪、视物模糊等。严重者可致角膜溃疡，甚至出现角膜穿孔。该病与角膜外伤、接触污水或佩戴隐形眼镜有关，常被误诊为其他感染性角膜炎。

3．阿米巴性皮肤损害　主要发生在艾滋病患者。多呈慢性病程，包括溃疡、皮下结节或脓肿，组织活检常发现阿米巴肉芽肿。

【诊断】

1．病原学检查　取脑脊液、眼的排泄物、角膜刮取物或活检的病变角膜镜检或涂布在有大肠埃希菌的无营养琼脂平板上进行培养，一般 3 ～ 7 天可见滋养体或包囊。对于棘阿米巴角膜炎的患者，在临床上还可用串联扫描共聚焦显微镜直接检查患者的角膜。

2．免疫学方法　可选间接血凝试验（IHA）、间接荧光抗体试验（IFA）和 ELISA 等技术检查患者血清特异性抗体，但一般无法作出早期诊断。

3．核酸诊断　应用 PCR 技术检测患者分泌物中的棘阿米巴 DNA，具有很高的敏感性和实用性。

【流行与防治】

目前肉芽肿性阿米巴性脑炎和棘阿米巴性角膜炎病例国内外均有报告，并有上升趋势。棘阿米巴包囊对寒冷、干燥、自来水和抗微生物药物都具有很强的抵抗力，加之虫体轻，可存在于空气的浮尘中。包囊可经空气播散而污染角膜接触镜或接触镜清洗液。近年来随着使用隐形眼镜的人群增多，棘阿米巴性角膜炎的发病率也逐渐增高。

肉芽肿性阿米巴性脑炎患者的治疗目前尚缺乏有效药物，建议使用戊烷脒结合口服磺胺类药物。棘阿米巴性角膜炎的治疗药物主要有丙烷脒、氯己定（洗必泰）、聚六甲基双胍和苯咪丙醚等。上述药物可单独使用，也可联合用药。或与抗生素（如新霉素、多黏菌素 B 等）和抗真菌药（咪康唑、酮康唑、克霉唑等）联合应用治疗。如果药物治疗无效，则需行角膜移植或角膜成形术。皮肤阿米巴病可用戊双脒治疗。

对于隐形眼镜佩戴者，须加强自我防护意识，在游泳和淋浴时摘去角膜接触镜，并严格清洗、消毒镜片，以防虫体感染。此外，对婴幼儿和免疫力低下或艾滋病患者尤应及时治疗皮肤、眼等的棘阿米巴感染，是预防肉芽肿性阿米巴性脑炎的有效方法。

（汲　蕊）

表10-1　两种阿米巴及阿米巴病学习要点

学习要点	溶组织内阿米巴	棘阿米巴
主要致病	肠内：阿米巴痢疾 肠外：阿米巴肝脓肿、阿米巴肺脓肿、皮肤阿米巴病等	肉芽肿性阿米巴性脑炎、棘阿米巴性角膜炎
人畜共患病	是	否
食源性寄生虫病	是	否
典型临床表现	①阿米巴痢疾：腹泻，一日可达数十次，黏液脓血便，奇臭并呈果酱状 ②肝脓肿：右上腹痛并向右肩放射、发热（38 ～ 39℃）、盗汗、厌食、黄疸 ③肺脓肿：胸痛、发热、呼吸困难、咳“巧克力酱”样痰	①脑炎：发热、意识模糊、头晕、嗜睡、头痛、癫痫、偏瘫 ②角膜炎：眼部疼痛、畏光、流泪、异物感、反复发作的角膜溃疡、角膜穿孔等
感染阶段	4 核包囊	包囊、滋养体
寄生部位	肠内：结肠黏膜皱褶或肠陷窝 肠外：肝、肺、脑、皮肤等	脑组织、角膜、皮肤、肺等

续表

学习要点	溶组织内阿米巴	棘阿米巴
致病阶段	滋养体	滋养体或包囊
感染方式	摄入成熟包囊污染的食物和水	①脑炎：经皮肤、黏膜的溃疡或伤口、损伤的结膜或角膜、呼吸道或泌尿生殖道进入人体 ②角膜炎：经损伤的结膜或角膜侵入
病原学诊断	肠内：粪便检查滋养体或包囊 肠外：脓肿穿刺液涂片查滋养体	①脑炎：脑脊液检测滋养体；培养查滋养体 ②角膜炎：角膜病变组织刮取物染色查滋养体
传染源	带虫者或慢性患者，动物宿主	疫水
传播途径	经口	直接接触或呼吸道
传播媒介	苍蝇、蟑螂	

（杜娈英）

第11章 鞭毛虫

鞭毛虫隶属于原生动物界（Kingdom Protozoa）的后滴门（Phylum Metamonada）、副基体门（Phylum Parabasalia）、透色动物门（Phylum Percolozoa）和眼虫门（Phylum Euglenozoa）。虫体以鞭毛为运动细胞器，以纵二分裂法繁殖。鞭毛虫的种类繁多，分布广泛，生活史多样，营寄生生活的鞭毛虫主要寄生在宿主的消化道、泌尿生殖道、血液或组织器官内。寄生于人体的鞭毛虫有10余种，其中对人体危害较大的有利什曼原虫、锥虫、蓝氏贾第鞭毛虫及阴道毛滴虫等。

第一节　杜氏利什曼原虫

杜氏利什曼原虫［*Leishmania donovani*（Laveran & Mesnil，1903）Ross，1903］是内脏利什曼病（visceral leishmaniasis，VL）的病原体。由英国学者Leishman（1900）与Donovan（1903）分别在英国、印度的黑热病（kala-azar）患者体内查获该虫的无鞭毛体，Ross（1903）将其命名为杜氏利什曼原虫。虫体主要侵害肝、脾、骨髓和淋巴结等器官的巨噬细胞，引起以发热、肝脾大、贫血、鼻出血为主的内脏利什曼病。在印度，患者皮肤常有深暗的色素沉着及发热，故称为“kala-azar”，即黑热病。此外，与人体关系密切的利什曼原虫还有：热带利什曼原虫［*Leishmania tropica*（Wright，1903）Lühe，1906］，引起皮肤利什曼病（cutaneous leishmaniasis），也称为东方疖（Oriental sore），或德里疖（Delhi boil），该虫分布于欧洲、亚洲和北非；硕大利什曼原虫（*Leishmania major*），引起皮肤利什曼病，分布于亚洲和非洲；埃塞俄比亚利什曼原虫（*Leishmania aethiopica*），引起弥散性皮肤利什曼病（diffuse cutaneous leishmaniasis），分布于埃塞俄比亚和肯尼亚；墨西哥利什曼原虫指名亚种（*Leishmania mexican mexicana*），引起皮肤利什曼病，也称胶工溃疡（chicllero’s ulcer），分布于墨西哥、伯利兹、危地马拉等地；墨西哥利什曼原虫亚马逊亚种（*Leishmania mexican amazonensis*），引起弥散性皮肤利什曼病，分布于巴西的亚马逊河流域、马托格罗索州以及特立尼达岛等地；巴西利什曼原虫（*Leishmania braziliensis* Vianna，1911），引起黏膜皮肤利什曼病（mucocutaneous leishmaniasis，MCL），分布于南美洲和中美洲。

【形态】

杜氏利什曼原虫的生活史包括前鞭毛体（promastigote）和无鞭毛体（amastigote）两个发育时期。前鞭毛体寄生在白蛉体内。无鞭毛体寄生于人和其他哺乳动物的单核巨噬细胞内。

1. 无鞭毛体　或称利杜体（Leishmania-Donovan body，LD body），圆形或椭圆形，大小为（2.9～5.7）μm×（1.8～4.0）μm。经瑞氏或姬姆萨染色后，细胞质呈淡蓝色，细胞核圆形，紫红色。动基体（kinetoplast）细小、杆状，位于核旁。分子生物学研究结果显示，动基体内含有原虫的大部分DNA（亦称K-DNA），K-DNA微环序可用于鉴别利什曼原虫的种和株。虫体前端为基体（basal body）及由此发出的根丝体（rhizoplast）（图11-1左），基体与根丝体在普通光学显微镜下难以区分。透射电子显微镜观察显示，虫体由双层表膜包绕。内层为排列整齐的膜下微管。表膜前端内陷成袋状，形成鞭毛袋，内有 1 根短鞭毛（根丝体）。基体呈圆形。动基体为腊肠状，内含 1 束与长轴平行的 DNA 纤丝。此外，尚可见呈管状或泡状的线粒体和内质网，以及呈圆形或卵圆形的类脂体。胞内有 1 个卵圆形细胞核，核内有 1 ～ 2 个核仁（图 11-2）。

2．前鞭毛体 呈梭形或长梭形，大小为（14.3 ～ 20）μm×（1.5 ～ 1.8）μm。前端有 1 根鞭毛。核位于虫体中央，动基体位于体前端，基体位于动基体前方，由此发出 1 根鞭毛（图 11-1 右）。前鞭毛体借助鞭毛的摆动而活泼运动。在培养基内，多个鞭毛体常以前端相聚并排列成菊花状。透射电镜观察可见位于虫体前端的鞭毛袋，内含鞭毛。鞭毛横断面上可见与基体相连的 9 对周围纤丝和 2 根中央纤丝。

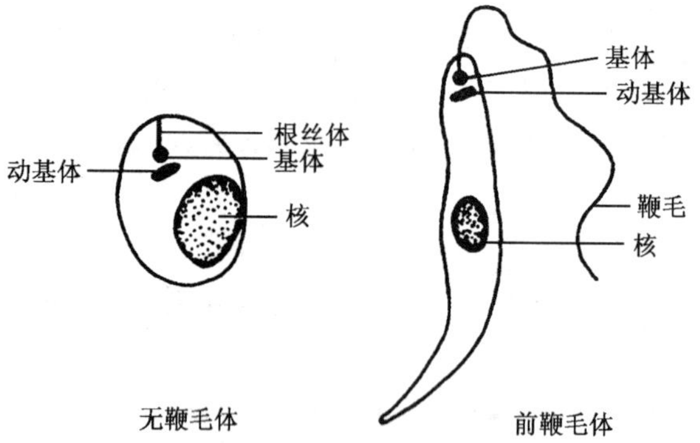

图 11-1 杜氏利什曼原虫无鞭毛体和前鞭毛体

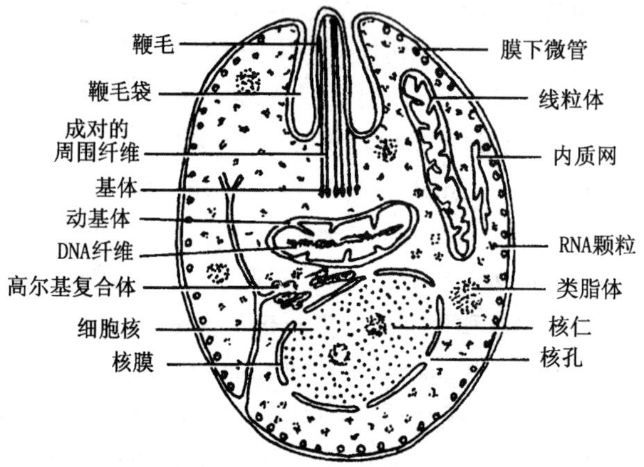

图 11-2 杜氏利什曼原虫无鞭毛体超微结构模式图

【生活史】

杜氏利什曼原虫完成生活史需要两种宿主，即白蛉和人（或哺乳动物）。

1．白蛉体内的发育 当雌性白蛉叮咬患者或受感染的动物时，宿主血液或皮肤内含无鞭毛体的巨噬细胞即被吸入白蛉胃内，24 小时后发育成早期前鞭毛体。此时虫体呈卵圆形，鞭毛已伸出体外。再经 48 小时，虫体从卵圆形逐渐变为宽梭形或长度超过宽度 3 倍的梭形虫体，鞭毛也随之变长。再经 3 ～ 4 天发育成熟，且数量增多。体长为 11.3 ～ 15.9 μm，最长者可达 20 μm。虫体活动力明显增强，以二分裂法进行繁殖。增殖的虫体渐向白蛉的前胃、食管和咽部运动。1 周后具感染力的前鞭毛体汇集至喙部。此时，若白蛉叮刺健康人或动物，前鞭毛体便随白蛉唾液进入宿主体内（图 11-3）。

2．人体内的发育　当感染前鞭毛体的白蛉叮咬人体或哺乳动物时，前鞭毛体随白蛉唾液进入宿主体内，其中一部分被中性粒细胞吞噬消灭，其余部分则趋向并黏附于巨噬细胞，随之被吞入胞内。此后游离的鞭毛消失，体形逐渐变圆，转化为无鞭毛体。此时，巨噬细胞内形成纳虫空泡（parasitophorous vacuole），胞内的溶酶体与之融合。无鞭毛体不但可以存活在巨噬细胞的纳虫空泡内，而且还可进行分裂繁殖，当增殖的虫体达到一定数量时，巨噬细胞破裂，释放出的无鞭毛体又可进入新的巨噬细胞内，重复上述增殖过程（图 11-3）。

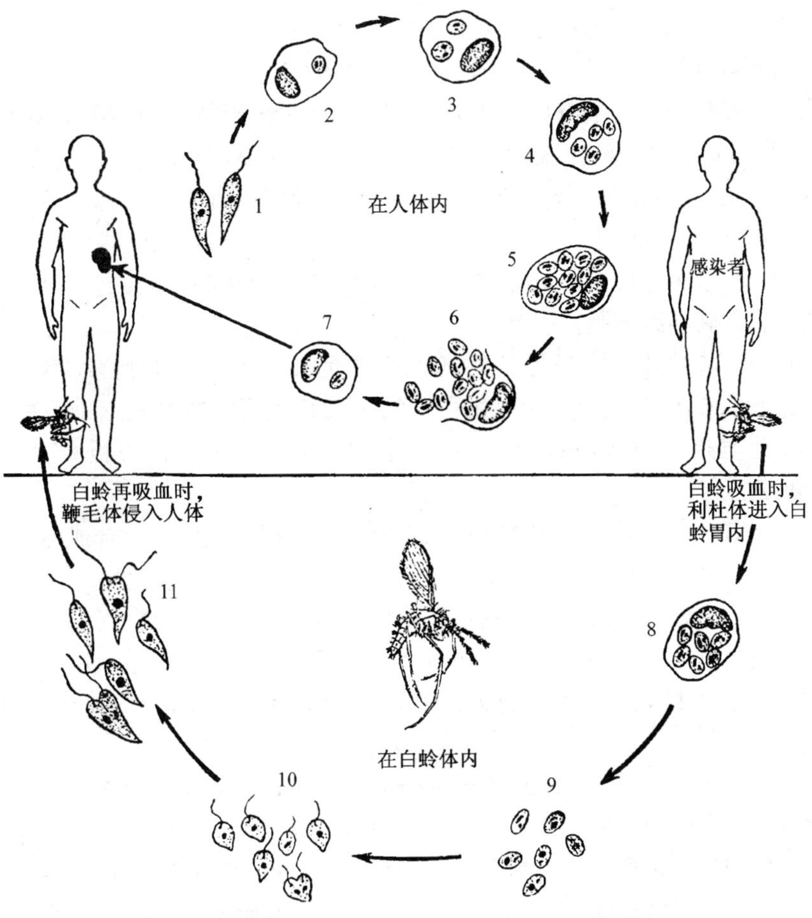

图 11-3　杜氏利什曼原虫生活史（采自孙义临、张维真）

1．侵入人体的前鞭毛体；2．前鞭毛体转化为利杜体在巨噬细胞内寄生；3 ~ 5．利杜体在巨噬细胞内分裂繁殖；6．巨噬细胞被胀破，利杜体散出；7．散出的利杜体再被其他巨噬细胞所吞噬并在其内分裂繁殖；8 ~ 9．利杜体进入白蛉胃内；10 ~ 11．在白蛉胃内发育为前鞭毛体并分裂繁殖

【致病】

1．致病机制　杜氏利什曼原虫无鞭毛体寄生于人体单核巨噬细胞内，主要引起内脏利什曼病，即黑热病。

杜氏利什曼原虫侵入宿主体内后，造成的组织器官病理变化和临床表现与原虫进入巨噬细胞并能在其内存活的机制密切相关。虫体对巨噬细胞的黏附方式有以下两种：①配体 - 受体结合途径：虫体表面抗原糖蛋白（GP63）为配体，巨噬细胞表膜 C3b 为受体，前鞭毛体通过 GP63 多肽链上的“黏性”序列 Arg-Gly-Asp 与巨噬细胞的 C3b 结合，以此介导虫体进入巨噬细胞内；②抗体调理作用：巨噬细胞表面的 Fc（或 C3b）受体与经抗体调理作用的前鞭毛体结合。另外，虫体原生质膜中的 GP63 能与巨噬细胞结合产生吸附作用。虫体与巨噬细胞黏附后被吞噬入胞内。

虫体在巨噬细胞内存活的机制：①无鞭毛体表面抗原糖蛋白能灭活或抑制巨噬细胞的溶酶体酶；②无鞭毛体表面分泌的超氧化物歧化酶和过氧化物酶可中和或清除巨噬细胞产生的氧化代谢物，特别是 O^{2-} 与 H_2O_2；③无鞭毛体抑制巨噬细胞产生氧化物酶，使虫体不受杀伤；④无鞭毛体抑制巨噬细胞凋亡，使原虫在巨噬细胞内大量繁殖。

2．临床表现 本病潜伏期一般为 3.5 ~ 5.5 个月不等，但长者可达 9 ~ 10 个月。

（1）内脏利什曼病（visceral leishmaniasis，VL）

1）发热：黑热病患者发病缓慢，早期出现不规则发热，伴有大汗。1/3 病例呈双峰热型（24 h 内有 2 次发热，清晨和午后或夜间各 1 次），1/3 病例的热型酷似伤寒，还有一些患者为突发稽留型高热，以后转变为不规则热型或间歇热型。

2）肝、脾和淋巴结肿大：脾大是黑热病的主要体征，出现率高达 95%。无鞭毛体在巨噬细胞内的增殖，使巨噬细胞大量破坏和增生，是肝、脾及淋巴结肿大的根本原因。

3）贫血：贫血是黑热病的主要症状之一，是由多种因素引起的，包括：①脾功能亢进，造成全血细胞在脾的破坏加剧，数量减少（红细胞、白细胞和血小板均减少），导致全血性贫血；②骨髓内巨噬细胞浸润，阻碍了血细胞的生成；③免疫溶血，虫体抗原在红细胞膜的附着及其代谢产物与红细胞相同抗原成分的存在，使宿主产生的抗体直接与红细胞膜上的抗原结合，发生免疫反应并破坏红细胞，引起溶血。

4）并发症：严重的并发症是导致患者死亡的重要原因。白细胞减少（可降至 2000 ~ $3000/mm^3$）致使机体抵抗力下降，引起细菌、病毒或其他病原体继发感染，如肺炎、坏死性口腔炎（亦称“走马疳”，cancrumoris）和急性粒细胞缺乏症等。血小板减少可导致鼻出血、齿龈出血及皮肤瘀点等。

5）白蛋白、球蛋白比例倒置（A/G 倒置）：肝功能受损致使白蛋白合成障碍，同时肾功能也受到损害，白蛋白从尿中的排出量增加，致使患者血浆白蛋白量减少。由于浆细胞的增生，血浆球蛋白量增加，出现白蛋白、球蛋白比例倒置（A/G 倒置）现象。

内脏利什曼病经过一个时期的发展，患者体重明显减轻，周身不适，疲倦和衰弱。严重感染患者的面部、四肢及躯干皮肤逐渐变黑。80% ~ 90% 有临床症状而未经治疗的患者因衰竭而死亡。

（2）黑热病的皮肤利什曼病（post-kala-azar-dermal-leishmaniasis，PKDL）：多发生于黑热病患者用锑剂治疗过程中或治愈后数年。主要表现为面部、颈部、四肢或躯干等部位皮肤出现结节，其中以面部和颈部多见。结节为含有大量利什曼原虫的肉芽肿，其大小不等，外表呈暗红色斑丘疹状。有的酷似瘤型麻风，我国新疆喀什地区及甘肃省有本病的病例报道。

（3）淋巴结型内脏利什曼病（lymph glands visceral leishmaniasis，LGVL）：在北京、内蒙古及我国西北地区都曾发现过本病。其特点为原虫感染仅局限于淋巴结内。患者的临床表现主要为全身淋巴结肿大，伴发热、头疼、乏力、食欲不振及鼻出血。也有无任何临床症状者。肿大的淋巴结多见于腹股沟和腋窝，其次为颈部、耳后和锁骨上等处。在病理切片中可观察到杜氏利什曼原虫。

【诊断】

1．病原学检查 检出无鞭毛体是确诊黑热病的依据。常用的方法有：

（1）穿刺检查：行骨髓、淋巴结或脾穿刺，取穿刺液涂片镜检。其中以骨髓穿刺最常用，检出率可达 80% ~ 90%。淋巴结穿刺多选腹股沟、颈部或颌下等处肿大的淋巴结，检出率为 46% ~ 87%，也可做淋巴结活检。脾穿刺检出率可高达 90.6% ~ 99.3%，但存在一定的危险，因此较少使用。有学者建议采用超声波引导下脾穿刺或快速肋间脾穿刺，可减少并发症，提高检出率。

（2）培养法：将上述穿刺液接种于 NNN 培养基，若 1 周后检出前鞭毛体，即可确诊。此法较涂片法更敏感，但需时较长。近年来也有改用 Scheider 培养基，3 天就可查到前鞭毛体，已取得较好效果。

（3）动物接种法：将穿刺物接种于田鼠或金黄地鼠等易感动物，1 ~ 2 个月后取肝、脾做印片或涂片，检查病原体。

（4）其他：对皮肤型黑热病患者可取皮肤穿刺物或刮取组织，染色后镜检。

2．免疫学检查 是辅助诊断的方法。

（1）检测循环抗原：单克隆抗体 - 抗原斑点试验（McAb-AST）有较高的敏感性和特异性，阳性率可达 90% 以上。本法适用于现症患者诊断和疗效考核。

（2）检测抗体：目前试用的方法有间接荧光抗体试验（IFAT）、间接血凝试验（IHAT）、酶联免疫吸附试验（ELISA）、斑点 -ELISA、对流免疫电泳试验（CIEA）和直接凝集试验（DAT）等。这些方法阳性率均较高，但也可能有假阳性存在，应予注意。

3．分子生物学检查 聚合酶链反应（polymerase chain reaction，PCR）有高度的特异性和敏感性。常用的方法包括单纯 PCR、巢氏 PCR、PCR-ELISA 和 PCR 杂交等。被检测的标本包括血液，脾、骨髓和淋巴结穿刺物以及皮肤病变部位刮拭物等。此外，K-DNA 探针杂交法和 dip-stick 试纸条法的效果也较好。

【流行】

本病分布于亚洲、非洲、欧洲，以及中、南美洲的 88 个国家和地区（WHO，1995），共有 1200 多万人感染。目前全球有 3.5 亿人面临着感染的威胁。在中华人民共和国成立前和成立初期，黑热病广泛流行于长江以北的 12 个省、市、自治区，经多年大规模防治，已取得显著成果。近年，本病主要散发在新疆、甘肃、内蒙古、四川、陕西和山西等地。而犬源型和野生动物源型黑热病则在其流行区不断出现，有“死灰复燃”之势。

1．传染源 患者、病犬及某些野生动物为本病的传染源。根据传染来源的不同，在流行病学上分为三种类型：

（1）人源型：亦称平原型，多分布于苏北、皖北、鲁南、豫东、冀北、湖北和新疆喀什等平原地区。主要在人群中传播，青少年和壮年为多。流行区犬的感染率极低，患者为主要传染源。

（2）犬源型：亦称山丘型，主要分布于西北黄土高原、华北和东北部分山丘地区。犬在流行过程中起主要作用。人的感染来自病犬，患者以婴幼儿为多。

（3）自然疫源型：亦称荒漠型，多分布于新疆和内蒙古的某些荒漠地区。感染主要发生于进入流行区的外来人口，其中以 2 岁以下婴幼儿为主。大沙鼠可能是其动物宿主。

2．传播途径 白蛉叮咬吸血为主要传播途径，输血也可造成感染。确定为传播黑热病的媒介白蛉有 10 余种。我国主要是中华白蛉（*Phlebotomus chinensis*），如中华白蛉指名亚种（*Phlebotomus chinensis chinensis*）、中华白蛉长管亚种（*P. chinensis longiductus*），其次有硕大白蛉吴氏亚种（*Phlebotomus major wui*）和亚历山大白蛉（*Phlebotomus alexandri*）。

3．易感人群 人群普遍易感，患者被治愈后可获得终身免疫。

【防治】

1．治疗患者 治疗药物为葡萄糖酸锑钠（sodium stibo gluconate）。我国生产的葡萄糖酸锑钠治疗效果良好，为首选药物。其他可供选择的药物有喷他脒（pentamidine）和羟脒替（hydroxystilbamidine isethionate）等，与 5 价锑剂配伍使用效果更佳。

2．捕杀病犬 犬为山丘疫区的主要传染源，捕杀病犬对犬源型黑热病的预防具有重要意义。

3．消灭白蛉 针对白蛉的生态习性采取化学药物（如溴氰菊酯）喷洒等措施，可达到灭蛉目的。

4．避免人-白蛉-犬相互接触传播 防止白蛉叮咬也是预防本病的重要环节。使用蚊帐和纱门、纱窗；户外活动注意涂抹趋避剂，对犬实施药浴等措施。

第二节 锥 虫

锥虫（*Trypanosoma*）属于组织细胞和血液鞭毛虫（hemoflagellate protozoa）。寄生于人体的锥虫依感染途径不同分为两种类型：涎源性锥虫和粪源性锥虫。二者分别引起非洲锥虫病（African trypanosomiasis）[又称非洲昏睡病（African sleeping sickness）] 和美洲锥虫病（American trypanosomiasis）[又称恰加斯病（Chagas' disease）]。本病被世界卫生组织（WHO）列为全球重点防治的十种热带病之一。除人体外，锥虫还可寄生于鱼类、两栖类、爬虫类、鸟类和哺乳类等动物体内。

一、布氏冈比亚锥虫与布氏罗得西亚锥虫

布氏冈比亚锥虫（*Trypanosoma brucei gambiense* Dutton，1902）与布氏罗得西亚锥虫（*Trypanosoma brucei rhodesiense* Stephens & Fanthan，1901）属人体涎源性锥虫，是非洲锥虫病的病原体，传播媒介为舌蝇属（*Glossina*）。两种锥虫在形态、生活史、致病及临床表现等方面具有共同特征。

【形态】

两种布氏锥虫在人体内的寄生阶段皆为锥鞭毛体（trypomastigote），具多形性（polymorphism）特点，有细长型、中间型和粗短型。细长型长 20 ~ 40 μm，宽 1.5 ~ 3.5 μm，前端较尖细，有 1 根约 6 μm 的游离鞭毛，动基体位于虫体后部近末端；粗短型长 15 ~ 25 μm，宽 3.5 μm，游离鞭毛短于 1 μm，或不游离；锥鞭毛体有 1 个细胞核，位于虫体中央稍偏处。动基体呈腊肠型，位于虫体近后端，内含 DNA，其一端可见细而长的线粒体。鞭毛起自基体，伸出虫体后，与虫体表膜相连。当鞭毛运动时，表膜伸展，即成波动膜。在吉姆萨或瑞氏染色的血涂片中，锥鞭毛体的胞质呈淡蓝色，核呈红色或紫红色，动基体点状，呈深红色，波动膜淡蓝色。细胞质内有深蓝色的异染色质（volutin）颗粒。

【生活史】

锥鞭毛体在病程的早期存在于患者的血液、淋巴液内，晚期可侵入脑脊液。在各型锥鞭毛体中，只有粗短型锥鞭毛体对舌蝇具感染性。雄或雌舌蝇吸入患者血液内的锥鞭毛体后，在其中肠内进行繁殖，发育为细长型锥鞭毛体，以二分裂法增殖。在感染后约 10 天，锥鞭毛体从中肠经前胃到达下咽，然后进入唾液腺，附着于细胞上，转变为上鞭毛体（epimastigotes）。经过增殖最后转变为循环后期锥鞭毛体（metacyclic trypomastigotes），其外形短粗，无鞭毛，大小约 15 μm × 2.5 μm，对人具感染性。当受染舌蝇刺吸人血时，循环后期锥鞭毛体随涎液进入人体皮下组织，变为细长型，经繁殖后进入血液（图 11-4）。

【致病】

两种锥虫侵入人体后的基本病变过程包括：在局部增殖所引起的初发反应期，在体内散播的血淋巴期，以及侵入中枢神经系统的脑膜脑炎期。

1．初发反应期 被舌蝇叮咬后约 1 周，患者的局部皮肤肿胀，中心出现一红点，此即锥虫下疳（trypanosomal chancre）。"下疳"部位皮下组织可见淋巴细胞、组织细胞及少量嗜酸性粒细胞和巨噬细胞浸润，有时可见锥虫。局部皮肤病变为自限性，约持续 3 周后即可消退。

2．血淋巴期 锥虫进入血液和组织间淋巴液后，可长期存在于血液和淋巴系统，引起广泛淋巴结肿大。感染后 5 ~ 12 天出现锥虫血症。锥虫血症高峰可持续 2 ~ 3 天，伴有发热、头痛、关节痛、肢体痛等症状。发热持续数日，自行消退，隔几日后体温可再次升高。此

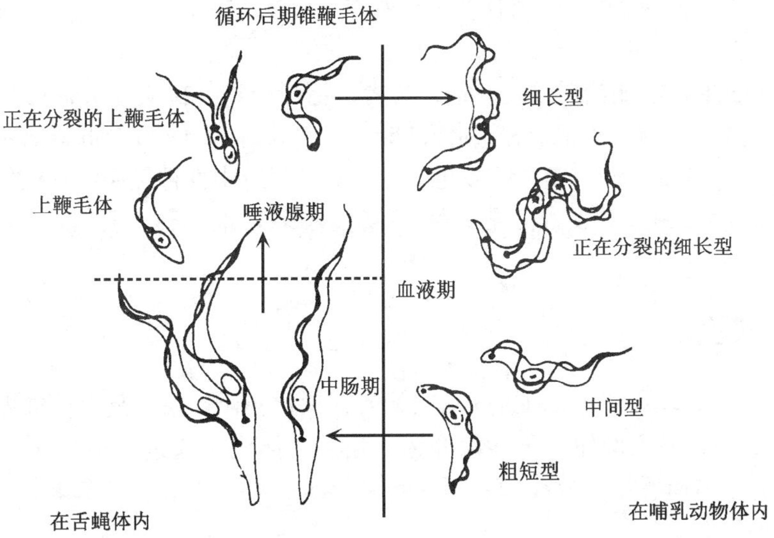

图 11-4　布氏锥虫生活史（采自 Vickenmanr）

期患者可出现全身淋巴结肿大，尤以颈后、颌下、腹股沟等处明显。颈后三角部淋巴结肿大（Winterbottom 征）为冈比亚锥虫病的特征。其他体征有深部感觉过敏（Kerandel 征）和脾大等。此外，心肌炎、心外膜炎及心包积液等也时有发生。

3．脑膜脑炎期　发病数月或数年后，锥虫可侵入中枢神经系统。常见病变为弥漫性软脑膜炎，脑皮质充血和水肿，神经元变性，胶质细胞增生。主要临床症状为个性改变，呈无欲状态。还可出现异常反射（如深部感觉过敏）、共济失调、震颤、痉挛、嗜睡、昏睡等。

两种锥虫所致病程不尽相同，布氏冈比亚锥虫病呈慢性过程，病程可持续数月至数年，其间患者可有多次发热，但症状较轻。有时并无急性症状，但可出现中枢神经系统异常；布氏罗得西亚锥虫病则呈急性过程，病程为 3 ～ 9 个月。患者多表现为明显消瘦、高热和衰竭。有些患者在中枢神经系统未受侵犯以前即已死亡。

【诊断】

1．病原学诊断　采用涂片检查法，取患者血液涂片染色镜检。当血中虫数多时，锥鞭毛体以细长型为主；而当血中虫数少时，则以粗短型居多。此外，也可取脑脊液、骨髓穿刺液、淋巴结穿刺物等做涂片检查。

2．血清学诊断　常用酶联免疫吸附试验（ELISA）、间接荧光抗体试验（IFA）和间接血凝试验（IHA）等方法。

3．分子生物学诊断　近年来将 PCR 及 DNA 探针技术应用于锥虫病诊断，其特异性、敏感性均较高。

此外，动物接种和体外培养也是有效的检查方法。

【流行和防治】

冈比亚锥虫主要分布于西非和中非河流或森林地带，而罗得西亚锥虫分布于东非热带草原及湖岸的灌木和植丛地带。我国近年来有输入性锥虫病的报道。

知识拓展　输入性锥虫病的救治

布氏冈比亚锥虫病的主要传染源为患者（妇女及儿童）及带虫者。牛、猪、山羊、犬等动物可能是保虫宿主。主要传播媒介为须舌蝇（*Glossina palpalis*），*G.tachinoides* 和 *G.fuscipes*。这类舌蝇沿河流或森林稠密植物地带孳生。

布氏罗得西亚锥虫病的传染源为人（猎人、渔民和采集工人），非洲羚羊、牛、狮、鬣狗等动物为其保虫宿主。主要传播媒介为刺舌蝇（*G.morsitans*）、淡足舌蝇（*G.pallidipes*）。这类舌蝇孳生在东非热带草原和湖岸的森林及草丛地带，嗜吸动物血，在动物中传播锥虫，人因进入该地区而感染。

防治锥虫病的主要措施包括发现、治疗患者。治疗药物苏拉明（suramin）对各种昏睡病早期疗效良好。其他药物有喷他脒（pentamidine）、美拉砷醇（jumeirah arsenic）或麦拉硫砷醇（arsenicalcohol and alcohol）等，疗效也较好。对已累及中枢神经系统的病例，需采用有机砷剂进行治疗。消灭舌蝇，改变媒介昆虫孳生环境，如清除灌木林、喷洒杀虫剂等是有效的防治措施。

二、克氏锥虫

克氏锥虫（*Trypanosoma cruzi* Chagas，1909），又称枯氏锥虫，是克氏锥虫病或称恰加斯病（Chagas' disease）的病原体。传播媒介为锥蝽。人体主要通过锥蝽粪便中的后期锥鞭毛体污染被叮咬的伤口而感染，故称为粪源性锥虫。本虫主要分布于南美和中美，故又称为美洲锥虫。

【形态】

克氏锥虫因寄生环境不同，有三种不同的形态，即无鞭毛体、上鞭毛体和锥鞭毛体。无鞭毛体（amastigote）存在于宿主细胞内，球形或卵圆形，大小为 2.4 ~ 6.5 μm，具核和动基体，有很短鞭毛或无鞭毛。上鞭毛体（epimastigote）存在于锥蝽的消化道内，纺锤形，长 20 ~ 40 μm，动基体在核的前方，游离鞭毛自核的前方发出。上述两种类型均行二分裂繁殖。锥鞭毛体（trypomastigote）存在于血液或锥蝽的后肠内（循环后期锥鞭毛体），大小为 (11.7 ~ 30.4)μm × (0.7 ~ 5.9)μm。游离鞭毛自核的后方发出。在血液内，外形弯曲如新月状。侵入细胞或吸血时进入锥蝽消化道，本期虫体不增殖。

【生活史】

克氏锥虫寄生于人或哺乳动物的血液或组织细胞中，传播媒介为锥蝽，后者常栖息于人房间内，多夜间吸血。雌性或雄性锥蝽的成虫、幼虫、若虫都能吸血。

当锥蝽叮刺患者或哺乳动物时，吸入含有锥鞭毛体的血液，数小时后锥鞭毛体在前肠内失去游离鞭毛，14 ~ 20 小时后转变为无鞭毛体，在细胞内以二分裂增殖，然后再转变为球鞭毛体（spheromastigote）进入中肠，发育为上鞭毛体。上鞭毛体以二分裂法增殖，发育为大型上鞭毛体。吸血后第 3 ~ 4 天，上鞭毛体出现于直肠，并附着于上皮细胞上。第 5 天后，上鞭毛体变圆，发育为循环后期锥鞭毛体。

当受染的锥蝽叮刺健康宿主吸血时，其鞭毛体随锥蝽粪便排出并经皮肤伤口或黏膜进入宿主体内。血液内的锥鞭毛体侵入组织细胞内转变为鞭毛体，增殖后形成假包囊。锥鞭毛体可破假包囊而出进入血液，再侵入新的组织细胞。此外，宿主还可通过输血、母乳、胎盘或食入被传染性锥蝽粪便污染的食物而获得感染。

多种野生动物和家养哺乳动物为保虫宿主，如负鼠、犰狳、食蚁兽、家鼠、猪、猫、犬、鸡等。

【致病】

本病潜伏期为 1 ~ 3 周，此期无鞭毛体在细胞内繁殖，所产生的锥鞭毛体在细胞之间传播，并存在于血液中。

1. 急性期 锥虫侵入部位的皮下结缔组织出现炎症反应，初起为一过性荨麻疹。感染 1 ~ 2 周后，受叮咬的局部出现结节，称为恰加斯肿（Chagoma）。如侵入眼结膜，则可出现一侧性眼眶周围水肿、结膜炎及耳前淋巴结炎，称 Romana 征。此二者为急性恰加斯病的典型体征，但大多数患者并无此体征。感染后 2 ~ 3 周出现虫血症，可持续数月；虫血症期间或以后，虫体侵入组织，引起心肌炎、脑炎与肝脾大。婴幼儿脑膜脑炎与心肌炎预后不佳。其主要临床表现为头痛、倦怠和发热、广泛性淋巴结肿大以及肝脾大。此外，还可出现呕吐、腹泻或脑膜炎症状。心脏受损的症状为心动过缓、心肌炎等。此期持续 4 ～ 5 周，大多数患者自急性期进入隐匿期（或称间期）。有些患者则转为慢性期。

2. 慢性期　常在感染后 10 ～ 20 年出现。心脏为最常见的受累器官，主要表现为心肌炎、心脏扩大、心律失常、充血性心力衰竭和血栓性栓塞。脑栓塞最常见，肺、肾栓塞次之。巨食管（megaesophagus）和巨结肠（megacolon）亦为本病的重要临床表现。患者进食和排便均感极度困难。在慢性期，血中及组织内很难找到锥虫。

【诊断】

在急性期，血中锥鞭毛体数目多，可采用血涂片（薄、厚片）法确诊。

在隐匿期或慢性期，因血中锥虫数目少，可试用免疫学诊断法，或用血液接种鼠体或用 NNN 培养基培养，或试用接种诊断法，即用人工饲养的未受感染的锥蝽幼虫吸食受检者血液，10 ～ 30 天后检查锥蝽肠道内有无锥虫。对于虫数极低的血液标本，采用 PCR 及 DNA 探针等技术检测，检出率很高。

【流行和防治】

恰加斯病分布于中美洲和南美洲，主要在居住条件差的农村流行，80% 为儿童感染者。

克氏锥虫有多种哺乳动物宿主，如狐、松鼠、食蚁兽、犰狳、犬、猫、家鼠等。本虫经锥蝽在野生动物之间传播，然后再将锥虫从野生动物传播到家养动物和人。

传播媒介为锥蝽，主要虫种有骚扰蝽（*Triatoma infestans*）、长红锥蝽（*Rhodnius prolixus*）、大锥蝽（*Panstrongylus megistus*）、泥色锥蝽（*Triatoma sordida*）等。人在睡眠时，锥虫叮咬吸血，鞭毛体随锥蝽粪便排出并经皮肤伤口或黏膜进入人体。

本病尚无特效的治疗方法，硝基呋喃（nitrofuran）类衍生物 Bayer2502（商品名 Lampit）对急性期患者有一定效果，可明显减轻症状和缩短锥虫血症持续的时间，但清除血中原虫作用很有限。硝呋替莫（nifurtimox）和苄硝唑（benznidazole）等可抑制虫血症，使临床症状减轻，死亡率降低。

改善环境卫生和居住条件，以防锥蝽在室内孳生与栖息、滞留，喷洒杀虫剂杀灭室内锥蝽，消灭动物保虫宿主，对孕妇与献血者加强锥虫感染的检查，均为预防本病的重要措施。

（田喜凤　王梅梅）

第三节　蓝氏贾第鞭毛虫

蓝氏贾第鞭毛虫（*Giardia lamblia* Stile，1915），亦称肠贾第鞭毛虫（*G.intestinalis*）或十二指肠贾第鞭毛虫（*G. duodenalis*），简称贾第虫。本虫属于后滴门（Metamonada）、双滴纲（Trepomonadea）、双滴目（Diplomonadida）、六鞭毛科（Hexamitidae），是一种呈全球性分布的寄生性肠道原虫，主要寄生于人和一些哺乳动物的小肠，尤其是十二指肠，可引起蓝氏贾第鞭毛虫病（giardiasis，简称贾第虫病），患者主要症状为腹痛、腹泻及消化不良等。贾第虫也可侵犯胆道系统引起炎性病变。1681 年荷兰学者 van Leeuwenhoek 在自己的粪便中首次发现本虫的滋养体。20 世纪 70 年代，贾第虫曾在旅游者中感染率较高，故又将之称为旅游者腹泻。贾第虫也是一种机会致病性原虫，近年来，贾第虫合并人类免疫缺陷病毒（human immunodeficiency virus，HIV）感染的病例屡有报道。贾第虫病已被列为全世界危害人类健康的 10 种主要寄生虫病之一。

知识拓展　蓝氏贾第鞭毛虫发现史

【形态】

本虫发育分为滋养体和包囊 2 个阶段（图 11-5）。

彩图 蓝氏贾第鞭毛虫滋养体显微镜下形态

1．滋养体 呈纵切为半的倒置梨形，左右对称，长 9 ～ 21 μm，宽 5 ～ 15 μm，厚 2 ～ 4 μm，前端宽钝，后端尖细，背面隆起，腹面扁平，腹面前半部向内凹陷，在凹陷处有一个分左右两叶的吸盘，借此吸附在宿主肠黏膜上。吸盘中线两侧各有一个卵圆形的泡状细胞核。在两核间靠前端处有一个基体（basal body），发出 4 对鞭毛，按其位置分别为前侧鞭毛、后侧鞭毛、腹鞭毛和尾鞭毛，各 1 对。虫体依靠鞭毛的摆动，运动活泼，如落叶飘动。1 对深染、弧形的中体（median body）位于吸盘之后，是鉴别贾第虫的一个重要结构。

视频 蓝氏贾第鞭毛虫滋养体

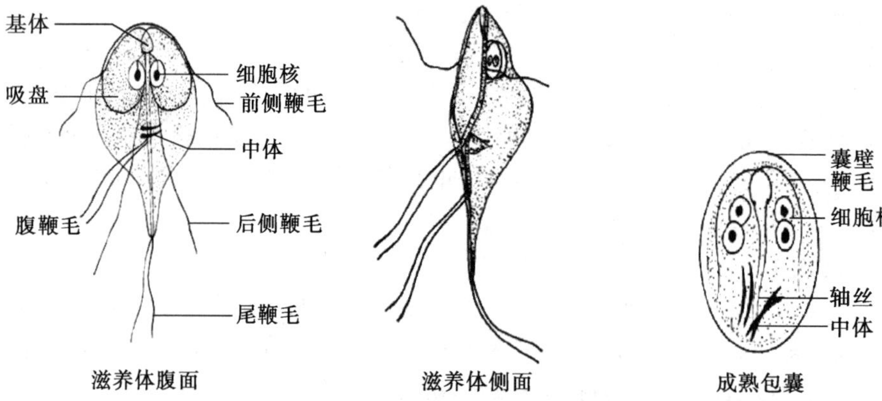

图 11-5 蓝氏贾第鞭毛虫滋养体和包囊

彩图 蓝氏贾第鞭毛虫包囊显微镜下形态

2．包囊 椭圆形，长 8 ～ 14 μm，宽 7 ～ 10 μm，囊壁较厚且光滑，经碘液染色后呈黄绿色，囊壁与细胞质间有明显的间隙。未成熟包囊有 2 个细胞核，成熟包囊有 4 个细胞核，细胞核多偏于一端。囊内还可见鞭毛、中体、轴丝等结构。

【生活史】

蓝氏贾第鞭毛虫的生活史简单，包括滋养体和包囊 2 个发育阶段。滋养体为营养繁殖阶段，有 4 个核的成熟包囊为感染阶段。包囊随污染的饮水或食物进入人或动物体内，在十二指肠脱囊，再分裂为 2 个滋养体，滋养体主要寄生于十二指肠或上段小肠，借助吸盘吸附于小肠绒毛表面，以二分裂法进行繁殖。当肠腔内环境发生改变时，随肠内容物到达回肠下段或结肠腔的滋养体就分泌囊壁形成包囊，并随粪便排出体外。包囊在外界抵抗力较强，可以在条件适宜的水体和土壤环境中存活数天至 1 个月。滋养体也可直接随稀便或软便排出体外，但在外界不能形成包囊，很快死亡（图 11-6）。

视频 蓝氏贾第鞭毛虫包囊（铁苏木素染色）

【致病】

1．致病机制 蓝氏贾第鞭毛虫的致病机制目前尚未明了，可能与下列因素有关：

（1）虫株致病力：贾第虫有多种基因型或分离株，故具有不同的致病力，如 GS 株的致病力较强，而 ISR 株的致病力则较弱。有研究报告表明，10 名志愿者接受 GS 株包囊后均获得感染，其中 5 名出现了临床症状；而另 5 名志愿者接受 ISR 株后无一获得感染。这些研究结果表明，贾第虫的不同虫株致病力也不一样。

（2）宿主免疫力：免疫缺陷者、免疫功能降低者，如先天或后天丙种球蛋白缺乏者不仅容易感染贾第虫，而且感染后可出现慢性腹泻和消化不良等严重的临床症状。研究表明，IgA 缺乏者一般对贾第虫易感。人体分泌的 IgA 有清除肠道原虫的功能，但是贾第虫滋养体可分泌一种蛋白酶，这种酶可以降解宿主肠道内的 IgA 水平，使得该虫可以在小肠内寄生和繁殖，从而导致贾第虫病。

（3）二糖酶缺乏：二糖酶缺乏可加重小肠黏膜病变，造成宿主腹泻。在贾第虫患者和动物模型体内均有二糖酶不同程度的缺乏。动物实验结果表明，当二糖酶水平降低时，滋养体可

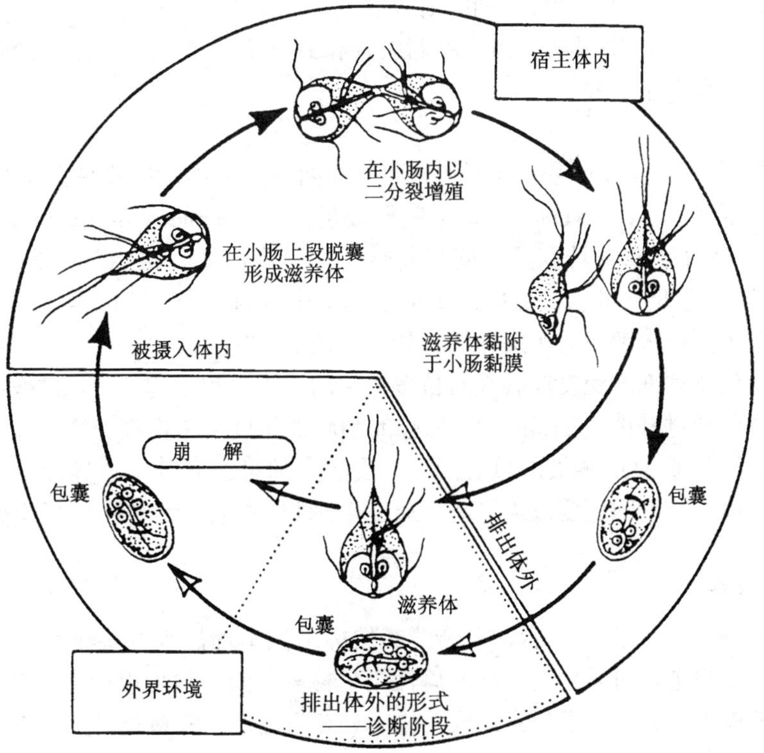

图 11-6　蓝氏贾第鞭毛虫生活史（采自 E.A.Meyer）

直接损伤小鼠的肠黏膜细胞，造成小肠微绒毛变短甚至成扁平状，提示二糖酶水平的降低是加重小肠黏膜病变的一个直接因素，是造成宿主腹泻的一个重要原因。

（4）其他：大量虫体覆盖小肠黏膜表面时，贾第虫滋养体的吸盘可以造成肠黏膜的机械性损伤，从而影响肠黏膜的吸收功能。此外，贾第虫不仅与宿主竞争基础营养，而且其分泌物及代谢产物对肠黏膜微绒毛的化学性损伤等因素也破坏了肠黏膜的吸收功能，从而导致宿主对维生素 B_{12}、蛋白质、脂肪、乳糖等营养物质的吸收障碍。

2．病理学改变　贾第虫感染可引起小肠黏膜出现病理性改变。当大量贾第虫滋养体寄生时，可侵入肠黏膜，导致小肠黏膜呈现典型的卡他性炎症病理学变化，表现为黏膜固有层出现急性炎性细胞和慢性炎性细胞浸润，上皮细胞有丝分裂增加，上皮细胞的绒毛变粗、变短，长度与腺腔比例明显变小，上皮细胞坏死、脱落，黏膜下派伊尔小结（Peyer patches）明显增生等。这些病理改变是可逆的，治疗后即可恢复正常。

3．临床表现　大多数感染贾第虫包囊者呈带虫状态，无明显临床症状。少数感染者会出现临床症状，主要表现为急、慢性腹泻。潜伏期一般为 1 ～ 2 周，最长可达 45 天。

（1）急性期：患者表现为恶心、厌食、上腹及全身不适等症状，或伴低热、寒战、突发性恶臭水样便，还伴有胃肠胀气、呃逆和上中腹部痉挛性疼痛。粪便偶见黏液，极少带血。部分患者急性期感染持续几天后可自行消退，转为无症状带囊者。幼儿患病可出现吸收不良、脂肪泻、身体虚弱和体重减轻等症状，且病程可持续数月。

（2）慢性期：部分急性期患者如未得到及时治疗，则可能转为亚急性或慢性期。亚急性期患者表现为间歇性排恶臭软便，伴腹胀、痉挛性腹痛，或有恶心、嗳气、厌食、头痛、便秘和体重减轻等症状；慢性期患者比较多见，表现为周期性稀便，反复发作，粪便甚臭，病程可延续数年而不愈。严重感染且未得到及时治疗的患儿病程很长，可持续数月乃至数年，表现为营养吸收不良、贫血、发育障碍。贾第虫也可侵入胆道系统，引起胆囊炎或胆管炎，如出现上腹疼痛、食欲缺乏、肝大以及脂肪代谢障碍等症状。宿主的免疫功能正常与否也是决定贾第虫病临床症状轻重的一个重要因素。如艾滋病患者和HIV感染者的贾第虫病的临床症状比免疫功能正常的感染者要严重一些。

【免疫】

贾第虫的抗原主要包括分泌性抗原和表面抗原两种。分泌性抗原是虫体的排泄-分泌物；表面抗原分子量为94～225 kDa，富含半胱氨酸蛋白（cysteine-rich proteins，CRP），是细胞表面的蛋白质。该抗原成分具有显著变异特性，称为表面变异蛋白（variant surface protein，VSP）。表面抗原发生变异可能是虫体逃避宿主免疫攻击的一个重要因素。一些虫株的表面抗原也可以抵抗宿主蛋白水解酶的水解作用，从而逃避宿主的免疫攻击。

宿主的体液免疫和细胞免疫应答在对抗贾第虫的感染过程中起着一定的作用。血内特异性IgG和IgM抗体可通过补体（C1和C9）依赖的细胞毒作用来杀伤滋养体，肠道内特异性分泌性IgA是控制和清除贾第虫感染的重要因子，受感染的母亲乳汁中特异性IgG和IgA对婴儿具有保护作用。宿主的细胞免疫效应可能是通过T细胞-抗体依赖性免疫反应介导的。

【诊断】

1．病原学诊断

（1）粪便检查：对急性期患者，取新鲜粪便标本做生理盐水直接涂片检查滋养体。对于亚急性期或慢性期患者，可采用直接涂片碘液染色检查包囊，也可以用硫酸锌浮聚法或醛-醚浓集法等方法来检查包囊。由于包囊形成、排出具有间断性，故检查时隔日查一次，并连续查3次以上，以提高检出率。

（2）十二指肠液或胆汁检查：对疑似贾第虫感染，但粪便检查多次阴性者可采用此方法。将十二指肠液或胆汁引流，直接涂片或离心沉淀后检查滋养体，即可确诊。此方法检出率较高，但取材难度较大。

（3）肠检胶囊法（Enteric-test capsule）：患者禁食后，让其吞下一个装有尼龙线的胶囊，系胶囊的尼龙线的游离端留在口外侧或粘在患者颈部，吞下的胶囊在胃内溶解后，可伸展至十二指肠和空肠，3～4小时后，缓慢拉出尼龙线，取线上的黏附物镜检滋养体。

（4）小肠活体组织检查：借助内镜取小肠黏膜组织，先做压片，或用姬姆萨染色后镜检。本法准确可靠，但取材不易，故临床比较少用。

2．免疫学诊断 免疫学诊断可作为一种辅助诊断手段，也可以用于贾第虫感染的流行病学调查和研究。常见的有酶联免疫吸附试验（enzyme-linked immunosorbent assay，ELISA）、对流免疫电泳试验（counter-immunoelectrophoresis，CIE）、间接荧光抗体试验（indirect fluorescent antibody test，IFA）等，这些诊断方法都具有比较高的特异性和敏感性。

3．分子生物学诊断 近年来发现用生物素标记的贾第虫滋养体全基因组DNA或用放射性物质标记的DNA片段制成的DNA探针，对本虫感染均具有较高的特异性和敏感性。运用聚合酶链反应（polymerase chain reaction，PCR）扩增贾第虫的某个基因片段来进行诊断，也具有较高的特异性和敏感性。但这些方法均未广泛应用于临床。

【流行】

贾第虫病呈世界性分布，好发于夏秋季节，据WHO估计，全世界感染率为1%～20%。本虫不仅流行于发展中国家，在发达国家，如俄罗斯、美国、英国、加拿大、澳大利亚等国也有流行。在我国，贾第虫感染也非常普遍，各地感染率不同，一般在2%～10%，农村感染率高于城市，儿童感染率高于成人。近几年，HIV感染者及同性恋者合并贾第虫感染的报道不断增加。一些家畜和野生动物也常为本虫的保虫宿主，故贾第虫病也是一种人畜共患寄生虫病。

1．传染源 贾第虫病的传染源为粪便内含有包囊的患者、带囊者和动物。保虫宿主包括家畜（如排牛、羊、猪、兔等）、宠物（如猫、狗等）和野生动物（如河狸）。包囊的外排量大，患者一次排便可排出 4 亿个包囊，一昼夜可排出 9 亿个。包囊囊壁厚，对外界抵抗力强，人及动物对其高度易感。

2．传播途径　通过被包囊污染的食物和水使机体发生感染。水体污染主要来自人、动物的粪便。从粪便中排出的包囊在水中可存活 4 天，常规浓度的氯化消毒水不能杀死自来水中的包囊。"人 - 人"传播途径多见于小学、幼儿园、家庭成员之间，人与人的密切接触而导致感染。粪 - 口传播方式在贫穷、落后、卫生条件差、人口拥挤、用水不足的地区更为普遍。同性恋者可导致包囊经间接粪 - 口传播。蝇和蜚蠊等媒介昆虫可携带包囊，对该病的传播也起着一定的作用。

3．易感人群　任何年龄的人群对贾第虫均易感，尤其是儿童、年老体弱者、免疫功能缺陷者、旅游者、同性恋者等更加易感。

【防治】

积极治疗患者和无症状带囊者。加强人和动物宿主的粪便管理，保护水源，改善环境卫生，注意饮食、饮水卫生。消灭苍蝇、蜚蠊等媒介昆虫。共用的儿童玩具应定期消毒。常用治疗药物有甲硝唑（灭滴灵）、阿苯达唑、呋喃唑酮（痢特灵）、替硝唑等。巴龙霉素多用于治疗有临床症状的贾第虫患者，尤其是感染本虫的怀孕妇女。艾滋病患者和其他免疫功能缺陷者，应加强对贾第虫感染的预防。

（谭　潇）

第四节　阴道毛滴虫

阴道毛滴虫（*Trichomonas vaginalis* Donne，1837）隶属于毛滴纲（Trichomonadea）、毛滴目（Trichomonadida）、毛滴虫科（Trichomonadidae）、毛滴虫属（*Trichomonas*）。1836 年 Donne 首先在女性阴道分泌物和男性泌尿生殖道的分泌物中发现本虫。阴道毛滴虫是引起女性滴虫阴道炎和尿道炎的病原体，其所致疾病是一种性传播寄生虫病（sexually transmitted parasitosis，STP）。

【形态】

阴道毛滴虫的生活史中仅有滋养体期。虫体呈梨形，体长 7 ~ 32 μm，宽 5 ~ 15 μm。活体细胞质均匀、无色透明、有折光性。虫体柔软多变，活动力强，虫体借助前端 4 根鞭毛的摆动向前运动，以波动膜（undulating membrane）的波动做旋转式运动。固定染色后，典型的滋养体呈梨形或椭圆形，虫体前端 1/3 处可见 1 个椭圆形的泡状细胞核，核前端有 5 颗排列成环状的基体，由基体发出 4 根前鞭毛和 1 根后鞭毛。波动膜是虫体一侧前 1/2 处细胞质延向外隆起形成的双层膜结构，表面光滑，外缘与后鞭毛相连。1 根轴柱由前向后贯穿虫体从末端伸出。胞质内有许多深染的颗粒状物质，为本虫特有的氢化酶系（hydrogenosome）（图 11-7）。

P11-7u

彩图　阴道毛滴虫二分裂图

【生活史】

阴道毛滴虫生活史简单，滋养体主要寄生于女性阴道，以阴道后穹窿多见，偶可侵入尿道、膀胱、尿道旁腺、子宫等处。阴道毛滴虫也可寄生于男性泌尿生殖系统，多见于尿道、前列腺、睾丸、附睾、包皮下等处。虫体主要通过渗透方式吸取营养，以二分裂法进行繁殖。

生活史中滋养体既是感染阶段，又是致病阶段，其主要通过直接接触，如性接触传播。滋养体对外界抵抗力强，脱离人体后，在自然干燥环境能存活 6 小时，在半干燥的条件下可生存 12 ~ 20 小时，而且对某些化学药品的抵抗力很强。集体生活的人群也可以通过间接接触而感染。

V11-8u

视频　阴道毛滴虫活虫体

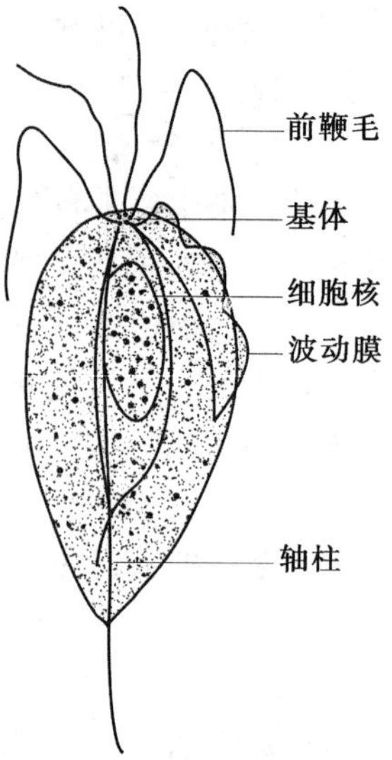

图 11-7 阴道毛滴虫滋养体形态模式图

【致病】

阴道毛滴虫的致病机制与虫株毒力、宿主阴道内环境等因素有关。正常情况下，健康女性阴道内有乳酸杆菌存在，能酵解阴道上皮细胞的糖原产生大量乳酸，使阴道内呈酸性（pH 3.8 ~ 4.4）环境，借此抑制滴虫和其他细菌生长繁殖，称为“阴道自净”作用。当滴虫在阴道寄生时，消耗糖原，阻碍了乳酸杆菌酵解作用，乳酸生成减少，使阴道内环境转为中性甚至碱性，从而破坏了阴道自净作用，有利于阴道毛滴虫或其他细菌大量繁殖，造成阴道黏膜发生炎性病变。

研究表明，阴道毛滴虫存有 5 种蛋白质组成的黏附因子，使虫体与阴道上皮细胞的特异性受体结合。随后虫体与靶细胞外基质中纤粘连蛋白、层粘连蛋白更牢固地相连。靶细胞上的纤粘连蛋白覆盖虫体表面，虫体逃避宿主的免疫攻击。虫体与靶细胞接触后，其细胞膜表面的信号系统（G 蛋白）启动，细胞骨架改变，形状从梨形变为阿米巴样。虫体通过分泌穿孔素（perforin）[又称成孔蛋白（pore-forming-protein）、半胱氨酸蛋白酶、膜收缩蛋白酶、酸性水解酶、苹果酸脱氢酶] 破坏靶细胞，导致靶细胞破裂。虫体还可释放溶酶体降解靶细胞，或直接吞噬阴道上皮细胞。

滴虫阴道炎的主要病理组织学变化为阴道壁黏膜充血、水肿、上皮细胞变性脱落、白细胞浸润等。轻度感染者，阴道黏膜常无异常改变，虫体一般不侵入完整的细胞，阴道上皮细胞一般是完整的，但由于虫体在细胞间移行，细胞边缘呈腐蚀现象。

滴虫阴道炎的主要症状为白带增多，外阴瘙痒或烧灼感，以泡沫状白带为典型症状。合并细菌感染时白带颜色会发生改变，若合并化脓性细菌感染，白带呈脓液状伴有臭味；阴道黏膜出血引起赤色白带。阴道镜检查可见阴道及子宫颈充血红肿，严重者有出血或鲜红色点状突起特征。泌尿道如有感染，患者出现尿频、尿急、尿痛等症状。少数病例可见膀胱炎。妊娠期、产后或月经期，女性阴道的 pH 值接近中性，有利于滴虫的感染和繁殖，上述症状加重。在阴道分娩过程中，婴儿可受到感染，感染部位主要见于呼吸道和眼结膜。有学者认为宫颈癌的发生可能与滴虫感染有关。

男性感染者，若虫体仅侵犯前尿道，常无临床表现，但可导致配偶连续重复感染。在感染者尿道分泌物或精液内有时可查见虫体。阴道毛滴虫感染也是男性非淋菌性尿道炎的病因之一，当感染累及高位输尿管时，出现不自主溢尿、尿道刺激感、尿频、背下部疼痛等症状。阴道毛滴虫亦可寄生于前列腺导致前列腺炎，患者表现不同程度的排尿困难，或尿频、尿急、尿道灼痛、瘙痒，尿道口可间断出现少量白色或淡黄色分泌物，分泌物内常含虫体。有学者认为阴道毛滴虫可吞噬精子，或因滴虫分泌物影响精子存活率和活性，而导致男性不育症。

【诊断】

根据《阴道毛滴虫病的诊断》（WS/T 567-2017），对临床表现疑为滴虫阴道炎或其他部位滴虫感染的患者，需进行病原学检查、免疫学检测和分子生物学检测以便确诊。

1．询问病史 是否有共用卫生洁具史，或有不安全性生活史，或性伴侣有阴道毛滴虫感染史等。

2．病原学诊断 临床上病原学诊断多从阴道后穹窿及阴道壁提取的分泌物、尿液离心沉淀物、前列腺液查到毛滴虫作为确诊依据。用生理盐水涂片法镜检可观察到活的滋养体。冬季检查应注意样本保温，并及时送检，否则虫体会失去活力。也可对分泌物涂片用瑞氏或吉姆萨液染色、镜检。对疑难病例可采用培养法，将上述标本加入肝浸液培养基或蛋黄浸液培养基内，置 37℃培养箱培养 48 小时后镜检。

3．免疫学诊断 通过阴道毛滴虫特定抗原的检测，对提高滴虫阴道炎的诊断有一定的帮助。常用的免疫学诊断方法有：酶联免疫吸附试验（ELISA）、间接免疫荧光试验（IFA）和乳胶凝集试验（LAT），其中 ELISA 和 LAT 的特异性和敏感性较高，且 LAT 诊断快速，仅 5 分钟即可得到结果。

4．分子生物学方法 根据阴道毛滴虫 18S rRNA 基因设计引物，用 PCR 对虫体 DNA 进行检测，敏感性和特异性均较高，有利于对无症状感染者的诊断。此外，DNA 原位杂交、核酸探针检测技术也可选用。

【流行】

阴道毛滴虫呈世界性分布。全球每年有 1.8 亿人感染阴道毛滴虫，在 20 ～ 40 岁年龄组感染率最高。阴道毛滴虫在我国的流行也很广泛，各地区报道的感染率不同，一般在阴道炎患者中滴虫阴道炎感染率为 6.8% ～ 8.5%，仅次于细菌和真菌。阴道毛滴虫感染与个人生理因素、文化背景、职业特点、行为习惯等因素有关，在性混乱者中的感染率最高。WHO 从 20 世纪 90 年代就将滴虫阴道炎列为性传播寄生虫病。

传染源为滴虫阴道炎患者、女性无症状带虫者和男性带虫者。传播途径包括直接传播和间接传播两种方式，前者主要通过性交传播，后者主要通过使用公共浴池、浴缸、浴具、游泳池、坐式马桶等传播。

知识拓展 性传播疾病

阴道毛滴虫对外环境的抵抗力较强，在 pH 值为 5.0 ～ 7.5 的条件下最适宜生长繁殖，虫体可在 25 ～ 42℃中进行生长繁殖，在 22 ～ 25℃（室温）中存活 120 ～ 154 小时，在 46℃左右的浴池水中存活 20 ～ 60 分钟，–10℃水中存活 60 分钟，普通肥皂水中可存活 45 ～ 150 分钟。在卫生环境差的地区或人员集中的生活环境中，如不注意个人防护，极易造成人群的相互感染。

【防治】

及时治疗患者和无症状的带虫者。夫妻或性伴侣如有一方感染，双方应同时治疗才能达到治愈的目的。目前临床口服治疗药物主要为甲硝唑（metronidazole）、替硝唑（tinidazole）、奥硝唑（ornidazole）、塞克硝唑（seenidazole）等硝基咪唑类药物。此外，局部治疗可用乙酰胂胺、卡巴胂等。治疗前用 1 ∶ 5000 高锰酸钾溶液、1% 乳酸或 0.5% 醋酸冲洗阴道。

开展卫生健康教育，注意个人卫生及经期卫生，不使用公用浴具。杜绝不洁性行为的发生。改进公共卫生设备，加强对公共浴池、游泳池、坐式马桶等的消毒卫生监管。

第五节 其他毛滴虫

一、人毛滴虫

人毛滴虫（*Trichomonas hominis* Daraine，1860），又称人五毛滴虫（*Pentatrichomonas hominis* Daraine，1860）。该虫寄生于人体盲肠和结肠，多见于回盲部。生活史中仅有滋养体阶段，无包囊期。其滋养体形似阴道毛滴虫，呈椭圆形或梨形，活动力强。体长 5 ～ 14 μm，宽 7 ～ 10 μm。虫体有 4 ～ 5 根前鞭毛和 1 根后鞭毛。后鞭毛附着于波动膜外缘，向后延伸游离于虫体尾端。波动膜的内侧借助一弯曲、薄杆状的肋与虫体相连。波动膜、肋与虫体等长。活的滋养体可做快速无定向运动。虫体中央有 1 根轴柱由前向后贯穿整个虫体并从尾端伸出。虫体前端有 1 个细胞核，靠近前鞭毛的起始处。核内染色质分布不均匀，核仁小，居中。胞质内含食物泡和细菌（图 11-8）。

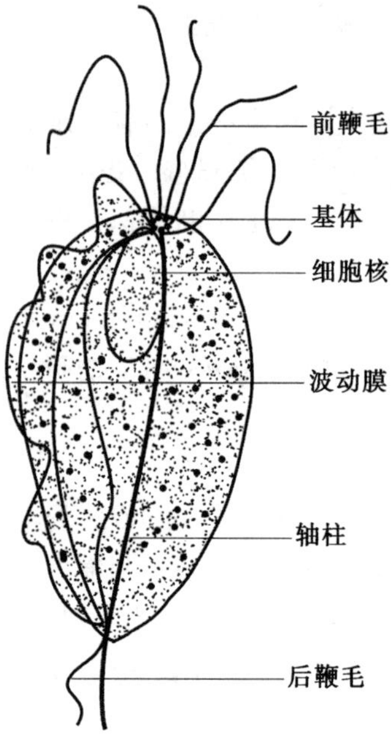

图 11-8 人毛滴虫形态模式图

虫体以二分裂法繁殖。滋养体为感染阶段，在外界有较强的抵抗力，常温下在粪便中能存活 8 天，在土壤中能存活 7 天。通过被滋养体污染的食物和水，经口感染传播。也可通过蝇类做机械性传播。目前，人毛滴虫对人体有无致病作用尚无定论。有调查表明，人毛滴虫在腹泻患者中的感染率是健康人群的几倍甚至十几倍，由此认为本虫可导致腹泻，尤其对婴儿和免疫功能低下者可引起滴虫性肠炎等。但有人认为腹泻与人毛滴虫感染相伴，并非由本虫感染所致。

用粪便生理盐水直接涂片法或培养法可进行病原学诊断。使用 Boeck 和 Drbohlav 二氏培养基可分离培养虫体。

本虫呈世界性分布。以热带和亚热带较为常见，儿童感染率高于成人，多见于 10 岁以下儿童。我国人毛滴虫感染率平均为 0.033%，其中青海省感染率最高，为 1.132%，其次为新疆、河北、广西、福建四省（自治区）。预防人毛滴虫感染的措施包括控制传染源，注意个人卫生和饮食卫生，加强粪便管理和消灭传播媒介等。常用治疗药物为甲硝唑、替硝唑、奥硝唑和中药雷丸等。

二、口腔毛滴虫

口腔毛滴虫（*Trichomonas tenax* Muller，1773），又称口腔梨形虫。寄生在口腔，尤其是齿垢、龋洞、齿龈脓溢袋、龋齿蛀穴、扁桃体隐窝等处。常与齿槽脓肿并存。该虫生活史仅有滋养体期，其外形与阴道毛滴虫相似，呈梨形或椭圆形，体长 4 ～ 13 μm，宽 2 ～ 9 μm。4 根前鞭毛常分为 2 组，每组的 2 根鞭毛几乎等长，两组间的鞭毛长度略有不同。1 根后鞭毛无游离端，波动膜约为体长的 2/3，波动膜内侧有 1 个与波动膜等长的肋。1 根纤细的轴柱，自前向后伸出体外。细胞核 1 个，位于虫体前部中央，呈椭圆形或卵圆形，核内染色质粒丰富，故染色较深（图 11-9）。

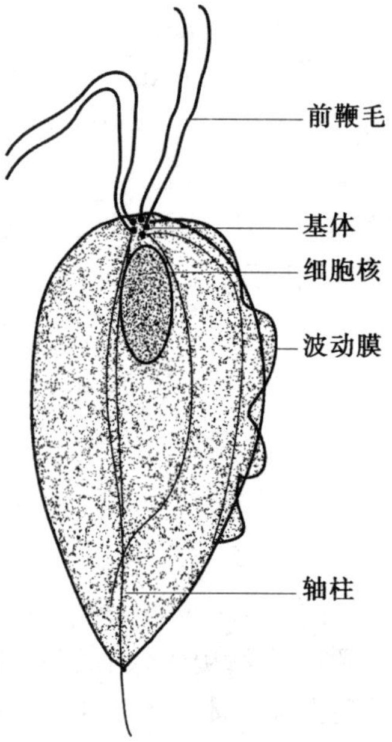

图 11-9 口腔毛滴虫形态模式图

口腔毛滴虫在口腔内以食物残渣、脱落的上皮细胞和细菌为食，通过吞饮或吞噬获取营养。以二分裂法进行繁殖，经滋养体进行传播。

本虫对人体有无致病作用，目前尚无定论。有学者认为口腔毛滴虫是口腔内的共栖性原虫，但有的学者认为口腔毛滴虫与牙龈炎、牙周炎、龋齿等口腔疾患有关。另有学者认为口腔毛滴虫可异位寄生进入呼吸道，引起肺部感染。

口腔毛滴虫感染诊断，可用镜检和培养法。用探针或刮勺取齿龈基部、牙垢、牙周袋、牙洞、病灶内或周围的分泌物，做生理盐水直接涂片，镜下见有鞭毛和波动膜摆动呈活跃运动的滋养体即可确诊。也可采用培养法，可用 Loche 液、洛克液琼脂血清（Loche-Arga-Su-rum）、LES（Loche-Egg-Serum）3 种培养基培养。

本虫呈世界性分布。在有口腔疾病患者中感染率较高。虫体在外界有较强抵抗力，室温下可存活 3 ~ 6 天。治疗口腔毛滴虫常用药物是甲硝唑、替硝唑和奥硝唑等。该虫可通过接吻的方式直接传播，也可通过飞沫、食物、餐具间接传播。人体一旦感染即难以消除，因此保持口腔卫生是预防感染最有效的方法，同时还应注意饮食卫生和个人卫生。

三、脆弱双核阿米巴

脆弱双核阿米巴（*Dientamoeba fragilis* Jepps & Dobeel，1918），隶属于毛滴纲（Trichomonadea）、毛滴目（Trichomonadida）、毛滴虫科（Trichomonadidae）、双核阿米巴属（*Dientamoeba*）。本虫为一种无鞭毛的阿米巴型鞭毛虫。滋养体无鞭毛且具有内阿米巴属虫体形态，其结构和抗原性与鞭毛虫相似，故生物学分类仍属毛滴虫科。

脆弱双核阿米巴是否存在包囊期尚未确定。滋养体为不规则形，直径为 4 ~ 20 μm。大多数虫体含有 2 个核，少数为 1 个核。典型的核结构核膜清晰，无核周染色质粒。核仁由 4 ~ 8 个相互分开且呈对称排列的染色质粒组成。胞质呈空泡或颗粒状，空泡内可见吞噬的食物泡和细菌。伪足宽而透明，呈叶状，边缘为锯齿状。在排出的新鲜粪便标本内，滋养体运动十分活跃，遇冷后很快变成圆形（图 11-10）。

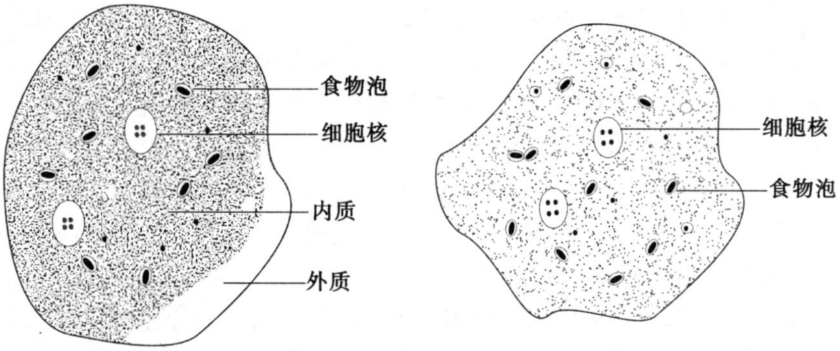

图 11-10　脆弱双核阿米巴滋养体模式图

脆弱双核阿米巴生活史目前尚未完全阐明。滋养体寄生于人体盲肠和结肠黏膜陷窝内，以淀粉颗粒、细胞和酵母等为食，进行二分裂繁殖。不吞噬红细胞，也不侵犯组织。

脆弱双核阿米巴致病机制也不十分清楚。感染者的症状与蓝氏贾第鞭毛虫感染症状类似，主要表现为腹部的不适、疼痛，以及恶心、呕吐、腹泻、胃肠胀气、厌食、体重减轻等消化道症状，并伴有发热。脆弱双核阿米巴感染者多以慢性期症状为主，腹泻持续时间较久，可持续 1 ~ 2 年。

本虫呈世界性分布。各地报道的感染率差异较大，感染率为 0.3% ~ 52.2%。采用粪便涂片镜检是实验室诊断的直接依据。检查时采集新鲜粪便及时送检，冬季注意保温，以发现活的滋养体。因不易检出，应至少连续检查 3 次。治疗药物可选用双碘喹啉（iodoquinol）、巴龙霉素（paromomycin）或两者联合用药。注意饮食和饮水卫生，以预防脆弱双核阿米巴感染。

（赵海龙）

第六节 致病性自生生活鞭毛虫

致病性自生生活的鞭毛虫营兼性寄生生活，既可在自然环境（水、土壤）中生存和繁殖，也可侵入人体寄生并引起中枢神经系统或其他器官的损害，严重时可导致死亡，因而是潜在的致病原。以瓦氏科中的耐格里属（*Naegleria*）多见，主要的致病虫种是福氏耐格里阿米巴（*Naegleria fowleri* Carter，1970）。虫体可侵入人体引起原发性阿米巴性脑膜脑炎（primary amoebic meningoencephalitis，PAM），本病病症凶险，病死率高。

【形态与生活史】

福氏耐格里阿米巴生活史简单，包括滋养体和包囊两个时期。

1．滋养体

（1）阿米巴型滋养体（amoeboid trophozoite）：寄生在人体组织中，此型滋养体呈蛞蝓状，前端宽，后端窄，直径为 7 ～ 20 μm。虫体常从一端伸出圆形或钝性的伪足，形态多变，运动活泼，另一端较细小呈指状，称伪尾区。胞质呈颗粒状，在自生生活状态下其内含食物泡和伸缩泡，侵入组织中的滋养体内可见吞噬的红细胞。滋养体核为泡状核，核仁大而居中，核仁与核膜间有明显的透明圈，又称晕圈。无核周染色质粒。滋养体以二分裂方式繁殖，可形成包囊。

（2）鞭毛型滋养体（flagellated trophozoite）：在不适宜环境中或蒸馏水中时，阿米巴型滋养体从一端长出 2 ～ 4 根鞭毛或多至 9 根，称为鞭毛型滋养体。虫体呈长圆形或梨形，直径为 10 ～ 15 μm，运动活跃，不摄食、不分裂，亦不直接形成包囊。两型滋养体可互变，鞭毛型滋养体往往在短时间内（一般 24 小时）恢复成阿米巴型滋养体。扫描电镜观察显示，滋养体表面有皱褶，并具有多个吸盘样结构，与虫体的毒力、吞噬力和侵袭力有关。

2．包囊 呈圆形，直径为 7 ～ 10 μm，囊壁双层，厚而光滑有小孔。细胞核为单核，其形态与滋养体的核相似。滋养体在人体组织内不能形成包囊，仅在外界干燥环境成囊，包囊只有经脱囊变为阿米巴型滋养体后，才具有侵袭力。

人在受福氏耐格里阿米巴污染的水中游泳、嬉戏或洗脸时，滋养体可侵入鼻腔黏膜，在鼻腔组织内和鼻窦中增殖，沿嗅神经上行经筛状板入颅内增殖引起脑组织损害，导致原发性阿米巴性脑膜脑炎（图 11-11）。

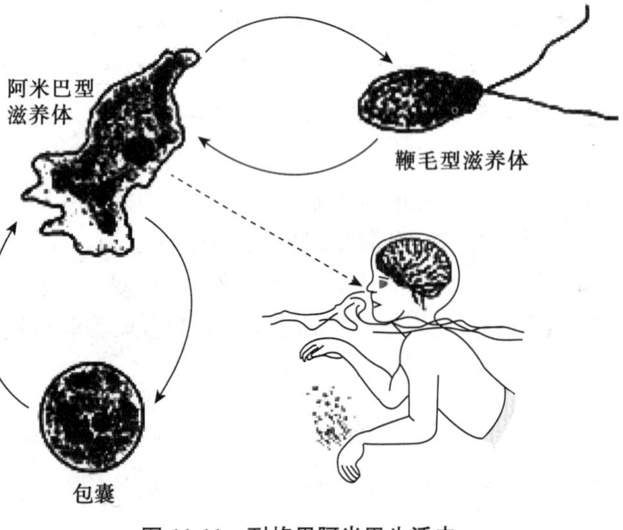

图 11-11 耐格里阿米巴生活史

【致病】

由福氏耐格里阿米巴所引起的原发性阿米巴性脑膜脑炎起病急，发展快，迅速恶化，是一种暴发型和致命性疾病，多见于健康儿童与青少年。脑部病变多位于皮质表层和基底部，包括嗅叶、前额部、颞叶和小脑区，以嗅叶受累严重。此病潜伏期为 1 ～ 7 天，患者早期会有味觉或嗅觉异常，并表现为上呼吸道症状，恶心、喷射性呕吐、高热和前额剧烈头痛。继而出现全身性或局限性癫痫发作，并有明显的脑膜刺激症状，如颈项强直、克氏征及布氏征阳性等。起病 1 ～ 2 天内即可出现脑水肿，随后迅速转入瘫痪、谵妄、昏迷等状态，患者常在 1 周内死亡。病理切片显示，病变以急性脑膜炎和浅层坏死性出血性脑炎为特征。滋养体周围以中性粒细胞浸润为主，少数为嗜酸性粒细胞、淋巴细胞或单核细胞，甚至形成小脓肿。宿主组织内仅见滋养体而无包囊。研究表明耐格里属阿米巴可分泌两种类似于溶组织内阿米巴的穿孔肽，称为耐格里穿孔素（naegleria pores），在体外同样具有溶细胞活性，可部分解释该虫致病的分子机制。

【诊断】

询问患者游泳及接触疫水史，结合病原学检查，并辅以其他检查方法综合诊断。

1．病原学检查　脑脊液中检出福氏耐格里阿米巴滋养体可作为确诊的依据。取新鲜脑脊液（CSF）在室温条件下做湿涂片，立即镜检，观察有无活动的阿米巴滋养体。注意脑脊液标本检查前不宜离心和冷藏。

2．其他检查　患者可出现颅内压升高。脑脊液穿刺检查呈血性，白细胞计数早期降低，后期升高，以中性粒细胞为主，葡萄糖水平正常或降低，蛋白质升高。脑脊液标本可能显示革兰氏染色假阳性，此时应注意与化脓性脑膜炎相鉴别，因为原发性阿米巴性脑膜脑炎通常与化脓性脑膜炎相似（脑脊液中白细胞数量均增加），其主要区别为本病患者脑脊液细菌培养阴性，而后者为阳性。

【流行与防治】

福氏耐格里阿米巴遍布世界各地，多孳生在淡水湖、池塘、河流、温泉、灌溉渠和游泳池中。其生存与水温有关，特别在炎热的夏季，湖泊和池塘水温较高，在其内游泳或潜水时较易感染，也可通过直接接触土壤或由风传播的包囊而感染。由福氏耐格里阿米巴引起的原发性阿米巴性脑膜脑炎自 1961 年首次报道以来，至今全世界已有病例近 200 例。

原发性阿米巴性脑膜脑炎的治疗尚无理想方法，预后不良。两性霉素 B 为首选药物，可缓解症状，但效果不佳，死亡率仍在 95% 以上。一般建议应同时使用磺胺嘧啶。也有报告称口服利福平有效。

本病重在预防，含有虫体的污水进入鼻腔是导致感染的关键因素。因此，应尽量避免在不流动的河水、温泉或野外池塘、河沟中游泳、嬉戏，避免鼻腔接触疫水。启用长期未用的自来水前，应首先放掉水管内的积水。

（汲　蕊）

表11-1　几种鞭毛虫与鞭毛虫病学习要点

学习要点	杜氏利什曼原虫	非洲锥虫	美洲锥虫	蓝氏贾第鞭毛虫	阴道毛滴虫
主要致病	内脏利什曼病（黑热病）	非洲锥虫病（非洲昏睡病）	美洲锥虫病（恰加斯病）	蓝氏贾第鞭毛虫病	阴道毛滴虫病
人畜共患病	是	是	是	否	否
食源性寄生虫病	否	否	否	是	否

续表

学习要点	杜氏利什曼原虫	非洲锥虫	美洲锥虫	蓝氏贾第鞭毛虫	阴道毛滴虫
典型临床表现	发热、肝脾和淋巴结肿大、贫血，各种并发症，如“走马疳”	锥虫下疳、淋巴结肿大、Winterbottom 征和 Kerandel 征、发热、头痛、关节痛、昏睡	恰加斯肿（Chagoma）、Romana 征、巨食管、巨结肠	腹泻（水样泻）、吸收不良综合征	①女性：阴道炎、会阴部瘙痒、白带增多 ②男性：尿道炎、前列腺炎等
感染阶段	前鞭毛体	循环后期锥鞭毛体	循环后期锥鞭毛体	4 核包囊	滋养体
寄生部位	单核巨噬细胞系统	血液	血液	十二指肠、小肠	泌尿生殖系统
致病阶段	无鞭毛体	锥鞭毛体	锥鞭毛体	滋养体	滋养体
感染方式	白蛉叮咬吸血	舌蝇叮咬吸血	锥蝽叮咬吸血	摄入被包囊污染的食物或水	①直接接触（性交） ②间接接触（污染的浴具、马桶等）
病原学诊断	①骨髓、淋巴结、脾穿刺液涂片检查 ②体外培养 ③动物接种	血液涂片、穿刺液（脑脊液、骨髓、淋巴结）涂片检查、动物接种	血液涂片、培养、动物接种	粪便生理盐水涂片、十二指肠液查滋养体；粪便碘液涂片查包囊	阴道分泌物、尿液、前列腺液涂片查滋养体；培养法查滋养体
传染源	患者、带虫者、动物保虫宿主	患者、带虫者、动物保虫宿主	患者、带虫者、动物保虫宿主	患者、带虫者	患者、带虫者
传播途径	昆虫叮咬	昆虫叮咬	昆虫叮咬	经口	接触感染
传播媒介	白蛉	舌蝇	锥蝽	无	无

（田喜凤 王梅梅）

第12章 孢子虫

孢子虫在分类上隶属于孢子虫门（Sporozoa）的球虫纲（Coccidea）。寄生于人体重要的孢子虫包括疟原虫（*Plasmodium*）、弓形虫（*Toxoplasma*）和隐孢子虫（*Cryptosporidium*），其他如肉孢子虫（*Sarcocystis*）和等孢球虫（*Isospora*）在人体寄生较为少见。孢子虫是人类重要的寄生虫，对人体健康危害极大。此类原虫均营寄生生活，大多数寄生于细胞内，生活史复杂，行无性生殖（裂体增殖和孢子增殖）和有性生殖（配子生殖）两种生殖方式。

第一节　疟原虫

疟原虫（*Plasmodium sp.*）是导致疟疾（malaria）的病原体。疟原虫种类繁多，可寄生于人、哺乳动物（灵长目动物、啮齿目动物）、鸟类和爬行类动物体内。常见寄生于人体的疟原虫有四种，即间日疟原虫［*Plasmodium vivax*（Grassi and Felletti，1890）Labbe，1899］、恶性疟原虫［*Plasmodium falciparum*（Welch，1897）Schaudinn，1902］、三日疟原虫［*Plasmodium malariae*（Laveran，1881）Grassi and Felletti，1890］和卵形疟原虫［*Plasmodium ovale* Stephens，1922］。1965年Chin等人首次报道了诺氏疟原虫［*Plasmodium knowlesi*（Giuseppe Franchini，1927）］经大劣按蚊传播给人体的病例。近年来，东南亚出现多起人体感染猴疟原虫的病例，我国也见输入性病例报道。目前，学术界已将其列为感染人体的第5种疟原虫。

间日疟原虫、恶性疟原虫和卵形疟原虫仅寄生于人体，三日疟原虫和诺氏疟原虫除感染人体外，还可以感染猿类。近年来，还发现吼猴疟原虫（*Plasmodium simium*）、食蟹猴疟原虫（*Plasmodium cynomolgi*）、许氏疟原虫（*Plasmodium schwetzi*）、猪尾猴疟原虫（*Plasmodium inui*）和肖氏疟原虫（*Plasmodium shortti*）等猴疟原虫偶可感染人体。

1880年法国学者Laveran（图12-1）在疟疾患者血液中首先发现了疟疾的病原体疟原虫，因而获得1907年诺贝尔生理学奖。

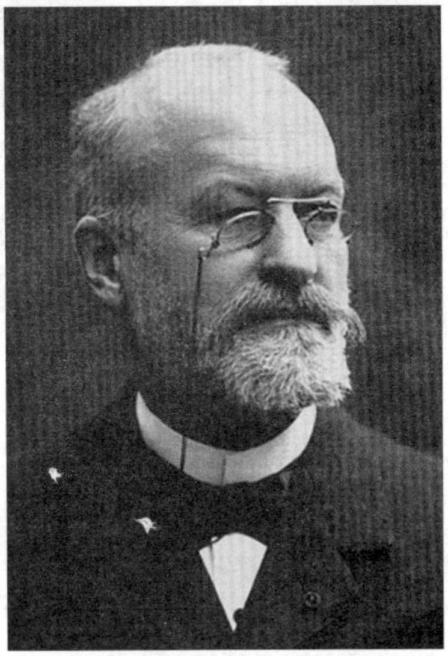

图12-1　Laveran

1882—1884年Marchiafava与Celli，以及1885—1886年Golgi分别在患者血液中发现疟原虫，并观察到其在红细胞内各个发育时期形态及疟色素的存在。Golgi同时还观察到三日疟和间日疟的形态区别。

1897年英国人Ronald Ross（图12-2）发现了疟原虫的传染途径，首次证明了疟疾是由蚊子所传播，并阐明疟原虫在按蚊体内的生物学发育过程，由此获得了1902年诺贝尔生理学或医学奖。意大利人Giovanni Battista Grassi发现蚊子是传播疟原虫的唯一虫媒。

1917年奥地利人Julius Wagner Jauregg（图12-3）采用

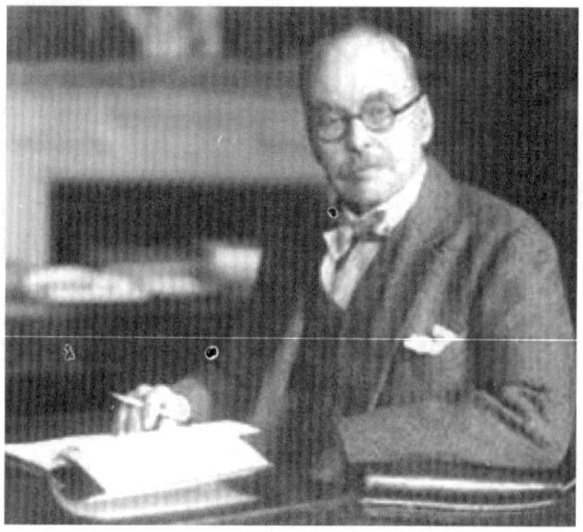

图 12-2 Ronald Ross

疟原虫接种来治疗麻痹性痴呆，取得了非常好的效果，这使他获得了 1927 年诺贝尔生理学或医学奖。

1922 年 Stephens 鉴定并描述了卵形疟原虫。

1934 年意大利学者 Raffaele 等观察并描述了鸟疟原虫在红细胞外期的发育过程。

20 世纪 30 年代瑞士学者 Paul Hermann Miller（图 12-4）发现了 DDT 具有强大的消火昆虫效果，是有效的杀灭剂，并因此获得 1948 年诺贝尔生理学或医学奖。

1977 年 Lysenko 等人提出了子孢子休眠学说，并阐明了疟原虫在人体内的生活史。

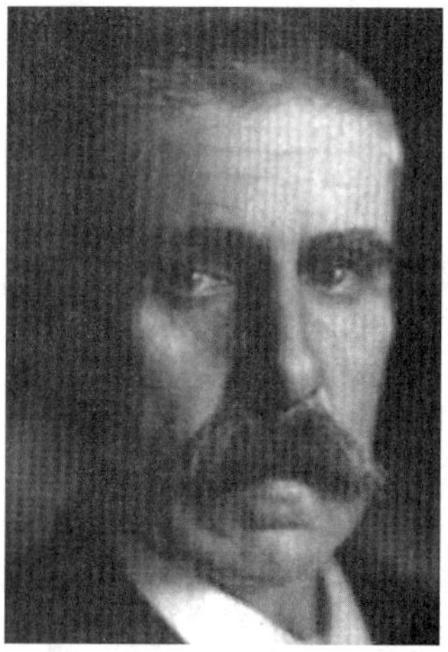

图 12-3 Julius Wagner Jauregg

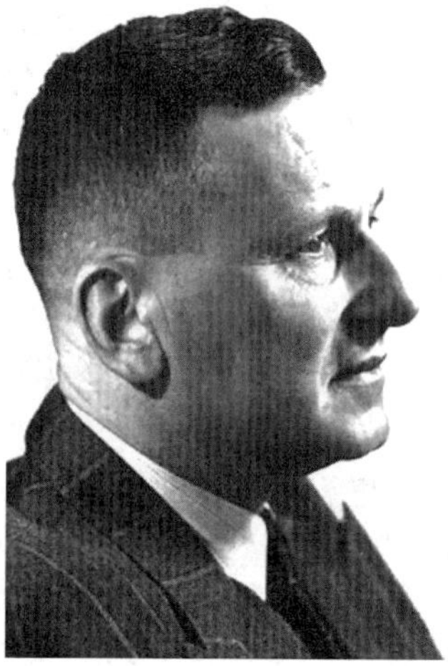

图 12-4 Paul Hermann Miller

知识拓展 屠呦呦教授事迹的简介

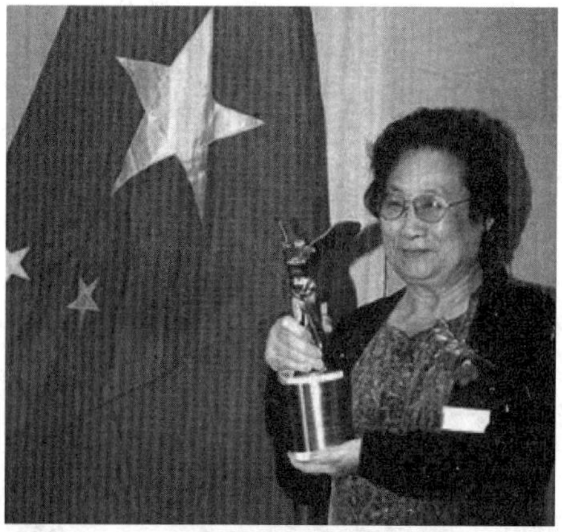

图 12-5 2015 年 10 月屠呦呦教授获得诺贝尔生理学或医学奖

2011 年、2015 年我国药学家屠呦呦因在抗疟疾药物研制方面做出的巨大贡献，先后荣获“拉斯克奖”和诺贝尔生理学或医学奖（图 12-5）。

疟疾是一种严重危害人体健康的寄生虫病。据 WHO 报道（2017），2016 年全球共有 91 个国家和地区有持续性的疟疾传播，约一半人口面临疟疾风险。当年发生 2.12 亿起疟疾感染病例，死亡人数为 42.9 万，多数疟疾感染和死亡病例发生在撒哈拉以南的非洲。东南亚、拉丁美洲以及中东地区也受到影响。在疟疾高传播地区，5 岁以下儿童特别容易受到感染、发病或死亡。

疟疾在我国已有数千年历史，曾一度流行十分猖獗，是危害我国人民健康的五种重要寄生虫病之一。据 WHO 网站报道，2011—2015 年我国共报告了 17 745 例疟疾病例，其中 15 840 例为输入型病例（89%），死亡病例数为 123 例（0.7%）。输入来源主要为非洲及东南亚。输入病种主要为恶性疟，其次为间日疟，三日疟和卵形疟也有多起报告。

2016 年全国 30 个省（直辖市、自治区）687 个县（市、区）共报告疟疾病例 3321 例，较

2015 年（3288 例）上升了 1.0%，其中本地感染病例 3 例（占 0.1%，3/3321），均为间日疟，感染地分别为云南盈江县（2 例）和西藏察隅县（1 例）；境外输入性病例 3317 例（占 99.9%，3317/3321），分布在全国 30 个省（直辖市、自治区），境外输入病例感染地主要分布在安哥拉、缅甸、尼日利亚、喀麦隆和加纳等国家。

我国本土传播型病例主要发病区位于中缅边境地带，该地区主要的媒介种类是微小按蚊（*Anopheles mininus*）和大劣按蚊（*Anopheles dirus*）。目前国内面对的主要问题是控制少数的本土传播以及减少来自非洲及东南亚地区的输入性病例。

我国在 2010—2020 年消除疟疾行动计划中，提出到 2020 年全国实现消除疟疾的目标，未来 3 年我国仍需继续大力加强防控工作以实现消除疟疾的目标。

【形态】

疟原虫在人体内发育经历红细胞外期（肝细胞内）和红细胞内期 2 个阶段。人体常见的 4 种疟原虫在肝细胞和红细胞内生长发育各期形态结构基本相似，在红细胞内包括环状体、大滋养体、裂殖体和配子体 4 个发育时期。红内期原虫各期的形态特征是疟疾病原学诊断确诊与鉴别虫种的重要依据。

1．红内期疟原虫形态

（1）环状体（ring form）又称早期滋养体（或小滋养体），是疟原虫侵入红细胞后，在红细胞内生长、发育的早期阶段。环状体胞质少，中间出现大空泡，呈环状，胞核位于环的一侧，酷似镶宝石的戒指。

（2）大滋养体（trophozoite）又称晚期滋养体，指疟原虫在红细胞内继续生长、发育的阶段。环状体变大，胞质增多并常伸出伪足，胞质中出现疟色素颗粒。细胞核增大，尚未分裂。自大滋养体时期开始，间日疟原虫、卵形疟原虫所寄生的红细胞被刺激变大、变形，细胞质颜色变浅，出现有明显的红色薛氏点；恶性疟原虫所寄生的红细胞大小正常或缩小，细胞质出现有粗大紫红色的茂氏点；三日疟原虫所寄生的红细胞大小正常或缩小，细胞质出现有淡紫色细小的齐氏点。

（3）裂殖体（schizont）系疟原虫开始无性生殖的阶段，分未成熟裂殖体（immature schizont）和成熟裂殖体（mature schizont）两个时期。大滋养体继续发育，虫体长大变圆，细胞质内空泡消失，尚未分裂，核开始分裂成 2 个或更多，此期虫体称为未成熟裂殖体。随后细胞核继续分裂到一定数目，胞质随之分裂，并将每个分裂的胞核包裹，间日疟原虫形成 12 ～ 24 个裂殖子（merozoite），其他疟原虫的数目不等。疟色素聚集成团居于细胞质中央，此期虫体称为成熟裂殖体。

临床上，从间日疟患者外周血涂片中可以检查到大滋养体和裂殖体，但在恶性疟患者外周血涂片通常检查不到这两个时期，其可能的原因是恶性疟患者的红细胞变形能力下降或红细胞表面出现瘤状突起等因素，导致大量感染大滋养体和裂殖体的红细胞黏附成团，积聚或黏附于内脏和皮下脂肪的毛细血管内，在外周血液中不易查见，只有在患者出现重症危情时才偶尔见到。

当红细胞内裂殖体成熟后，大量增殖的裂殖子引起红细胞破裂，释出的裂殖子侵入正常红细胞内发育，并反复重复上述分裂过程（3 ～ 5 代），直至疟原虫在血液内达到一定数量时，部分原虫不再进行裂体增殖，转入有性的配子体生殖阶段。

（4）配子体（gametocyte）系疟原虫有性生殖阶段的开始。经过数次裂体增殖后，部分释放入血液内的裂殖子侵入新的红细胞后，不再进行裂体增殖，而是细胞核增大，胞质增多，虫体变为圆形、椭圆形或新月形的雌（大）配子体（female gametocyte，macrogametocyte）或雄（小）配子体（male gametocyte，microgametocyte）。雌配子体胞质较致密，核较小，位于虫体边缘，疟色素多、呈粗大杆状；而雄配子体胞质稀薄，核位于虫体中央，大且疏松，疟色素细小。

2．人体常见感染的5种疟原虫形态和鉴别 5种人体疟原虫在外周血红细胞内经吉姆萨或瑞氏染色后，各期的形态结构、鉴别要点及所致红细胞形态学改变见表12-1和彩图。

表12-1 5种人体疟原虫在红细胞内的形态特征和所致红细胞变化

	间日疟原虫	恶性疟原虫	三日疟原虫	卵形疟原虫	诺氏疟原虫
环状体	环较大，大小约为红细胞直径的1/3；核1个，胞质淡蓝色；红细胞内通常只寄生一个疟原虫	环细小，大小约为红细胞直径的1/5；核1～2个，在一个红细胞内常有多个疟原虫寄生	环较粗大，大小约为红细胞的1/3；核1个，胞质深蓝色	似三日疟原虫	似恶性疟原虫，环稍大且粗，环大小为红细胞直径的1/5～1/4
大滋养体	核1个；虫体长大，胞质增多，形状不规则，胞质中有空泡；疟色素呈棕黄色，点状或细杆状，分散在胞质内	虫体小，疟色素集中一团，外周血不易见到，多集中在内脏毛细血管	体小、圆形或带状，胞质致密；疟色素深褐色、颗粒状、粗大，分布于虫体边缘	虫体圆形，似三日疟，但较大；疟色素似间日疟但较细小	似三日疟原虫
成熟裂殖体	裂殖子12～24个，排列不规则，虫体充满红细胞；疟色素集中成堆	外周血不易见到，多集中在内脏毛细血管	裂殖子6～12个，花瓣状排列；虫体小于正常红细胞；疟色素集中于中央	裂殖子6～12个，通常8个，排成一环；疟色素集中在中央或一侧	似三日疟原虫，裂殖子多至16个
雌配子体	虫体圆形，占满红细胞，胞质蓝色；核小且致密，深红色，偏于一侧；疟色素分散	新月形，两端较尖，胞质蓝色；核致密，深红色，位于中央；疟色素褐色，在核周围较多	圆形，如正常红细胞大小，胞质蓝色；核致密偏于一侧；疟色素分散	似三日疟，但稍大；疟色素似间日疟	似间日疟原虫，疟色素为黑色颗粒状
雄配子体	虫体圆形，占满红细胞，胞质蓝而略带红色；核大且疏松，淡红色，位于中央；疟色素分散	腊肠形，两端钝圆，胞质蓝而略带红色；核疏松，淡红色，位于中央；疟色素分布核周	圆形，略小于正常红细胞，胞质蓝色；核疏松，淡红色，位于中央；疟色素多而分散	似三日疟，但稍大；疟色素似间日疟	似间日疟原虫，疟色素为黑色颗粒状
被寄生的红细胞变化	除环状体外，其余各期均胀大、颜色变浅，并出现有鲜红色的薛氏小点	正常或略小，常见稀疏粗大呈紫红色的茂氏小点，电镜下红细胞表面出现许多皱缩或瘤状突起	大小正常，偶见少量、淡紫色微小的齐氏点	略胀大，色淡，部分红细胞变长形，边缘呈锯齿状；薛氏点较间日疟的粗大，环状体期即出现	似三日疟原虫

间日疟原虫感染红细胞的形态：①自大滋养体时期起，细胞体积逐渐增大；②由于血红蛋白减少，红细胞染色变浅；③从大滋养体时期，红细胞质中开始出现许多呈鲜红色的细小薛氏小点（Schuffner's dots），后者在电子显微镜下观察，是由红细胞膜上的凹窝和一些围绕其周围的小泡所组成，称为凹窝-小泡复合体（caveola-vesicle complex）。学者发现小泡内含有疟

原虫的抗原和铁蛋白成分，推测小泡源于胞饮，其形成机制和作用目前尚不清楚。

恶性疟原虫感染红细胞的形态：①被寄生的红细胞大小正常或略缩小；②被寄生的红细胞边缘出现皱缩或瘤状突起；③从环状体时期开始，在红细胞质内出现颗粒粗大、呈紫褐色的茂氏小点（Maurer' s dots），后者性质与薛氏点相同，二者的特点见表 12-1。

3．裂殖子的超微结构　裂殖子由表膜、细胞质和细胞核三部分结构组成。

（1）表膜：在电镜下观察，是由外膜、内膜和微管组成的复合膜；在裂殖子的外膜表面还有 1 层细胞被（或称表被），为蛋白质或糖蛋白，具有抗原性。内膜和微管的作用可能是支持虫体，保持虫体具有一定的形态（图 12-6）。

（2）细胞质：在细胞质中充满了细胞器。在所有细胞器中，顶端复合体的结构比较复杂，由类锥体、极环、棒状体和微线体组成。类锥体在裂殖子的最前端，其基部以极环为界。棒状体位于极环之后。微线体分布在棒状体的周围。棒状体和微线体可分泌一些物质，有助于裂殖子侵入红细胞。

（3）细胞核：1 个，较大且圆，位于虫体中部，核膜两层，上有微孔，为核与胞质的通道。

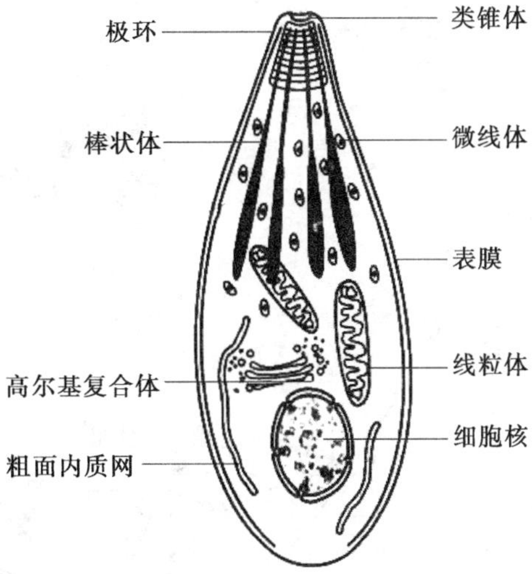

图 12-6　裂殖子超微结构模式图（引自 Burton J.Bogitsh 等，1998）

【生活史】

人体常见感染的 4 种疟原虫生活史基本相同，都需要人和雌性按蚊两个宿主。在人体内进行裂体增殖和早期的配子生殖，在蚊体内完成配子生殖和孢子增殖。以间日疟为例简介如下（图 12-7）：

1．在人体内的发育　疟原虫在人体内先后在肝细胞和红细胞内发育增殖。在肝细胞内的发育增殖时期称为红细胞外期（exoerythrocytic stage），在红细胞内的发育增殖时期称为红细胞内期（erythrocytic stage）和配子体期两个阶段。

（1）红细胞外期：当含有疟原虫子孢子（sporozoite）的雌性按蚊刺吸人血时，子孢子随蚊唾液侵入人体，进入末梢血管，在 30 ～ 40 分钟后进入肝细胞。子孢子表面环子孢子蛋白（circumsporozoite protein，CSP）能识别肝细胞表面受体并与其结合，然后释放由棒状体储存的分泌物，作用于所接触的肝细胞膜而侵入细胞内。在肝细胞内，子孢子发育为圆形的滋养体，并进行无性的裂体增殖（schizogony），形成红外期裂殖体。成熟的红外期裂殖体直径大小为 45 ～ 60 μm，内含 1 万～ 3 万个或更多个裂殖子（merozoite）。大量裂殖子胀破肝细胞后被释出，一部分裂殖子被吞噬细胞吞噬消灭，其余部分进入外周血侵入红细胞，开始红细胞内期的发育。间日疟原虫完成红外期发育所需要的时间为 7 ～ 8 天，恶性疟原虫为 5.5 ～ 6 天，三日疟原虫为 11 ～ 12 天，卵形疟原虫为 9 天。

1988 年 Krotoski 等发现间日疟原虫和卵形疟原虫具有两种不同遗传类型的子孢子，即速发型子孢子（tachysporozoites，TS）和迟发型子孢子（bradysporozoites，BS）。这两种类型的子孢子进入肝细胞后，速发型子孢子很快进行红外期裂体增殖，而迟发型子孢子则视虫种及虫株的不同，在肝细胞内经长短不一的休眠期后，才能完成红外期裂体增殖。休眠期的子孢子称之为休眠子（hypnozoite），与疟疾的复发有关。恶性疟原虫、三日疟原虫和诺氏疟原虫无休眠子。

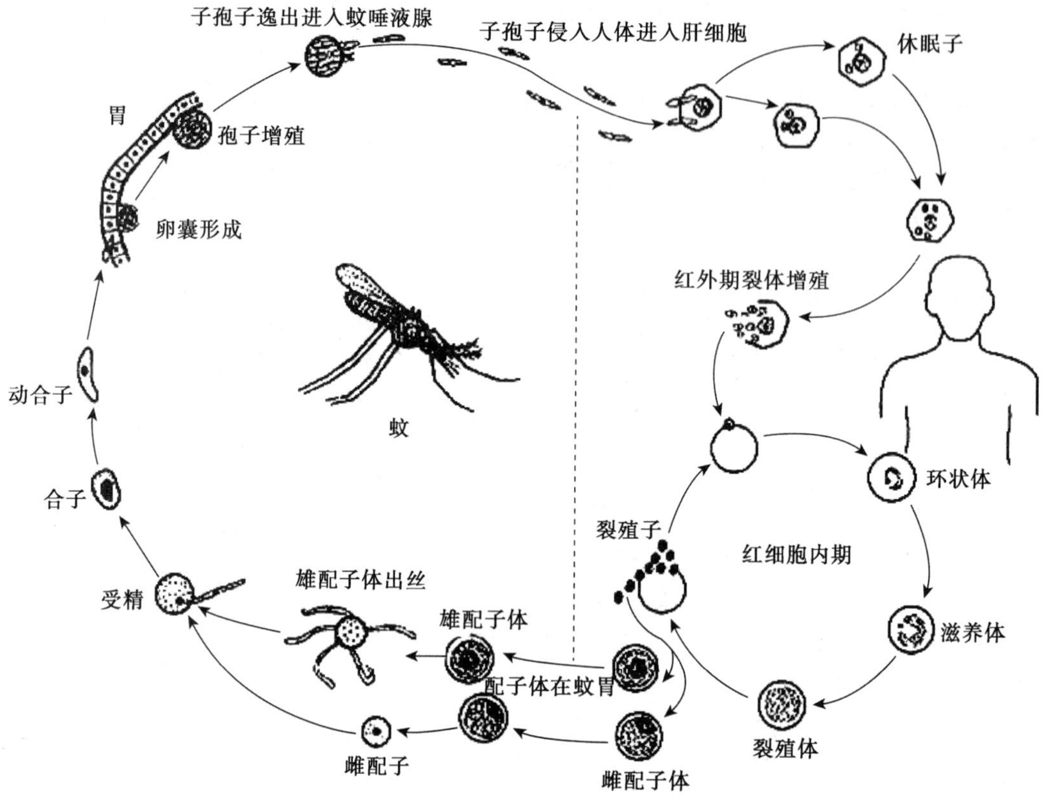

图 12-7 间日疟原虫生活史（仿詹希美，2010）

裂殖子入侵红细胞的过程：虫体通过识别吸附、定向、侵入和封口等几个连续过程侵入红细胞内（图 12-8）。识别吸附是裂殖子入侵红细胞的第一步。研究表明间日疟原虫通过红细胞表面 Duffy 受体入侵；而血型糖蛋白 A 是恶性疟原虫侵入红细胞的受体之一。定向是裂殖子前端类锥体与红细胞表面接触，棒状体及微线体释放蛋白作用于虫体与红细胞接触点，使裂殖子与红细胞膜黏附在一起。随着红细胞变形，裂殖子通过与红细胞结合部位肌动蛋白的驱使，侵入细胞内，形成纳虫空泡，最后红细胞膜封闭，完成裂殖子入侵红细胞的过程。

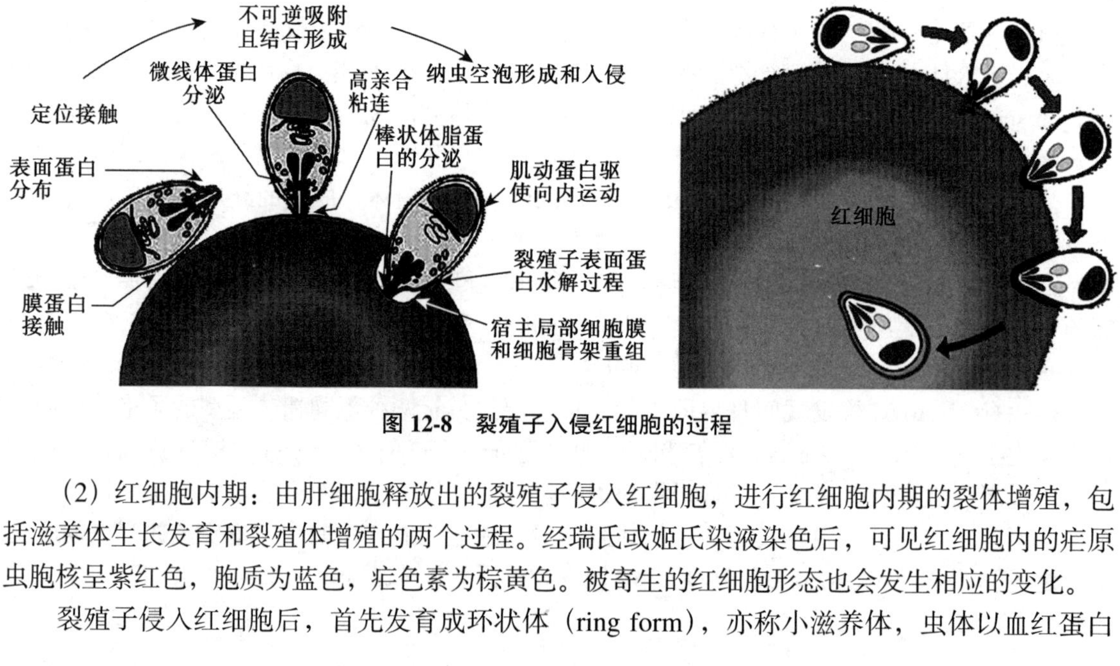

图 12-8 裂殖子入侵红细胞的过程

（2）红细胞内期：由肝细胞释放出的裂殖子侵入红细胞，进行红细胞内期的裂体增殖，包括滋养体生长发育和裂殖体增殖的两个过程。经瑞氏或姬氏染液染色后，可见红细胞内的疟原虫胞核呈紫红色，胞质为蓝色，疟色素为棕黄色。被寄生的红细胞形态也会发生相应的变化。

裂殖子侵入红细胞后，首先发育成环状体（ring form），亦称小滋养体，虫体以血红蛋白为营养进行生长发育，经大滋养体（trophozoite）、早期裂殖体，最后发育为成熟裂殖体。间日疟原虫成熟裂殖体内含 12 ～ 24 个裂殖子。裂殖体成熟后，红细胞破裂，裂殖子散出，部分释出的裂殖子被吞噬消灭，一部分裂殖子重新侵入其他正常红细胞，重复其在红细胞内期的裂体增殖。疟原虫从裂殖体释放出来后约 20 秒就可以侵入新的红细胞内。间日疟原虫完成红内期裂体增殖一个周期所需时间约 48 小时，恶性疟原虫需 36 ～ 48 小时，三日疟原虫约需 72 小时，卵形疟原虫约需 48 小时，诺氏疟原虫需 24 小时。由于宿主的免疫应答以及反复的疟疾发作后刺激，使得红内期疟原虫裂体增殖受到免疫抑制。

（3）配子体（gametocyte）形成：疟原虫经过几次红内期裂体增殖后，部分裂殖子侵入红细胞后，不再进行裂体增殖，而分别发育为雌、雄配子体。间日疟原虫配子体约需 2 天时间发育成熟并出现于外周血液中；恶性疟原虫配子体在内脏和组织内的小血管中发育，主要出现于心脏、脾和横纹肌等毛细血管中，经过 8 ～ 10 天成熟后出现于外周血液中。通常恶性疟原虫仅环状体和配子体见于外周血中，但重症恶性疟患者由于血管扩张，外周血中也可以检查到大滋养体。间日疟原虫配子体在外周血中存活约 3 天时间，恶性疟原虫约 1 ～ 2 个月。成熟的配子体如被雌性按蚊吸入，开始在蚊体内的发育，否则被宿主吞噬细胞所吞噬。

2．在蚊体内的发育　疟原虫在蚊体内的发育包括在蚊胃内进行有性的配子生殖和在蚊胃壁进行无性的孢子增殖两个阶段。

当雌性按蚊叮吸疟疾患者或带虫者血时，红内期疟原虫随血液被吸入蚊胃，但只有雌、雄配子体可以在此继续发育。雌配子体在蚊胃内，细胞核经减数分裂，形成圆形不活动的雌配子（female gamete）；雄配子体在蚊胃内，虫体缩小，细胞核经 3 次有丝分裂，形成 4 ～ 8 条细小丝状、运动活跃的雄配子（male gamete），称为出丝现象（exflagellation）。随后，雄配子和雌配子进行配子生殖，形成圆形或椭圆形的合子（zygote）。合子经发育变长，成为能活动的动合子（ookinete）。动合子穿过胃壁，在胃壁弹性纤维膜下形成球形的囊合子（oocyst）或称卵囊。卵囊逐渐长大，并进行孢子增殖（sporogony），至卵囊成熟，卵囊内含数千乃至上万分化的子孢子（sporozoite）（图 12-9）。子孢子呈梭形，大小为（10 ～ 15）μm × 1 μm。当卵囊成熟后，子孢子可单个主动从囊壁孔钻出或从卵囊破裂口逸出进入蚊血腔，随蚊的血淋巴进入到蚊体各组织中，只有到达唾液腺内的子孢子发育成熟并具有感染性。此时，当按蚊再叮吸人血时，子孢子随唾液而侵入人体，又开始在人体内的发育过程。

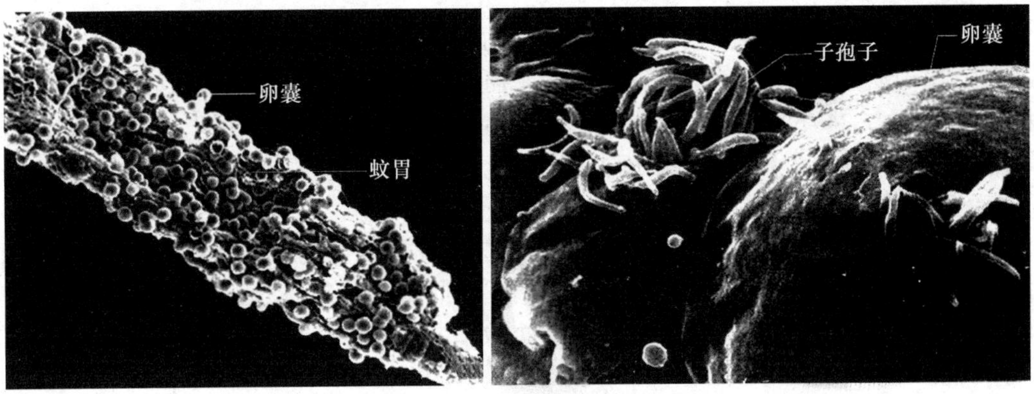

图 12-9　卵囊与逸出的子孢子（引自陈佩惠）

疟原虫在蚊体内发育一方面受疟原虫和蚊自身生物学因素的影响，另一方面受周围生态环境因素的影响。疟原虫在蚊体内发育的主要影响因素包括以下几个方面：①疟原虫配子体数量和活性影响对蚊虫的感染力，间日疟原虫感染蚊媒的血中最少配子体数量为 10 个 /μl，恶性疟原虫的为 42 个 /μl，三日疟原虫的为 27 个 /μl。②疟原虫侵入蚊体后，可激活蚊子的免疫系统，杀伤蚊体内的疟原虫。实验证明，按蚊先天性免疫防御反应物质包括：免疫活性肽与其前体物质、蛋白酶及其酶原等。疟原虫进入蚊体后，可诱导后者产生抗菌肽和蛋白类物质，影响疟原虫在蚊体内的发育过程。③蚊体内 pH 值等生理生化因素。外界温度变化对疟原虫蚊期发育过程也有影响，一般情况下，间日疟原虫在蚊体内发育最适宜温度为 25℃，恶性疟原虫为 30℃，三日疟原虫为 22℃，诺氏疟原虫为 25℃。

在最适宜条件下，疟原虫在按蚊体内发育成熟所需时间：间日疟原虫为 9 ~ 10 天，恶性疟原虫为 10 ~ 12 天，三日疟原虫为 25 ~ 28 天，卵形疟原虫约为 16 天，诺氏疟原虫为 9 ~ 10 天（表 12-2）。

表12-2 5种人体常见疟原虫生物学特性比较

	间日疟原虫	恶性疟原虫	三日疟原虫	卵形疟原虫	诺氏疟原虫
蚊体内发育时间（天）	9 ~ 10	10 ~ 12	25 ~ 28	16	9 ~ 10
潜伏期（天）	13 ~ 25 或 180 ~ 365 或更长	7 ~ 27	18 ~ 35	16 ~ 18	7 ~ 14
红外期发育时间（天）	7 ~ 8（速发型）或数月至年余（迟发型）	5.5 ~ 6	11 ~ 12	9	
红外期裂殖子数量	12 000	40 000	15 000	15 400	13 686 ~ 24 202
裂体增殖周期（h）	48	36 ~ 48	72	48	24
原虫数 /μl 血（平均值）	20 000	20 000 ~ 500 000	6000	9000	35 000
发作阈值 /μl 血	10 ~ 500 个	500 ~ 1300 个	140 个	1280 ~ 25 440 个	
复发	+	-	-	+	-
寄生的红细胞	网织红细胞	各期红细胞	衰老红细胞	网织红细胞	

【致病】

疟疾是一种急性发热性疾病。对于无免疫力的人而言，通常在受到感染的蚊虫叮咬后 10 ~ 15 天出现症状。最初患者可出现发热、头痛和寒战等症状，程度较轻，因此难以发现和明确诊断。如果在 24 小时内不给予及时治疗，恶性疟可能发展成严重疾病，且往往危及生命。严重感染的儿童，常有一种或多种临床表现。成人也频频出现多脏器损伤。在疟疾流行地区人群可能产生一定免疫力，导致无症状感染。

疟原虫对人体致病主要是其红内期发育阶段，虫体在红细胞内进行裂体增殖，导致受染红细胞黏附并阻塞脑内毛细血管，进而引发患者出现周期性发作、贫血、脾大及重症疟疾等临床症状。疟疾发病的严重程度与侵入的虫种、虫数和人体免疫功能有着密切的关系，间日疟原虫、三日疟原虫、卵形疟原虫和诺氏疟原虫通常致病能力较弱，而恶性疟原虫由于其裂体增殖速度快，血中虫体数量多，受侵害的组织器官广泛，因而对人体危害严重。红外期的疟原虫对人体肝细胞损害轻微，原因是虫体和其代谢产物被限于肝细胞膜和纳虫空泡内，对机体不会产生明显的损害。另外，在肝细胞内的疟原虫只进行 1 次裂体增殖，对肝细胞损害程度轻，故此期患者临床表现并不明显。

1．潜伏期 即疟原虫子孢子侵入人体到出现临床表现前的一段时间。潜伏期长短取决于红外期裂殖体发育成熟的时间及红细胞内期开始裂体增殖原虫数达到发作阈值（threshold）所需的时间。实验表明，间日疟短潜伏期为 13 ~ 25 天，长潜伏期为 6 ~ 12 个月或更长，恶性疟潜伏期为 7 ~ 27 天，三日疟为 18 ~ 35 天，卵形疟为 16 ~ 18 天。红细胞外期疟原虫并不引起明显的疾病，只有当红外期裂殖子侵入红细胞后，经过多次红内期裂体增殖循环，血液中原虫数量呈几何级数增加并达到一定数量时（即发热阈值），才能引起疟疾发作。间日疟原虫发热阈值为每微升血含虫数 10 ~ 500 个，恶性疟原虫为 500 ~ 1300 个，三日疟原虫约为 140 个。一般认为疟疾潜伏期长短主要由原虫的遗传性状所决定，同时，也受宿主和自然生态环境等因素的影响。比如，若经输血将红内期疟原虫输入人体，此时原虫无需经红外期肝细胞内的发育，直接在红细胞内裂体增殖达到发作阈值即可导致疟疾发作，潜伏期较短，一般为 10 ~ 14 天，个别长达 1 个月以上。服用抗疟疾药物可明显延长潜伏期。

2．疟疾发作　即红内期裂殖体发育成熟后致红细胞破裂，大量裂殖子、原虫的代谢产物（疟疾毒素）及红细胞碎片进入血流，其中一部分被巨噬细胞和中性粒细胞吞噬，刺激这些细胞产生内源性致热原，与疟原虫的代谢产物一起作用于下丘脑的体温调节中枢引起发热，称为疟疾发作（malarial paroxysm）。

典型的疟疾发作临床表现包括寒战、高热和出汗退热 3 个连续过程。发作初期，患者突然发冷，乃至寒战，面色苍白，口唇青紫，皮肤呈鸡皮样，此期为寒战期。经 1 ~ 2 小时后体温迅速上升，可达 39 ~ 40℃，患者口渴，自觉热不可耐，面色潮红，皮肤灼热，持续 4 ~ 6 小时。当患者血液中致热原和原虫代谢产物被清除后，进入多汗期，大汗淋漓，体温急剧下降至正常。此后每隔一定时间又开始下一轮发作。恶性疟患者发病急，出现寒战，但出汗症状不明显，热型不规则，持续高热，有时可达 20 小时以上，且两次发作间歇时间短。

疟疾发作的周期与红内期疟原虫裂体增殖周期相一致，间日疟和卵形疟为 48 小时，恶性疟为 36 ~ 48 小时，三日疟为 72 小时（表 12-2）。由于疟疾流行区患者反复感染导致裂体增殖时间不同步或由于不同虫种的混合感染，侵入的疟原虫按其各自周期进行裂体增殖，导致发作失去周期性。同时，由于宿主免疫力的不同、抗疟疾治疗不规范和红外期疟原虫裂体增殖不同步等原因也可以导致发作周期无规律。

由于反复的疟疾发作，导致患者出现机体内环境代谢紊乱，组织缺氧、梗死和全身组织器官功能衰竭等一系列免疫病理损害，严重时可致患者死亡。疟疾发作次数主要与临床上是否给予患者及时有效的治疗和宿主免疫应答能力的强弱有关。随着机体对疟原虫产生免疫清除能力的增强，大量虫体被消灭，患者的发作会逐渐停止。

有关疟疾发作机制研究的报告很多，目前认为疟原虫代谢产物及虫体成分是影响疟疾发作的重要因素之一，这些致病物质包括糖基磷脂酰肌醇（glycophosphatidylinositol，GPI）、前列腺素（prostagglandins，PGs）和疟色素（hemozoin）等。这些物质刺激患者产生高表达的肿瘤坏死因子（TNF-α）、γ- 干扰素（IFN-γ）、白细胞介素（IL-1）和一氧化氮（NO）等细胞因子，抑制宿主的免疫功能，引发免疫病理损伤，导致患者体温升高、嗜睡和炎症损害，以及由于刺激内皮细胞产生介导虫体黏附的受体，造成一些部位组织器官阻塞性病变等。

3．再燃与复发　疟疾患者经过多次发作后，由于药物治疗或机体免疫力的作用，红内期大部分原虫被消灭，不再出现临床发作，但在血中仍残存极少量的疟原虫。在疟疾初发后的一段时期内，这些残存的红内期疟原虫在某些因素作用之下，血中原虫数量达到发作阈值并再次引起临床发作症状，这一过程被称为再燃（recrudescence）。再燃通常发生在患者首次发作被控制的 2 个月内，临床表现症状与初发相似，但病情较轻，且患者发作次数少。患者的免疫力下降和疟原虫的抗原变异是再燃发生的主要原因。疟疾复发（relapse）系指红细胞内期疟原虫已被完全消灭后，在未经蚊媒传播再感染的情况下，经 6 ~ 12 个月或更长的时间，又出现疟疾发作，称为复发。复发的症状与初发相似，但由于患者具有一定的免疫力，症状较轻且发作次数较少。复发与红外期休眠子复苏有着密切的关系。恶性疟原虫、三日疟原虫和诺氏疟原虫只有再燃，没有复发；间日疟和卵形疟既有再燃，又有复发。

4．脾、肝大　患者出现脾大是由于疟原虫及其代谢产物的刺激，使脾充血和单核巨噬细胞大量增生所致。在疟疾发病急性期，患者脾大为轻度或中度，重量为正常脾的 3 ～ 5 倍，但随着病程迁延不愈反复发作，脾会逐渐增大至 1000g 或更大。由于巨噬细胞吞噬大量疟色素，导致脾颜色变深。疟疾反复发作，不仅使脾变大增重，且因组织纤维化而使其质地变硬。此时即使给予患者适宜的药物治疗，也难以使其恢复正常。受损的肝可因充血和巨噬细胞增生吞噬功能增强而肿大，且因病程迁延而不易治愈。脾、肝大是疟疾流行区患者的重要体征，其中以恶性疟患者最为显著。在非洲和大洋洲一些地区，部分患者出现持续性脾大，血清中 IgM、疟疾特异性抗体和免疫复合物异常增多，以及全血细胞减少，这种现象被称为热带巨脾综合征（tropical splenomegaly syndrome）。其产生的原因可能与宿主免疫应答异常有关。

5．贫血　贫血是疟疾患者常见的临床症状，其程度随发作次数增多、病程延长而加重。疟疾患者贫血严重程度与疟原虫虫株、毒力、病程长短及患者年龄等因素有关。其中以恶性疟患者和儿童疟疾患者最为严重。

疟疾患者出现贫血的原因，除疟原虫直接破坏红细胞外，还与下列因素有关：①脾功能亢进，脾内巨噬细胞的数量增加致使吞噬能力增强，不仅吞噬受染的红细胞，而且吞噬正常的红细胞；②骨髓红细胞的生成受到抑制，其原因一方面是原虫感染刺激并激活 T 淋巴细胞产生大量的 TNF-α，后者抑制 IL-10 与促红细胞生成素（EPO）协同促使骨髓红细胞生成的作用；另外一方面是疟原虫代谢产物对骨髓的直接抑制作用；③自身免疫性病理损害，宿主感染疟原虫后产生的特异性抗体与附着于红细胞表面的抗原结合，形成抗原 - 抗体复合物，并激活补体，引起红细胞溶解或被巨噬细胞吞噬；此外还因疟原虫寄生红细胞后，使隐蔽的红细胞抗原暴露，刺激机体产生抗红细胞的自身抗体（血凝素），最终导致红细胞溶解；④发热和炎症，导致红细胞寿命缩短；⑤其他，如患者年龄、营养状态和药物等因素影响，也是引发贫血的重要因素。疟疾患者固有免疫和红细胞遗传多态性对于贫血发生也有一定的影响。

寄生于人体的 4 种疟原虫对所寄生的红细胞有一定的选择性。间日疟原虫和卵形疟原虫常侵犯网织红细胞；三日疟原虫多侵犯衰老红细胞；而恶性疟原虫侵犯各龄期的红细胞，其红细胞感染率可高达 30%（表 12-2）。此外，恶性疟原虫裂体增殖时间短，对骨髓造血抑制更明显，故其所致贫血较其他型疟原虫更为严重。

6．重症疟疾　根据世界卫生组织的定义，凡是患者出现昏迷、严重贫血、肾衰竭、肺水肿或急性呼吸窘迫综合征、低血糖症、循环衰竭或休克、自发出血、反复惊厥、重度酸中毒和肉眼血红蛋白尿等症状中的一项或多项临床表现，且血中查见恶性疟原虫者，可确诊为重症疟疾。重症疟疾主要由恶性疟原虫引起，多见于幼儿和无免疫力的成人。本病临床特点包括病情来势凶猛，患者表现为剧烈头痛、昏迷、谵妄、抽搐、惊厥高热等。此型患者可在疟疾发作 1 ～ 2 次后病情突然加重，病程发展快且死亡率高，患者常可在几天内死亡。昏迷及并发感染是此类患者死亡的主要原因。按患者临床表现不同可将重症疟疾分为脑型疟疾（cerebral malaria，CM）、超高热型疟疾（septicaemi malaria）、胃肠型疟疾和厥冷型疟疾（algid malaria）四型，其中以脑型疟疾最为多见。

（1）脑型疟疾：常见于 5 岁以下感染儿童。患者可出现剧烈头痛、高热、谵妄、间歇性抽搐、痉挛、昏睡和昏迷等症状。造成这些症状的直接原因是脑部大面积水肿。病理组织学检查发现患者脑部毛细血管内聚集大量的感染红细胞，电镜下观察见受染的红细胞表面出现的小瘤（knob）与脑血管内皮细胞紧密粘连，有时形成血栓造成局部血流受阻，组织缺氧、营养耗竭和炎症坏死。另外，病理观察发现皮质下被阻塞的血管周围有环状出血，并且在脑血管周围还能见到少量感染的红细胞外渗现象。在大量感染的红细胞和疟色素沉积部位，可以发现许多白细胞、巨噬细胞和浆细胞等炎性细胞浸润。

恶性疟原虫感染可发展为重症疟疾，患者出现脑型疟、严重贫血、低血糖、代谢性酸中毒、肾衰竭和肺水肿等，病情十分严重。随着病情发展可出现脑水肿、多器官功能衰竭等并发症，即使经积极抢救仍可有 15% ～ 25% 的病死率。

（2）超高热型疟疾：患者起病急，体温常迅速升高至 40 ～ 41℃以上，持续不退，出现气促、烦躁、谵妄和皮肤灼热等症状，常发展至深昏迷并在数小时内死亡。

（3）胃肠型疟疾：除有畏寒、发热外，患者常表现有明显的呕吐、腹痛、腹泻和里急后重，多数预后较好。如出现严重呕吐、腹泻和脱水，患者可因休克和肾衰竭而死亡。

（4）厥冷型疟疾：患者表现为四肢软弱无力，双眼深凹，表情痛苦，呼吸表浅，脉搏细速无力，皮肤苍白或发青，汗多湿冷，血压低。血液检查：原虫密度高。患者常因循环衰竭而死亡，其致死的病理机制可能与肾上腺功能障碍有关。

关于脑型疟疾发病机制目前尚不清楚，可能与阻塞性学说和细胞因子学说等有着密切的关系。近年来，随着国内外学者对脑型疟疾分子生物学等方面研究的深入，绝大多数人倾向于细胞黏附和毛细血管阻塞学说。学者研究发现感染恶性疟原虫红细胞的表面存在许多瘤状突起，后者内含一种称为恶性疟原虫红细胞表面蛋白 1（PfEMP1）的成分。PfEMP1 的生物学特性：①与毛细血管内皮细胞等多种宿主细胞受体结合；②与正常红细胞结合，使感染红细胞与正常红细胞产生玫瑰花环反应。当感染红细胞进入脑部毛细血管时，PfEMP1 分子与血管内皮上的受体结合，并黏附在局部毛细血管壁上；另一方面，感染红细胞同样通过 PfEMP1 分子与正常红细胞结合，这样使大量受染和正常红细胞在局部滞留，形成血栓阻塞局部血液循环。目前已发现可与 PfEMP1 结合的受体细胞分布于脑、肺、肾、心、骨髓及子宫等组织器官，结合后可造成这些组织器官受损。由于大量虫体的集聚，使宿主产生对虫体的免疫应答，肿瘤坏死因子（TNF-α）、γ- 干扰素（IFN-γ）等细胞因子分泌增加。在病灶处，炎症反应加剧，血管通透性增加，造成脑组织水肿。此外，由于疟原虫的感染激活免疫细胞产生过量的一氧化氮（NO），扩散到脑神经元周围，干扰神经传导，引发昏迷等一系列中枢神经症状；一氧化氮（NO）还能舒张血管平滑肌，增加颅内压，与脑型疟疾所致颅内高压有关。

7．疟疾肾病　本病系Ⅲ型超敏反应所致患者免疫病理性损伤。由于疟原虫抗原与抗体形成免疫复合物沉积于肾小球毛细血管基底膜上，通过激活补体和产生致病因子，导致患者肾小球肾炎或肾病综合征。本病主要临床表现为全身性水肿、腹水、蛋白尿和高血压，最后导致肾衰竭。临床上，以三日疟患者较为常见。

8．妊娠疟疾　妊娠疟疾（placental malaria）多见于初次妊娠的妇女，系因孕妇免疫力降低，大量感染的红细胞聚集、黏附在子宫毛细血管内所致，其发病率为非孕妇女的 4 ～ 12 倍，而且病情较重。患者除表现为重症疟疾外，还出现流产、早产、新生儿严重发育不良，甚至死胎。部分妊娠妇女由于严重的贫血和脾大造成难产。妊娠疟疾发生死亡可能因孕妇体内疟原虫表达一种特殊的 PfEMP1 抗原变异体分子所致，该分子可与孕妇子宫滋养层上皮细胞上的受体结合，从而使感染红细胞聚集在子宫毛细血管内。反复妊娠者不易发生妊娠疟疾，主要是机体对该独特的抗原分子产生了免疫力。妊娠疟疾主要见于恶性疟患者。

【免疫】

疟疾免疫包括固有免疫和适应性免疫两种类型。

1．固有免疫（innate immunity）　这种抵抗力与宿主的疟疾感染史无关，而与宿主红细胞的遗传特性有关。目前研究表明，血红蛋白 p 链结构异常，一些重要酶的缺失或合成不足，以及红细胞膜蛋白及骨架改变和缺失等遗传特性能直接影响到红内期裂殖子的入侵和发育。例如，部分非洲人对间日疟原虫具有天然的抵抗力，其原因是 90% 以上的西非黑人为 Duffy 抗原阴性血型，即这些人的红细胞缺乏 Duffy 血型决定簇 Fy^a 和 Fy^b。而间日疟原虫裂殖子在红细胞膜上的受体是Duffy血型抗原，裂殖子入侵红细胞需要Duffy血型物质作为受体，Duffy血型阴性者红细胞膜上无此受体，因而间日疟原虫不能入侵这些非洲人的红细胞，故先天不感染间日疟；诺氏猴疟在非洲很少流行，这可能与西非人群中的Duffy血型阴性阻断了该疟原虫的入侵有关。此外，由于遗传因素的影响，导致镰状细胞贫血者血红蛋白发生变异，其β链上的谷氨酸被缬氨酸所取代，导致先天不易被恶性疟原虫感染，能抵抗恶性疟原虫所致的重症疟疾的发生，其抵抗效力可达90%。在非洲、美洲和亚洲少数人群中，存在葡糖-6-磷酸脱氢酶（G6PD）缺乏者，对疟原虫具有先天的抵抗力，这些人群重症疟疾的发生率可降低46%～58%。

2．适应性免疫（adaptive immunity） 人体在感染疟疾后，多数个体产生了免疫力，并且这种免疫力也能抵抗同种疟原虫的再感染，并控制着虫荷，即便不予治疗，随着疟疾发作次数增多，患者的临床症状也会逐渐减轻甚至消失。当机体内原虫被药物清除后，这种免疫力便随之消失，这种免疫现象称为带虫免疫（premunition）。带虫免疫能抑制疟原虫在红细胞内的发育，使虫数明显减少，维持低水平的原虫血症。疟原虫能够逃避宿主免疫效应，在具有免疫力的宿主体内生存，这种现象被称为免疫逃逸（immune evasion）。造成这种现象的可能原因包括：①一部分原虫发生了抗原变异，这种变异的原虫能逃避宿主的免疫系统而获得生存，如恶性疟原虫通过表达受染红细胞表面蛋白-1（PfEMP1），而逃避宿主吞噬细胞的吞噬作用；②在疟疾流行区，机体免疫力仅对初次感染的疟原虫有明显杀伤作用，但由于患者反复感染，裂殖子表膜上形成的可溶性抗原和免疫复合物，干扰了机体的免疫效应，使巨噬细胞吞噬功能降低，不能很好地清除再感染的疟原虫；③疟原虫感染人体后，由于原虫的刺激，宿主产生大量抗体，但大多数抗体对机体没有保护作用，这些无效抗体干预了有效抗体的保护作用；④虫体在细胞内寄生，有利于逃避宿主的免疫效应。此外，疟原虫抗原多态性（polymorphism）可能与宿主某些抗原具有同源性，主动调控宿主的免疫应答，导致机体不能产生足够强的保护性免疫力以清除疟原虫的感染。

（1）红内期原虫的体液免疫：此期所产生的抗体作用机制可能包括以下几方面：①阻断裂殖子与宿主细胞的结合；②阻断裂殖子的入侵过程；③使疟原虫形成串珠状聚合物或玫瑰花环反应产物，这些产物能被单核-吞噬细胞系统清除；④介导抗体依赖的吞噬作用和抗体依赖性细胞介导的细胞毒作用（ADCC）。此外，保护性抗体还可能通过与巨噬细胞结合，激活免疫细胞并释放细胞因子（如TNF-α）杀灭胞内原虫。

（2）红内期原虫的细胞免疫：通过激活免疫效应细胞产生如一氧化氮、活性氧的中间产物、肿瘤坏死因子等炎性因子对疟原虫产生抑杀作用。此外，活化的T细胞也能辅助B细胞产生抗体，后者能直接杀灭疟原虫或通过抗体介导的细胞免疫清除感染的红细胞。

（3）红外期原虫的免疫力：由于肝细胞具有MHC分子，且感染虫体的肝细胞能够诱导宿主产生免疫应答，受到细胞毒性T淋巴细胞（CTL）的作用。近年来，红外期已成为国内外研究疟疾保护性免疫靶点的热点问题。当子孢子进入肝细胞后，疟原虫表达的抗原被运输到内质网加工处理，与MHCⅠ类分子结合。这种抗原多肽-MHCⅠ类分子复合物通过高尔基体被转运到肝细胞表面，并呈递给$CD8^+$T细胞。宿主针对感染肝细胞产生的免疫应答包括：①$CD8^+$CTL识别感染肝细胞表面的相应抗原-MHCⅠ类分子复合物，杀灭感染的肝细胞；②$CD4^+$T细胞释放IFN-γ等细胞因子，作用于肝细胞产生NO，直接杀灭肝细胞内的原虫；③抗体及γδT细胞对感染肝细胞也有明显的杀伤作用。

尽管子孢子在血流中停留时间很短，但仍能诱导机体产生大量抗体，后者能有效抑制子孢子的入侵，从而实现预防疟原虫感染的目的。

（4）细胞因子的作用：疟原虫感染宿主后能激活Th细胞产生Th1和Th2型两类细胞因子。IFN-γ对红内期原虫的作用是激活巨噬细胞，清除感染的红细胞；粒细胞-巨噬细胞集落刺激因子（granulocyte-macrophage colony stimulating factor，GM-CSF）能介导对红内期原虫的吞噬和杀伤作用；IL-4 对清除原虫血症具有重要的作用，然而，它亦可通过抑制巨噬细胞抗疟活性而有利于原虫的生存；IL-8 和 IL-10 在疟疾发病期维持较高水平，IL-10 在治疗期恢复至正常水平。

3．蚊虫对疟原虫免疫　学者们发现进入蚊体内的配子体，只有 5% ~ 10% 能发育成动合子；当动合子穿过蚊胃上皮细胞后，只有少数发育成卵囊；卵囊释放出大量的子孢子，但也仅有少数能到达唾液腺并发育至感染期。其原因是按蚊的免疫系统能抑制疟原虫的发育。按蚊对原虫的杀灭作用主要是通过黑化包被反应，后者是由前酚氧化酶级联反应介导引起的一种体液性黑化反应（humoral melanization）。此外，受染按蚊产生的 iNO 和抗菌肽也对疟原虫在蚊体内的发育具有一定的抑制作用。

【疫苗】

由于疟原虫抗药性的产生和扩散，使传统的抗疟药物治疗手段面临新的困难，因而寻找有效的疟疾预防措施已成为当务之急。疟原虫基因组计划完成为鉴定更多保护性抗原提供可能。同时，提高现有抗原的免疫原性是疫苗研究的一个重要内容。提高疫苗的免疫原性应包括研制和使用新的强效佐剂、新的疫苗传递系统、制备融合抗原等。

近年来，国内外学者致力于以下几个方面疟疾疫苗的研究工作，包括抗红外期原虫疫苗、抗红内期原虫疫苗和传播阻断的疫苗。由于疟原虫生活史复杂，且其抗原具有种、期特异性，因此每种疫苗应有其特定的靶点及相应的候选抗原。

目前疟疾疫苗研制主要面临以下几方面困难：①缺乏保护作用强的候选抗原；②缺乏对疟疾保护性免疫机制的了解；③缺乏有效的动物模型；④疟原虫存在抗原变异及多途径入侵机制；⑤缺乏持久的免疫力和难以产生足够高浓度的抗体。

目前疫苗研制的主要发展趋势是：①新候选抗原的鉴定；②多期多价疫苗；③提高疫苗的免疫原性。

RTS，S/AS01（RTS，S）（又称 Mosquirix ™）为全球首个疟疾疫苗，是一种针对幼儿的具有部分保护作用的注射用疫苗。2015 年 7 月，该疫苗得到了欧洲药品管理局的积极评价，并于当年 10 月得到世卫组织建议在一些非洲国家试用。2016 年 11 月，世卫组织宣布在撒哈拉以南非洲 3 个国家使用该疫苗，并将于 2018 年开始接种。如果这些试点项目能够证实其安全性和有效性，此疫苗将广泛实施。目前，正在撒哈拉以南非洲对该疫苗能否作为一种疟疾防治补充控制工具进行评估。

【诊断】

依据我国《疟疾诊断标准》（WS 259-2015），通过询问病史，对来自疟疾流行区或到过疟疾流行区旅游，出现发热、或脾大伴有周期发热者；或输血后 1 ~ 2 周发热者，应高度怀疑感染疟疾的可能性。患者出现周期性寒战、发热、出汗等症状，多次发作后出现脾大和贫血，是临床诊断疟疾的有力依据，而确诊需根据实验室病原学检查，同时免疫学检测和分子生物学检测可以作为临床辅助诊断或流行病学调查依据。

（一）病原学检查

1．病原学检查　从患者外周血液中检获虫体为疟疾确诊的依据。一般从受检者的耳垂或手指尖采血做薄血膜和厚血膜涂片，用吉姆萨或瑞氏染液染色，镜检发现疟原虫即可做出诊断。该方法被认为是“疟疾诊断的金标准”（WS 259-2006）。在间日疟患者外周血中，于发作后数小时至 10 小时内采血，可以查见环状体、大滋养体、裂殖体和配子体 4 个时期；在恶性疟患者外周血液中，一般只见到原虫的环状体和配子体，除重症疟疾外，虫体多寄居于内脏血管中。因此，对恶性疟患者尤其是初发病患者应选择发作开始时采血，可以在血片中查见环状体，在发现环状体 10 天后采血可以在血片中查见配子体。其他三种疟原虫血检不受时间的限制。

通常薄血膜涂片经染色后，原虫形态结构完整、清晰，可辨认原虫的种类和各发育阶段的形态特征，适用于临床诊断，由于取血量少且虫数少，容易漏检。厚血膜涂片则取血量可达 10 ～ 20 μl，由于原虫集中，易检获，其检出率是薄血膜的 15 ～ 25 倍，但制片过程中红细胞溶解，原虫形态有所改变，影响对虫种的鉴别。在临床和实验室诊断中，最好使用一张玻片同时制作厚、薄血膜两种，经吉姆萨或瑞氏染剂染色后镜检查找疟原虫，以提高诊断和鉴别诊断率。

在疟疾初发时，由于患者血中疟原虫密度较低，一次血检阴性时应在 48 ～ 72 小时补充采血检查，以核实诊断，避免出现临床漏诊情况。

吖啶橙染色法：血涂片制片过程与血膜薄涂片相同，而染色改用吖啶橙染色液，需荧光显微镜在暗室中观察，原虫细胞质 RNA 呈橙红色，细胞核 DNA 呈亮绿色。定量血沉棕黄层检查法（quantitative buffy coat，QBC）：也可以用于疟原虫感染的检测。其原理是利用感染疟原虫的红细胞比正常红细胞轻，而比白细胞略重，离心分层后，集中分布于正常红细胞层的上部，在加入吖啶橙染剂后，用荧光显微镜观察结果。该法虫体阳性检出率高，比厚薄血涂片法灵敏，但鉴别诊断仍需薄血涂片法，并且受限于特殊仪器。

（二）免疫学检测

临床上疟疾免疫学检测包括检测抗体和检测抗原两种方法。检测抗体主要用于评估疟疾的传播强度，流行区流行病学调查和监测。由于抗体在疟疾患者血中原虫被清除后一段时间依然存在，单纯进行抗体检测而不能确认现症患者，故对疟原虫循环抗原的检测是确认疟疾的适宜方法之一。目前，我国临床或广大流行区多采用已商业化的快速诊断试剂盒，对疟疾感染者进行筛选、流行病学调查和防治效果评估等。

1．检测特异性抗体 当疟疾患者出现原虫血症后，即可在血清中检测出相应抗体。临床上，血清中特异性抗体检测结果用于辅助诊断。通常患者抗体水平在 2 ～ 4 周达高峰，随着原虫消失 3 ～ 6 个月后血内抗体逐渐减少。当患者出现复发或重复感染时，抗体水平可很快升高，并达到较高的水平。临床上常用的血清学诊断方法包括 ELISA、IFA 和 IHA 等。这些方法操作简便，具有较高的特异性和敏感性，更多用于流行病学调查。

2．检测血清循环抗原 本法通常在疟疾临床诊断、疗效考核和流行病学调查时采用。常用的方法有放射免疫试验、抑制法酶联免疫吸附试验、夹心法酶联免疫吸附试验等。近年来，TDR 推出一种由单抗等制备的免疫浸条，用于检测疟原虫感染患者血浆中的特异抗原，简便易行。其中 Para Sight TM（Becton Dickinson）等诊断试剂盒已在国外小规模现场应用。以上试剂盒使用的靶抗原主要是 HRP-2、pLDH 和 pGDH 等。另外，可利用免疫层析技术，根据待测血样通过检测线时的颜色反应来判断是否有疟原虫感染。该方法无需贵重仪器，操作简便易学，可直接读取结果，使快速诊断成为可能。

（三）分子生物学检测

PCR 技术和核酸探针已应用于疟疾的临床诊断，其原理是通过检测疟疾患者血清中疟原虫特异性基因，而诊断疟原虫感染。基因检测方法已显示出良好的敏感性和特异性，目前已有试剂盒用于临床诊断。

1．PCR 方法 常根据疟原虫的 SSUrRNA、CSP 基因序列设计特异性的引物，进行扩增。该技术敏感性和特异性较高，并且可用于虫种和虫株的鉴定。巢式 PCR 等方法可进一步提高诊断的敏感性和准确性。但 PCR 方法仍费力耗时，需重复试验以确定是否混合感染。如何在单次反应中检测多个虫种、虫株或基因型成为近年来国内外学者研究的热点问题。采用巢式 PCR、环介导等温扩增（LAMP）和 real-time PCR 等技术进行检测条件的优化。这些方法在检测混合感染和低原虫血症患者血样时，明显优于传统病原学镜检。

2．DNA 探针技术 根据疟原虫种类设计相应的特异性探针。该技术敏感性和特异性均优于传统病原学和免疫学诊断技术，但因其操作繁琐、同位素污染等缺点受限于临床应用和流行病学调查。

临床用于疟原虫核酸检测的产品应在国家食品药品监督管理局通过注册审批。实验室操作时应严格按照国家参比实验室质控要求进行。必要时保留样品由上级实验室专家核查。

【流行】

根据 2017 年 WHO 报道，2016 年全球约一半人口面临疟疾感染的风险，有 91 个国家和地区发现持续性的疟疾传播。2015 年全球报告 2.12 亿疟疾病例，其中有 42.9 万人死亡，每两分钟就有一名儿童死于疟疾。多数疟疾感染和死亡病例发生在撒哈拉以南的非洲，该地区病例数占疟疾病例总数的 90%，疟疾死亡人数占总死亡数的 92%。同时，东南亚、拉丁美洲以及中东地区也受到影响。疟疾感染高风险人群包括婴儿、5 岁以下儿童、孕妇、艾滋病感染者，以及无免疫力的移民、流动人口和游客。2010—2015 年间，全球危险人群中疟疾发病率下降了 21%；同期，危险人群中疟疾死亡率下降了 29%。据估计，2001 年以来，因疟疾死亡率下降，全球共挽救了 680 万人生命。2010—2015 年间，全球 5 岁以下儿童疟疾死亡率下降了 29%，然而，疟疾仍是 5 岁以下儿童的一大“杀手”。

疟疾通过雌性按蚊叮吸人血进行传播。目前已知按蚊共有 400 多种，其中约有 30 种是疟疾病媒，这些病媒均在黄昏至拂晓期间叮吸人血。传播严重程度取决于寄生虫、病媒、人类宿主和环境等有关因素。恶性疟原虫是非洲大陆人群最常见的感染致病原，它导致了全球大多数疟疾死亡病例；而在撒哈拉以南非洲之外的大多数国家，间日疟原虫是主要的疟疾致病原。

病媒控制是预防和减少疟疾传播的主要途径，如果能采取有效的病媒控制措施，提高防治的覆盖率，将会使得整个流行区获得一定程度的保护。

目前，影响全球疟疾防控困难因素很多，主要原因表现在以下几个方面：①疫区蚊媒对杀虫剂逐渐产生了抗药性，使传播途径无法被控制；②由于长期使用氯喹类药物，疟原虫尤其是恶性疟原虫中发生了耐药基因突变，并且产生耐药性的恶性疟原虫和间日疟原虫虫株能迅速在疫区扩散传播，使人类面对大量疟疾患者找不到有效的治疗手段；③流行区所处的热带和亚热带地区各国面临的经济和社会等方面的问题，影响疟疾防控措施的实行。

2015 年 5 月世界卫生大会通过的世卫组织“2016—2030 年全球疟疾技术战略”为全球所有疟疾流行国提供了一个技术框架，用于指导和支持区域和国家规划，以控制和消除疟疾。这项战略确定了全球可行的宏伟目标，其中包括：①到 2030 年将全球疟疾病例发病率至少降低 90%；②到 2030 年将全球疟疾死亡率至少降低 90%；③到 2030 年至少在 35 个国家中消除疟疾；④所有已无疟疾传播国家中防止再次出现疟疾（表 12-3）。

表12-3　2016—2030年全球疟疾技术战略的目标、分阶段指标和最终指标

目标		分阶段指标		最终指标
		2020年	2025年	2030年
1	降低全球疟疾死亡率（以 2015 年为基数）	至少≥ 40%	至少≥ 75%	至少≥ 90%
2	降低全球疟疾病例发病率（以 2015 年为基数）	至少＞ 40%	至少＞ 75%	至少＞ 90%
3	在 2015 年仍有疟疾传播的国家中实现消除疟疾的国家	至少 10 个国家	至少 20 个国家	至少 35 个国家
4	在已无疟疾传播国家中防止再次发生传播	防止再次传播	防止再次传播	防止再次传播

疟疾在我国已有几千年的传播历史，是危害我国人民健康的五种重要寄生虫病之一。我国地处温带和亚热带，流行最广的是间日疟，其次是恶性疟。目前输入性的三日疟和卵形疟已有多起病例报告。

我国疟疾主要分布区分为四类：①北纬 25° 以南地区，属于高疫区，历史上这是我国疟疾最严重的地区。该区域以恶性疟多见，间日疟次之，三日疟散在，卵形疟仅见于云南和海南，混合感染多见。山区主要以微小按蚊作为传播媒介，其次为嗜人按蚊（*Anopheles anthropophagus*），平原地区为中华按蚊（*Anopheles sinensis*），海南山林地区为大劣按蚊。②北纬 25°～33° 之间地区，属于中疟区或低疟区，历史上疟疾曾分布广。该区域以间日疟为主，主要传播媒介为嗜人按蚊和中华按蚊，某些山区为微小按蚊。③北纬 33° 以北地区，属于低疟区，疟疾主要分布于平原区及少数江河、湖泊附近的低洼地带，仅有间日疟流行。蚊媒主要以中华按蚊为主，新疆北部为米赛按蚊（*Anopheles messae*），南部为塞氏按蚊（*Anopheles sergenti*）。④西北地区，包括西藏墨脱与黑龙江佳木斯连线以西大片地区，其中青藏高原、西北及内蒙古的荒漠和东北林区等均为天然无疟疾区。

我国自消除疟疾行动规划（2010—2020 年）正式启动以来，由于消除疟疾“1-3-7”工作规范有效的实施，疟疾疫情已整体下降，本地感染病例数及所占比例逐年降低，流行范围也呈缩小的趋势。2016 年全国仅有云南盈江县和西藏察隅县 3 起本地感染病例。目前，我国大部分县（区）都已经完成了消除疟疾考核评估，但有些地区仍存在疟疾传播的条件，如果传染源不能及时发现和清除，仍会面临有本地传播和疫情回升的风险。

（1）传染源：末梢血内含有配子体的现症患者或带虫者为疟疾的传染源。

（2）传播媒介：自然条件下疟原虫必须经按蚊（*Anopheles*）传播。我国传播疟疾的按蚊有 8 种，其中分布广泛的是中华按蚊、嗜人按蚊、微小按蚊和大劣按蚊等。

（3）易感人群：对疟疾无免疫力和免疫力低的人群称为易感人群。不同种族、性别、年龄和职业的人，除具有某些遗传特征性的人群外，对这 4 种疟原虫普遍易感，但以儿童感染最多。

（4）流行因素：温度、湿度、雨量和地形等自然因素对疟疾的传播有一定的作用。社会经济水平、居民受教育水平、生活习惯、卫生条件、人口流动以及医疗保健等因素对疟疾流行和控制均产生影响。热带地区通常全年均有传播，我国地处亚热带，疟疾主要传播季节在 5～10 月。

【防治】

（一）预防

世界卫生组织高度重视全球疟疾防控工作。2007 年第 60 届世界卫生大会通过决定，从 2008 年起将每年 4 月 25 日作为“世界疟疾日”。我国卫生防疫部门高度重视与世界卫生组织的合作，结合我国实际情况，我国决定将每年的 4 月 26 日定为“全国疟疾日”，以提高全民防治疟疾的意识。

我国对疟疾的防治策略是加强和落实灭蚊与传染防治的综合措施，包括：①解决治疗“抗氯喹疟疾”药物的研制和生产供应；②严格执行疫区流动人口管理制度；③实施传染源管理制度；④坚持疟疾监测；⑤执行因地制宜、分类指导的原则。

对疟疾患者应进行早期诊断和治疗，这不仅可以减少疟疾的发作次数，避免患者死亡，而且也有助于减少疟疾的传播。现有的最佳治疗方法，特别是对恶性疟，是以青蒿素为基础的联合疗法。

（1）控制传染源：对现症患者、复发者和带虫者进行治疗。治疗药物有氯喹（又称氯喹啉，chloroquine）、奎宁（quinine）和青蒿琥酯及其衍生物等。

（2）消灭传播媒介：结合农业生产的结构调整和环境卫生进行综合治理，采取多种措施灭蚊。在以中华按蚊为主要传播媒介的地区，采取以治疗传染源为主，减少蚊幼虫孳生地为辅的综合措施；在以微小按蚊、嗜人按蚊和大劣按蚊为主要媒介的地区，则采取防制媒介结合治疗传染源的综合措施。

（3）保护健康人群：应采取预防服药，涂擦防护剂，使用蚊帐或纱窗、纱门等防护措施，以防止健康人感染。

（二）治疗药物

目前，临床上所用的各种抗疟药中，尚没有一种抗疟药对各种疟原虫各不同虫株都有同样的效果。同一种株原虫在不同地区或处在不同免疫状态的人群中，药物的疗效亦不相同。要发挥抗疟药的最大效果须在医生的指导下全程有规律治疗。做好根治和预防服药，不仅可解除患者的疾苦，亦是防止传播的重要措施。

（1）控制症状的抗疟药：包括氯喹（该药作用于疟原虫的红内期，是用于治疗疟疾急性发作和控制疟疾症状的首选药物）、奎宁、甲氟喹（mefloquine）、青蒿素（artemisinin）、蒿甲醚（artemether）和复方蒿甲醚（coartem）等。

（2）控制复发和传播的药物：伯氨喹（又名伯喹 primaquine）是人工合成的 8- 氨基喹啉类衍生物，对红外期与配子体有较强的杀灭作用，可有效控制疟疾复发和传播。

（3）预防用抗疟药：乙胺嘧啶（pyrimethamine）、磺胺类与砜类等药物，这几种抗疟药可以单独使用或联合应用。乙胺嘧啶药用机制是能抑制细胞核的分裂，抑制疟原虫繁殖。

知识拓展　青蒿素抗疟原虫的药物作用机制

（崔　昱　秦元华）

第二节　刚地弓形虫

刚地弓形虫（*Toxoplasma gondii* Nicolle & Manceaux，1908）简称弓形虫，是一种专性细胞内寄生的原虫，呈世界性分布。弓形虫可感染包括人在内的所有温血动物，引起弓形虫病（toxoplasmosis）。本病为人畜共患寄生虫病，可对人类健康和畜牧业造成严重危害。该虫最早于 1908 年由法国学者 Nicolle 和 Manceaux 从北非突尼斯的刚地梳趾鼠（*Ctenodactylus gundi*）肝脾单核细胞内发现。“刚地弓形虫”的命名系结合虫体形状和宿主名称而得。据统计全世界至少有 1/3 的人口感染弓形虫，感染者大多呈隐性感染状态，但在宿主免疫功能低下或缺陷时，可致严重后果。因此，弓形虫亦是重要的机会性致病原虫（opportunistic protozoa）。若妇女妊娠期间感染弓形虫，可影响胚胎发育，导致流产、死胎或者先天性弓形虫病，严重影响优生优育。

知识拓展　弓形虫研究历史大事记

【形态】

弓形虫的发育包括滋养体（trophozoite）、包囊（cyst）、裂殖体、配子体和卵囊共五个时期，其中滋养体、包囊、卵囊与致病及传播密切相关（图 12-10）。

1. 滋养体　包括速殖子（tachyzoite）和缓殖子（bradyzoite）。速殖子呈新月形、香蕉形或弓形，一端稍尖，另一端钝圆，一侧较平，另一侧较膨隆。长 4 ～ 7 μm，宽 2 ～ 4 μm，平均大小为 2 μm × 5 μm。运动方式多变，以滑动或螺旋式等方式运动。经吉姆萨或瑞氏染液染色后，细胞质呈蓝色，核呈紫红色，位于虫体中央稍偏后，核与尖端之间有浅红色的颗粒，称副核体。

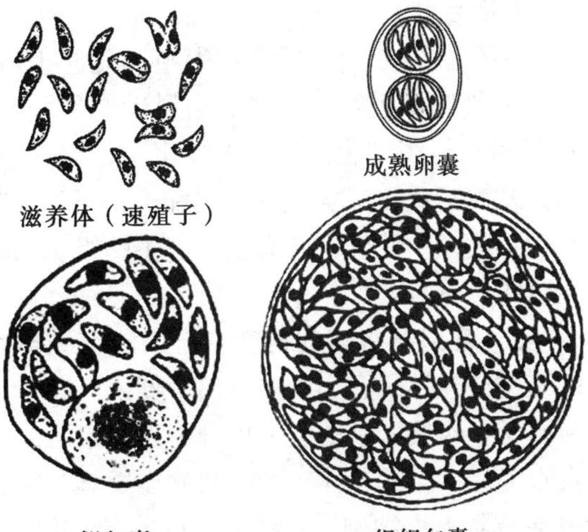

图 12-10　刚地弓形虫形态

速殖子常见于感染宿主急性发病期的组织细胞的纳虫泡内，常因细胞破裂而游离于细胞外，虫体散布于血液、脑脊液和炎性渗出液中，单个或成对排列。细胞内寄生的虫体主要以内二芽殖方式增殖，虫体数量为数个至数十个。

彩图 弓形虫速殖子

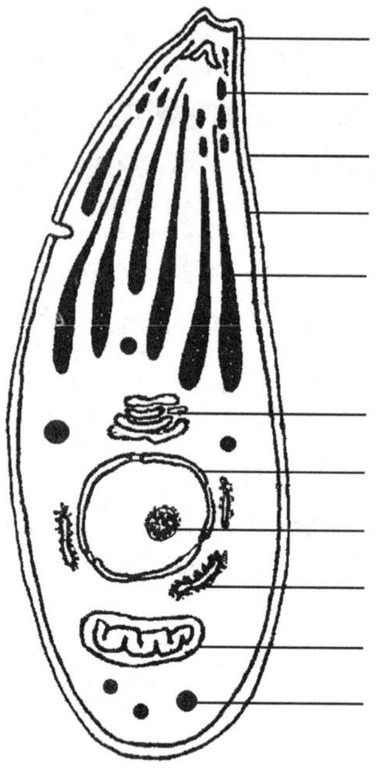

图 12-11 弓形虫速殖子电镜模式图

彩图 弓形虫包囊

被宿主细胞膜包裹的速殖子集合体，因无真正的囊壁而称其为假包囊（pseudocyst）。

在电子显微镜下观察，虫体表面由外膜、内膜和微管构成。外膜是典型单位膜结构，包绕整个虫体，在侧缘向内凹陷而成胞口样微孔。内膜较外膜厚，膜下有微管 22 根。虫体的前端有类锥体（conoid）和极环（polar ring）。类锥体由一组或几组向上旋屈而中空的弓形线组成。棒状体（rhoptry）有 8 ~ 10 条，呈棒球状，为腺体样结构，是类锥体向后延伸的部分。核位于虫体后部，核仁位置不定。高尔基复合体常位于核的前沿凹陷处，呈膜囊样结构。胞内还有粗面内质网、线粒体、溶酶体和核糖体等细胞器（图 12-11）。

2．包囊 圆形或椭圆形，直径为 5 ~ 100 μm，具有虫体分泌的一层富有弹性的坚韧囊壁，囊内虫体称缓殖子，有数个至数百个，其形态与速殖子相似，但增殖缓慢，个体较小。在一定条件下，包囊破裂释出缓殖子，再侵入新的细胞形成新的包囊。包囊常见于宿主的慢性感染或隐性感染阶段，可长期在宿主组织内生存，多见于脑、骨骼肌、视网膜及其他组织器官。

3．裂殖体（schizont） 在猫肠上皮细胞内发育增殖，成熟的裂殖体为长椭圆形，胞质着色较淡，几乎无颗粒，内含 4 ~ 29 个或更多裂殖子，以 10 ~ 15 个居多，呈扇状排列。裂殖子呈新月状，前尖后钝，平均大小为 4 μm × 1 μm，较滋养体为小。

4．配子体（gametocyte） 有些游离的裂殖子侵入猫肠上皮细胞发育形成配子母细胞，进而发育为配子体。雄配子体呈卵圆形，直径约 10 μm，发育成熟后形成 12 ~ 32 个雄配子。雄配子为新月形，两端尖细，长约 3 μm，前端有 2 根鞭毛。雌配子体呈圆形，直径为 15 ~ 20 μm，成熟后发育为雌配子。雌雄配子受精结合发育为合子（zygote），进一步发育成卵囊。

5．卵囊（oocyst） 从猫粪排出的卵囊是未孢子化卵囊，呈圆形或椭圆形，直径为 10 ~ 12 μm，稍带绿色，具两层光滑透明囊壁，囊内充满均匀小颗粒。在外界适宜条件下，卵囊迅速发育，数小时开始孢子化，成熟的卵囊含 2 个孢子囊，每个孢子囊内含 4 个新月形的子孢子。成熟卵囊是弓形虫经猫粪向外界传播的感染阶段。

【生活史】

弓形虫生活史包括有性生殖和无性生殖两个世代的交替。有性生殖仅在猫或猫科动物的肠上皮细胞内进行，故猫或猫科动物是弓形虫唯一的终宿主。另外，弓形虫在猫肠上皮细胞及其肠外组织细胞内进行无性生殖，因此猫又是中间宿主。弓形虫对中间宿主的选择极不严格，从爬行类、鸟类至哺乳类和人都可作为其中间宿主。弓形虫在中间宿主的组织细胞内只进行无性生殖。此外，弓形虫对寄生的组织细胞也无选择性，除红细胞外，任何有核细胞都可寄生（图 12-12）。

1．在终宿主体内的发育 当猫或猫科动物吞食卵囊、包囊或假包囊后，其内的子孢子、缓殖子或速殖子在小肠内逸出，侵入小肠上皮细胞，经 3 ~ 7 天发育形成裂殖体，成熟后释出裂殖子，再侵入新的肠上皮细胞发育增殖。经数代裂体增殖后，部分裂殖子侵入小肠上皮细胞发育为雌、雄配子体，经减数分裂发育为雌、雄配子，两者受精为合子，继续发育为卵囊。卵囊穿破肠上皮细胞进入肠腔，随粪便排出体外。在 25℃和适宜湿度环境条件下，经 2 ~ 4 天发育为成熟卵囊并具感染性。

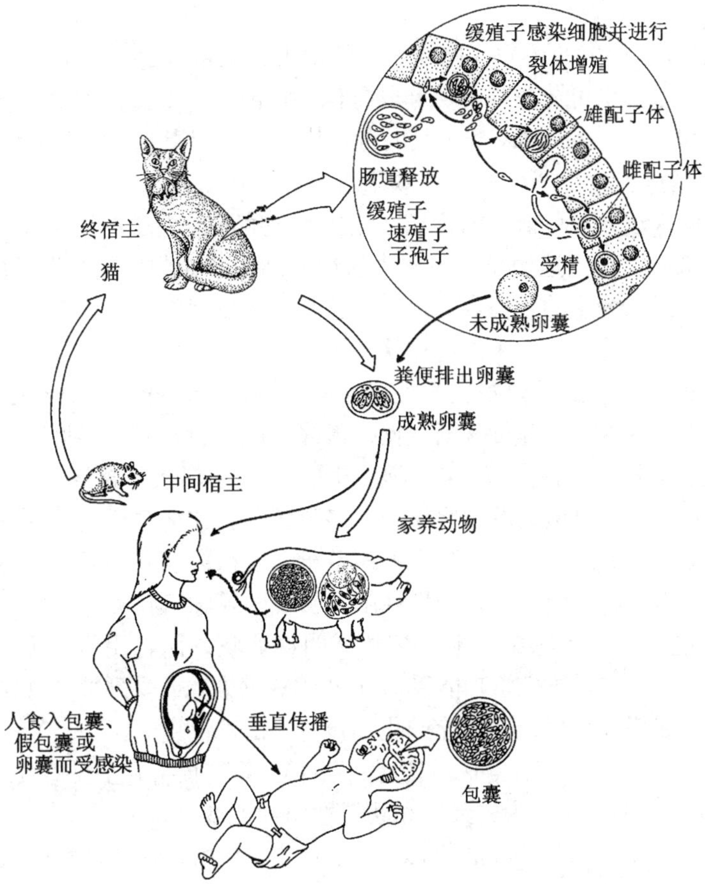

图 12-12　刚地弓形虫生活史（仿 William Ober & Claire Garrison）

猫吞食不同发育期的弓形虫，排出卵囊的时间各异。通常在吞食包囊后 3 ～ 10 天，吞食卵囊或假包囊后约 18 天或以上排出卵囊。被感染的猫，平均每天排出卵囊 1000 万个，排囊时间可持续 10 ～ 20 天，此时为弓形虫传播的重要阶段。

2．在中间宿主体内的发育　当猫或猫科动物粪便内的卵囊或动物肉类中的包囊、假包囊被中间宿主如人、猪、牛、羊、鼠、鸟等吞食后，子孢子、缓殖子或速殖子在小肠逸出，随即侵入肠壁，经血液或淋巴进入单核巨噬细胞内寄生，并扩散到脑、眼、淋巴结、心、肝、肺、肌肉等全身各组织器官，在细胞内分裂增殖，形成假包囊。假包囊内的速殖子不断增殖，直至细胞破裂，释出的速殖子再侵入新的宿主细胞。

在免疫功能正常的机体，部分速殖子侵入宿主细胞后，特别在脑、眼、骨骼肌内的虫体繁殖速度减慢，转化为缓殖子并分泌成囊物质形成包囊。包囊在宿主体内可存在数月、数年，甚至终身。当机体免疫功能低下或缺陷时，组织内的包囊可破裂，释出的缓殖子进入血流，并侵入新的有核细胞，形成包囊或假包囊。假包囊和包囊是中间宿主之间，或中间宿主与终宿主之间互相传播的主要感染阶段。

弓形虫入侵宿主细胞是一个主动过程，包括对宿主细胞的黏附、侵入、纳虫空泡形成与修饰等。首先微线体经类锥体向外分泌蛋白质，使虫体黏附于宿主细胞。随后棒状体和致密颗粒分泌相应蛋白质，共同参与纳虫空泡形成。最后虫体完成对纳虫空泡的修饰，以抵抗宿主溶酶体的裂解和酸化过程，并与宿主的内吞噬系统隔离，防止被宿主细胞清除，从而引起宿主急性或慢性感染。

【致病】

1．致病机制 弓形虫的致病作用与虫株的毒力、数量以及宿主的免疫状态密切相关。根据致病力的不同，弓形虫可分为强毒株和弱毒株。目前国际上公认的RH株是标准强毒株，引起患者急性感染和死亡；Beverley株则是弱毒株代表，引起患者隐性感染或慢性感染。

（1）速殖子是宿主急性感染的主要致病阶段。弓形虫侵入机体后，形成弓形虫血症。在感染初期，机体尚未建立对弓形虫的特异性免疫，速殖子很快侵入各组织器官，在细胞内迅速增殖，直至细胞破裂，逸出速殖子，再侵入邻近的细胞。如此反复，形成局部组织坏死病灶，同时伴以单核细胞浸润为主的急性炎症反应，这是弓形虫病的基本病理组织学变化。病变严重程度取决于虫体增殖的速度和宿主的免疫状态。

（2）包囊内的缓殖子是导致宿主慢性感染的主要形式。随着机体对弓形虫特异性免疫的形成，速殖子在细胞内的增殖速度逐渐减慢，最终形成包囊，后者多见于脑、眼、骨骼肌和心肌等组织器官，且可长期存在。包囊因缓殖子增殖而体积增大，挤压组织器官而致功能障碍。当包囊增大到一定程度，可破裂释出缓殖子，多数缓殖子被宿主免疫系统清除，而有些缓殖子可侵入新的细胞形成包囊或假包囊。死亡的缓殖子激发宿主强烈的迟发型超敏反应，形成肉芽肿病变，造成各种组织的广泛炎症，如慢性脑炎、视网膜脉络膜炎等。

（3）免疫功能正常的人感染弓形虫多数无明显症状，而且用常规方法很难查到病原体，故称之为隐性感染。但在机体免疫功能受损（如HIV感染）或受到抑制（如因器官移植长期使用免疫抑制剂、或因恶性肿瘤接受放疗或化疗）时，诱发包囊活化、复苏，缓殖子转化为速殖子。速殖子大量增殖，毒力增强，可引起患者中枢神经系统损害和全身播散性感染，后果严重。

2．临床表现 弓形虫病分为先天性和获得性两种类型。

（1）先天性弓形虫病（congenital toxoplasmosis）：是指妇女在妊娠期间感染弓形虫，虫体经胎盘血流引起胎儿的感染。孕前感染弓形虫，一般不会传染给胎儿。但在妊娠早期3个月内受染，后果较严重，可致流产、早产、死产，胎儿有脑积水、小脑畸形、小眼畸形等。此期感染弓形虫还会增加妊娠并发症的机会。受染而存活的婴儿常因脑部先天性损害而致智力发育不全或癫痫，有的成年后才出现视网膜脉络膜炎。妊娠中、晚期感染弓形虫，受染胎儿多为隐性感染，但有些在出生后数月或数年甚至成年才出现症状。

先天性弓形虫病患儿的中枢神经系统最易受损，主要表现为脑积水、无脑儿、小头畸形、脊柱裂、精神障碍和智能迟钝等。其次为眼弓形虫病，以视网膜脉络膜炎、视神经炎和视力障碍等最为常见。此外，还可伴有发热、皮疹、呕吐、腹泻、黄疸、肝脾大、贫血、心肌炎、癫痫等。在临床上，脑积水或小脑畸形、大脑钙化、视网膜脉络膜炎和精神运动障碍等病症称为先天性弓形虫病四联症，具有诊断价值。

（2）获得性弓形虫病（acquired toxoplasmosis）：是指出生后从外界获得的弓形虫感染。弓形虫可侵犯人体任何器官，包括脑、眼、淋巴结、心、肝、脾、肺、肾、肾上腺、胰、骨骼肌等组织器官。因虫体侵袭部位和个体差异，患者临床表现复杂多样，无特异性，应与其他疾病相鉴别。

淋巴结肿大是获得性弓形虫病患者最常见的临床表现，多见于颌下和颈后淋巴结，伴有长时间的低热、疲倦、肌肉不适、肝脾大或全身中毒症状。其次，虫体常累及脑和眼，具体表现为弓形虫脑炎和视网膜脉络膜炎，前者可出现癫痫和精神异常等症状，后者若病情严重可导致失明。

绝大多数弓形虫感染为隐性感染，但在机体免疫功能低下，如患恶性肿瘤、施行器官移植、长期接受放射治疗、应用免疫抑制剂以及细胞毒剂等或先天性、后天性免疫缺陷者如AIDS患者，都可使隐性感染状态转为急性或亚急性发病。弓形虫可侵犯人体各个器官并引起严重疾患，如弓形虫脑病、弓形虫眼病、弓形虫肝病、弓形虫心肌心包炎、弓形虫肺炎等。典型的弓形虫脑病患者以亚急性方式发病，表现为头痛、偏瘫、癫痫发作、视力障碍、神志不清和昏迷等，常并发弓形虫脑炎或肺炎而死亡。美国疾病控制中心曾报告，在 14 510 例艾滋病患者中并发弓形虫脑炎者有 508 例，多在感染后 2 ～ 8 个月内死亡。

【诊断】

1．病原学诊断　由于弓形虫寄生于细胞内，对组织选择无特异性，而且感染者多不表现临床症状，因此病原学诊断较困难。但病原体的检出是诊断弓形虫病最可靠的方法和指标，具有确诊意义。

（1）直接涂片或组织切片法：取病理标本如胸腔积液、腹水、脑脊液、羊水、眼房水等做涂片或抹片，或取实质器官标本如肝、脾、肺、淋巴结、胎盘、脑组织等做组织切片，经吉姆萨或瑞氏染液染色，用显微镜检查发现虫体即可确诊。此法简便，但检出率低，易漏检。

（2）动物接种分离或细胞培养法：取可疑标本接种于健康小鼠腹腔内，1 ～ 2 周后取其腹腔渗出液，镜检滋养体。若首次检查阴性，至少需盲目传代 3 次。也可将标本接种于离体培养的单层有核细胞中，镜检假包囊或游离的虫体。动物接种和细胞培养阳性率较高，但耗时长，临床较少应用。

2．血清学诊断　是目前弓形虫病临床诊断重要的参考依据和流行病学调查最常用的方法。

（1）Sabin-Feldman 染色试验（dye test，DT）：是经典的弓形虫病血清学诊断方法，具有良好的特异性、敏感性和重复性，可做早期诊断，但需用活虫体，不易操作，并存在生物安全性问题，目前几乎不使用。

（2）间接红细胞凝集试验（IHA）：简便快速，有较好的特异性和敏感性，广泛应用于流行病学调查。

（3）间接免疫荧光抗体试验（IFA）：采用荧光标记第二抗体，以整虫为抗原，检测待检血清中的 IgM 或 IgG 抗体，其中 IgM 具有早期诊断价值。

（4）酶联免疫吸附试验（ELISA）：是目前最常用的方法之一，用于检测宿主的特异性抗体或循环抗原，已有多种改良 ELISA 广泛用于弓形虫早期急性感染和弓形虫病的诊断。

目前临床上对弓形虫病血清学的诊断，至少以 2 项试验的综合分析结果为准，并同时检测 IgM 或 IgG 动态变化，以此作为诊断现症感染的依据。对免疫功能低下的患者，除检测弓形虫抗体外，还应检测循环抗原和 PCR 进行辅助诊断。

3．分子生物学诊断　近年来，PCR 及 DNA 探针技术以其灵敏、特异和早期诊断等优点而用于临床诊断。在弓形虫 PCR 检测中，使用较多的靶基因序列是 Bl 基因和 529 bp 重复序列。

弓形虫病的临床表现多种多样，缺乏特有的临床指征，易与很多疾病相混淆。先天性弓形虫感染应与巨细胞病毒感染、疱疹病毒感染、风疹病毒感染等疾病进行鉴别。获得性弓形虫感染应与传染性单核细胞增多症、淋巴结结核、视网膜脉络膜炎等疾病进行鉴别。

另外，在妇女妊娠期间，需进行 B 超、羊水或胎血检查，了解弓形虫血清学变化和胎儿宫内感染情况，以便采取相应措施，预防或减少不良后果的发生。

【流行】

1．流行情况　弓形虫分布广泛。刚地弓形虫只有一个种一个血清型，但其基因型非常丰富，目前已发现 200 多个。根据弓形虫对小鼠的致病力强弱，将其基因型分为经典型和非典型两大类。其中经典型包括Ⅰ型、Ⅱ型和Ⅲ型。各型 DNA 序列仅有 1% ～ 2% 的差别，但毒力差异明显。Ⅰ型对小鼠的致病力强，Ⅱ型、Ⅲ型致病力弱。人感染Ⅰ型和Ⅲ型弓形虫主要见于南美和中美地区，Ⅱ型是欧洲、北美洲和多数亚洲人感染弓形虫的常见基因型，Ⅲ型在动物体内出现的频率高于人类。此外，非典型虫株在妇女妊娠的晚期可对胎儿造成严重危害。

弓形虫病是一种人畜共患寄生虫病，呈世界性分布，人群感染相当普遍。血清学调查资料表明，全球人群弓形虫血清抗体阳性率为 25% ～ 50%，个别地区高达 90%。我国人群弓形虫血清抗体阳性率明显低于世界平均水平，但呈现逐年上升趋势。据全国人体重要寄生虫病现状调查（2001—2004 年）报告，我国人群弓形虫血清抗体平均阳性率为 7.88%。在全球范围内，孕妇的弓形虫初次感染概率为 0.1% ～ 1%，有的地区可高达 3% ～ 9%。弓形虫还可以感染畜禽，如猪、牛、羊、马、骆驼、兔、鸡、鸭等。国内家畜弓形虫感染率为 10% ～ 50%，其中以猪的感染率最高，死亡率高达 60%，给养猪业造成巨大经济损失。

家畜肉组织中的包囊是人类感染弓形虫的重要来源。猫科动物是弓形虫的终宿主，其弓形虫抗体阳性率高达 78%。弓形虫感染与气候、地理等自然条件关系不大，但常与生活习惯、生活条件、接触猫科动物及其来源产品等因素有关。动物饲养员、屠宰工、猎人、剥兽皮工人、弓形虫实验室工作人员、兽医及宠物猫爱好者，因接触弓形虫的机会较多而容易受染。

造成弓形虫感染如此普遍的原因，可能包括以下几方面：①感染阶段多，卵囊、包囊、假包囊和速殖子等多个生活史期都具感染性；②中间宿主广泛，包括哺乳类、鸟类、鱼类和爬行类等动物 350 余种；③循环传播方式多样，弓形虫在终宿主之间、中间宿主之间、终宿主与中间宿主之间均可交叉传播；④终宿主排放卵囊量大，持续时间长；⑤在宿主体内生存时间长；⑥抵抗力强，如卵囊在自然界常温常湿条件下生存长达 18 个月，在猫粪内可存活 1 年，对酸、碱、消毒剂等有很强的抵抗力；猪肉中的包囊在冰冻状态可存活 35 天；速殖子在浓缩的血液里，于 −8 ～ −2℃可存活 56 天。

2．流行环节

（1）传染源：受染动物均可作为弓形虫病的传染源。其粪便中含有弓形虫卵囊的猫科动物是最重要的传染源，其次为感染弓形虫的其他哺乳动物、鸟类等温血动物。弓形虫可通过胎盘感染胎儿，故受感染的母亲是胎儿的传染源。

（2）传播途径：包括垂直传播和水平传播。前者指胎儿经胎盘血感染，为先天性感染；后者为出生后个体从外界获得的感染，为获得性感染。水平传播途径多样，包括经口食入被猫粪中卵囊污染的食物和水，或食入未经彻底加热烹制含有弓形虫包囊或假包囊的肉类、乳类和蛋品等。实验室人员或肉类加工者接触含有包囊的肉类也可经损伤的皮肤或黏膜而感染。经输血或器官移植也是另种传播途径。此外，节肢动物如蝇、蜚蠊等携带卵囊也有一定的传播意义。

（3）易感人群：人类对弓形虫普遍易感，无性别差异。胎儿、婴幼儿以及免疫功能缺陷或低下者尤为易感。肉类加工人员、屠宰场工人、动物饲养员、猎人、兽医、弓形虫实验研究工作者以及宠物猫爱好者容易受染。

【防治】

1．治疗 至今尚无理想的抗弓形虫药物。传统药物如乙胺嘧啶、磺胺类制剂等存在复发率高、根治率低、疗程长、有一定毒副作用等缺点。对急性期患者应及时治疗，以乙胺嘧啶与磺胺嘧啶联合用药为主。螺旋霉素（spiramycin）与磺胺嘧啶，或青蒿素（artemisinin）类与磺胺嘧啶也可联合应用。上述药物对增殖期弓形虫有抑制作用，联合用药效果优于单独用药。阿奇霉素（azithromycin）对体内、外弓形虫均具杀灭作用，对包囊亦有一定作用，适用于弓形虫脑病的治疗。孕妇感染应首选螺旋霉素，若胎儿弓形虫感染确诊，则立即改为乙胺嘧啶、磺胺嘧啶与螺旋霉素交替应用。疗程中适当配伍免疫增强剂或细胞因子（如干扰素）可提高疗效。成人弓形虫感染多呈无症状带虫状态，一般不需要治疗，但需密切观察感染进展状况，如有相关临床表现，宜及时就医。

2．预防 弓形虫病的预防极为重要。依据弓形虫生活史的特点与传播途径，可采取以下措施：①加强卫生宣传教育，认识弓形虫病的危害及了解其传播途径；②改变不良的饮食习惯，不食生肉或未熟的肉，不食用生的蛋或奶制品；③加强对家畜、家禽和疑似感染动物的监测和管理，严格肉类及其制品的卫生检疫制度；④提倡养猫要喂饲市售猫粮，加强对猫粪的管理，强调育龄妇女和孕妇不养猫，不接触猫和猫粪；⑤孕妇应定期做弓形虫常规检查，以防止先天性弓形虫病的发生；⑥加快抗弓形虫疫苗的研制。

第三节　隐孢子虫

隐孢子虫（*Cryptosporidium* Tyzzer，1907）是一类广泛寄生于人及哺乳类、禽类、爬行类和鱼类等脊椎动物体内的原虫，可引起以持续性水样腹泻为主要临床表现的人畜共患隐孢子虫病（cryptosporidiosis）。该病呈世界性分布，被世界卫生组织（WHO）列为世界六大腹泻疾病之一，在寄生虫所致的腹泻中占首位。隐孢子虫于 1907 年由 Tyzzer 首次在实验小鼠胃肠中发现。目前已知隐孢子虫属（*Cryptosporidium*）有 30 个验证的种，其中 14 种可以感染人，最常见的是微小隐孢子虫（*C. parvum*）和人隐孢子虫（*C. hominis*）。隐孢子虫在免疫功能正常的宿主中呈自限性感染，但在宿主免疫功能低下或缺陷时则呈慢性致死性感染，易出现水样腹泻进而导致严重脱水，危及生命。

【形态】

隐孢子虫的发育包括滋养体、裂殖体、配子体、合子和卵囊等阶段，其中卵囊（oocyst）是唯一的感染阶段。

卵囊　呈圆形或椭圆形，直径为 4 ~ 6 μm，囊壁光滑，透明。成熟卵囊含有 4 个裸露的子孢子（sporozoite）和一团残留体（residual body）。子孢子呈月牙形，大小为 1.5 μm × 0.8 μm，排列不规则呈多态性。残留体由颗粒状物和一空泡组成（图 12-13）。卵囊若不染色，难以辨认。经改良抗酸染色后，卵囊呈玫瑰红色，背景为蓝绿色，显微镜下观察二者对比性很强。残留体呈暗黑色或棕色的颗粒状。卵囊有薄壁和厚壁两种类型。薄壁卵囊约占 20%，只有 1 层单位膜；厚壁卵囊约占 80%。

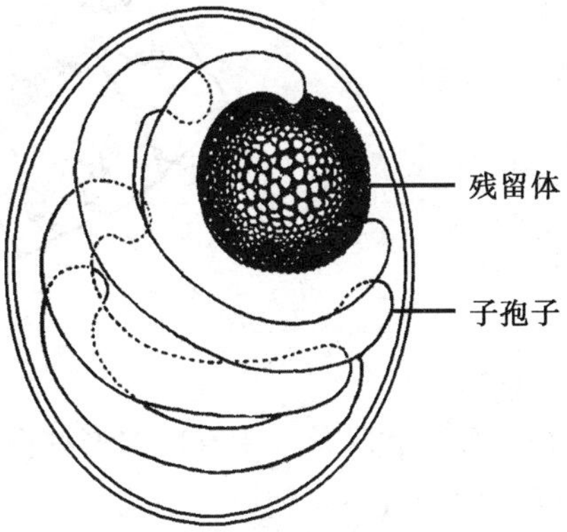

图 12-13　隐孢子虫卵囊

彩图　隐孢子虫卵囊

【生活史】

隐孢子虫的生活史简单，只需一个宿主，无需转换宿主，即整个发育过程在同一宿主体内完成。各期发育均在宿主小肠上皮细胞膜与胞质间形成的纳虫泡内进行，一般不进入上皮细胞的胞质内或侵犯上皮细胞深层。繁殖方式包括无性生殖（裂体增殖与孢子增殖）和有性生殖（配子生殖）两种方式。

人或易感动物因食入被成熟卵囊污染的食物或水而感染。在小肠酶和胆盐的作用下，卵囊脱囊释放出 4 个子孢子。子孢子黏附并侵入肠上皮细胞的微绒毛区（刷状缘层内），形成纳虫泡，虫体在纳虫泡内进行裂体增殖，先发育为滋养体，经 3 次核分裂发育为Ⅰ型裂殖体。成熟的Ⅰ型裂殖体内含 8 个裂殖子。裂殖子被释出后侵入其他肠上皮细胞，发育为第 2 代滋养体，经 2 次核分裂发育为Ⅱ型裂殖体。成熟的Ⅱ型裂殖体内含 4 个裂殖子。经数次无性增殖后，有些裂殖子侵入新的肠上皮细胞，发育为雌、雄配子体，开始有性生殖阶段。雌配子体进一步发育为雌配子，雄配子体产生 16 个雄配子，雌、雄配子结合形成合子，合子发育成为卵囊，进入孢子生殖阶段。薄壁卵囊内的子孢子逸出后直接侵入宿主肠上皮细胞，继续裂体增殖，导致宿主自体内重复感染。厚壁卵囊在宿主细胞内或肠腔内经孢子化后，随宿主粪便排出体外，即为成熟卵囊，对人和其他动物具感染性。隐孢子虫完成整个生活史一般需 5 ~ 11 天（图 12-14）。

【致病】

1. 致病机制　隐孢子虫的致病机制尚不完全清楚，可能与多种因素有关。轻度感染者，肠黏膜病理变化不明显；严重感染者，虫体使黏膜表面出现凹陷，绒毛萎缩、变短变粗，或融

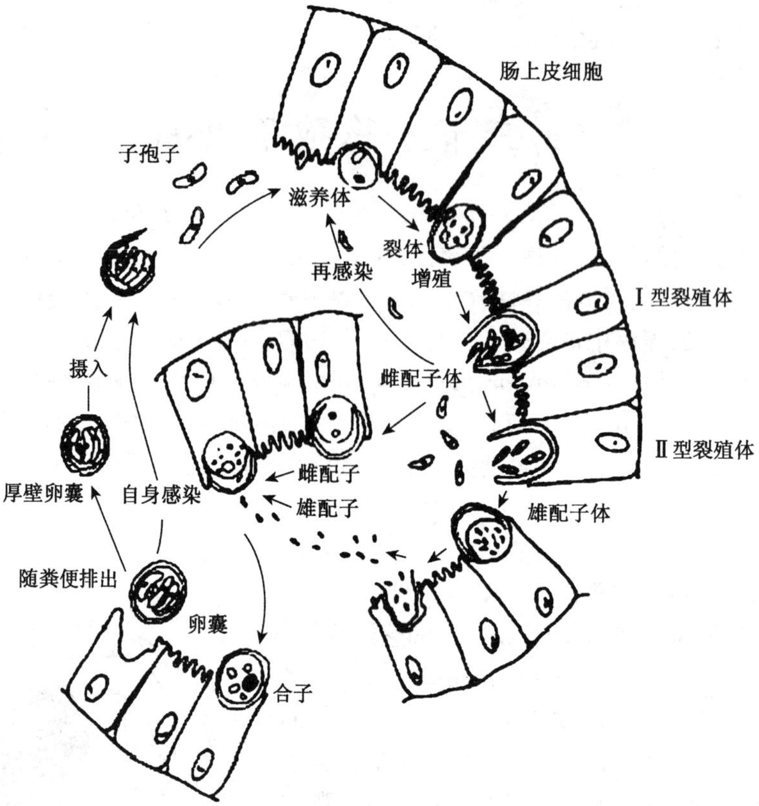

图 12-14 隐孢子虫生活史

合、移位和脱落。固有层多形核白细胞、淋巴细胞和浆细胞浸润。由于肠黏膜广泛受损，使黏膜表面积减小，破坏了小肠的正常生理功能，特别是脂肪和糖类的吸收功能障碍，导致患者持久腹泻。

2．临床表现 隐孢子虫病的潜伏期为 2 ~ 28 天，平均 1 周左右。约有 80% 的感染者发病，其余则为隐性感染。临床症状和严重程度取决于宿主的免疫功能与营养状况。

（1）免疫功能正常者隐孢子虫病：症状较轻，常表现为自限性腹泻，水样便，一般无脓血，日排便 2 ~ 20 余次，常伴腹痛、腹胀、恶心、呕吐、厌食、发热和全身不适等症状。发病 1 ~ 2 周后，症状逐渐消失，但患者粪便中仍有卵囊排出达数周。

（2）免疫功能缺陷者隐孢子虫病：症状明显且病情重，常表现为持续性霍乱样水泻，每日数次至数十次，水泻量每日可达数升至数十升。腹痛、腹胀、恶心、呕吐、食欲减退或厌食、口渴和发热亦较常见。严重者可出现重度脱水、电解质紊乱和酸中毒，甚至因全身衰竭而死亡。另外，虫体可扩散至肠道外组织器官，并发胆道、胰管或呼吸道等肠外器官隐孢子虫病，表现为胆囊炎、胆管炎、胰腺炎和肺炎等，病情更为严重复杂。

对于年幼、年老体弱和免疫功能受损的水样性腹泻患者，经抗生素治疗无效，并排除蓝氏贾第鞭毛虫感染，应考虑有隐孢子虫感染的可能。值得关注的是，隐孢子虫是艾滋病患者合并肠道感染常见的机会性病原体，感染后常因严重腹泻而危及生命。目前国外已将隐孢子虫列为艾滋病患者的常规体检项目。

【诊断】

1．病原学诊断 采用直接涂片法，从粪便、呕吐物或痰中检出卵囊即可确诊。由于未染色的卵囊无色透明，易与标本中的非特异性颗粒相混淆，故需采用染色方法进行确诊。

（1）金胺 - 酚染色法：染色后的标本须在荧光显微镜下观察，高倍镜下卵囊呈圆形，发出乳白色略带黄绿色的荧光，中央淡染，似环状。本法简单、敏感，适用于批量标本的过筛检查。

(2) 改良抗酸染色法：灵敏度高，比其他染色法更简便实用，易于推广。染色标本的背景呈蓝绿色，卵囊为玫瑰红色，其内有 1 ~ 4 个月牙形子孢子，有时可见棕色块状的残留体。本法缺点为染色标本中存在的非特异性红色抗酸颗粒，大小不等，染色均匀一致，不发亮，无结构，易与卵囊相混淆。

(3) 金胺酚 - 改良抗酸染色法：先用金胺酚染色后，再用改良抗酸染色法复染。用光学显微镜观察，卵囊同抗酸染色所见，但非特异性颗粒被染成蓝黑色，两者颜色截然不同，极易鉴别，检出率和准确性明显提高。

2．免疫学诊断 采用荧光标记单克隆抗体法和 ELISA，已有市售试剂盒，特异性和敏感性均较高。

3．分子生物学诊断 主要有普通 PCR、巢式 PCR、反转录 PCR 和实时 PCR 等方法，既可用于临床及环境样本的隐孢子虫卵囊检测，也可用于虫株基因型分析。

本病应与以腹泻为主要临床症状的其他疾病，如阿米巴痢疾、贾第虫病、微孢子虫病、环孢子虫病、等孢球虫病、细菌性痢疾、霍乱和轮状病毒腹泻等疾病进行鉴别，并注意与灵芝孢子、花粉等区别。

【流行】

1．流行情况 隐孢子虫呈世界性分布，遍及除南极洲外的 90 多个国家，300 多个地区。各地感染率高低不一，发展中国家高于发达国家。在腹泻患者中，欧洲、北美洲隐孢子虫检出率为 0.6% ~ 20%，亚洲、大洋洲、非洲和南美洲为 3% ~ 32%。艾滋病患者和儿童感染率为 3% ~ 50%。1998 年世界卫生组织将隐孢子虫病列为艾滋病怀疑指标之一。2004 年世界卫生组织和美国疾病控制中心将其列入新发传染病。

1987 年韩范等首次报道我国 2 例人隐孢子虫感染病例，此后至少已有 19 个省（市、区）陆续有病例报道。我国隐孢子虫人群感染率为 0.31% ~ 15.21%，婴儿腹泻粪便隐孢子虫卵囊阳性率为 3% 左右。感染和发病率，农村高于城市，沿海港口高于内地，经济落后、卫生状况差的地区高于发达地区，畜牧区高于非牧区。

隐孢子虫能感染人和其他 260 多种动物。本病流行常见于与患者或病牛接触后的人群，或发生于幼儿园和托儿所等儿童聚集的场所。无明显性别差异。各年龄组均可发病，一般年龄越小，感染率和发病率越高，且症状越严重，死亡率也越高。通常全年都有发病，温暖潮湿季节发病率较高。

2．流行环节

(1) 传染源：隐孢子虫病患者和带虫者均可随粪便排出大量具有感染力的卵囊，二者是主要的传染源。牛、羊、猫、犬和兔等保虫宿主排出的卵囊均可感染人。新生小牛和小山羊最易受染，为重要的传染源。

(2) 传播途径：本病经水和食物等途径传播，粪 - 口途径是主要的传播方式。水源污染是造成隐孢子虫病在人群中暴发流行的主要原因。宿主间的传播包括人 - 人传播、动物 - 人传播、动物 - 动物传播等。人主要因摄入被隐孢子虫卵囊污染的饮水、食物和娱乐用水（如游泳池水、喷泉等），或与宠物（如犬、猫、鸟类等）、家畜（如猪、牛、羊）等动物，尤其是幼畜和野生动物等密切接触而感染。医务人员、实验室工作者及与牲畜密切接触的人员或兽医均有较多的感染机会。同性恋者之间的性接触也可导致本虫的传播。

(3) 易感人群：人对隐孢子虫普遍易感。婴幼儿、接受免疫抑制剂治疗的患者、接受抗肿瘤药物治疗者，以及先天或后天免疫功能低下者尤易感染。大量服用多种抗生素者、水痘和麻疹患者，以及经常感冒者更为易感。

【防治】

加强人畜粪便管理，防止患者和病畜粪便污染水源和食物，注意个人和饮食卫生是防止本病流行的基本措施。对于免疫功能低下的人群，尤其是AIDS患者要加强保护，避免与患者、病畜接触。凡接触患者、病畜者，应及时洗手消毒。患者用过的便盆等用具必须用3%漂白粉浸泡30分钟后再行清洗。提倡喝开水（加热至65 ~ 70℃，30分钟可杀死卵囊）是防止感染的一项重要措施。饮用牛奶也要彻底消毒。

目前，治疗隐孢子虫病尚无理想的药物，也缺乏预防本虫感染的疫苗。一般认为对免疫功能正常者隐孢子虫病患者，采用对症和支持疗法，纠正水、电解质紊乱，即可治愈。对免疫功能缺陷者隐孢子虫病患者，首要措施是恢复其免疫功能，及时停用免疫抑制剂药物，否则治疗大多无效。

硝唑沙奈（nitazoxanide）是美国食品药品监督管理局批准的唯一用于治疗隐孢子虫病的药物，该药可影响隐孢子虫的代谢过程，对本病患儿腹泻有治疗效果，但不适用于免疫缺陷者隐孢子虫感染的治疗。此外，大蒜素、巴龙霉素、螺旋霉素、阿奇霉素和高效价免疫牛初乳似有一定疗效。

（周怀瑜）

第四节 其他孢子虫

一、肉孢子虫

肉孢子虫（*Sarcocystis spp.*）属孢子虫门（Sporozoa）、球虫纲（Coccidea）、艾美目（Eimeriida）、艾美科（Eimeriidae）。肉孢子虫于1843年首次由Miescher在小鼠体内发现，目前已发现的种类较多，呈世界性分布。目前已知以人为终宿主的肉孢子虫有两种，分别是猪人肉孢子虫（*S. suihominis* Taelros et Laarman，1976）和人肉孢子虫（*S. hominis* Railleita et Lucet，1891），中间宿主分别为猪和牛。这两种肉孢子虫均寄生于人的小肠，统称人肠道肉孢子虫。以人为中间宿主、在人肌肉中寄生的肉孢子虫统称林氏肉孢子虫（*S. lindemanni*），可能有多个种。肉孢子虫感染人体可引起人类肉孢子虫病（sarcocystosis）。

知识拓展 肉孢子虫的发现过程

【形态】

1. 肉孢子囊（sarcocyst） 寄生于中间宿主的肌肉中，呈圆柱形或纺锤形，大小差别很大，长径1 ~ 5 cm，横径0.1 ~ 1 cm。肉孢子囊内含有大量缓殖子，缓殖子呈新月形，长12 ~ 16 μm，宽4 ~ 9 μm。虫囊外有一层光滑的囊壁，囊内有许多隔膜将缓殖子分隔成簇（图12-15）。

2. 成熟卵囊 呈长椭圆形，囊壁较薄，内含2个孢子囊（sporocyst）。卵囊壁薄而脆弱，常在肠内自行破裂，因此粪便中更易检获孢子囊（图12-16）。卵囊可感染中间宿主，但不会感染终宿主。

3. 孢子囊 呈椭圆形，囊壁双层，无色透明，每个孢子囊内含4个子孢子。大小为（13.6 ~ 16.4）μm×（8.3 ~ 10.6）μm，人肉孢子虫的孢子囊较猪人肉孢子虫的孢子囊稍大（图12-16）。

【生活史】

肉孢子虫完成其生活史需要两个宿主，中间宿主为食草类动物，终宿主为食肉类动物。终宿主粪便中的孢子囊或卵囊被中间宿主食入后，在小肠内子孢子脱囊而出，穿过肠壁侵入血流，在多数脏器的血管内皮细胞中进行裂体增殖，经过几代裂体增殖后，裂殖子向肌细胞内移行，发育成为肉孢子囊，囊内滋养母细胞经增殖生成缓殖子。肉孢子囊多见于横纹肌及心肌，偶见于大脑和脊髓中。一旦中间宿主肌肉中的肉孢子囊被终宿主摄入后，囊壁被消化，囊内的

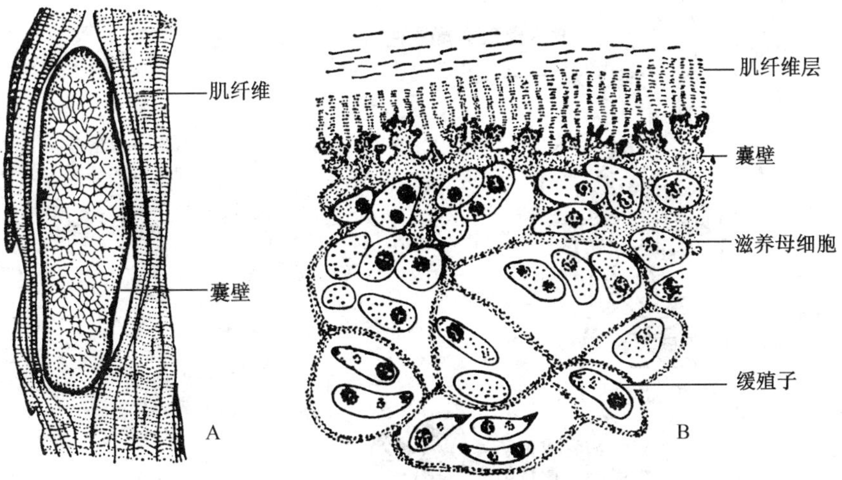

肉孢子囊纵切面　　肉孢子囊部分结构放大

图 12-15　肌肉内肉孢子囊

缓殖子释出并侵入终宿主小肠固有层。缓殖子无需经过裂体增殖就直接发育成雌、雄配子，雄配子钻入雌配子后形成合子，最终形成卵囊，卵囊在小肠固有层中发育为成熟卵囊。成熟卵囊或孢子囊随粪便排出体外，一般在感染后 7 ～ 14 天即可在粪便中发现卵囊或孢子囊（图 12-17）。蝇可作为孢子囊的携带者。

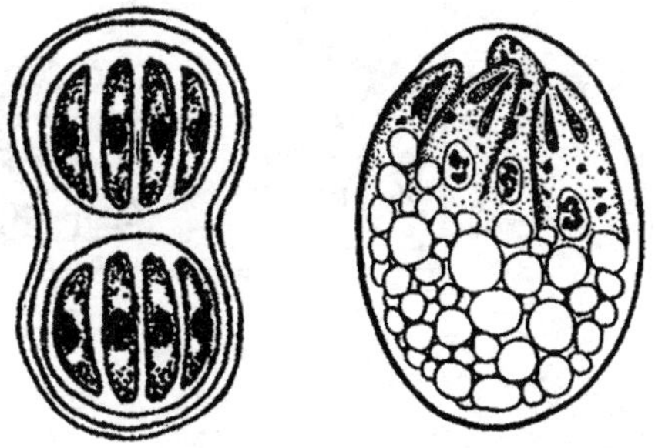

人肉孢子虫成熟卵囊　　猪人肉孢子虫孢子囊

图 12-16　人肠道内肉孢子虫

人可以作为林氏肉孢子虫的中间宿主，并在肌组织内形成肉孢子囊。除了人以外，猴、猩猩等动物也可成为人肠道肉孢子虫的终宿主。

【致病】

1．人肠道肉孢子虫病　人因生食或误食含肉孢子囊的牛肉、猪肉等而感染，囊内的缓殖子侵入肠壁细胞而致病。一般免疫功能正常的人群无明显症状，但是免疫功能低下或受损者可出现严重症状。患者可出现一些非特异性消化道症状，如食欲减退、腹痛、腹胀、恶心、呕吐、腹泻等。严重感染时可出现贫血、坏死性肠炎等。

2．人肌肉肉孢子虫病　患者的临床表现与肉孢子囊的寄生部位有关。常表现为肌肉疼痛，可伴发热、皮疹、皮下肿块等症状。病理改变有肌肉组织变性，局部嗜酸性粒细胞增多，间质纤维化，横纹肌出血，皮下肿胀等。寄生于喉头肌的人肌肉肉孢子虫可引起患者支气管痉挛和声音嘶哑，寄生于心肌可引起心肌炎。此外，肉孢子囊可以损伤其所侵犯的肌细胞，并造成邻近细胞的压迫性萎缩，患者肌肉因水肿而出现疼痛。若囊壁破裂，释放出的肉孢子毒素（sarcocystin）可作用于脑、心、肾上腺、肝和小肠等器官，严重时可致患者死亡。

【诊断】

主要依靠患者临床症状，并结合病史作出诊断。确诊人肠道肉孢子虫病可采用直接涂片法、蔗糖浮聚法或硫酸锌浮聚法，从粪便中检出卵囊或孢子囊。确诊人肌肉肉孢子虫病可采用肌肉组织活检，但由于取材受限，肉孢子囊检出率低。从肌肉组织提取 DNA，采用 PCR 方法检测，可提高检出率。

【流行】

肉孢子虫病是一种食源性人畜共患病，自然感染多见于动物，对畜牧业危害较严重。人肠

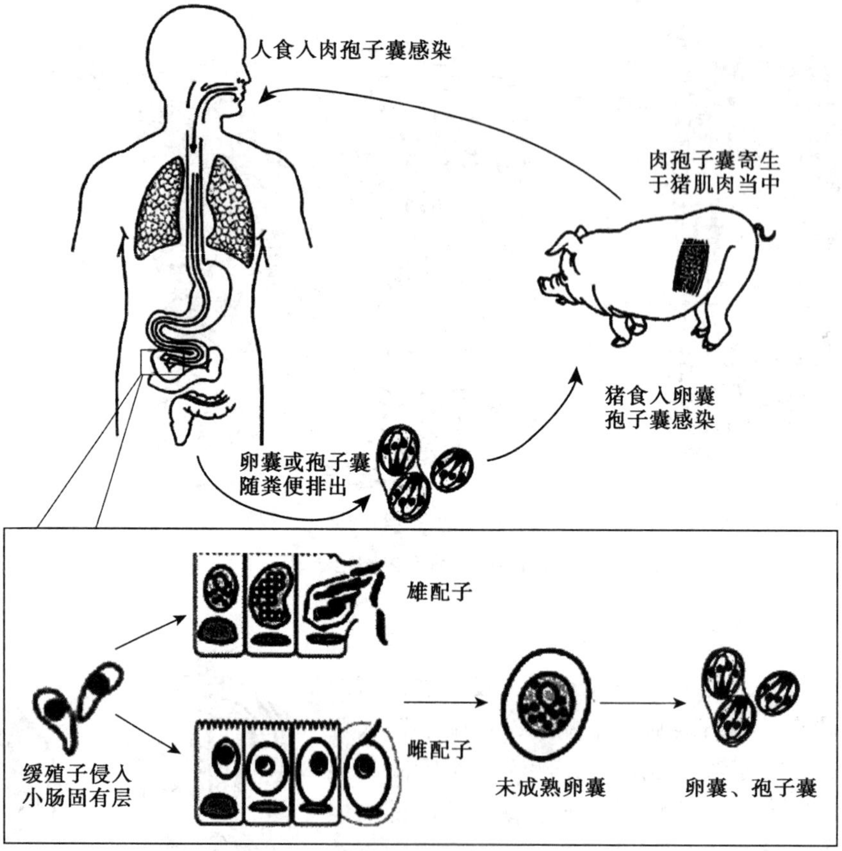

图 12-17　猪人肉孢子虫生活史示意图

道肉孢子虫病主要发生在欧洲和亚洲，亚洲的东南亚地区尤为普遍。我国人肠道肉孢子虫病主要分布于云南、广西和西藏等省份，感染与当地居民生食和半生食猪肉、牛肉的习惯有关。全球人肌肉肉孢子虫病病例报告较少，其中多数病例发生在亚洲。我国目前已报道 6 例，其中甘肃 1 例，山东 2 例，西藏 3 例。

【防治】

对肉孢子虫病的预防应加强猪、牛、羊等动物的管理，防止其粪便污染食物和水源；加强肉类检验检疫，不食未熟肉类；切生、熟肉类的砧板要分开。人肠道肉孢子虫病患者可试用磺胺嘧啶、复方新诺明、吡喹酮或乙酰螺旋霉素等药物治疗。人肌肉肉孢子虫病目前尚无特效药，有报道称阿苯达唑治疗有一定效果。

二、贝氏等孢球虫

等孢球虫（*Isospora*）属于孢子虫门、球虫纲、艾美目、艾美科，广泛寄生于人类及哺乳类、鸟类和爬行类动物的肠道内。感染人体的等孢球虫除贝氏等孢球虫（*Isospora belli* Wenyon，1923）外，还有纳塔尔等孢球虫（*I. Natalensis* Elson-Dew，1953），前者是主要病原体，引起等孢球虫病（isosporiasis）。

【形态与生活史】

贝氏等孢球虫的卵囊呈长椭圆形，大小为（20 ~ 33）μm×（10 ~ 19）μm，未成熟卵囊内含有一个大而圆的细胞，成熟卵囊内含有 2 个椭圆形孢子囊，每个孢子囊含有 4 个半月形的子孢子和一个残留体，无囊塞（图 12-18）。

人由于食入成熟卵囊污染的食物或饮水而感染。卵囊内子孢子在小肠逸出并侵入肠上皮细胞发育为滋养体，经裂体增殖发育为裂殖体。裂殖体成熟后释放的裂殖子逸出，可侵入附近的上皮细胞继续进行裂体增殖或形成雌雄配子体。雌雄配子结合形成合子，并发育为卵囊，后者落入肠腔并随粪便排出体外。完成生活史不需要中间宿主，成熟卵囊的孢子形成可在宿主体内或外界进行。

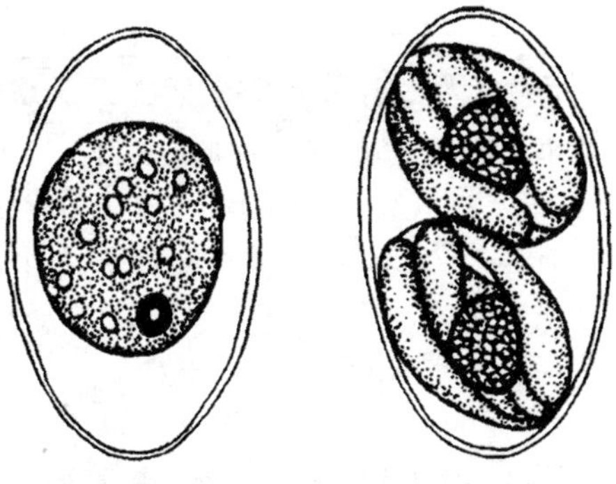

图 12-18　贝氏等孢球虫卵囊

【致病与诊断】

贝氏等孢球虫感染者常无症状或具自限性，但也可出现症状，如慢性腹泻、腹痛、厌食等。严重的感染者可表现为发热、持续性水样或脂肪性腹泻、体重减轻等，甚至引起死亡。

粪便中发现卵囊即可确诊。因卵囊微小，常规粪检不易发现，故漏诊的机会较大。采用抗酸染色法或改良抗酸染色法可较清晰地检出卵囊。必要时可做十二指肠组织活检或内镜检查滋养体，以提高检出率。

【流行与防治】

等孢球虫病主要在中南美洲、非洲和东南亚等热带国家的感染率较高。免疫受累及艾滋病患者感染较常见。在美国的艾滋病患者中，其发病率为 15%。人因摄入成熟卵囊污染的水或食物而感染，也可通过粪 - 口途径直接感染。卵囊对外界的抵抗力很强，居住在热带地区的人群贝氏等孢球虫感染率比温带地区人群要高。

预防本病应注意饮食卫生，阻断粪 - 口途径。治疗可选用乙胺嘧啶和磺胺嘧啶等药物。

（彭小红）

表12-4　几种孢子虫与孢子虫病学习要点

学习要点	间日疟原虫	刚地弓形虫	隐孢子虫	肉孢子虫	贝氏等孢球虫
主要致病	间日疟	弓形虫病	隐孢子虫病	肉孢子虫病	贝氏等孢球虫病
人畜共患病	否	是	是	是	是
食源性寄生虫病	否	是	是	是	是
典型临床表现	周期性发作（寒战、高热、出汗退热）、贫血、肝脾大等	①先天性弓形虫病：流产、早产及先天畸形 ②获得性弓形虫病：脑炎、视网膜炎、淋巴结炎	①免疫功能正常者自限性腹泻 ②免疫功能缺陷者呈霍乱样水泻	①人肠道肉孢子虫病：食欲减退、腹痛、腹泻、恶心、呕吐等 ②人肌肉肉孢子虫病：肌肉疼痛，可伴发热、皮疹、皮下肿块等	无症状或自限性腹泻、厌食等
感染阶段	子孢子	卵囊、包囊、假包囊、滋养体	卵囊	肉孢子囊、卵囊、孢子囊	成熟卵囊
寄生部位	肝细胞、红细胞	有核细胞内	肠上皮细胞内	①人肠道肉孢子虫：小肠细胞 ②人肌肉肉孢子虫：组织细胞	小肠
致病阶段	红内期原虫	速殖子	滋养体、裂殖体	肉孢子囊	滋养体

续表

学习要点	间日疟原虫	刚地弓形虫	隐孢子虫	肉孢子虫	贝氏等孢球虫
感染方式	经皮肤（按蚊叮吸血），输血	经口，摄入被卵囊、包囊或假包囊污染的食物或水	经口，摄入被卵囊污染的食物或水	经口。人肠道肉孢子虫：摄入生的或未熟的含有肉孢子囊的肉类。人肌肉肉孢子虫：食入被卵囊或孢子囊污染的食物或水	经口，摄入被成熟卵囊污染的食物或水
病原学诊断	外周血涂片查间日疟原虫红内期各期	取脑脊液等体液或淋巴结等穿刺物涂片镜检查滋养体，或动物接种查滋养体或假包囊	粪便或呕吐物直接涂片查卵囊	粪检卵囊或孢子囊，组织活检肉孢子囊	粪检卵囊，活检肠壁滋养体
传染源	携带配子体的患者和带虫者	主要是猫，其次为猪、牛、羊等	患者、带虫者及保虫宿主	患者、病畜	患者、病畜
传播途径	经媒介昆虫	经食物、饮水	经食物、饮水	经食物、饮水	经食物、饮水
传播媒介	按蚊	无	无	无	无
机会性致病	否	是	是	是	是

（崔　昱　秦元华）

第13章 人芽囊原虫

人芽囊原虫（*Blastocystis hominis* Brumpt，1912）属色混界（Kingdom Chromista）、色物亚界、双环门（Phylum Bigyra）、芽囊纲（Class Blastocystea）、芽囊目（Blastocystida）、芽囊科（Blastocystidae）。人芽囊原虫曾长期被认为是肠道共生酵母菌，直到 1967 年 Zierdt 根据超微结构特点将其确定为原虫。

【形态与生活史】

人芽囊原虫形态多样，可有空泡型、颗粒型、阿米巴型、复分裂型和包囊型等。空泡型虫体呈圆形或卵圆形，直径多为 4 ～ 15 μm，中央有一透亮的空泡，胞质内含 1 ～ 4 个呈月牙形或块状的核；颗粒型由空泡型发育而成，很少出现在粪便中，体外培养血清含量高时可见该型，虫体直径为 6.5 ～ 80 μm，中央空泡或细胞质中充满圆形颗粒状物质；阿米巴型形态多变，有伪足突起，直径为 2.6 ～ 7.8 μm，内含一个或多个细胞核及其他细胞器，在腹泻患者的水样便中偶见此型（图 13-1）；复分裂型含多个核，核与核之间有胞质相连，可见 3 ～ 4 个或更多小泡状结构，此型较少见；包囊型直径为 3 ～ 10 μm，有薄壁包囊和厚壁包囊两种形态，包囊内无中央空泡，内含 1 ～ 4 个细胞核、多个小泡以及糖原或脂质沉淀。

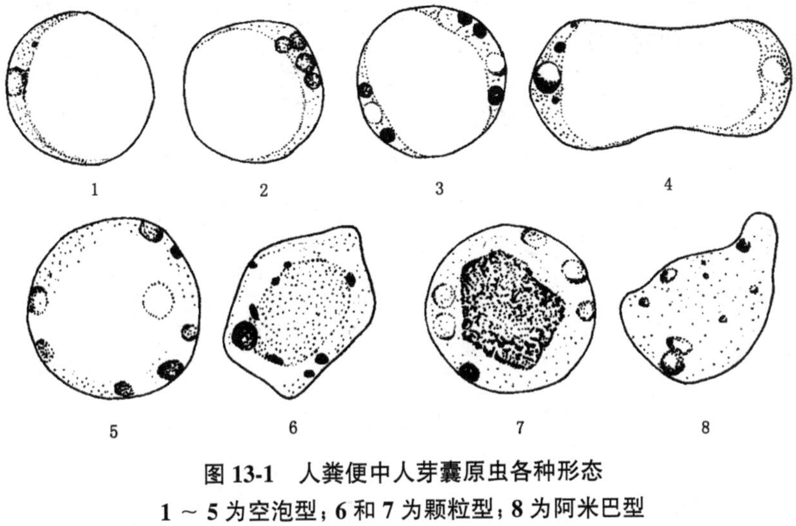

图 13-1 人粪便中人芽囊原虫各种形态

1 ～ 5 为空泡型；6 和 7 为颗粒型；8 为阿米巴型

P13-1

彩图 人芽囊原虫

人芽囊原虫主要寄生于人体回盲部，以肠腔内容物为营养，其生活史详细过程尚未明了。一般认为生活史为包囊 - 空泡型 - 阿米巴型 - 包囊型，阿米巴型为致病期，包囊是感染期。薄壁包囊在肠腔内可以直接增殖造成自体感染，而厚壁包囊则可随粪便排出，通过粪 - 口途径造成宿主感染。

【致病】

人芽囊原虫感染者多数为无症状带虫状态，该虫致病力较弱，感染后是否发病与侵入体内的虫体数量、机体的免疫状态有关。多数患者在有其他肠道内细菌、病毒或寄生虫感染时合并该虫感染，但也有该虫单一感染引发疾病的病例报道。其致病机制尚不明确，可能是虫体寄生的屏障作用和肠上皮细胞受损，导致消化吸收障碍及肠功能紊乱，进而造成肠蠕动亢进与抑制失调的恶性循环结果。经内镜和活组织检查发现，人芽囊原虫可引起肠黏膜水肿和炎症，但并不破坏结肠黏膜的完整性。

人感染人芽囊原虫后，临床表现轻重不一。免疫功能正常者大多无症状或症状较轻，具自限性，主要表现为消化道症状，如腹泻、腹部不适、腹痛、呕吐等。一般情况下，上述症状会反复出现，持续数天至数月或更长。急性感染者较少见，往往呈慢性迁延病程。免疫功能低下人群如艾滋病、器官移植、长期应用免疫抑制剂及恶性肿瘤患者感染后可致严重腹泻、血便及休克等严重症状和并发症。人芽囊原虫感染还与过敏性皮肤病，如皮肤瘙痒症、荨麻疹，甚至关节炎等有关。

【诊断】

诊断主要依靠病原学检查，从粪便中检获人芽囊原虫即可确诊。常用方法有生理盐水直接涂片、碘液染色法、三色染色法或培养法。应注意与溶组织内阿米巴、哈门内阿米巴、微小内蜒阿米巴的包囊、隐孢子虫卵囊以及真菌等相鉴别。

【流行与防治】

人芽囊原虫呈世界性分布，人群普遍易感，主要分布于热带和亚热带地区，在发展中国家多见。我国多数地区人群感染率在 5% 以下，腹泻患者人芽囊原虫的感染率比正常人群高。人芽囊原虫是一种机会致病原虫，对我国 HIV 高流行区人群的调查结果表明，人芽囊原虫的感染率可高达 21.39%。该虫也可以寄生于猴、猩猩、狗、猫、猪、鼠等多种脊椎动物体内。凡粪便中排出人芽囊原虫的患者、带虫者或保虫宿主均为传染源。粪便管理不当可使人芽囊原虫通过污染水源、食物及用具而传播。蟑螂等昆虫可能是重要的传播媒介。

预防措施包括加强卫生宣传教育，注意个人卫生和饮食卫生；粪便无害化处理，保护水源。对该虫的治疗最常用的药物是甲硝唑，但易复发。呋喃唑酮、巴龙霉素、复方新诺明等治疗亦有较好疗效。

（彭小红）

第14章 纤毛虫

结肠小袋纤毛虫

结肠小袋纤毛虫［*Balantidium coli*（Malmsten，1857）Stein，1862］是寄生于人体最大的原虫，其分类隶属于动基裂纲（Kinetofragminohporea）、小袋纤毛虫科（Balantidiidae）、小袋纤毛虫属（*Balantidium*）。1857 年 Malmsten 从 2 名痢疾患者粪便中第一次发现了本虫，并定名为结肠草履虫（*Paramecium coli*）。1861 年 Leukart 在猪肠道中发现与结肠草履虫形态相似的一种纤毛虫。1862 年 Stein 对上述两种纤毛虫进行形态学比较后确认为同一种原虫，命名为结肠小袋纤毛虫。结肠小袋纤毛虫是一种动物源性寄生虫，该虫可寄生于动物与人体盲肠及结肠内，侵犯宿主的肠壁黏膜及黏膜下组织引起结肠小袋纤毛虫病（balantidiosis），对人体健康产生危害。

【形态】

结肠小袋纤毛虫生活史发育过程分为滋养体（trophozoite）和包囊（cyst）两个时期（图 14-1）。

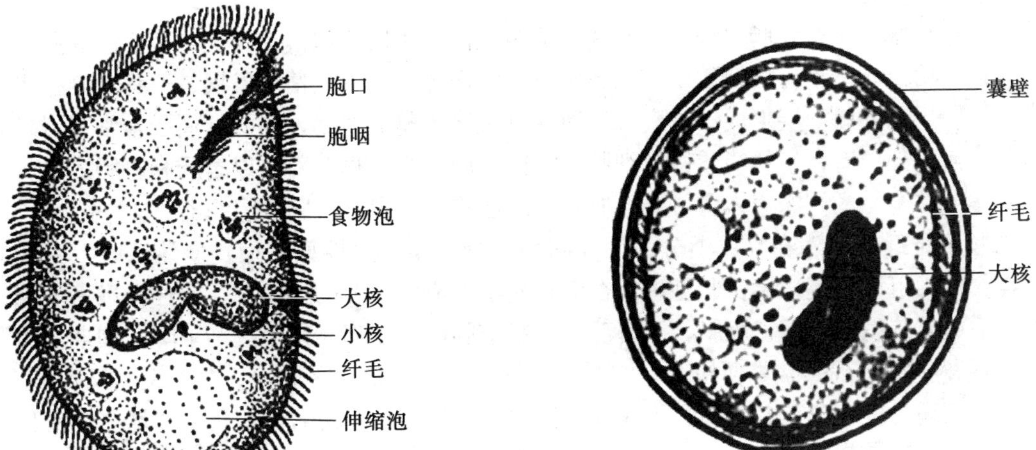

图 14-1　结肠小袋纤毛虫滋养体（左）和包囊（右）模式图

1. 滋养体　椭圆形，无色透明或淡灰略带绿色，体长 30 ~ 150 μm，宽 25 ~ 120 μm。虫体外层被有表膜，其下为透明的外质。表膜有无数等长斜行的纤毛（cilium），借纤毛的摆动滋养体可做螺旋式快速旋转运动。滋养体极易变形，前端有一凹陷状胞口（cytostome），下接胞咽（cytopharynx），借助于胞口中的纤毛摆动，原虫从其寄居的周围环境中获取淀粉颗粒、细胞、细菌等食物，在胞咽底部形成食物泡（food vacuole）进入胞内，最后被虫体所消化，不能消化的食物残渣经后端的胞肛（cytopyge）排出体外。虫体中、后部各有一伸缩泡

(contractile vacuole)，其大小变化具有调节渗透压的功能。滋养体被苏木素染色后，细胞质中可见一个肾形大核和一个圆形小核，小核位于大核的凹陷处，有时不易观察到。

2．包囊　圆形或椭圆形，直径为 40 ～ 60 μm，囊壁两层，厚而透明，新鲜标本呈淡黄或淡绿色，染色后的包囊可见到明显的肾形细胞核。包囊形成初期，囊内滋养体纤毛明显，经过一定时间后纤毛消失。结肠小袋纤毛虫在人体内较少形成包囊，而在猪体内可见大量包囊形成。

【生活史】

结肠小袋纤毛虫包囊随宿主粪便排出体外，污染周围环境的水源和食物，被人或猪等动物误食后，在小肠内受消化液作用滋养体脱囊而出。滋养体主要寄生在宿主的结肠内，以淀粉颗粒、细菌、肠壁脱落细胞或红细胞为食物，以横二分裂或接合生殖方式进行繁殖。在培养基中见滋养体主要以横二分裂进行生殖，只是当培养环境不适时才会出现接合生殖（conjugation）现象。接合生殖初期两个虫体互相靠近，在胞口附近连接，交换部分核物质后分开，然后各自行二分裂生殖。在原虫寄居过程中，一部分滋养体随肠壁蠕动下行至结肠下段时，由于肠内理化环境的改变，肠管内水分减少，滋养体开始皱缩变圆，并分泌成囊物质形成包囊，后者随粪便排出体外。在人体内的滋养体较少形成包囊，包囊内虫体在外界不再分裂。随粪便排出的滋养体，在外界也可以发育成包囊。

【致病】

目前认为结肠小袋纤毛虫可能是一种机会致病性寄生原虫，其致病力与宿主免疫力和周围环境等因素有密切的关系。

在正常情况下，结肠小袋纤毛虫以共栖方式从宿主肠道获取颗粒状食物生活，不侵犯宿主肠壁组织，对宿主无明显的致病性。只是当宿主免疫力下降或受损、营养不良或有肠道致病菌协同作用时，滋养体开始大量增殖，分泌透明质酸酶并借助纤毛的机械运动侵犯肠黏膜及黏膜下组织，导致炎症坏死，形成溃疡，患者会出现痢疾。重度感染者，由于肠壁组织大面积坏死可能引发肠壁穿孔。

结肠小袋纤毛虫所致肠道病理学改变与溶组织内阿米巴相似。在炎症早期，肠黏膜出现大小不等的火山口状溃疡，病灶数量因患者感染轻重而异。随着病情的发展，溃疡逐渐扩大并融合，在黏膜层和黏膜下层形成口小底大烧瓶状且边缘不整的溃疡，在病灶周围常常可以检获到滋养体。病变部位有大量的嗜酸性粒细胞、淋巴细胞浸润。病变部位以盲肠和直肠多见，也可侵犯阑尾或整个结肠。滋养体偶可侵入血管和淋巴管，入侵肝、肺等组织器官。

结肠小袋纤毛虫病在临床上分为无症状型、慢性型、急性型三型。多数感染者为无症状型，在粪便中可有包囊排出，此型患者在流行病学上成为重要的传染源。慢性型患者表现为上腹部不适或有阵发性腹痛、腹胀，回盲部及乙状结肠部有压痛，体重逐渐下降，周期性腹泻或腹泻与便秘交替出现等。粪便检查呈粥样或水样，常带黏液，无脓血。急性型（又称痢疾型）患者临床表现为发病急，有腹痛、腹泻和黏液血便，较慢性型患者的腹泻次数增多，常伴有里急后重。部分患者表现有脱水、营养不良及显著消瘦现象。病情严重时可致人死亡。

【诊断】

1．粪便检查　采用直接涂片法检查粪便中滋养体和包囊。因结肠小袋纤毛虫在人体内较少形成包囊，故应以查滋养体为主。由于虫体较大、运动活跃，镜检一般不易漏检。由于虫体排出呈间歇性，且检查对象为活虫，送检的粪便标本必须新鲜、反复多次送检，以提高检出率。对虫体鉴定有疑问时可进行苏木素染色，注意与阿米巴区别。

2．病理检查　以乙状结肠镜取病变组织，切片镜检；或刮取结肠壁上的分泌物，涂片镜检。

3．培养法　用培养溶组织内阿米巴的培养基培养本虫，显微镜检查，发现虫体呈椭圆形，前端有纵裂的胞口及 1 个大核和 1 个小核，即可确认。

【流行】

结肠小袋纤毛虫呈世界性分布，以菲律宾、新几内亚、中美洲等地区最为常见。我国云南、广西、广东、福建、四川、湖北、河南、河北、山东、山西、陕西、吉林、辽宁、台湾等省、自治区均有病例报道。目前，已知有 30 多种动物能感染本虫，其中以猪的感染率较高，为 20% ~ 100%。人体感染病例较少，呈散在分布。我国已报道的结肠小袋纤毛虫病例有 500 余例，大多数患者感染前有与猪密切接触史。一些地区人群发病率与猪的感染率一致，故认为猪是结肠小袋纤毛虫病的主要传染源。但也有一些地区猪的感染率很高，而人群中感染率极低。有学者认为，人和猪感染的结肠小袋纤毛虫在形态和需要的培养条件上均有差异，可能是两个不同的虫种。

本病的传播途径除了与猪的密切接触有关外，家蝇、蟑螂等昆虫也可携带本虫传播，或可能存在人 - 人接触传播途径。人体主要是由于误食被包囊污染的食物、水果或饮水而感染。包囊的抵抗力较强，在潮湿或干燥环境中能存活 1 ~ 2 周，长者可达 2 个月。滋养体对外界环境具有一定的抵抗力，但不具感染性。

【防治】

结肠小袋纤毛虫的防治原则与溶组织内阿米巴相同。预防感染的主要措施包括加强人畜粪便和水源管理，进行卫生宣传教育，注意个人和饮食卫生，避免虫体污染食物和水源等。临床治疗本病可选用甲硝唑（metronidazole）和小檗碱等药物。

（崔　昱　任一鑫）

第三篇

医学蠕虫学

蠕虫（helminth）是一类借助肌肉伸缩做蠕形运动的多细胞无脊椎动物。蠕虫体柔软，左右对称，呈叶片状、长带状、线状或圆柱状，大小因种而异。体壁由上皮层和肌肉层组成，体内有分化的器官，无体腔或仅有假体腔。蠕虫分布广泛，多数营自生生活。寄生于人体组织、器官，并能导致病理改变的蠕虫称为医学蠕虫（medical helminth）。与人体健康有关常见的蠕虫归属于扁形动物门（Phylum Platyhelminthes）、线形动物门（Phylum Nemathelminthes）和棘颚门（Phylum Acanthognatha）。由蠕虫引起的疾病称为蠕虫病（helminthiasis）。依据生活史发育中是否需要中间宿主，可将蠕虫分为两大类：

1．不需要中间宿主型（直接型） 此类蠕虫在发育过程中不需要中间宿主，其虫卵或幼虫在外界直接发育为感染阶段，人因食入被污染的食物或饮水而感染，故又称土源性蠕虫（geohelminthes），如大部分线虫。

2．需要中间宿主型（间接型） 此类蠕虫在发育过程中需要中间宿主，其虫卵或幼虫必须在中间宿主体内发育为感染阶段，人因食入含有其感染阶段的中间宿主而感染，故又称生物源性蠕虫（biohelminthes），如大部分吸虫和绦虫。

第15章 吸　虫

第一节　概　论

吸虫（trematode）属扁形动物门（Phylum Platyhelminthes）的复殖纲（Class Digenea）（又称吸虫纲 Trematoda）。该纲下分 3 个目，即鹗形目（Strigeida）、棘口目（Echinostomatida）和斜睾目（Plagiorchiida）。

【形态】

吸虫成虫体软，背腹扁平，两侧对称。大多数呈叶状或舌状。虫体大小因种而异。虫体表面为光滑的或具有小棘的皮层所覆盖。吸盘为附着器官，通常有两个，前端的一个包围着口孔，称口吸盘（oral sucker），另一个多位于虫体中部的腹面，称腹吸盘（acetabulum sucker）。生殖孔常靠近腹吸盘的前缘或后缘处，排泄孔位于虫体的末后端（图 15-1）。

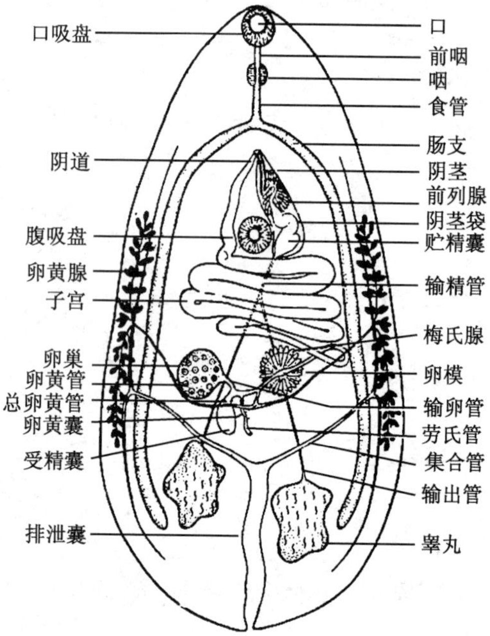

图 15-1　斜睾目吸虫成虫形态（仿陈心陶等）

1. 体壁　吸虫无体腔，其体壁由皮层（tegument）和皮层下的细胞体构成，系合胞体（syncytium）结构，覆盖于虫体的体表。皮层和细胞体之间有胞质小管相通。皮层从外向内由外质膜（external plasma membrane）、基质（matrix）和基质膜（basal plasma membrane）三层结构所组成。感觉器位于基质中，一端有纤毛伸出体外，另一端有神经突（nerve process）与神经系统相连。基质膜之下为基层（basement layer）和肌肉层。肌肉层由外环肌和内纵肌组成。皮层细胞（tegumentary cell）很大，位于肌层下，内含胞核、内质网、核糖体（ribosome）、吞噬体（phagosome）、线粒体、高尔基体和各种小泡。有许多胞质通道与基质相通，有的甚至通到实质细胞（parenchymal cell）。胞质内及胞质通道中均有许多分泌小体，其形状、大小都与基质中所见略同。吸虫的体壁具有保护、吸收营养和感觉等功能（图 15-2）。

2. 消化系统　消化道不完整，由口、前咽（prepharynx）、咽（pharynx）、食管及肠管组成。口位于虫体的前端或腹面，由口吸盘围绕。咽呈球状，为肌质构造。食管细长，位于咽和肠管之间。肠管分左右两支向虫体后端延伸，绝大多数虫种的两条肠管在虫体后端形成封闭的盲端，少数（如裂体科）在体后部联合成单一的盲管。吸虫无肛门，消化吸收后的废物经口排出体外。

3. 排泄系统　由焰细胞（flame cell）、毛细管、集合管、排泄囊和排泄孔组成。焰细胞为多突起细胞，具有一个大的细胞核，胞质内含一束纤毛，摆动时似跳跃的火焰，焰细胞即由此

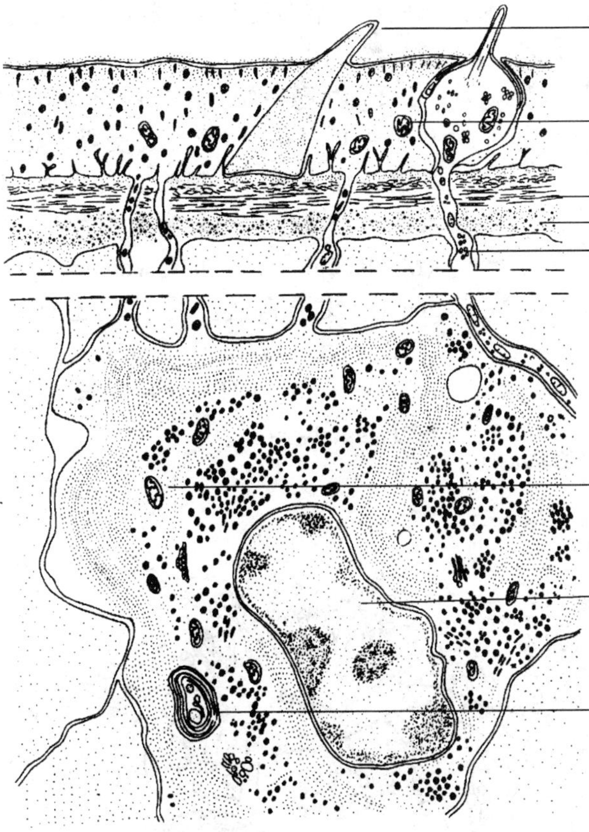

图 15-2 斜睾目吸虫成虫体壁结构示意图（采自徐秉锟）

而得名。纤毛的摆动使排泄液流动，并形成较高的过滤压，促使氨、尿素和尿酸等代谢产物经毛细管、集合管、排泄囊，最后从排泄孔排出体外。斜睾目吸虫的排泄孔只有一个，位于虫体的后端（图 15-3，图 15-4）。

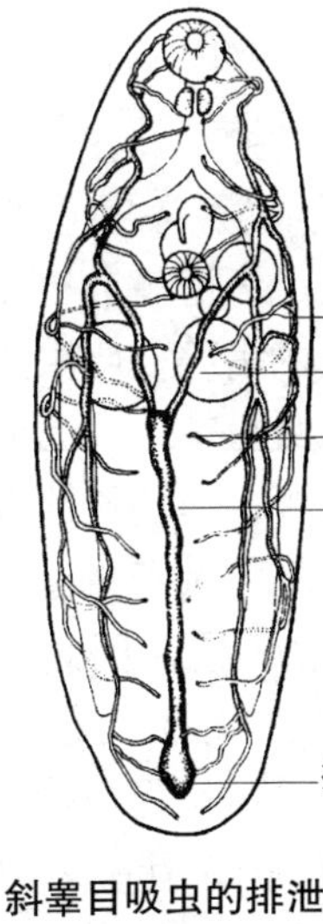

图 15-3 斜睾目吸虫的排泄系统（采自徐秉锟）

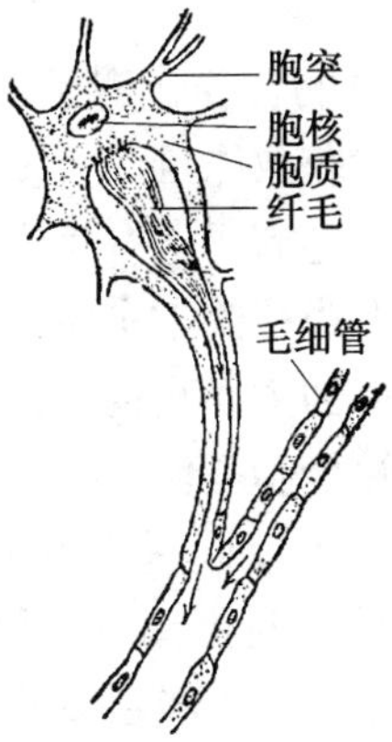

图 15-4 焰细胞（采自陈心陶）

4．神经系统 斜睾目吸虫的神经系统不发达。在咽的两侧各有一个神经节，相当于神经中枢。神经节彼此间由背索相连。两个神经节各发出前后三条神经干，分布于背面、腹面及侧面。向后伸展的神经干，在几个不同的水平上皆有横索相连。感觉末梢由前后神经干发出到达

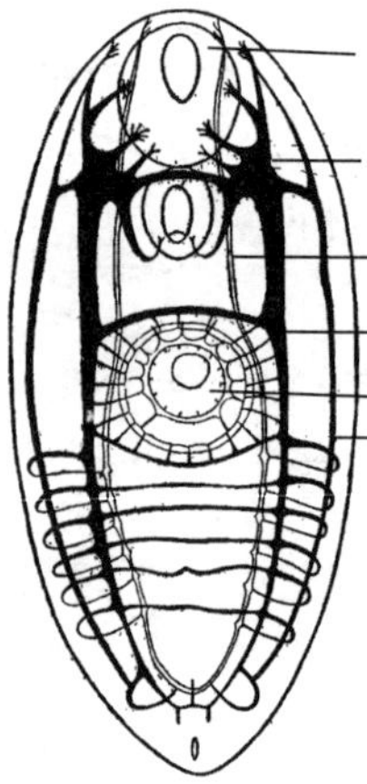

图 15-5 斜睾目吸虫的神经系统（仿 Faust）

口吸盘、咽、腹吸盘等器官，以及体壁外层中的许多感觉器（图 15-5）。

5. 生殖系统 多数吸虫为雌雄同体（除外裂体科吸虫），可自体或异体受精。雄性生殖系统包括睾丸、输出管、输精管、贮精囊、射精管、阴茎袋或阴茎。雌性生殖器官包括卵巢、输卵管、梅氏腺（Mehlis' gland）、卵模（ootype）、卵黄腺（vitelline gland）及子宫等。另外，还有劳氏管（Laurer's canal），其一端接受精囊或输卵管，另一端向背面开口或成为盲管（图 15-6）。雌雄生殖孔均开口于生殖窦（genital sinus）。

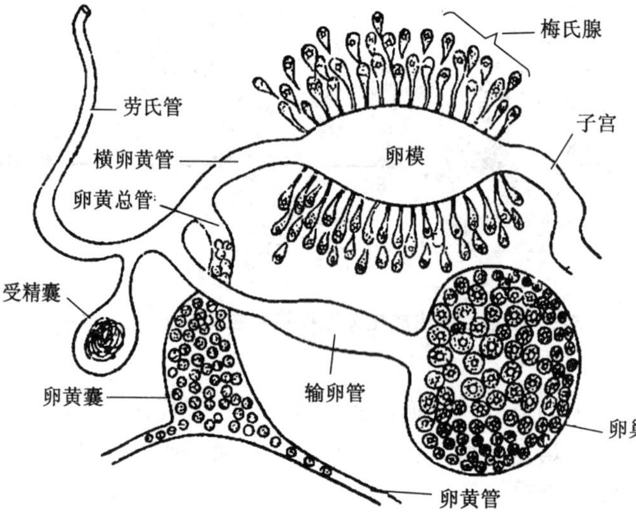

图 15-6 斜睾目吸虫雌性生殖系统（采自陈心陶）

【生理】

斜睾目吸虫的营养代谢是以糖作为重要的能源，蛋白质与脂肪酸不甚重要。吸虫从有氧代谢和无氧代谢获取能量。大多数寄生吸虫的成虫主要依靠糖的无氧酵解获得能量，但在某些吸虫的幼虫期，还需要从有氧代谢中获得能量，以满足快速生长的需要。吸虫通过皮层吸收葡萄糖，以糖原形式存储于实质中。实验证明酵解酶类普遍存在于吸虫体内，因此，无氧糖酵解是吸虫获取能量的主要途径。氨基酸不是成虫获取能量的主要来源，但胞蚴能分解利用较多的氨基酸。吸虫缺少脂类代谢。吸虫寄居部位的含氧量差别较大，不同种吸虫利用氧的途径、需氧的程度各异。即使同一种吸虫的不同发育阶段，对氧的需求也不同。因此，由于长期对氧环境的适应，使得吸虫具有良好的调节氧消耗的能力，即使在氧分压低时也能更有效地利用氧。氧主要通过溶解于吸虫皮层或经肠支进入体内，然后被游离的血红蛋白携带向其他组织器官扩散。吸虫具有加氧酶（oxygenase）和氧化酶（oxidase）等酶类，其中，黄素蛋白氧化酶（flavoprotein oxidase）能催化底物使其直接氧化。研究已证明，吸虫含有细胞色素体系，某些吸虫的呼吸链（电子传递系统）与哺乳动物的相似，以细胞色素 a_3 为终末氧化酶。但有些细胞色素链与典型哺乳动物的不同，例如为适应低氧条件下的生活，常以细胞色素 C 为终末氧化酶，即 C 型细胞色素系统，以此兼性厌氧地将电子传递给延胡索酸或氧离子。

不同种吸虫的最终排泄产物不尽相同，即使同一种吸虫，其成虫和幼虫排出的或在有氧和厌氧条件下的也不完全相同。寄生吸虫主要的排泄产物是氨、少量尿素、尿酸和氨基酸。吸虫缺少脂类代谢，其组织脂类的更新方式只能靠排泄，因此吸虫的排泄物中含有脂类。

【生活史】

斜睾目吸虫的生活史复杂，需要经历有性世代（sexual generation）和无性世代（asexual generation）的交替。有性世代多寄生于脊椎动物和人（终宿主）。无性世代寄生于软体动物（中间宿主），第一中间宿主为淡水螺类或软体动物，第二中间宿主则包括范围广泛的生物体，依虫种不同可为鱼类、甲壳类或节肢动物等。斜睾目吸虫完成生活史离不开水环境。

吸虫的生活史中有许多发育阶段（图 15-7），如卵（ovum）、毛蚴（miracidium）、胞蚴（sporocyst）、雷蚴（redia）、尾蚴（cercaria）、囊蚴（encysted metacercaria）、后尾蚴（metacercaria）、童虫（schistosomule）和成虫（adult）。成虫阶段行有性生殖，幼虫阶段行无性生殖或称幼体增殖。吸虫卵的形状因种而异，常有卵盖（operculum）。有的卵自宿主体内排出时只含卵细胞和卵黄细胞，需要在水中发育至含毛蚴阶段。有的卵在排出时即含毛蚴。毛蚴在水中或在螺体内孵出，其周身被有纤毛，可在水中游动，当进入螺体即发育为胞蚴，胞蚴呈袋状，其体内的胚细胞可发育为第二代胞蚴或多个雷蚴。胞蚴或雷蚴中的胚细胞进一步发育成尾蚴。绝大多数虫种的尾蚴具有体部和尾部，但形态结构各异。尾蚴成熟后即从母体逸出，在水中游动，并可侵入第二中间宿主，并在其体内发育成囊蚴，有的也可在某些动物体表形成囊蚴。含有囊蚴的第二中间宿主被终宿主捕食后，后尾蚴即脱囊而出，再发育为童虫而移行至适宜的寄生部位发育为成虫。裂体科的吸虫（如日本裂体吸虫）无囊蚴期，其尾蚴可直接侵入终宿主体内发育为成虫。

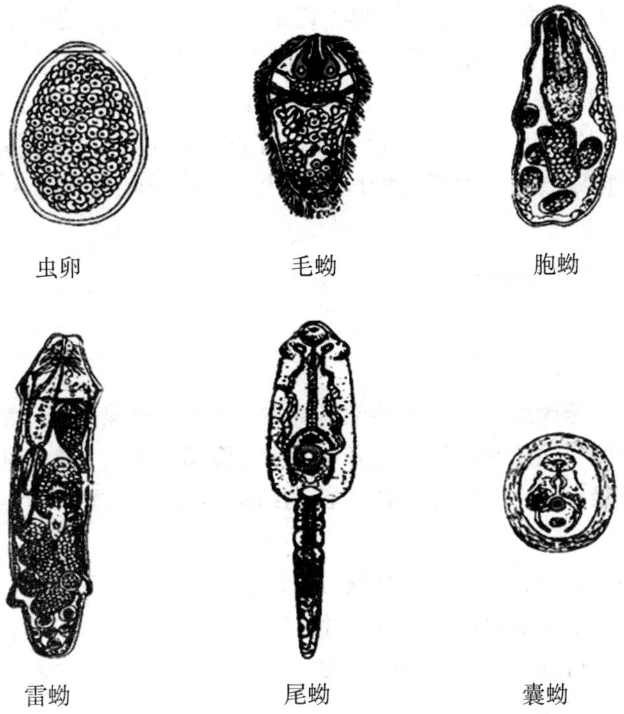

图 15-7　斜睾目吸虫各期幼虫

【分类】

我国常见的人体吸虫分类及寄生部位见表 15-1。

表15-1 我国常见的人体吸虫分类及寄生部位

目	科	属	种
斜睾目 Plagiorchiida	后睾科 Opisthorchiidae	支睾属 *Clonorchis*	华支睾吸虫 *C.sinensis*
	并殖科 Paragonimidae	并殖属 *Paragonimus*	卫氏并殖吸虫 *P. westermani*
			斯氏并殖吸虫 *P. skrjabini*
	异形科 Heterophyidae	异形属 *Heterophyes*	异形异形吸虫 *H.heterophyes*
鸮形目 Strigeida	裂体科 Schistosomatidae	裂体属 *Schistosoma*	日本裂体吸虫 *S. japonicum*
棘口目 Echinostomatida	片形科 Fasciolidae	姜片属 *Fasciolopsis*	布氏姜片吸虫 *F.buski*
		片形属 *Fasciola*	肝片形吸虫 *F. hepatica*
	棘口科 Echinostomatidae	棘隙属 *Echinochasmus*	日本棘隙吸虫 *E. japonicus*

本章重要寄生虫病案例

患者，女，49 岁，教师，湖北荆州人。因反复腹泻、血便，进行性消瘦半年入院。患者于 6 个月前出现乏力，食欲减退，腹痛、腹泻，黏液血便，住院并诊断为慢性细菌性痢疾，服用喹诺酮类抗生素治疗 2 周余，症状时好时坏，疑为结肠肿瘤。X 线钡餐检查结果显示“胃肠正常，未见狭窄及块状阴影”。纤维结肠镜检查显示“直肠、乙状结肠与降结肠黏膜充血、水肿，未见狭窄及肿块”。

体格检查：体消瘦，贫血貌，皮肤巩膜无黄染，全身淋巴结未触及。体重 42 kg，心肺听诊正常。腹较软，肝大，肋下 2 cm，肝区压痛，腹水征阳性。

实验室检查：血常规：Hb 80g/L，WBC 3×10^9/L，EOS 8%。粪便常规检查正常。粪便毛蚴孵化法“三送三检”均为阴性。环卵沉淀试验（COPT）阴性。直肠黏膜活组织检查：肠黏膜小结节内可见大量血吸虫卵。诊断为慢性血吸虫病，给予吡喹酮每次 10 mg/kg，3 次 / 日，连服 6 天，痊愈出院。

既往无胃肠病史，有接触湖塘和河水史。

思考题

1. 根据病例资料，考虑患者是如何感染该寄生虫的？其感染阶段、致病阶段各是什么？
2. 根据该寄生虫的致病机制，试述患者反复出现腹痛、腹泻、黏液血便等症状的原因。
3. 如患者得不到及时治疗，病情发展可能的结果是什么？患者可能将会出现什么症状和体征？
4. 为什么要选用直肠黏膜活组织检查进行确诊？
5. 导致患者肠黏膜小结节形成的机制是什么？
6. 应如何对患者进行预防该虫感染的教育？

（田喜凤）

第二节　华支睾吸虫

华支睾吸虫全名为中华分支睾吸虫［*Clonorchis sinensis*（Cobbold，1875）Looss，1907］，因成虫寄生于终宿主肝胆管内，故而亦称肝吸虫（liver fluke）。该虫引起华支睾吸虫病（亦称肝吸虫病，clonorchiasis）。该虫于 1874 年首次发现于印度加尔各答市一华侨胆管内。据 1975 年湖北省江陵县西汉古尸及战国楚墓古尸发掘的研究结果表明，华支睾吸虫病在我国的流行至少已有 2300 多年的历史。

知识拓展　华支睾吸虫的发现历史

彩图　华支睾吸虫成虫

【形态】

1. 成虫　虫体狭长，背腹扁平，前端较窄，后端钝圆，形似葵花籽（图 15-8）。雌雄同体，大小为（10 ~ 25）mm×（3 ~ 5）mm。口吸盘位于虫体前端，略大于腹吸盘，后者位于虫体前 1/5 处。消化道简单，口位于口吸盘中央，其后有咽及短的食道，肠管分左右两支伸至虫体后端，二者不汇合，各自末端为盲端。雄性生殖器官有 2 个分支状睾丸，前后排列于虫体后 1/3 处。从睾丸各发出一条输出管，在虫体中部汇合为输精管，向前渐膨大成储精囊，再接射精管，开口于生殖腔。卵巢边缘分叶，位于睾丸之前。卵巢和睾丸之间有椭圆形的受精囊与输卵管相通，旁有劳氏管。劳氏管细长、弯曲，开口于虫体背面。虫体两侧分布有滤泡状卵黄腺，从腹吸盘水平处向下延至受精囊水平。输卵管远端为卵模，周围有梅氏腺。管状子宫从卵模开始盘绕向上，开口于腹吸盘前缘的生殖腔。排泄孔开口于虫体末端。

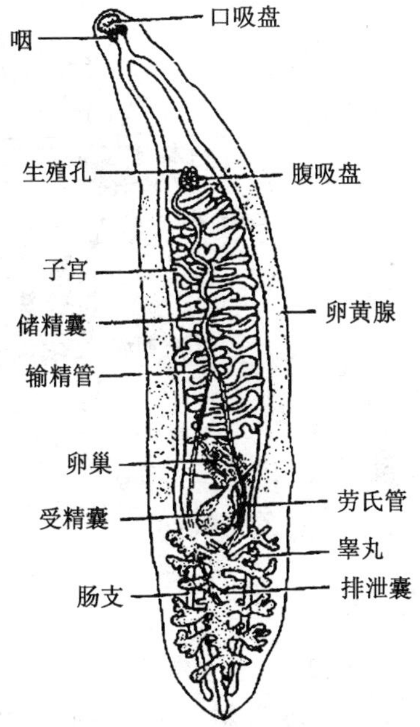

图 15-8　华支睾吸虫成虫

2. 虫卵　虫卵形似芝麻粒，前端较窄，后端钝圆；黄褐色，平均大小为 29 μm × 17 μm，是寄生人体吸虫虫卵最小者。虫卵前端有一微凸的卵盖，卵盖周围的卵壳增厚形成肩峰。虫卵末端有小疣状突起。卵内含一成熟毛蚴（图 15-9）。

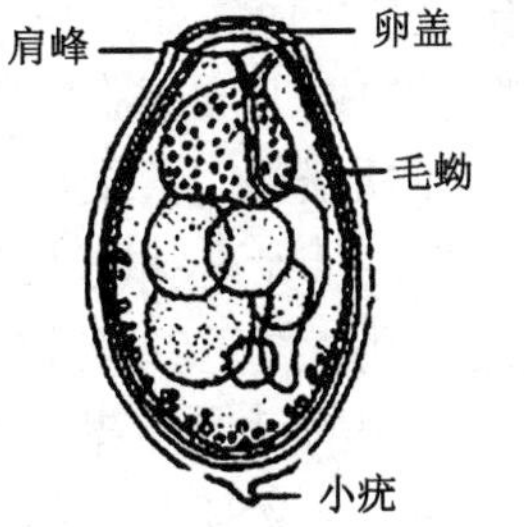

图 15-9　华支睾吸虫虫卵

【生活史】

华支睾吸虫生活史包括成虫、虫卵、毛蚴、胞蚴、雷蚴、尾蚴、囊蚴及后尾蚴（童虫）等发育阶段。终宿主为人及肉食哺乳动物（猫、狗等）。第一中间宿主为淡水螺类，如豆螺、沼螺、涵螺等，第二中间宿主为淡水鱼和虾。

成虫寄生于终宿主肝胆管内，产出的虫卵随宿主胆汁进入肠道，然后随粪便排出体外。虫卵入水后被第一中间宿主淡水螺吞食，在螺的消化道内孵出毛蚴。毛蚴穿过肠壁发育为胞蚴，胞蚴再经无性增殖，发育为许多雷蚴和尾蚴。成熟的尾蚴从螺体逸出，遇到适宜的第二中间宿主淡水鱼、虾，则侵入其肌肉等组织，经 20 ~ 35 天发育为囊蚴。终宿主因生食或半生食含活囊蚴的淡水鱼、虾而感染。在宿主消化液的作用下，囊蚴在十二指肠内脱囊。脱囊的后尾蚴循胆汁逆流移行，到达肝胆管，也可经血管或穿过肠壁经腹腔进入肝胆管内。囊蚴感染终宿主后 1 个月左右发育为成虫（图 15-10）。人体感染成虫的数量差别较大，曾有人体感染超过 2 万条华支睾吸虫的报道。成虫寿命为 20 ~ 30 年。

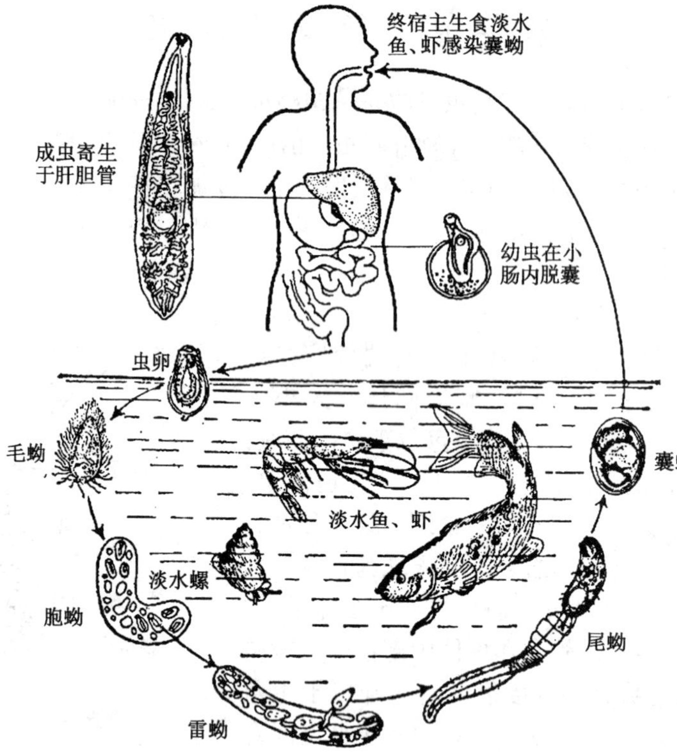

图 15-10 华支睾吸虫生活史

【致病】

1．致病机制 华支睾吸虫造成的危害主要发生于肝的次级胆管，其病变程度因感染轻重而异。成虫在肝胆管内破坏胆管上皮及黏膜下血管，并以血液为主要营养来源。虫体的机械性阻塞以及代谢产物和分泌物的刺激作用使胆管出现局限性扩张，管壁增厚，胆汁淤积以及胆管周围炎性反应。如合并细菌感染，可引起胆管炎、胆囊炎，甚至继发肝脓肿。若病变转为慢性，胆管内壁上皮细胞脱落和增生，管壁因结缔组织增生而变厚，邻近肝细胞出现脂肪性变、萎缩和坏死现象，甚至导致肝硬化。近年来，有研究证实华支睾吸虫溶血磷脂酶、磷脂酶 A_2 等分泌蛋白可促进肝星状细胞增殖活化而致宿主肝纤维化。华支睾吸虫感染还可引起营养不良和代谢紊乱，严重者可致脑垂体功能受损，若此现象发生于儿童，可导致患儿生长发育障碍。

胆汁中的可溶性葡糖醛酸胆红素在细菌性 β- 葡糖醛酸苷酶的作用下，形成难以溶解的胆红素钙，这些物质与虫卵、死亡的虫体碎片、脱落的胆管组织和炎症渗出物等均可能作为胆石核心，引起肝胆石症。临床手术结果发现有相当高比例的华支睾吸虫感染者患有胆囊炎和（或）胆石症。成虫还偶见于胰腺管内，引起胰管炎和胰腺炎。

此外，华支睾吸虫感染还可引起胆管癌（主要为胆管腺癌）。2009 年 2 月，世界卫生组织（WHO）在生物致癌因素审定工作会议上认定“华支睾吸虫致人类胆管癌证据充分”。华支睾吸虫感染引发原发性胆管癌的发病机制迄今尚未完全阐明，一般认为与以下因素的综合作用有关：虫体感染所致胆管呈腺瘤样增生，宿主炎性细胞因子与虫体分泌代谢产物激活和促进胆管上皮细胞的分裂增殖，以及食物中的硝酸盐或亚硝基化合物等外源性致癌物质等。同时，胆管癌的发生还可能与患者自身的营养状态、免疫功能和遗传特性等因素有关。

2．临床表现 本病潜伏期为 1 ～ 2 个月，临床表现与寄生的虫体数目以及患者的机体状态有关。

轻度感染者无明显症状，多在粪检时查到虫卵而被发现。一般可有轻度食欲缺乏、消化不良、腹胀、腹痛、上腹不适、腹泻及头晕等症状。常见体征有轻度水肿、肝大等。

重度感染者胃肠道症状明显，以腹泻为主，并可有倦怠、消瘦、心动过速、眩晕、失眠、精神抑郁等。少数患者可有黄疸、肝硬化。晚期患者可出现门脉高压、脾大、腹水和水肿，患者可因恶病质、并发感染、肝性脑病、胃肠出血或由于长期腹泻导致脱水和电解质平衡紊乱而死亡。

儿童和青少年感染华支睾吸虫后，临床表现往往较重，死亡率较高。除消化道症状外，常有营养不良、贫血、低蛋白血症、水肿、肝大和发育障碍等症状，极少数患者可因此而致侏儒症。

【诊断】

华支睾吸虫病具有地区性，与饮食习惯有关。因此，对疑有本虫感染者应详细询问其是否来自或去过流行区，有无生食或半生食淡水鱼虾史。应注意与急性胆管炎、胆管结石、胆囊结石等相鉴别。

1．病原学检查 粪便、十二指肠液或胆汁中查获华支睾吸虫卵，或胆汁引流检获成虫是确诊本病的依据。

（1）粪便直接涂片法：此法操作简单，但轻度感染者易漏检。

（2）集卵法：此法检出率较粪便直接涂片法高。如水洗离心沉淀法、乙醚沉淀法。

（3）十二指肠引流胆汁检查：引流胆汁进行离心沉淀检查虫卵，可使虫卵检出率大为提高，引流液中有时还可检获成虫（图 15-11），本法适用于住院患者。

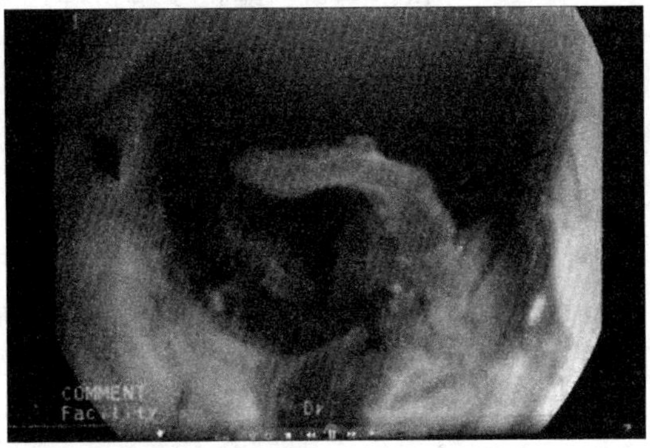

图 15-11 胆汁引流查获的华支睾吸虫成虫（由中山大学附属第五医院李坚副教授提供，箭头所示为虫体）

2．免疫学诊断 免疫学方法适用于临床辅助诊断和流行病学调查，常用的方法有皮内试验（IDT）、间接血凝试验（IHA）、间接荧光抗体试验（IFA）、酶联免疫吸附试验（ELISA）、胶体金免疫层析法（CGIA）等。近年来随着酶标记、同位素标记和胶体金标记等标记技术和新方法的发展和应用，大大提高了检测血清抗体或抗原的敏感性和特异性，使华支睾吸虫病的检出率大为提高。

3．影像学检查 B 型超声波检查可见多种异常波形，如肝内光点粗密欠均，可见斑点状、团块状或雪片状阴影。尽管声像图特异性不强，但与流行病学、临床表现及实验室检查对比分析，可为诊断提供参考。CT 检查对肝吸虫病的诊断也有较大价值。

【流行】

华支睾吸虫病主要分布在亚洲，如中国、日本、朝鲜、越南和东南亚国家，俄罗斯也有分布。我国除青海、宁夏、内蒙古、西藏等地尚无报道外，已有 27 个省、市、自治区有不同程度流行，较严重的有广东、广西的部分地区及东北朝鲜族居民聚居地，广东省个别村庄村民感染率可高达 80% 以上，其次是香港、台湾以及黑龙江、吉林和辽宁。另外，湖南、湖北、安徽等省由于江、湖水网纵横，气温适宜华支睾吸虫的中间宿主以及保虫宿主生存等因素利于人群感染；中原地区的河南省，由于人们喜食半生不熟的鱼，所以也有中、轻度感染。据 2001—2004 年全国人体重要寄生虫病现状调查报告，推算我国流行区感染人数为 1249 万人。华支睾吸虫感染率比 1990 年第一次全国调查上升了 75%。感染率最高是广东省，为 16.42%，其次是广西（9.76%）和黑龙江（4.73%），疫情呈上升趋势。因该病属人畜共患病，估计动物感染的范围更广。

造成华支睾吸虫病流行的原因，除含虫卵的粪便入水，水中有适宜的第一、第二中间宿主，以及保虫宿主的存在外，还与当地居民的饮食习惯等诸多因素密切相关。

1．传染源 患者、带虫者和保虫宿主均为本病的传染源。主要保虫宿主为猫和犬，其次为鼠类、野猫、狐狸、貂、兔、水牛、水獭及獾等三十多种动物，其感染率与感染度均高于人体，对人群具有潜在的威胁性。

2．传播途径 生食或半生食含有囊蚴的淡水鱼、虾是感染华支睾吸虫的关键因素。如广东珠江三角洲、香港等地居民喜食生鱼片、生鱼粥。辽宁朝鲜族地区人群有以生鱼佐酒等饮食习惯。此外，食入“醉虾”、未熟透的烧烤小鱼等均可感染本虫。切生鱼和切熟食的砧板不分，或用未经彻底消毒的盛过生鱼的器皿再盛熟食等都可增加感染机会。

华支睾吸虫病的传播与虫卵入水，水中存在第一、第二中间宿主以及当地人群有生食或半生食淡水鱼、虾的习惯密切相关。研究表明，我国华支睾吸虫的第一中间宿主淡水螺类有 4 科 6 属 12 种。最常见的有 3 种：纹沼螺、长角涵螺和赤豆螺（傅氏豆螺）。这些螺均为坑塘、沟渠中小型螺类，环境适应能力强，一般温暖季节为感染华支睾吸虫的高峰期。华支睾吸虫对第二中间宿主的选择性不严格，大多数淡水鱼、虾均可作为其第二中间宿主。资料表明，我国作为华支睾吸虫第二中间宿主的淡水鱼有 12 科 39 属 68 种，其中绝大多数为鲤科淡水鱼，如草鱼、青鱼、鲤鱼、鳊鱼、鳙鱼及鲫鱼等。麦穗鱼、克氏鲦鱼等野生小鱼的感染率和感染度很高，常引起儿童华支睾吸虫病。华支睾吸虫囊蚴几乎遍布鱼体全身，尤以肌肉最为多见，其次为鱼皮。据报道，细足米虾、巨掌沼虾等淡水虾也可有囊蚴寄生。

3．易感人群 所有人群对华支睾吸虫普遍易感，无性别、年龄和种族之分。不同地区、不同人群感染率的高低与饮食习惯密切相关。

【防治】

1．控制传染源 积极治疗患者和带虫者，凡粪便检查虫卵阳性者均应给予治疗。治疗药物首选吡喹酮（praziquantel）。阿苯达唑（albendazole）也有较好的疗效。要加强对猫、犬等保虫宿主的管理，不用生鱼喂猫、犬等动物是减少传染源的有效措施。

2．切断传播途径 加强粪便管理，避免粪便入水是切断传播途径的重要措施。注意饮食卫生，不生食或半生食含有囊蚴的淡水鱼、虾。

3．保护易感人群 做好卫生宣传教育工作，提高人群对华支睾吸虫病传播途径的认识是预防本病的关键。实验证明，90℃的热水可使厚约 1 mm 的鱼片内的囊蚴在 1 s 内死亡，75℃ 3 s 内死亡，但在烧、烤、烫或蒸全鱼时，常因温度不够、时间不足或鱼肉过厚等原因而未能杀死全部囊蚴，因此改变烹调方法和饮食习惯是预防本病的重要途径。随着淡水养殖业迅速发展，加强鱼类等食品的卫生检疫工作尤为重要。

知识拓展 华支睾吸虫全基因组测序

（吕志跃）

第三节 布氏姜片吸虫

布氏姜片吸虫［*Fasciolopsis buski*（Lankester，1857）Odhner，1902］简称姜片虫，是寄生于人体小肠内的大型吸虫，引起姜片虫病（fasciolopsiasis）。姜片虫病主要流行于亚洲，我国早在 1600 多年前东晋时期就有对本虫的记述。

【形态】

姜片虫是寄生人体最大的吸虫。成虫呈肉红色，长 20 ～ 75 mm，宽 8 ～ 20 mm，厚 0.5 ～ 3 mm。虫体肥厚，椭圆形，腹背扁平，前端稍尖，后端钝圆，形似姜片。口、腹吸盘相距较近，前后排列于虫体前端。腹吸盘呈漏斗状，比口吸盘大 4 ～ 5 倍。消化道包括口、咽、食道及波浪状向后延伸的左、右 2 支肠支。两个呈珊瑚状分支的睾丸前后排列于虫体后半部。分支状卵巢位于睾丸之前，子宫盘曲于腹吸盘与卵巢之间（图 15-12）。

虫卵椭圆形，大小为（130 ~ 140）μm×（80 ~ 85）μm，淡黄色，是寄生人体中最大的蠕虫卵。卵壳较薄而光滑，卵盖不明显。内含 1 个卵细胞和 20 ~ 40 个卵黄细胞（图 15-13）。

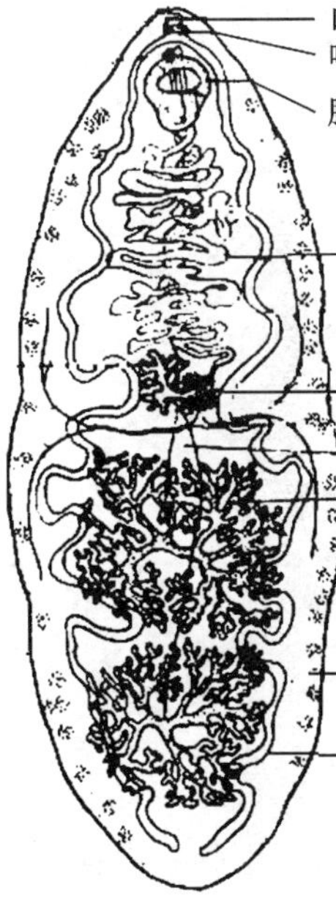

图 15-12　布氏姜片吸虫成虫

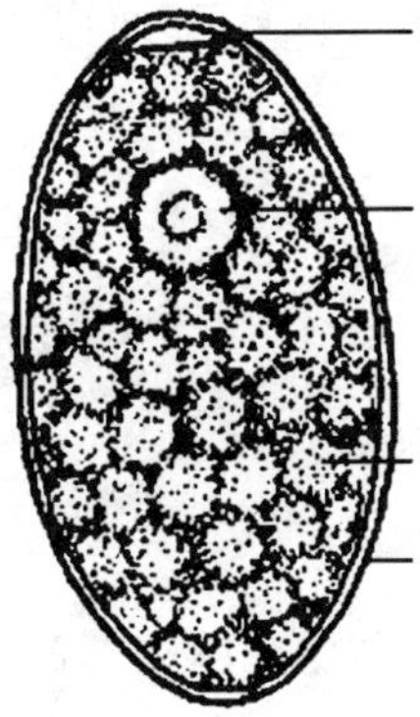

图 15-13　布氏姜片吸虫虫卵

【生活史】

姜片虫终末宿主为人和猪（或野猪），中间宿主是扁卷螺。菱角、荸荠、茭白、水浮莲、浮萍等水生植物为其传播媒介。生活史包括成虫、虫卵、毛蚴、胞蚴、母雷蚴、子雷蚴、尾蚴、囊蚴和后尾蚴等时期（图 15-14）。成虫寄生于终宿主小肠。虫卵随宿主粪便排出，入水后，在适宜的温度（27 ~ 32℃）下经 3 周左右发育为毛蚴。毛蚴在夏季水中可存活 7 ~ 34 小时，较冷季节能活 1 ~ 3 小时。在水中游动的毛蚴遇到中间宿主扁卷螺，即从螺头部钻入，经胞蚴、母雷蚴、子雷蚴等阶段后发育成尾蚴，尾蚴成熟后自螺体逸出。一般毛蚴侵入螺体至尾蚴逸出需 45 天左右。逸出的尾蚴附着于水生植物表面形成囊蚴。尾蚴形成囊蚴过程中对附着物无严格的选择，甚至在水面也可形成囊蚴。囊蚴被人或猪吞食后，其囊壁在小肠液或胆汁的作用下破裂，后尾蚴逸出，吸附于宿主小肠黏膜，吸收营养物质，经 1 ~ 3 个月发育为成虫。成虫的寿命为 7 个月至 4.5 年不等。

【致病】

1．致病机制　姜片虫对宿主的致病作用，包括机械损伤和代谢产物、分泌物引起变态反应两方面。机械损伤主要表现为成虫以其发达的吸盘吸附于肠黏膜，导致肠黏膜及其附近组织发生炎症、出血、水肿，甚至坏死脱落、溃疡或脓肿。另外，虫体吸附于肠黏膜，不仅摄取肠道内营养物质，而且还遮盖肠黏膜表面，阻碍营养物质的消化和吸收。当感染虫数较多时，可造成消化功能紊乱、消化不良及各种维生素缺乏。大量虫体堆积成团可阻塞肠道，引起肠梗阻。虫体的代谢产物和分泌物可引起宿主嗜酸性粒细胞增多及变态反应。

2．临床表现　本病的潜伏期为 1 ~ 3 个月。临床表现与患者感染虫数的多寡、健康状况及对感染的反应程度等因素有关。轻度感染者，可无明显临床表现，间或出现食欲下降，轻微

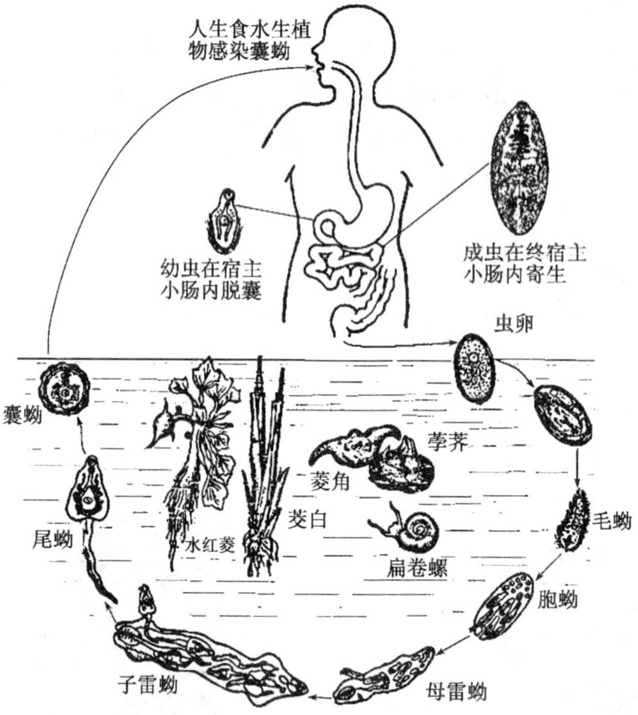

图 15-14 布氏姜片吸虫生活史

腹痛，粪便无明显异常；中度感染者可有腹痛、腹泻、消化不良、水肿和多种维生素缺乏等表现，个别病例可发生肠梗阻；儿童患者可伴不同程度的智力减退；重症感染者，症状加重，出现消瘦、贫血、腹水以及发育障碍，甚至死亡。

【诊断】

1．病原学诊断 从粪便查出虫卵是确诊依据。常用的粪检方法有直接涂片法和沉淀法。因姜片虫卵大，容易识别，一般一次粪检 3 张涂片多可检出。但轻度感染的病例往往漏检。采用沉淀法可大大提高检出率。用改良加藤法可对虫卵进行计数，以确定感染程度。虫卵应与粪便中其他吸虫卵如肝片形吸虫及棘口类吸虫卵进行鉴别。少数患者有自然排虫或呕虫现象，可经虫体鉴定予以确诊。

2．免疫学诊断 可采用纯化的姜片虫成虫抗原，或排泄分泌物抗原进行皮内试验（ID）、酶联免疫吸附试验（ELISA）或间接荧光试验（IFA）等，此等方法在感染早期或大面积普查时具有辅助诊断价值。

【流行】

姜片虫病是人、猪共患寄生虫病，主要流行于亚洲的温带及亚热带地区。在我国，除东北三省和内蒙古、新疆、西藏、青海、宁夏等省、自治区外，其他有 18 个省、市和自治区均有姜片虫流行。

人群对姜片虫普遍易感，感染后无保护性免疫。本病流行与当地是否有传染源、中间宿主、水生媒介，以及人群有生食水生植物的习惯有关。在流行区，人常因生食水红菱、荸荠、茭白或荷藕等水生植物，尤其在收摘菱角时，边采边食而感染；猪多因喂饲含有囊蚴的青饲料（如水浮莲、水萍莲、蕹菜、菱叶、浮萍等）而自然感染。猪是姜片虫的重要保虫宿主。此外，野猪和猕猴也曾有自然感染的报道。

人、猪粪便污染水源是造成本病流行的重要因素。将人厕或猪舍建在种植水生植物的塘边、河旁，或用新鲜粪便施肥，都可造成虫卵入水。姜片虫的中间宿主扁卷螺类种类多，分布广，孳生于水田、沼泽、池塘、沟渠等处。同一水域中的水红菱、荸荠、茭白或荷藕等水生植物，其表面常有囊蚴附着。实验证明尾蚴也可在水面上（尤以自然水体）成囊，因此饮用生水也可能感染。

姜片虫囊蚴对外界环境具有一定抵抗力。实验证明，28 ~ 30℃时，囊蚴在湿纸上可活 10 天以上，5℃可活 1 年。囊蚴不耐高温，在沸水中 1 分钟或阳光下暴晒 1 天即可死亡。囊蚴对干燥的抵抗力较弱，故在离种植地较远的人群中一般感染率低或无感染者。

【防治】

积极开展卫生宣传，提倡不生食水生植物，不饮生水；保护水源，防止人、猪粪便入水，或进行无害化处理；开展生物灭螺或药物灭螺，以消灭中间宿主；普查普治患者和带虫者，目前最有效的药物是吡喹酮，槟榔亦有驱姜片虫的功效；提倡家猪圈养，不用被囊蚴污染的生水和青饲料喂饲。

（吕志跃）

第四节　肝片形吸虫

肝片形吸虫（*Fasciola hepatica* Linn，1758）主要寄生于牛、羊等反刍类动物肝胆管内，偶尔可寄生于人体，引起肝片形吸虫病（fascioliasis）。

【形态】

肝片形吸虫成虫呈叶片状，虫体长 20 ~ 30 mm，宽 8 ~ 13 mm，活体呈深红褐色。头端呈圆锥状突起，称头锥，其后虫体骤宽。口吸盘较小，位于头锥前端，腹吸盘位于头锥基部，略大于口吸盘。消化道由口、咽、食道及呈树枝状的肠支组成。2 个睾丸高度分支，前后排列于虫体中部。卵巢较小，分支细，位于睾丸之前。管状子宫盘绕而上，开口于生殖腔（图 15-15）。虫卵椭圆形，黄褐色，大小为（130 ~ 150）μm×（60 ~ 90）μm。卵壳较薄，一端有卵盖，卵盖较大。卵内含有一个卵细胞和多个卵黄细胞。

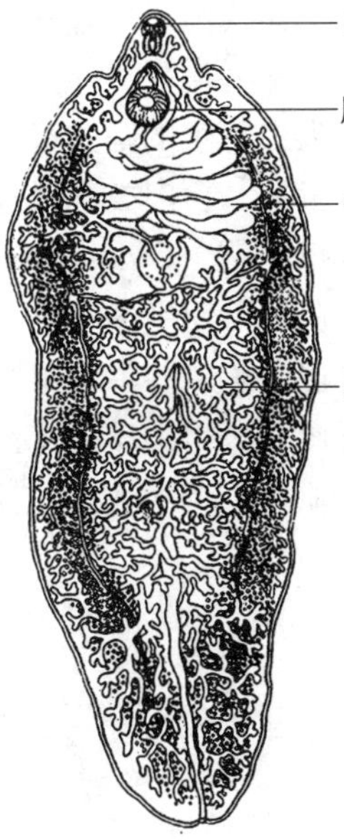

图 15-15　肝片形吸虫成虫

【生活史】

肝片形吸虫成虫寄生在终宿主肝胆管内，产出的虫卵随胆汁进入肠道，混在粪便中排出体外。虫卵入水后，在适宜的温度下发育为毛蚴。毛蚴钻入中间宿主椎实螺科的淡水螺体内。经胞蚴、母雷蚴、子雷蚴无性增殖最后形成大量尾蚴。尾蚴逸出螺体后，在水草等水生植物表面结囊形成囊蚴。若囊蚴被牛、羊或人等终宿主食入，在十二指肠消化液的作用下童虫脱囊而出，主动穿过肠壁，进入腹腔，侵入肝，最终进入胆管寄生并发育为成虫。宿主自感染囊蚴后，最短 10 ~ 11 周即可在粪便中发现虫卵。每条成虫每天可产卵约 20 000 个。成虫在人体内可存活长达 12 年。

【致病】

肝片形吸虫的后尾蚴（或称童虫）和成虫均可致病。后尾蚴在穿过肠壁、进入腹腔的过程中，破坏肠壁组织引起出血、炎症和腹膜炎。童虫移行至肝可造成肝实质损伤性肝炎。成虫进入肝胆管后，由于机械性和化学性刺激，引起胆管炎症、胆管上皮细胞增生以及慢性肝炎等。

感染肝片形吸虫后，少数为无症状带虫者。本病潜伏期为数日至 2 ~ 3 个月。临床表现可分为急性和慢性两个时期。

1．急性期（侵袭期） 主要由童虫在腹腔及肝内移行所引起。一般表现为高热、胃肠道症状，如恶心、呕吐、腹胀、腹痛、腹泻和便秘等，以及肝大、贫血和血中嗜酸性粒细胞增多，有时也可出现肺部和皮肤变态反应。上述症状可持续约 4 个月，随着虫体进入胆管，病程进入慢性期。

2．慢性期（阻塞期） 以成虫引起的胆管炎症和增生为主的临床表现。主要表现为乏力、右上腹疼痛或胆绞痛、恶心、厌食、贫血、黄疸和肝大等症状。

若童虫在移行过程中进入血管，可随血流到达皮下、眼、脑、支气管、肺和膀胱等组织器官，造成异位寄生，引起肝外肝片形吸虫病。此外，在有生食牛和羊的肝、肠习惯的人群，虫体可侵入咽部，引起咽部肝片形吸虫病。

【诊断】

1．病原学诊断 从粪便或十二指肠引流液中检出虫卵为确诊依据。虫卵与姜片虫卵及棘口吸虫卵形态相似，需注意鉴别。经外科剖腹探查或胆管手术等发现虫体也可确诊。

2．免疫学诊断 免疫学检查可作为本病（尤其是急性期或异位寄生病例）的辅助诊断方法，包括酶联免疫吸附试验（ELISA）、间接血凝试验（IHA）和免疫荧光试验（IFA）等。

【流行与防治】

肝片形吸虫呈世界性分布，以动物感染为主，牛、羊感染率在 20% ～ 60%。国外个别地区有人群局部流行的报道。法国、葡萄牙、西班牙、英国、阿尔及利亚、古巴等国家是本病的主要流行区。在我国，肝片形吸虫病散发于 15 个省市，估计全国感染人数为 12 万，其中以甘肃省人群感染率为最高。

肝片形吸虫寄生的宿主甚为广泛，除牛、羊等反刍类哺乳类动物外，多种杂食性动物包括偶蹄类、啮齿类、食肉类和灵长类等动物也较易感染。中间宿主为椎实螺科的淡水螺类，在我国主要是截口土蜗（*Galba truncatula*）。在低洼潮湿的沼泽地带，牛、羊粪便污染环境，加之椎实螺的存在，可使牛、羊吃草时受到感染。人因生食带囊蚴的水生植物、喝含囊蚴的生水或生食、半生食含童虫的牛、羊肝而感染。

肝片形吸虫病预防的关键是做好卫生宣传和注意饮食卫生，勿生食水生植物及牛、羊等动物的内脏。治疗药物首选硫双二氯酚（别丁，bitin），其他可选药物有吡喹酮和阿苯达唑等。

（吕志跃 侯秋莲）

第五节 并殖吸虫

并殖吸虫（*Paragonimus*）隶属于并殖科（Paragonimidae）。迄今全世界报道的并殖吸虫有 50 余种（包括同种异名、亚种、变种、不确定虫种以及误定虫种），其中，中国报道 32 种。并殖吸虫成虫主要寄生于终宿主的肺，故又称肺吸虫（lung fluke）。由本虫感染引起的并殖吸虫病（paragonimiasis，paragonimosis），又称为肺吸虫病（lung fluke disease），是我国分布较广、危害较重的一种人畜共患寄生虫病。在我国，对人体有致病性的并殖吸虫主要有卫氏并殖吸虫（*Paragonimus westermani*）和斯氏并殖吸虫（*Paragonimus skrjabini*）。

一、卫氏并殖吸虫

卫氏并殖吸虫［*Paragonimus westermani*（Kerbert，1878）Braun，1899］分布于世界各地，以东南亚为主，是人体并殖吸虫病的主要病原体，也是最早被发现的并殖吸虫之一。该虫于 1877 年由 Westerman 在印度虎的肺中发现。1879 年 Ringer 在我国台湾一名水手尸体肺内检出成虫，次年 Manson 在福建一名患者痰液中发现肺吸虫虫卵。卫氏并殖吸虫是人体并殖吸虫病的主要病原体，成虫主要寄生在人和多种肉食类哺乳动物的肺内，导致卫氏并殖吸虫病。

【形态】

1．成虫　虫体肥厚，椭圆形，背面隆起，腹面扁平。活虫伸缩时体形变化很大，大小为（7 ~ 15）mm×（4 ~ 6）mm×（3.5 ~ 5）mm，宽长之比为 1 ：（1.3 ~ 2.3）。活体呈暗红色，半透明，固定后，呈灰白色，在光镜下可见体表密布细小的体棘。口、腹吸盘大小相近，口吸盘位于虫体前端，腹吸盘位于虫体中横线之前。消化道由口、咽、食道和肠管组成，口位于口吸盘中央，其后是球形的咽部和短小的食道，食道之后分为 2 个肠支，沿虫体两侧向后呈波浪状弯曲至虫体末端，以盲端终止。生殖系统为雌雄同体，卵巢分 5 ~ 6 叶，形如指状，与盘曲庞大的子宫并列于腹吸盘之后。睾丸 2 个，细小，分支状，左右并列于虫体后 1/3 处。卵黄腺由许多密集的卵黄滤泡组成，分布在虫体两侧。雌雄生殖器官左右并列，为本虫的显著形态特点，故称为并殖吸虫（图 15-16）。成虫外部形态、口腹吸盘比例、卵巢分叶、睾丸分支等特征是并殖吸虫形态鉴别的重要依据。

2．虫卵　金黄色，椭圆形，多数不对称，一端较宽一端较窄，大小为（80 ~ 118）μm×（48 ~ 60）μm。卵壳厚薄不均匀，较宽的一端有一大而明显的卵盖，常略倾斜或缺失，较窄一端卵壳明显增厚。卵内含有 1 个卵细胞和 10 ~ 20 个卵黄细胞（图 15-17）。

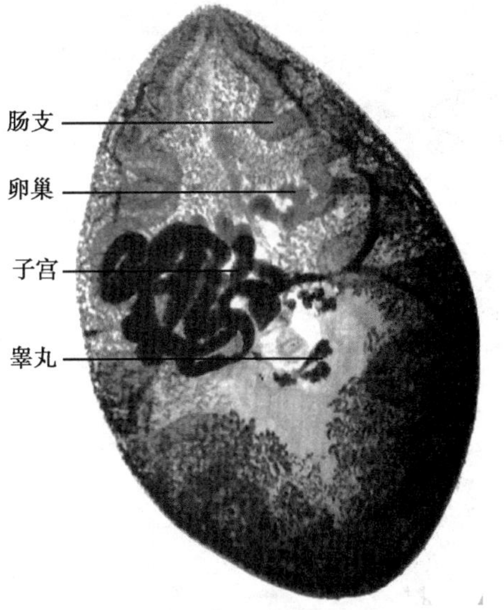

图 15-16　卫氏并殖吸虫成虫

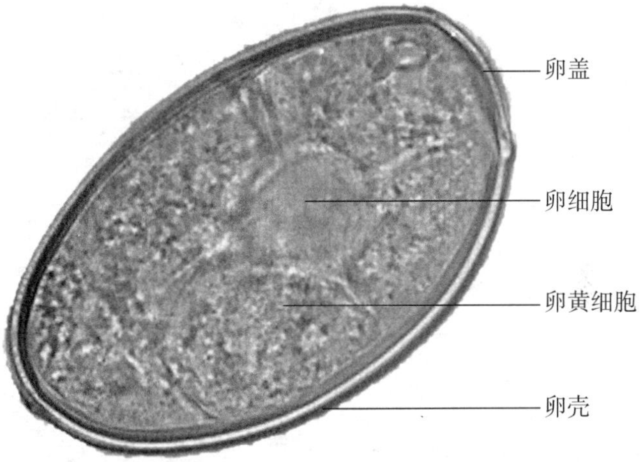

图 15-17　卫氏并殖吸虫虫卵

彩图　卫氏并殖吸虫成虫

彩图　卫氏并殖吸虫虫卵

3．囊蚴　乳白色，球形，较大，肉眼可见，直径（300 ~ 400）μm。囊壁较厚，低倍镜下可见囊壁分内外两层，后尾蚴卷曲于其内，后尾蚴的两侧有显著折叠的肠管迂曲后行，至末端为盲端，两肠管之间充满黑色的排泄囊。

【生活史】

卫氏并殖吸虫终宿主为人和多种肉食性哺乳动物（虎、豹、犬、猫、鼠等 20 余种）。第一中间宿主为淡水螺类，常见的有蜷科（Thiaridae）和黑贝科（Pleuroceridae）中的某些螺类。第二中间宿主为甲壳纲的淡水蟹和蝲蛄。

成虫主要寄生在终宿主的肺，以坏死组织和血液为食，并在肺内形成虫囊，虫囊内一般有 2 条成虫。成虫产出的虫卵通过与虫囊相通的支气管随痰液吐出，或痰被宿主吞咽后虫卵随粪便排出。若虫卵入水，在适宜的温度（25 ~ 30℃）下，约经 3 周的发育孵出毛蚴，毛蚴在水中活跃游动，遇到适宜的第一中间宿主淡水螺类（川卷螺）即主动侵入，约经 2 个月的无性繁殖，经胞蚴、母雷蚴及子雷蚴阶段而产生许多尾蚴，成熟的尾蚴具有短小球状的尾部。尾蚴自螺体逸出后，主动侵入或被吞食入第二中间宿主淡水蟹或蝲蛄体内，发育成囊蚴。终宿主因生食或半生食含有活囊蚴的淡水蟹或蝲蛄而感染。囊蚴经口到达终宿主小肠后，在胆汁和消化液的作用下，后尾蚴自囊中脱出成为童虫。童虫具有很强的穿透能力，能穿过肠壁进入腹腔，游走于腹腔脏器之间或侵入邻近组织或腹壁，经 1 ~ 3 周的移行发育后，童虫由肝表面或经肝实质穿行或直接从腹腔穿过膈肌经胸腔进入肺，在肺组织中发育为成虫（图 15-18）。从感染囊蚴至成虫产卵需 2 ~ 3 个月。成虫在人体内一般可存活 5 ~ 6 年，个别可达 20 年。本虫在组织内的移行贯穿能力很强，除寄生在终宿主的肺部外，还可异位寄生在终宿主皮下、肝、脑、脊髓、肾等几乎所有器官内。

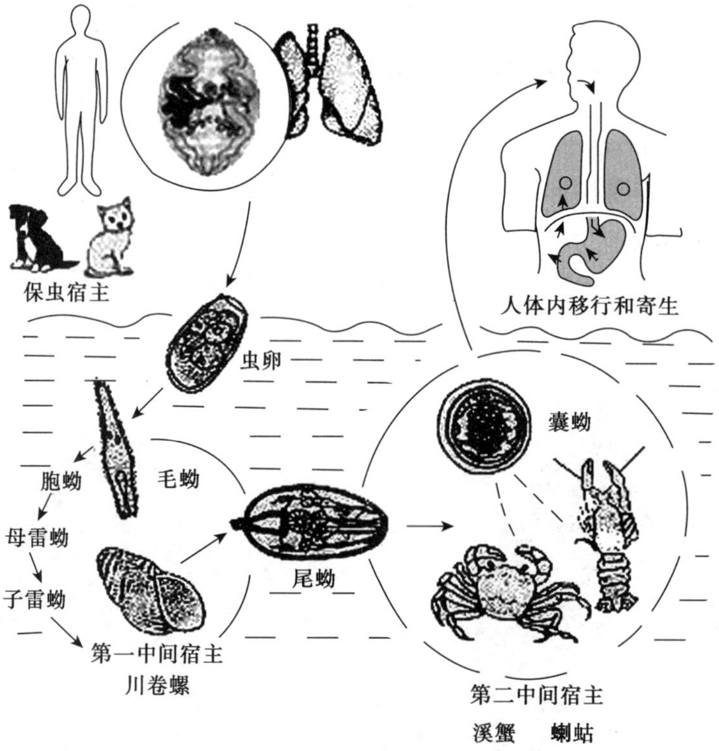

图 15-18　卫氏并殖吸虫生活史

【致病】

1．致病机制　卫氏并殖吸虫的致病作用主要是虫体在组织器官内移行及寄居造成的机械性损伤，以及排泄、分泌等代谢产物引起的免疫病理组织学反应。根据病程的发展可分急性期和慢性期。

（1）急性期：主要由童虫移行、窜扰所致。童虫穿过肠壁引起出血性、纤维素性炎症或脓性窦道；虫体进入腹腔可引起炎性渗出，内含大量嗜酸性粒细胞；侵入腹壁可致出血性或化脓性肌炎；在肝表面移行，经过处可有纤维蛋白附着，肝表面可呈“虫蚀样”病变；若虫体钻入肝组织，在肝实质内移行后穿出，则可见肝表面呈针点状小孔，肝组织局部出血、坏死、硬变；虫体穿过的横膈、脾处，可形成点状出血及炎症病理学改变。急性期症状多在食入囊蚴后数天至 1 个月左右出现，也有在食入囊蚴第 2 天出现者。急性期临床表现轻重不一，轻者仅有乏力、食欲缺乏、腹痛和腹泻等非特异性消化道症状；重者可有全身过敏反应、咳嗽、气促和胸痛等症状。胸部 X 线拍片可见片状阴影，易被误诊为“肺结核”“肺炎”“结核性胸膜炎”等疾病。

（2）慢性期：大多数患者的早期症状不明显，主要是由虫体进入肺部发育及寄生引起的病变，其病理变化过程可分为 3 期：

1）脓肿期：主要是虫体移行引起组织破坏、出血及继发感染，继而出现以中性粒细胞和嗜酸性粒细胞为主的炎性渗出，最后形成脓肿。随着病程发展，病灶周围形成以肉芽组织增生为主的薄膜状脓肿壁。X 线显示边缘模糊、界限不清的浸润性阴影。

2）囊肿期：由于炎性渗出，脓肿内大量浸润的细胞变性、坏死、液化，被机体逐渐吸收后变成赤褐色黏稠液体，内含大量虫卵和夏科 - 雷登结晶。肉芽组织继续增生而使囊壁变厚，形成边界清楚的结节状囊肿。X 线显示边缘清楚的囊状阴影。

3）纤维瘢痕期：若虫体死亡或转移，囊内容物逐渐被吸收或通过支气管排出，囊腔被肉芽组织填充并纤维化形成瘢痕。X 线显示结节状或条索状阴影。由于虫体在肺组织内的寄居部位随虫体的移行而不断变化，因此新旧病变常可同时并存。

2．临床表现 本病的潜伏期不易确定，感染后可在一段时间内无症状，但多在感染后 6 个月左右发病，重症感染者经感染后数日，甚至第 2 天即出现症状。卫氏并殖吸虫病临床表现复杂多样，与感染虫数的多少、虫体寄生部位以及宿主的免疫力密切相关。一般以缓慢发病、慢性临床经过为特点；以肺部形成囊肿为主要病变；以出现胸痛、咳嗽、咳烂桃样血痰为典型临床表现。根据病情及累及部位的不同，可分为隐性感染、急性肺吸虫病和慢性肺吸虫病。

（1）隐性感染：或称亚临床型。这类感染者无明显的临床症状和体征，但感染者有食生蟹史，多种免疫学试验阳性，外周血嗜酸性粒细胞增多，有时伴有肝功能损害。此类患者在流行区较为常见，造成隐性感染的原因可能是感染较轻，也可能是感染早期。

（2）急性肺吸虫病：常在食入囊蚴后数天至 1 个月发病，重症感染者第 2 天即可出现症状。轻者仅表现为低热、食欲缺乏、乏力、腹痛、腹泻等症状；重者起病急骤，在感染 2 ～ 10 天后出现症状，表现为腹痛、腹泻、黏液血便，伴有食欲减退。继而在感染 10 ～ 30 天后出现全身反应和呼吸道症状，主要表现为畏寒、发热、胸痛、胸闷、咳嗽、肝大、腹水及荨麻疹等。血常规检查可发现嗜酸性粒细胞明显增多，一般为 20% ～ 40%，高者可达 80% 以上。本病常见于新进入疫区感染者。

（3）慢性肺吸虫病：多数患者早期并无明显症状和体征，而在确诊时已呈慢性病变。根据虫体寄居部位和患者临床症状分为以下几型：

1）胸肺型：最常见，虫体主要寄生在肺部并造成肺部的损害，患者临床表现为咳嗽、胸闷、胸痛、咳烂桃样血痰等。痰中可见大量虫卵及夏科 - 雷登结晶。常伴发胸膜炎、胸膜增厚、胸膜粘连、胸腔积液等。虫体侵入心包可引起心包炎、心包积液等。X 线显示肺部炎症明显，易被误诊为肺结核或肺炎。

2）腹型：约占病例总数的 30%。虫体主要在腹腔脏器内移行和寄生，患者表现为腹痛、腹泻，有时粪便带血。腹痛多为全腹或右下腹隐痛，疼痛剧烈时易被误诊为急性阑尾炎。严重者可因腹腔内炎症而发生腹腔脏器粘连、肠梗阻等。

3）肝型：多见于儿童患者，约占儿童病例的 50%。虫体在肝内移行和寄生，患者主要表现为肝区疼痛、肝大及肝功能异常。血清 γ- 球蛋白升高，白蛋白 / 球蛋白比例倒置，易被误诊为肝炎。

4）脑脊髓型：占病例的 10% ～ 20%，多见于儿童和青少年。虫体侵入颅内寄生，导致脑组织损伤。患者临床表现复杂多样，常见的症状有阵发性剧烈头痛、癫痫发作、偏瘫和颅内占位性病变症状和体征等。有些患者出现视力障碍、脑膜炎、蛛网膜下腔出血等症状。偶见因虫体侵入脊髓，致下肢感觉和运动障碍，二便失禁和截瘫等。

5）皮下包块型：约占病例的 10%。虫体在皮下肌肉内移行和寄生，患者出现皮下游走性包块，常见部位为腹壁、胸壁、头颈处，也可出现于腹股沟、腰背部、大腿内侧、眼眶和阴囊等处。皮下包块大小不一，直径多为 1 ～ 3 cm，患处表面皮肤色泽正常，触之可推动，常为单个散发，偶可多个成串。在病变部位活检组织内有时可查到童虫、成虫或虫卵。

6）其他类型：虫体组织贯穿能力很强，除可侵犯上述临床常见寄生部位外，还可累及人体其他组织器官，并引起相应的病变。如阴囊肿块型（占 1% ～ 26%）、心包型、肾型等。

【诊断】

卫氏并殖吸虫病的确诊以病原学诊断为主，但对于亚临床型患者和各种肺外型患者，难以查到虫体或虫卵，有的需要通过一些敏感性强、特异性高的免疫学方法或影像学技术进行辅助诊断。

1．病原学检查 查获虫体或虫卵是确诊卫氏并殖吸虫的主要依据。可取患者的痰液、粪便或病理组织作为标本。

（1）痰液或粪便检查：痰液可采用生理盐水直接涂片法检查。多次检查如未查到虫卵但有夏科 - 雷登结晶者，可选用浓集法，收集患者 24 小时痰液，加等量 10% 氢氧化钠溶液，将痰液消化至完全溶解后离心，取沉淀镜检。粪检方法可采用直接涂片法或浓集法。

（2）活组织检查：手术摘取皮下包块或手术获得病理组织，若检获童虫、成虫或虫卵即可确诊。

2．免疫学检查 用特异性抗体或抗原检测患者血清中相应抗原或抗体，此方法对肺外寄生的虫体有辅助诊断价值。皮内试验常用于流行病学普查或初筛，但假阳性和假阴性率均较高，应予注意。酶联免疫吸附试验（ELISA）敏感性高，特异性强，是目前普遍使用的方法。此外，间接红细胞凝集试验（IHA）、CF、MHR 等技术都可用于辅助诊断。

3．影像学检查 胸肺型、脑脊髓型、肝型肺吸虫病可采用 X 线、CT、B 超等影像学技术检查，检查结果具有一定辅助诊断价值。鉴于卫氏并殖吸虫病临床表现复杂多变，常易被误诊为其他疾病，为提高诊断的准确性，常需要结合流行病学进行综合分析。

【流行】

1．地理分布 卫氏并殖吸虫呈世界性分布，以东南亚为主，人体感染主要见于日本、韩国、泰国、中国、马来西亚、印度和菲律宾等国家。我国主要分布在黑龙江、吉林、辽宁、安徽、浙江、四川、湖北、云南、福建和台湾等 25 个省、市、自治区。

2．传染源 凡能排出虫卵的患者、带虫者和保虫宿主都是本病的传染源。保虫宿主种类繁多，主要有犬、猫、虎、豹、狼等 20 余种哺乳类动物。受染野生动物是自然疫源区的主要传染源。

3．转续宿主 由于很多保虫宿主并不捕食或很少捕食淡水蟹和蝲蛄，故转续宿主对肺吸虫在野生动物间的传播起重要作用。常见的转续宿主有猪、鼠、兔、羊、蛙、鸟和鸡等，因此卫氏并殖吸虫的感染期除囊蚴外，还有转续宿主体内的童虫。转续宿主的种类多、分布广、数量大，是流行病学上不可忽略的重要因素。

4．中间宿主 第一中间宿主是淡水螺类，亚洲有 2 科 4 属 16 种，主要为腹足纲的黑贝科和蜷科的淡水螺。第二中间宿主是淡水蟹、蝲蛄，约隶属 4 科 8 属 28 种。在中国北方为蝲蛄，如东北蝲蛄（*Astacides dauricus*），中华蝲蛄（*A. sinensis*）等；在南方为溪蟹，如隶属于华溪蟹科（Sinopotamidae）、溪蟹科（Potamonidae）、石蟹科（Isolapotamidae）、方蟹科（Grapeidae）的淡水蟹。第一、第二中间宿主共同栖息于水流清澈、卵石较多的山溪或小河，故本病多流行于山区和丘陵地带。根据第二中间宿主的地理分布，国内将流行区分为溪蟹型流行区和仅存在于东北三省的蝲蛄型流行区。蝲蛄型流行区与当地居民喜欢吃蝲蛄及其制品有关，经过多年努力，尽管患者数量明显减少，但在某些地区仍是常见病。

5．感染途径与方式 本病为食源性寄生虫病。人感染卫氏并殖吸虫主要是经口食入含有活囊蚴的淡水蟹或蝲蛄。疫区居民喜食溪蟹或蝲蛄，如腌蟹、醉蟹、蝲蛄酱、蝲蛄豆腐等，这些生食或半生食溪蟹和蝲蛄的方式，很容易将食物内含有的活囊蚴食入。此外，活囊蚴可污染炊具；或溪蟹、蝲蛄死后，囊蚴落入水中，若生饮含活囊蚴的水也可导致感染。据报道，生食或半生食含有童虫之转续宿主的肉类也可感染。

【防治】

预防本病的关键措施是不生食或半生食溪蟹、蝲蛄、转续宿主的肉类及其制品，不饮生水。普及健康教育，积极治疗患者和带虫者。捕杀或治疗保虫宿主，以减少传染源。同时加强粪便和水源管理，防止虫卵污染水源。治疗本病的首选药物为吡喹酮（praziquantel），该药具有疗效高、毒性低、疗程短等优点。但对于脑型或较严重的肺吸虫病患者，则需要延长疗程。局限病灶或脑、脊髓有局限压迫症状者，可采用手术治疗，摘除囊肿或结节。

二、斯氏并殖吸虫

斯氏并殖吸虫（*Paragonimus skrjabini* Chen，1959）隶属于复殖纲（Digenea）、斜睾目（Plagiorchiida）、并殖科（Paragonimidae）。本虫由我国学者陈心陶于 1935 年在果子狸的肺中发现，1959 年命名为斯氏狸殖吸虫，1963 年又将其划归为狸殖属（*Pagumogonimus*），并更名为斯氏狸殖吸虫［*Pagumogonimus skrjabini*（Chen，1959）Chen，1963］。1999 年 Blair 应用线粒体细胞色素 C 氧化酶亚单位 1（CO1）部分基因和核糖体 DNA 第二间隔区（ITS2）基因序列对狸殖属、正并殖属与并殖属的虫种进行了研究，发现在种系发生树中狸殖属不是一个自然的分类单元，认为斯氏狸殖吸虫应为斯氏并殖吸虫。因此，重新使用斯氏并殖吸虫的名称。

人是斯氏并殖吸虫的非适宜宿主，斯氏并殖吸虫在人体内一般不能发育为成虫，主要引起幼虫移行症。此虫主要流行于我国，国外除印度外，其他国家并未见报道。

【形态】

成虫肥硕，狭长，前宽后窄，最宽处在体前 1/3 处或更前，两端较尖，呈梭形。大小为（11.0 ~ 18.5）mm×（3.5 ~ 6.0)mm。腹吸盘位于虫体前 1/3 处，略大于口吸盘。卵巢形如珊瑚状，其大小和分支情况与虫龄密切相关，虫龄高者分支数也多。子宫盘曲庞大，可掩盖部分卵巢。卵巢与子宫并列于腹吸盘后。两个长形分支状的睾丸并列于虫体中 1/3 和后 1/3 的中间部位（图 15-19）。

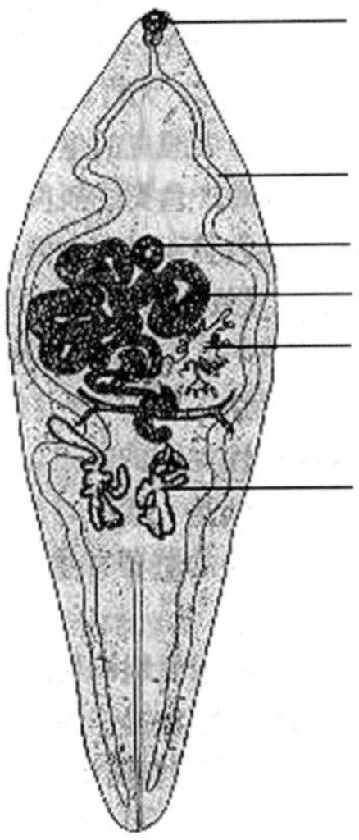

图 15-19 斯氏并殖吸虫成虫

虫卵与卫氏并殖吸虫卵相似，椭圆形，其外形不对称、卵壳厚薄不均等特征不如卫氏并殖吸虫卵明显，卵内含卵细胞和 9 ~ 12 个卵黄细胞。其大小因地区、宿主不同有较大差异，平均为 79.2 μm×45.6 μm。

【生活史】

斯氏并殖吸虫终宿主为果子狸、猫、犬、狐狸、貂等哺乳动物。第一中间宿主为淡水螺类，隶属于 2 科 5 属 21 种，如圆口螺科（Pomatiopsidae）的圆口螺亚科（Pomatiopsinae）、拟钉螺亚科（Triculinae）和苔守螺科（Amnicolidae）的小型及微型螺类，这些螺多栖息于流速较缓的山沟小溪中。第二中间宿主是淡水蟹类，隶属于 2 科 4 属 16 种，如锯齿华溪蟹、福建马来溪蟹，以及红娘华（*Laccotrephes japonensis*）等。蛙、鼠、兔、野猪、鸭、鸡、鸟等可作为转续宿主。人是其非适宜宿主。终宿主吞食了含囊蚴的淡水蟹，或含童虫的转续宿主而感染。后尾蚴在十二指肠逸出发育为童虫。童虫穿过肠壁进入腹腔，在各脏器间游走、发育，约 28 天后开始进入胸腔，侵入肺组织，形成虫囊，发育为成虫并产卵，引起与卫氏并殖吸虫相似的病变。虫卵随终宿主粪便排出。若虫卵入水，在适宜的温度下，16 天左右孵化出毛蚴。毛蚴钻入第一中间宿主体内后，经胞蚴、母雷蚴、子雷蚴等阶段的无性增殖发育，逸出大量尾蚴。尾蚴侵入第二中间宿主体内发育成囊蚴。人不是本虫的适宜宿主，人若生食或半生食含活囊蚴的淡水蟹，绝大多数虫体在人体内不能发育成熟，处于童虫阶段，在人体各组织器官间徘徊，难以定居，仅有极少数在肺中发育成熟并产卵。

【致病】

斯氏并殖吸虫对人体的损伤主要是引起幼虫移行症（larva migrans）。童虫在人体组织器官中移行、窜扰，造成组织损伤、坏死、嗜酸性肉芽肿形成，表现为局部或全身性损害。根据幼虫侵犯部位的不同，由其引起的幼虫移行症可分为两种类型：皮肤型与内脏型。

1．皮肤型 最常见，占病例的 50% ～ 80%。表现为皮下游走性包块或结节，直径一般为 1 ～ 3 cm，多为单个，偶为多个或成串，常见于腹部、胸背部，也可见于头颈部、四肢、腹股沟、阴囊及腋窝等处。包块边界不清，多紧靠皮下，皮肤表面无明显红肿，活检可见隧道样虫穴，有时能查见童虫，镜下可见嗜酸性粒细胞肉芽肿、坏死渗出物及夏科 - 雷登结晶等。

2．内脏型 临床表现因侵犯器官不同而异。侵犯胸、肺可引起渗出性胸膜炎、胸腔积液、胸膜增厚粘连，患者可出现呼吸困难、胸痛、咳嗽、咳痰等症状，但痰量少，偶带血丝，痰中一般无虫卵；侵犯腹部以腹痛、腹泻、便血、腹内肿块为主；侵犯肝可出现肝区疼痛、肝大及转氨酶升高等表现，肝组织损伤较重；侵犯脑可出现头痛、呕吐、癫痫、偏瘫等症状；侵入心包可致心包炎、心包积液，出现心悸、气短等；侵犯眼眶可导致眼球突出。在出现局部症状的同时，常伴有低热、乏力、食欲下降等全身症状。血常规检查嗜酸性粒细胞明显增多，可达 80%。因斯氏并殖吸虫幼虫在组织器官间窜扰，可导致多个脏器同时受损，因此临床表现多样，常误诊为肺结核、结核性胸膜炎、肺炎及肝炎等疾病，应注意鉴别。

【诊断】

斯氏并殖吸虫在人体内一般不能发育为成虫，故患者的痰液或粪便中几乎查不到虫卵。皮肤型患者，取皮下包块做活组织检查是最可靠的诊断方法，可见嗜酸性肉芽肿，有时可见夏科 - 雷登结晶或童虫。另外，免疫学检查是最常用的辅助诊断方法，对内脏型患者或皮肤型患者均适用。

【流行与防治】

斯氏并殖吸虫主要分布于我国，印度也有病例报道。我国主要见于甘肃、陕西、山西、云南、广西、贵州、四川、重庆、湖北、湖南、河南、广东、福建、浙江、江西 15 个省、市、自治区。本病的传染源是家猫、犬、豹猫、果子狸、狐等哺乳动物。大鼠、小鼠、蛙、鸡、鸟等动物可作为本虫的转续宿主。人因生食或半生食含有活囊蚴的淡水蟹或含有童虫的转续宿主而感染。

流行因素和防治措施与卫氏并殖吸虫基本相同。治疗药物首选吡喹酮（praziquantel），三氯苯达唑也有一定疗效。

（曹得萍）

第六节 血吸虫

裂体吸虫（*schistosome*）亦称血吸虫或住血吸虫，隶属于复殖纲（Digenea）[又称吸虫纲（trematoda）]、鸮形目（Strigeida）、裂体科（Schistosomatidae）、裂体属（*Schistosoma*），成虫寄生于人及哺乳动物的静脉血管内，引起血吸虫病（schistosomiasis）。

寄生于人体的血吸虫有 6 种，即日本血吸虫（*Schistosoma japonicum* Katsurada，1904）、曼氏血吸虫（*S. mansoni* Sambon，1907）、埃及血吸虫 [*S. haematobium*（Bilharz，1852）Weinland，1858]、间插血吸虫（*S. intercalatum* Fisher，1934）、湄公血吸虫（*S. mekongi*

Voge，Bruekner & Bruce，1978）和马来血吸虫（*S. malayensis* Greer et al，1988）。其中以日本血吸虫、埃及血吸虫和曼氏血吸虫引起的血吸虫病流行范围最广，危害最大。

血吸虫病主要分布于亚洲、非洲和拉丁美洲，我国仅有日本血吸虫病的流行。20 世纪 70 年代，在湖南长沙马王堆西汉古墓女尸（B . C 186 年）和湖北江陵西汉古墓男尸（B.C 163 年）体内发现了典型的日本血吸虫卵，表明远在 2190 多年前我国已有血吸虫病流行。

【形态】

1．日本血吸虫的形态

（1）成虫：圆柱形，形似线虫，雌雄异体。大小 1 ～ 2 cm。虫体前端有发达的口吸盘与腹吸盘。雄虫粗短，乳白色，长 10 ～ 20 mm，宽 0.5 ～ 0.55 mm，背腹扁平，自腹吸盘以下虫体两侧向腹面卷曲形成抱雌沟（gynecophoral canal），雌虫常居于其中，与雄虫呈雌雄合抱状态。雌虫细长，黑褐色，长 12 ～ 28 mm，宽 0.1 ～ 0.3 mm。口、腹吸盘等大，均不及雄虫的明显（图 15-20）。

彩图　日本血吸虫成虫

消化系统：有口、食管、肠管，无咽。肠管在腹吸盘后缘水平分为左、右两支，延伸至虫体后 1/3 处汇合成单一的盲管。成虫以宿主血液为食。

生殖系统：雄虫由睾丸、输出管、输精管和贮精囊、生殖孔组成。睾丸圆形，多为 7 个，呈串珠状排列，每个睾丸发出一输出管，汇于输精管，向前通于贮精囊，生殖孔开口于腹吸盘后方。雌虫生殖系统包括卵巢 1 个，位于虫体中部，呈长椭圆形，由卵巢下部发出一输卵管，绕过卵巢向前，与来自虫体后部的卵黄管在卵巢前汇合成卵模，卵模外被梅氏腺并与子宫相接。子宫开口于腹吸盘下方的生殖孔。

排泄系统：由焰细胞、毛细管、集合管、排泄管及排泄孔组成。排泄液经焰细胞进入毛细管，再通过集合管到达排泄管，由排泄孔排出体外。

神经系统：由中枢神经节、两侧纵神经干及延伸至口、腹吸盘和肌层的许多神经分支组成。

（2）虫卵：椭圆形或近圆形，大小平均为 89 μm × 67 μm，淡黄色，卵壳薄，无卵盖，在

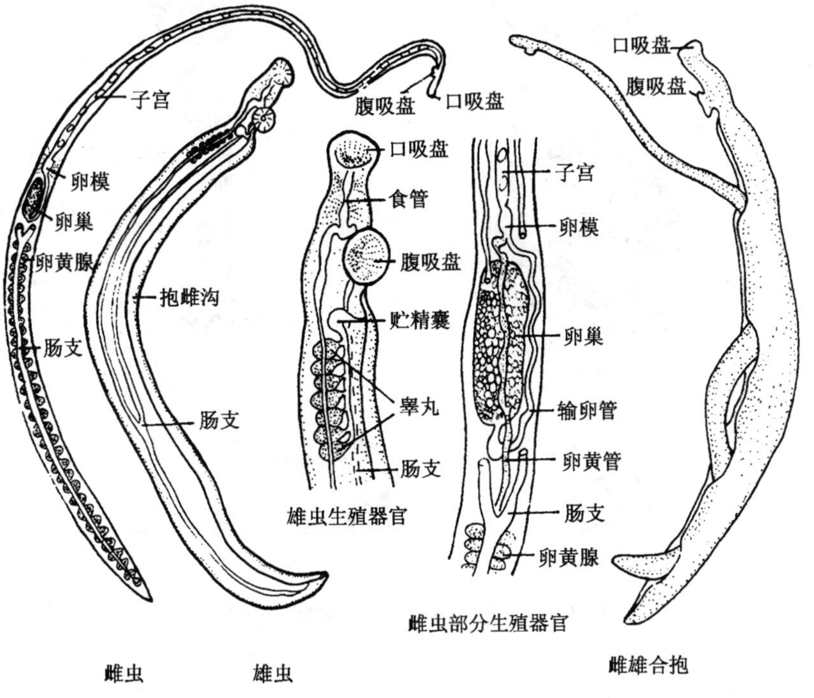

图 15-20　日本血吸虫成虫形态

彩图 日本血吸虫虫卵

卵壳一侧有指状侧棘（lateral spine），卵壳外常附坏死组织及粪渣。卵内含有毛蚴和毛蚴分泌物。超微电镜下可见卵壳有微孔与外界相通，毛蚴分泌物可由微孔渗出，为引起宿主免疫反应的主要物质。

（3）毛蚴：长椭圆形，乳白色，平均大小为 99 μm × 35 μm，周身被有纤毛，多分布在近水面处，呈直线匀速运动。前端有锥形的顶突（亦称钻孔腺），顶腺两侧稍后各有一个长梨形的侧腺，开口于顶腺开口的两旁。毛蚴的腺体分泌物中含有中性黏多糖、蛋白质和酶等物质，是可溶性抗原（soluble antigen）。

（4）尾蚴：由体部和尾部组成，尾部分尾干和尾叉（图 15-21）。长 280 ~ 360 μm，属叉尾型，多分布于水的表面。尾蚴外被一层多糖膜，称糖萼（glycocalyx）。体部前端为特化的头器（cephalic organ），头器中央有单细胞头腺。口孔位于虫体前端正腹面，下连食管；腹吸盘位于体部后 1/3 处，由发达的肌肉组成，具有较强的吸附能力。腹吸盘两侧有 5 对单细胞腺体，称钻腺（penetration gland）。位于腹吸盘前的 2 对称前钻腺，呈嗜酸性，内含粗颗粒，成分是钙及碱性蛋白酶，后者具有软化宿主皮肤角蛋白的功能，并能降解宿主表皮细胞间质、基膜和真皮的基质等；腹吸盘后的 3 对称后钻腺，呈嗜碱性，内含细颗粒，富含糖蛋白，遇水膨胀后变成黏稠的胶状物黏着于皮肤表面，有利于前钻腺分泌的酶定向流动并避免丢失。钻腺的每个腺细胞各有一腺管分左右两束向前伸入头器，开口于头器顶端。在全身肌肉运动的作用下，依靠头器、头腺和钻腺的分泌物，尾蚴很快侵入人体和哺乳动物皮肤。

（5）童虫：尾蚴钻入宿主皮肤时脱去尾部，进入血流，在体内移行直至到达寄生部位，在发育为成虫之前均被称为童虫（schistosomulum）。

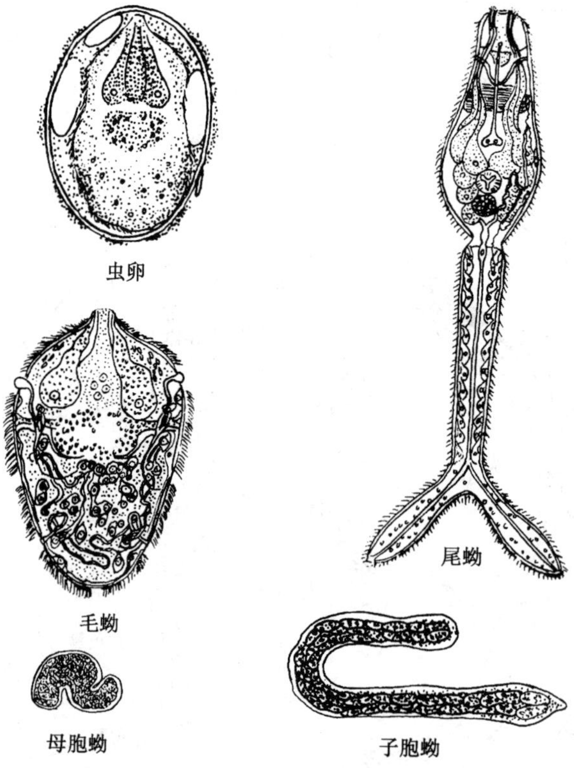

图 15-21 日本血吸虫卵及各期幼虫形态

2．其他种人体血吸虫的形态 6 种人体血吸虫成虫、虫卵的形态区别见表 15-2。3 种主要人体血吸虫形态见图 15-22。

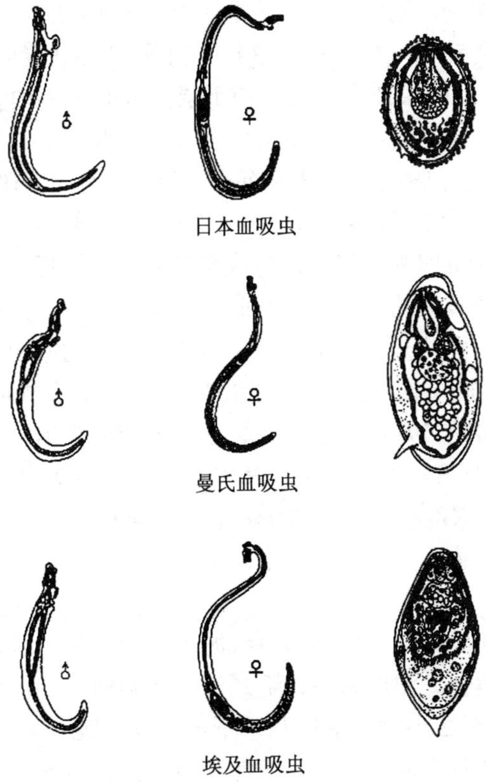

图 15-22　3 种主要人体血吸虫形态

表15-2　6种人体血吸虫成虫和虫卵形态的比较

		日本血吸虫	曼氏血吸虫	埃及血吸虫	间插血吸虫	湄公血吸虫	马来血吸虫
大小(mm)	(♂)	(10 ~ 20) × (0.5 ~ 0.55)	(6 ~ 14) × (0.8 ~ 1.1)	(10 ~ 15) × (0.75 ~ 1.0)	(11 ~ 14) × (0.3 ~ 0.5)	(15 ~ 17.8) × (0.2 ~ 0.41)	(4.3 ~ 9.2) × (0.24 ~ 0.43)
	(♀)	(12 ~ 28) × 0.3	(7 ~ 17) × 0.25	(20 ~ 26) × 0.25	(11 ~ 26) × 0.25	(6.48 ~ 11.3) × 0.28	(6.5 ~ 11.3) × 0.21
表皮	(♂)	无结节，有细尖体棘	结节明显，上有束状细毛	结节细小	有结节和体棘	有细体棘	无结节，有细体棘
	(♀)	小体棘	小结节	末端有小结节	光滑	小体棘	小体棘
肠支		体后半部汇合，盲管短	体前半部汇合，盲管长	体中部后汇合，盲管短	体后半部汇合，盲管短	体后半部汇合，盲管短	体中部后汇合，盲管短
睾丸(个)		6 ~ 8	2 ~ 14	4 ~ 5	4 ~ 6	3 ~ 6	6 ~ 8
卵巢位置		体中部	体中线之前	体中线之后	体中线之后	体中部	体中线
虫卵		卵圆形或圆形，侧棘短小	长卵圆形，侧棘长大	纺锤形，一端有小棘	纺锤形，端棘长、细尖	卵圆形，侧棘短小	卵圆形，侧棘短小

【生活史】

血吸虫的生活史具有世代交替现象，包括虫卵、毛蚴、母胞蚴、子胞蚴、尾蚴、童虫和成虫 7 个阶段。6 种人体血吸虫的生活史大致相同，终宿主为人或其他多种哺乳类动物，中间宿主为钉螺。现以日本血吸虫为例，阐明血吸虫的生活史（图 15-23）。

成虫寄生于人和多种哺乳动物（牛、羊、鼠）的门脉 - 肠系膜静脉系统，借助吸盘吸附于血管壁，以血液为食（雌虫）。雌虫产卵于肠黏膜下层的静脉末梢内。一部分虫卵循门静脉系统血流至肝门静脉并沉积在肝组织内，另一部分沉积在结肠肠壁小血管壁中。由于虫卵自虫体成簇排出，因而在宿主肝、肠血管内呈念珠状沉积。沉着于组织内的卵约经 11 天发育成熟，其内含毛蚴。成熟虫卵在 10 ~ 11 天后死亡，故虫卵在组织内的寿命为 21 ~ 22 天。成熟卵内毛蚴的分泌物可透过卵壳进入虫卵周围组织，造成血管壁发炎坏死，在血流压力、肠蠕动和腹内压增加的情况下，虫卵即随破溃的组织落入肠腔，并随宿主粪便排出体外。沉积在肝、肠等局部组织中的虫卵逐渐死亡、钙化。据报道，实验感染的日本血吸虫大陆株的小鼠，22.5% 的虫卵沉积在肝，69.1% 沉积在肠壁，0.7% 在其他组织，仅 7.7% 自粪便排出。

成熟虫卵在血液、肠内容物或尿中不能孵化，必须随粪便排出体外入水才能孵出毛蚴。毛蚴的孵出与渗透压、温度和光照等条件有关，其中渗透压被认为是孵化的主要条件。在清水中毛蚴的孵化率为 100%，盐浓度达 1.2% 时孵化完全被抑制。温度和光照对孵化过程起促进作用。水温在 25 ~ 30℃之间最适宜毛蚴的孵化，水温低于 10℃或高于 37℃时，孵化被抑制；光照可加速毛蚴的孵化。

毛蚴孵出后，借助其体表的纤毛在水中做直线游动，在水中一般能存活 1 ~ 3 天，孵出的时间愈久，感染钉螺的能力愈低，温度愈高，毛蚴活动愈剧烈，死亡也愈快。37℃时，毛蚴在 20 分钟内活动已大为减少，至 2 小时，毛蚴几乎不再活动而死亡。不同种血吸虫毛蚴的趋向性不尽相同，日本血吸虫毛蚴具有向光性、向清性和向上性，因此多分布于水体的表层。当毛蚴遇到中间宿主钉螺时，利用其头腺分泌物的溶组织作用及纤毛的摆动和虫体的伸缩而钻入钉螺体内，体表纤毛脱落，胚细胞分裂，在钉螺头足部及内脏等处形成母胞蚴，继而增殖形成许多长袋状的子胞蚴。子胞蚴内的胚细胞陆续增殖，分批产生许多尾蚴。一个毛蚴钻入螺体后通过无性繁殖可产生成千上万条尾蚴（最多可达 10 万条）。

尾蚴在钉螺体内分批成熟，陆续逸出。尾蚴从螺体内逸出的首要条件是水，钉螺在即使只有点滴露水的草地或潮湿的泥土地上也能逸出尾蚴。其次，尾蚴逸出还受水温、光照和 pH 值等条件的影响。尾蚴逸出的最适温度为 20 ~ 25℃，在全黑暗条件下无尾蚴逸出，随着光照度

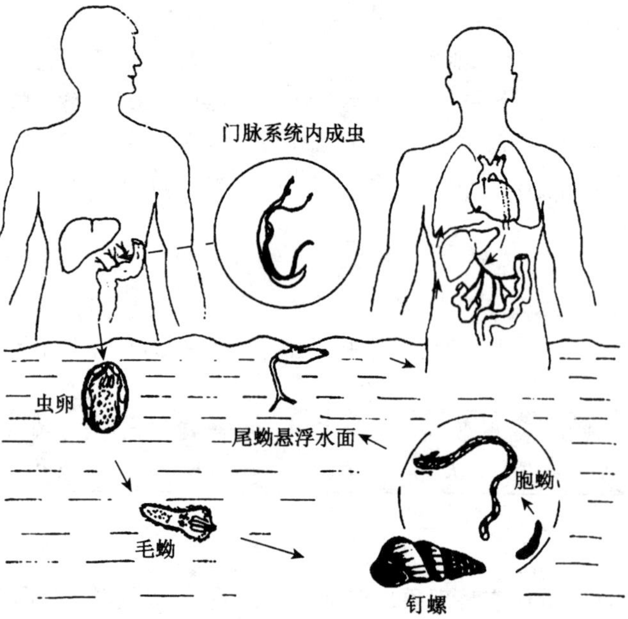

图 15-23 日本血吸虫生活史（采自陈佩惠）

的增加，尾蚴逸出数量也增多。在自然界，日本血吸虫尾蚴逸出的高峰时间为上午 8 ~ 12 时。6 种人体血吸虫生活史的区别见表 15-3。

表15-3 6种人体血吸虫生活史的区别

	日本血吸虫	曼氏血吸虫	埃及血吸虫	间插血吸虫	湄公血吸虫	马来血吸虫
成虫寄生部位	门静脉系统、肠系膜下静脉	肠系膜小静脉，痣静脉丛，偶可寄生在肠系膜上静脉、膀胱静脉丛及肝内门脉	膀胱静脉丛，骨盆静脉丛，直肠小静脉，偶可寄生在肠系膜门脉系统	肠系膜静脉，门脉系统	肠系膜上静脉，门脉系统	肠系膜静脉，门脉系统
虫卵在人体的分布	肠壁，肝	肠壁，肝	膀胱及生殖器官	肠壁，肝	肠壁，肝	肝，肠壁
虫卵排出途径	经粪便	经粪便，偶尔经尿	经尿，偶尔经粪便	经粪便	经粪便	经粪便
保虫宿主	牛、猪、田鼠、犬、羊、猫、野兔	猴、狒狒、啮齿类等	猴、狒狒、猩猩、猪	羊、灵长类、啮齿类	牛、猪、羊、犬、田鼠	啮齿类
中间宿主	湖北钉螺	双脐螺	水泡螺	水泡螺	开放拟钉螺	小罗伯特螺
地理分布	中国、菲律宾、印度尼西亚、日本	非洲、拉丁美洲、亚洲	亚洲、非洲、葡萄牙	喀麦隆、加蓬、乍得、扎伊尔	柬埔寨、老挝、泰国	马来西亚

自钉螺逸出的尾蚴在水中自主游动，日本血吸虫尾蚴多集中于水面，曼氏血吸虫尾蚴则混悬于水体中。尾蚴在水中的生存时间及其感染力受环境温度、水的性质和自钉螺逸出后时间长短影响。环境温度愈高，寿命愈短；逸出的时间愈长，侵袭力愈差。尾蚴在水中利用其吸盘黏附于终宿主皮肤表面，然后借助腺体分泌物的酶促作用、体部的强烈伸缩活动和尾部的摆动而钻穿宿主皮肤。尾蚴钻皮过程非常迅速。动物实验研究结果表明，在 20 ~ 25℃，日本血吸虫尾蚴经 10 秒即可侵入小鼠和家兔皮肤。

尾蚴钻入皮肤时，尾部和体表的糖萼脱落，即转变为童虫。童虫在宿主皮下组织短暂停留后，进入血管或淋巴管，随血流到达右心，日本血吸虫感染后 3 天移行至肺部，而曼氏血吸虫、埃及血吸虫和间插血吸虫至少在感染后 6 天才到达肺部，再由左心进入体循环。到达肠系膜上、下动脉的童虫可穿过毛细血管进入肝门静脉分支。此时的童虫开始摄食红细胞，待发育到性器官初步分化后，形成雌、雄合抱并继续发育，再移行到肠系膜静脉及直肠静脉寄居、交配、产卵。自尾蚴侵入到虫体发育成熟并产卵，日本血吸虫约需 24 天，曼氏血吸虫需 30 ~ 35 天，埃及血吸虫需 60 ~ 63 天。

不同种的血吸虫在人体内的寿命长短不一，日本血吸虫的平均寿命为 4.5 年，曼氏血吸虫为 3.5 年，埃及血吸虫为 3.8 年。曾有报道血吸虫病患者离开流行区到非流行区定居后，在很长时间内还能在其肠壁活组织检查中发现虫卵，最长年限为埃及血吸虫 27 年，曼氏血吸虫 32.5 年，日本血吸虫 46 年，但并无虫卵孵化阳性的报告，故血吸虫在人体内的寿命尚不明确。

【摄食、消化和营养】

血吸虫生长、发育所需要的营养物质来源于宿主。血吸虫体壁和肠道是吸收营养的主要场所，且二者对所吸收的物质具有选择性。体壁主要摄取单糖和若干种氨基酸，如半胱氨酸和脯氨酸。血吸虫通过口部吞食宿主的红细胞，肠道则主要吸收红细胞的降解物质，肠道中的蛋白分解酶可将红细胞降解为血红蛋白，其中的珠蛋白进一步被降解成多肽和游离氨基酸，供虫体所利用。另外，由红细胞中核苷酸而来的核苷，也被虫体肠道上皮细胞所吸收。血吸虫肠道内的棕黑色物质即是红细胞消化后的残存物。研究证实，血吸虫体内还具有能将血红素进一步降解的血红素加氧酶和胆绿素还原酶。

【致病】

日本血吸虫各阶段均可诱发宿主产生一系列免疫应答，出现免疫病理变化。因此，日本血吸虫病也是一种免疫性疾病。其尾蚴、童虫、成虫、虫卵都有致病作用，其中以虫卵的致病作用最为严重。

1．尾蚴所致的损害 尾蚴钻入宿主皮肤引起的尾蚴性皮炎，表现为局部瘙痒并出现黄豆大小的小丘疹。初次感染者皮疹的反应不明显，反复感染者，反应逐渐加重，严重者可伴有全身水肿及多形红斑。病理变化为局部毛细血管扩张充血，伴有出血、水肿和中性粒细胞及单核细胞浸润。尾蚴性皮炎发生机制中既有速发型（Ⅰ型）超敏反应，也有迟发型（Ⅳ型）超敏反应。

2．童虫所致的损害 童虫在宿主体内移行可造成所经脏器的病变，包括一过性的血管炎，毛细血管栓塞、破裂、局部细胞浸润和点状出血。其中以肺部病变最为明显。患者可有潮热、背痛、咳嗽、食欲减退，甚至腹泻、白细胞特别是嗜酸性粒细胞增多等症状。出现这些症状的原因可能与童虫机械性损害及其代谢产物引起的超敏反应有关。

3．成虫所致的损害 成虫寄生于静脉血管内，对血管有轻微的损伤，可引起血管内膜及其周围的炎性反应。成虫的代谢产物，分泌、排泄物和更新脱落的表膜，均为可溶性抗原（soluble antigen），其与抗体结合形成的免疫复合物可引起免疫复合物型（Ⅲ型）超敏反应，对宿主造成严重损害。

4．虫卵所致的损害 虫卵是血吸虫病的主要致病因子。在宿主的肝和结肠肠壁组织中沉积的虫卵发育成熟后，卵内毛蚴释放的可溶性虫卵抗原（soluble egg antigen，SEA）透过卵壳微孔释放到周围组织，24 小时后被巨噬细胞（Mφ）吞噬、处理，将抗原呈递给辅助性 T 细胞（helper T cell，Th），使其分化、增殖为致敏的 T 细胞，促使其释放多种淋巴因子，如促进 T 细胞各亚群增生的 IL-2、增进 Mφ 吞噬功能的 IFN-γ、嗜酸性粒细胞刺激素（ESP）、Mφ 移动抑制因子（MIF）、成纤维细胞刺激因子（FSF）以及中性粒细胞趋化因子（NCF）等。在这些淋巴因子的作用下，大量巨噬细胞、嗜酸性粒细胞及成纤维细胞等聚集于虫卵周围，形成虫卵肉芽肿（Ⅳ型超敏反应），是血吸虫病的主要病变。在宿主体内肉芽肿一般经过 4 个阶段：急性期肉芽肿、过渡期肉芽肿、慢性期肉芽肿和瘢痕期肉芽肿。日本血吸虫虫卵肉芽肿的特点包括以下几方面：

1）产卵量大，虫卵多成簇沉积于肝和肠壁等组织，故肉芽肿的体积较大。

2）肉芽肿的细胞成分中含有大量的嗜酸性粒细胞、浆细胞等，肉芽肿常出现中心坏死而液化，状似脓肿，故称之为嗜酸性脓肿。

3）在虫卵周围常出现抗原 - 抗体复合物反应，在 HE 染色的肝切片上，虫卵周围有红色放射状嗜酸性物质，称何博礼现象（Hoeppli phenomenon）。

4）随着病程进一步发展，新生肉芽组织向虫卵肉芽肿内部生长，并出现类上皮细胞层；同时，肉芽肿内的细胞成分开始发生变化，嗜酸性粒细胞和浆细胞减少，而组织细胞、淋巴细胞和中性粒细胞相对增多。当虫卵内毛蚴死亡后，逐渐停止释放抗原，其毒素作用逐渐消失，坏死物质被吸收，肉芽肿直径开始缩小，虫卵逐渐消失，类上皮细胞变为成纤维细胞，并产生胶原纤维，发生纤维化，逐渐形成瘢痕组织。

在肝内，虫卵肉芽肿位于门脉分支的终端，重度感染时门脉周围出现广泛的纤维化，阻塞窦前静脉，导致门脉高压，进而造成肝、脾大，腹壁、食管及胃底静脉曲张，上消化道出血及腹水等临床表现，此为肝脾型血吸虫病。有人认为肝脾型血吸虫病的发生与人类白细胞抗原（HLA）的不同表型有关。晚期血吸虫病患者与 HLA-A1 有显著关联，而与 HLA-B5 关联不显著，晚期血吸虫病肝硬化、巨脾腹水型者的 HLA-A1 和 HLA-B13 出现频率显著增高。在肝中形成的虫卵肉芽肿，隔离了虫卵可溶性抗原中的肝毒抗原，防止其向外扩散继续对邻近肝细胞的免疫损害，以免局部或全身免疫性疾病的发生或加剧。与此同时，沉积在肝、肠组织中的虫卵肉芽肿又可不断破坏肝、肠的组织结构，引起慢性血吸虫病。

5．异位损害　日本血吸虫寄生在门脉系统以外的静脉，或虫卵沉积在肝、肠壁以外的器官、组织形成肉芽肿所造成的损害称异位损害（ectopic lesion）（具体表现见后述）。

【临床表现】

日本血吸虫病临床表现多种多样，具体表现取决于患者的感染程度、免疫状态、虫卵沉积部位等。根据临床表现和病理变化，可分为急性、慢性、晚期和异位血吸虫病。

1．急性血吸虫病　多见于初次感染者，或再次大量感染尾蚴的慢性患者，多发生于春夏、夏秋之交，以 7 ～ 9 月份最为常见。潜伏期长短不一，大多为 30 ～ 60 天，平均约为 41.5 天。患者大多于感染后 5 ～ 8 周出现临床症状，此时成虫大量产卵，卵内毛蚴释放大量抗原进入宿主血循环中，引起体内特异性抗体水平急剧升高，形成抗原 - 抗体复合物，进而导致血清病样综合征。少数病例潜伏期短于 25 天，最短者为 14 天，此时出现的临床症状可能由童虫的代谢产物引起。

患者初期有畏寒、发热，体温多在 38 ~ 40℃，多汗、淋巴结及肝大，并常伴有肝区压痛。肝大，左叶较右叶明显，质地较软、表面光滑。脾大常见于重症感染。继而有食欲减退、恶心、呕吐、腹痛、腹泻、黏液血便或脓血便等消化道症状；呼吸道症状多在发病后月余出现，一般持续 2 ～ 3 个月后消失，症状多表现为干咳，偶可痰中带血丝，有气促、胸痛，X 线检查可见点状、云雾状或雪花状浸润性阴影。重症患者可有神志迟钝、黄疸、腹水、高度贫血、消瘦等症状。患者除有皮疹外，还可能出现荨麻疹、神经血管性水肿、出血性紫癜、支气管哮喘等过敏反应。

2．慢性血吸虫病　急性期症状消失而未经抗病原治疗者，或经反复轻度感染而获得免疫力的患者，常出现隐匿型间质性肝炎或慢性血吸虫性结肠炎。慢性病患者，在临床上可分为无症状（隐匿型）和有症状两类。多数为隐匿型患者，一般无症状，或有轻度的肝或脾大，但肝功能正常；有症状患者主要表现为慢性腹泻或慢性痢疾，症状呈间歇性出现，90% 的患者可在肠黏膜检获虫卵。肝大较为常见，表面光滑，质稍硬，无压痛。肝功能试验除丙种球蛋白增高外，其余均在正常范围之内。脾多呈轻度大。

3．晚期血吸虫病　晚期血吸虫病是指出现肝纤维化门脉高压综合征、严重生长发育障碍或结肠显著肉芽肿增生。由于反复或大量感染，虫卵肉芽肿严重损害肝组织，出现干线型肝纤维化，临床表现为肝脾大、门脉高压和其他综合征。根据主要临床表现，我国将晚期血吸虫病分为巨脾型、腹水型、结肠增殖型和侏儒型。巨脾型指脾大超过脐平线或横径超过腹中线，脾大达Ⅱ级，但伴有脾功能亢进、门脉高压或上消化道出血者亦属此型；腹水型是晚期血吸虫病门脉高压与肝功能代偿失调的结果，常在呕血、感染、过度劳累后诱发，高度腹水者可出现食后上腹部胀满不适、呼吸困难、脐疝、股疝、下肢水肿、胸腔积液和腹壁静脉曲张，此型容易出现黄疸；结肠增殖型是一种以结肠病变为突出表现的临床类型，表现为腹痛、腹泻、便秘或便秘与腹泻交替出现，严重者可出现不完全性肠梗阻，本型可能并发结肠癌；侏儒型系因患者在儿童时期反复感染血吸虫，而引致的慢性或晚期血吸虫病。患者内分泌功能失调，其中以脑下垂体前叶和性腺功能不全最为明显。患者表现为身材矮小、面容苍老、无第二性征等临床征象。此型患者现已罕见。

晚期血吸虫病的主要并发症有上消化道出血和肝性脑病。50% 以上的晚期患者死于上消化道出血，出血部位多位于食管下段或胃底静脉。肝性脑病占晚期患者总数的 1.6% ～ 5.4%，以腹水型为最多。晚期患者若并发肝性脑病，死亡率达 70% 以上。在我国，血吸虫病患者并发乙型肝炎的比率较高。以往，对 298 例晚期血吸虫病患者的肝细胞活检结果显示，62.4% 的病例 HbsAg 阳性，这可能与晚期患者免疫功能明显下降，导致感染乙型肝炎病毒的机会增多有关。当血吸虫病合并乙型肝炎时，常可促进肝硬化的发生与发展，或加重已有肝硬化的程度。

4．异位血吸虫病 当肝纤维化引起的门 - 腔静脉吻合支增多时，肠系膜静脉内的日本血吸虫虫卵也可能被血流带到肺、脑或其他组织，引起虫卵肉芽肿反应，造成异位损害（ectopic lesion）或异位血吸虫病。重度感染时，童虫也可在门脉系统以外寄生并发育为成虫，此为异位寄生。异位寄生的成虫产出的虫卵沉积于门脉系统以外的器官或组织，也可引起异位损害。人体常见的日本血吸虫异位损害部位是肺和脑，其次为皮肤、甲状腺、心包、肾、肾上腺皮质、腰肌、疝囊、生殖器官及脊髓等组织或器官。

【血吸虫感染的免疫】

1．血吸虫抗原 血吸虫是一种多细胞生物，发育过程包括多个时期，生活史复杂，每个发育时期所处的环境不同，因此其体内生理、生化和相应的组织结构也不断地进行调整，新陈代谢产物也随之变化。它们的分泌物、排泄物和裂解产物均为抗原物质。有些抗原在不同发育时期普遍存在，但有些具有种、株甚至虫期的特异性。这些特点决定了不同种的血吸虫之间，甚至不同发育阶段之间，既具有共同抗原又具有各自的特异性抗原。特异性抗原在血吸虫病的免疫诊断、免疫病理或诱导宿主的保护性免疫等方面均具有重要作用。

血吸虫虫体的表面抗原和排泄 - 分泌抗原可直接接触或致敏宿主的免疫细胞，因此虫体的表面抗原常是免疫效应攻击的靶抗原。排泄 - 分泌抗原常具有酶的性质，进入血流成为循环抗原。循环抗原可诱发宿主的保护性免疫，但也可形成抗原 - 抗体复合物，引起免疫病理反应。另外，循环抗原也是免疫诊断检测的对象。除表面抗原外，血吸虫虫体内部结构中的某些成分，如副肌球蛋白也可诱发宿主的保护性免疫。

2．免疫应答 血吸虫童虫、成虫和虫卵产生的抗原物质，均可使宿主免疫系统致敏并引起免疫应答。宿主的免疫应答是指其免疫活性细胞，即 T 细胞和 B 细胞受到血吸虫抗原刺激后进行分化、增殖并释放淋巴因子或（和）分泌抗体的过程。免疫应答的结果是诱发病理反应或适应性免疫。

3．适应性免疫 人类对寄生人体的 6 种血吸虫均无先天性的免疫力。宿主感染血吸虫后对再感染可产生不同程度的抵抗力，即适应性免疫。这种抵抗力主要表现为对再次入侵的童虫具有一定的杀伤作用，而对原发感染的成虫不起杀伤作用。这种原发感染继续存在，而对再感染具有一定免疫力的现象称为伴随免疫（concomitant immunity）。

我国的流行病学现场研究表明，反复感染是日本血吸虫病流行区人群获得保护性免疫力的前提，但日本血吸虫感染所诱导的抵抗力持续时间短，发展慢。频繁的重复刺激可获得时间较长的免疫力。血吸虫感染的适应性免疫具有年龄依赖性，即再感染率和再感染强度随年龄增大而降低。

4．适应性免疫的杀虫机制 人体对进入其体内的血吸虫童虫杀伤的主要免疫效应机制是抗体依赖性细胞介导的细胞毒性反应（antibody dependent cell-mediated cytotoxicity，ADCC）。参与免疫效应的成分有抗体 IgG、IgE 和补体，效应细胞包括嗜酸性粒细胞、巨噬细胞、中性粒细胞、肥大细胞和血小板。再感染时，ADCC 主要发挥对虫体的杀伤作用，清除皮肤和肺部寄生的幼龄童虫。

5．血吸虫的免疫逃避 血吸虫能在免疫力正常的宿主体内长期生存，表明血吸虫具有逃避宿主免疫攻击的能力，此种能力是在血吸虫与宿主长期共进化过程中形成的。血吸虫逃避宿主免疫攻击的机制尚不十分清楚，可能与以下几种因素有关：

（1）“抗原伪装”和“抗原模拟”假说：血吸虫虫体在宿主体内发育过程中可以摄取宿主的某些抗原成分包被其体表。例如宿主的血型抗原（A、B 和 H 型）和组织相容性抗原等成分。

此外，血吸虫可能具有与其寄生宿主相同的基因，当血吸虫寄生于宿主体内时，在宿主某些因素的刺激下，这些基因能在虫体表面表达宿主样抗原，即“抗原模拟”。抗原伪装或抗原模拟导致宿主的免疫系统难以识别“异己”，并阻碍抗体与虫体的结合，从而使得虫体逃避了宿主的免疫攻击。

（2）“表面受体”假说：该假说认为童虫逃避宿主的免疫攻击机制与其表面受体的存在有关。实验结果表明，尾蚴钻入宿主皮肤后的早期童虫体表具有 IgG 的 Fc 受体，使得 IgG 能与这些受体发生特异性的结合。同时，童虫体表含有多种蛋白酶和肽酶，这些酶类不仅能分解结合于虫体表面的特异性抗体，使 ADCC 不能发挥杀伤效应，而且抗体分解过程中产生的三肽物质（Thr-Lys-Pro）又可抑制巨噬细胞的激活，从而影响巨噬细胞对童虫的效应功能。

（3）表膜改变：血吸虫的童虫和成虫表膜均为脂质双层结构，外层无抗原性，在宿主体内发育过程中，其表膜不断更新，且遭受免疫攻击时能够迅速脱落。表膜发生变化或表面抗原表达缺失也可使虫体逃避宿主的免疫攻击。

【诊断】

1．病原学诊断 病原学诊断是确诊血吸虫病的依据，但对轻度感染者和晚期患者及经过有效防治的疫区感染人群，病原学检查常常会发生漏检。

（1）粪便直接涂片法：此法简单，但虫卵检出率低，仅适用于重度感染患者和急性感染者。

（2）尼龙袋集卵法：将粪便调成匀浆后，先后用 40 目 / 英寸与 260 目 / 英寸的两种尼龙袋水洗、过滤，取 260 目尼龙袋中的沉渣镜检虫卵。由于血吸虫卵不能通过 260 目 / 英寸的尼龙袋，从而达到集卵的目的。此法适用于大规模普查，但应防止因尼龙袋处理不当而造成的交叉污染，目前已较少应用。

（3）毛蚴孵化法：此法利用虫卵可在适宜条件下孵出毛蚴，在水中运动的特点而设计。由于孵化法可采用整份粪便沉渣，因此发现虫卵的机会较直接涂片法为大，但用时较长。

（4）定量透明法：此法是利用甘油的透明作用使粪便涂片薄膜透明，以易于发现虫卵的一种方法。常用的有加藤法（Kato-Katz）、改良加藤法和定量透明集卵法。此类方法可用作虫卵计数，故可用于测定人群的感染度和考核防治效果。

（5）直肠镜活组织检查：对于慢性，特别是晚期血吸虫病患者，粪便检查阴性时，乙状结肠镜或直肠镜活组织检查有助于发现沉积于肠黏膜内的虫卵。需要注意的是，直肠镜活组织检查发现虫卵，只能证明受检者曾经感染过血吸虫，至于体内是否有活虫存在，须根据虫卵的活性进行判断。

2．免疫学诊断

（1）检测抗体：常用的方法有环卵沉淀试验、凝集试验、酶联免疫吸附试验、间接荧光抗体试验和对流免疫电泳试验等。

1）环卵沉淀试验（circum oval precipitin test，COPT）：环卵沉淀试验是沉淀试验中的一种。由于虫卵内成熟毛蚴的分泌和排泄物能透过卵壳上的微孔渗出，当与待检血清共同孵育一段时间后，若虫卵周围出现泡状或指状沉淀物，即为阳性反应，反之为阴性反应。COPT 的敏感性高（94.1% ～ 100%），假阳性率较低（2.5% ～ 5.6%），且具有操作简单、经济等优点。

2）间接红细胞凝集试验（indirect haemagglutination test，IHA）：将附有血吸虫抗原的绵羊红细胞或“O”型血的人红细胞作为载体，与受检血清共孵育，若受检血清中具有相应的抗体，则红细胞可因抗原 - 抗体反应而发生凝集。IHA 的敏感性达 92.1% ～ 98.7%，假阳性率为 2.5%。动物试验结果表明，IHA 具有早期诊断价值，家兔在接种 50 ～ 1500 条尾蚴后，15 ～ 30 天内即可出现阳性反应，其时间早于在粪便中查见虫卵者，因而也是一种常用的血清学诊断方法。此法的主要局限性在于，经抗原致敏的红细胞批次间差异较大，以致重复性欠佳。

3）酶联免疫吸附试验（ELISA）：通常用成虫或虫卵抗原包被聚苯乙烯反应板，根据底物在酶的催化作用下产生的颜色，用比色计或目测法判断结果。血吸虫成虫和虫卵抗原的ELISA结果相近，前者的阳性率和假阳性率分别为96%和2.2%，后者的阳性率和假阳性率分别为95%和1.3%。

为方便现场应用，可用硝酸纤维膜代替聚苯乙烯反应板作载体，用目测法判断结果（dot-ELISA）。此法的阳性率为89%～97%，但与肺吸虫病和华支睾吸虫病有一定的交叉反应。

4）免疫印迹（immunoblotting）：又称Western blot，血吸虫抗原经聚丙烯酰胺凝胶电泳（SDS-PAGE）后，可被分离成分子量大小不同的蛋白条带，再将这些蛋白条带经电转印到硝酸纤维膜上后，借助固相免疫酶联吸附试验方法，即可显示出与血清中相应抗体发生特异性结合的抗原组分。由于此法能识别某些特定的抗原组分，因而较一般血清学方法具有更强的特异性。

5）快速试纸法（dipstick assay）：将特异性的抗原固定于试纸条（硝酸纤维薄膜）的一端，检测时将试纸条的另一端浸入待测样品，由于毛细管作用，样品液向前移动，如待测样品中含有相应的抗体，则在抗原区发生特异性结合，在显色系统的作用下，若该区域出现特定颜色，即为阳性反应。此法具有操作简单、不需任何仪器和反应快速（2～5分钟）等优点，适合现场使用。此法的敏感性和特异性取决于标记在试纸上的抗原质量。

此外，间接荧光抗体试验（indirect fluorescent antibody test，IFA）、胶乳凝集试验（latex agglutination test，LA）、免疫酶染色试验（immunoenzyme staining test，IES）等在检测特异性抗体方面也各具优点。

（2）检测循环抗原：宿主体液中的循环抗原是由活虫产生的，感染一旦终止，抗原便会很快消失。因此，检测循环抗原具有诊断和考核疗效双重意义。由于循环抗原在体液中的含量通常很低，用一般抗体难以检出。但选用单克隆抗体可以弥补这一缺点。具体方法是应用酶联免疫吸附试验，用单克隆抗体包被反应板，检测待检样本。本法的初步评估结果显示，对慢性轻度感染者的敏感性为60%～81%，治疗1年后90%患者循环抗原转阴。

【疫苗】

血吸虫疫苗的研究已逾半个世纪，随着寄生虫学免疫研究的发展，预防寄生虫病的疫苗也在不断的研究和探索之中。作为预防疾病的一种手段，人工免疫比化疗或预防传播的生态学措施具有更多的优点。早期的研究系用血吸虫生活史各期（虫卵、童虫或成虫）的匀浆或浸出液作为疫苗免疫动物，以后发展到用异种（日本血吸虫台湾株尾蚴）活疫苗或经X线、60钴或化学诱变剂致弱的同种活尾蚴作为候选疫苗免疫动物，以期诱导宿主产生保护性免疫力。研究结果表明，除致弱的尾蚴或童虫可获得70%～90%的保护性免疫力外，其他方法均不甚理想。近年来，采用基因工程和DNA重组技术，在体外表达血吸虫疫苗，取得了一定成效。目前国际上公认为有发展前途的疫苗候选抗原有血吸虫97 kDa的副肌球蛋白（paramyosin Sm97），谷胱苷肽S转移酶（GST）和磷酸丙糖异构酶（TPI）等十余种候选抗原，并已全部在日本血吸虫中国大陆株中获得了克隆和表达，有些还进行了多种动物试验。目前血吸虫疫苗仍处于实验研究阶段，并未有临床应用的疫苗，需要进一步加强对血吸虫的生物学特性、虫体与宿主的相互关系，以及诸如非表面抗原、混合抗原、细胞免疫及佐剂等基础方面的深入研究。

【流行与防治】

1. 地理分布和流行概况 日本血吸虫、曼氏血吸虫和埃及血吸虫广泛分布于热带和亚热带的74个国家和地区，其中日本血吸虫病流行于亚洲的中国、日本、菲律宾及印度尼西亚。

日本血吸虫病曾在我国长江流域及以南的湖南、湖北、江西、安徽、江苏、云南、四川、浙江、广东、广西、上海、福建共12个省、市、自治区的370个县市流行，累计感染者达1160万人，钉螺面积为143亿平方米，受威胁人口达1亿以上。经过近60年的努力，截至

2015 年底，全国 12 个血吸虫病流行省（直辖市、自治区）中，上海、浙江、福建、广东、广西 5 个省（直辖市、自治区）已达到血吸虫病传播阻断标准，四川、云南、江苏、湖北、安徽、江西及湖南 7 个省已达到传播控制标准。全国共有 453 个血吸虫病流行县（市、区），其中 343 个（占 75.72%）达到血吸虫病传播阻断标准；110 个（占 24.28%）达到传播控制标准。据推算，2015 年全国血吸虫病患者有 77 194 例，较 2014 年的 115 614 例减少了 33.23%，晚期血吸虫病患者为 30 843 例，共有钉螺面积 36 亿平方米。疫情数据分析显示，全国已达到血吸虫病传播控制标准，血吸虫病疫情进一步下降；但部分新达标地区疫情尚不稳定，仍需加大血吸虫病防治与监测工作力度。

知识拓展 毛泽东诗词《送瘟神》

2．流行环节

（1）传染源：血吸虫病属人畜共患寄生虫病，终宿主包括人和多种家畜及野生动物，其中，患者和病牛是最重要的传染源。我国台湾省的日本血吸虫系一动物株（不感染人），主要感染犬，尾蚴侵入人体后不能发育为成虫。

（2）传播途径：血吸虫病的传播途径包括几个环节：终宿主含有虫卵的粪便入水，毛蚴孵出并侵入钉螺发育为尾蚴，尾蚴从螺体逸出，经皮肤侵入终宿主，童虫在宿主体内发育为成虫并产卵。在上述各个环节中，含有血吸虫卵的粪便污染水体、水体中钉螺的存在和人群接触疫水是造成传播的 3 个重要环节。

湖北钉螺（*Oncomelania hupensis*）属两栖淡水螺类，是日本血吸虫的唯一中间宿主。钉螺雌雄异体，螺壳小呈圆锥形，长 10 mm 左右，宽 3 ～ 4 mm，壳口呈卵圆形，外缘背侧有一粗的隆起称唇嵴，有 6 ～ 8 个右旋的螺层。平原地区的钉螺螺壳表面有纵肋，称肋壳钉螺；山丘地区钉螺表面光滑，称光壳钉螺。

钉螺在自然界生存的基本条件是适宜的温度、水、土壤和植物，食物包括腐败植物、藻类、苔藓等，寿命一般为 1 ～ 2 年。肋壳钉螺孳生于平原水网型地区的潮湿、有草、腐殖质多的泥岸，河道水线上下各约 33 cm 内的岸上和水中。在水流缓慢、杂草丛生的小沟渠里钉螺密度较高。另外，与这种小沟渠相通的稻田、水塘中也有钉螺孳生；光壳钉螺孳生在山丘型地区的小溪、山涧、水田、河道及草滩等处。在流行区，钉螺的分布具有聚集性。钉螺主要在春季产卵，螺卵分布在近水线的潮湿泥面上，并在水中或潮湿的泥面上孵化。在自然界，幼螺出现的高峰时间多在温暖多雨的 4 ～ 6 月。

（3）易感者：不同种族和性别的人对日本血吸虫均易感，但在流行区，人群对血吸虫再感染的感染度随年龄的增加而降低。

3．流行因素 影响血吸虫病流行的因素包括自然因素和社会因素。自然因素主要是指与中间宿主钉螺孳生有关的地理、气温、雨量、水质、土壤、植被等；社会因素涉及社会制度、农田水利建设、人口流动、生活水平、文化素质、生产方式和生活习惯等。在控制血吸虫病流行过程中，社会因素起主导作用。

4．流行区类型 根据流行病学特点和钉螺孳生地的地理环境，我国的血吸虫病流行区可划分为三个类型，即水网型、湖沼型和山丘型。

（1）水网型：又称平原水网型，主要指长江与钱塘江之间的长江三角洲的广大平原地区。这类地区气候温和，雨量充沛，河道纵横如蛛网，钉螺随网状水系而分布。2015 年这类地区钉螺面积为 100 余万平方米，占全国钉螺总面积的 0.03%，人群主要因生产或生活接触疫水而感染。

（2）湖沼型：亦称江湖洲滩型，主要指于长江中、下游的湘、鄂、赣、皖、苏 5 省的沿江洲滩及与长江相通的大小湖泊沿岸。该地区水位有明显的季节性涨落，洲滩有“冬陆夏水”的特点。2015 年这类地区钉螺面积为 35 亿平方米，约占我国钉螺总面积的 96.57%，为当前我国血吸虫病流行的主要地区。

（3）山丘型：又称山区丘陵型，该型的地理环境复杂，包括平坝、丘陵和高山。钉螺一般沿山区水系分布，水系以山峰为界，因此螺的分布单元性强。2015 年这类钉螺面积为 1 亿平方米，约占我国钉螺总面积的 3.40%，面积虽不很大，但由于地形复杂、交通不便和当地经济水平的限制，血吸虫病的防治难度较大。

【防治】

目前我国防治血吸虫病的指导思想是：坚持预防为主、标本兼治、分类指导、综合治理、联防联控，进一步健全政府主导、部门合作、社会参与的工作机制，依法、科学防治血吸虫病。要求目标可及，措施可行，效果可评。具体措施包括：

1．控制传染源 治疗患者和病畜，二者同步治疗是控制传染源的有效途径。吡喹酮是当前治疗人畜血吸虫病的首选药物，该药具有安全有效、使用方便的特点。在疾病难以控制的湖沼地区和大山区，利用吡喹酮开展群体治疗已作为我国血吸虫病防治策略的一个重要组成部分。

2．切断传播途径

（1）灭螺：灭螺是切断血吸虫病传播的关键，主要措施是结合农田水利建设和生态环境改造，改变钉螺孳生地的环境以及局部地区配合使用杀螺药。目前世界卫生组织推荐使用的化学灭螺药为氯硝柳胺。在短期内不易消灭钉螺的湖沼洲滩地区，采用建立“安全带”的方法，即在人畜常到的地带反复灭螺，以达到预防和减少感染的目的。

（2）粪便管理：感染血吸虫的人和动物的粪便污染水体是血吸虫病传播的重要环节，因此，管理好人、畜粪便对控制血吸虫病传播至关重要。由于人尿和尿素分解后产生的氨能杀灭虫卵，因此采用粪、尿混合贮存的方法杀灭粪便中的虫卵，有助于控制血吸虫病的传播。

（3）安全供水：结合农村卫生建设规划，因地制宜地建设安全供水设施，可避免水体污染和减少流行区居民直接接触疫水的机会。尾蚴不耐热，在 60℃的水中会立即死亡，因此家庭用水可采用加温的方法杀灭尾蚴。此外，漂白粉、碘酊及氯硝柳胺等对尾蚴也有杀灭作用。

3．保护易感者 人类感染血吸虫主要是人的行为所致。加强健康教育，引导人们改变自己的行为和生产、生活方式，加强个人防护，对预防血吸虫感染具有十分重要的作用。对难以避免接触疫水者，可使用防护药、具，如穿长筒胶靴、经氯硝柳胺浸渍过的防护衣或在身体裸露部位涂擦苯二甲酸二丁酯油膏等防护药物。由我国学者自行研制的青蒿素衍生物蒿甲醚和青蒿琥酯对童虫有很好的杀伤作用，对已接触过疫水者，在接触疫水后第 7 ～ 10 天服用青蒿琥酯，成人每次服 300 mg，儿童按 6 mg/kg 体重计算，以后每周服用 1 次，离开疫水后再加服 1 次，可达到早期治疗的目的。

血吸虫病的防治是一个复杂的过程，单一的防治措施很难奏效。我国“十三五”全国血吸虫病防治规划提出坚持以传染源控制为主的综合防治策略。我国防治血吸虫病的基本方针是“积极防治、综合措施、因时因地制宜”。积极防治是指积极治疗患者和开展各种预防措施，综合措施是指治疗患者、病畜、灭螺、防护、粪管、水管及宣传教育同时进行的措施，因时因地制宜是指在不同类型流行区，根据不同的流行因素，采取不同的防治策略，如在钉螺难以控制的湖沼地区和大山区，采取以治疗为主导和有重点的消灭钉螺，而不是强调以消灭钉螺为主的综合措施。

【附】尾蚴性皮炎

裂体科下分 9 个属，其中只有裂体属的虫种能在人体寄生，其他属的虫种寄生于鸟类或哺乳动物，其中某些禽类或兽类血吸虫尾蚴可钻入人体皮肤，引起超敏反应，即尾蚴性皮炎（cercarial dermatitis）。尾蚴性皮炎在不少国家都有流行或病例报道，我国的吉林、辽宁、江苏、上海、福建、广东、湖南、四川等省、市也有流行。人群主要在种植水稻、养鸭或捕鱼等活动中被感染。在我国的稻田区，尾蚴性皮炎又称稻田性皮炎。在国外，人体多因游泳而感染，故称游泳者痒（swimmer's itch）。

在我国引起尾蚴性皮炎的主要是寄生于鸭的多种毛毕吸虫（*Trichobilharzia*）和寄生于牛的东毕吸虫（*Orientobilharzia*）。其中间宿主为椎实螺，分布于稻田、水沟和池塘，人因接触疫水感染而发生皮炎。

尾蚴性皮炎属Ⅰ型和Ⅳ型超敏反应。在尾蚴侵入皮肤后 1 小时至 2 天，入侵部位出现刺痒，继之出现点状红斑和丘疹，反复感染者丘疹数量多且可融合成风疹块，如搔破皮肤，可出现继发性感染。反应一般在 3 ~ 4 天达高峰，1 周左右消散。

尾蚴性皮炎属自限性疾病，若无继发感染，一般几天后即可自愈。治疗主要是止痒，局部涂抹 1% ~ 5% 的樟脑酒精、鱼黄软膏或复方炉甘石洗剂具有止痒效果。此外，五倍子和蛇床子等中药的煎剂也有止痒作用。症状严重者可用抗过敏药。

（柏雪莲）

第七节　其他人体吸虫

一、异形吸虫

异形吸虫（*Heterophyid trematodes*）属异形科（Heterophyidae）的一类小型吸虫。成虫主要寄生于鸟类，其次是哺乳动物，偶可寄生于人体。我国常见的异形类吸虫有十多种，其中已有人体感染报道的有 5 种，即异形异形吸虫（*Heterophyes heterophyes V.* Siebold，1852）、横川后殖吸虫（*Metagonimus yokogawai Katsurada*，1912）、钩棘单睾吸虫（*Haplorchis pumilio Looss*，1899）、多棘单睾吸虫（*Haplorchis yokogawai* Katsuta，1932）和台湾棘带吸虫（*Centrocestus formosanus* Nishigori，1924）。

【形态】

成虫虫体微小，体长一般为 0.3 ~ 0.5 mm，大者也不超过 2 ~ 3 mm，呈椭圆形，前半略扁，后半较肥大，体表具有鳞棘。除口、腹吸盘外，有的种类还有生殖吸盘。生殖吸盘可单独存在或与腹吸盘相连，构成腹殖吸盘复合器（ventro-genital sucker complex）。前咽明显，食管细长，肠支长短不一。睾丸 1 ~ 2 个，卵巢位于睾丸之前，受精囊和贮精囊明显（图 15-24，15-25）。虫卵小，呈芝麻粒状，各种异形吸虫的卵形态相似。除台湾棘带吸虫的卵壳表面有格子状花纹外，其他异形吸虫卵与华支睾吸虫卵在形态上难以鉴别。

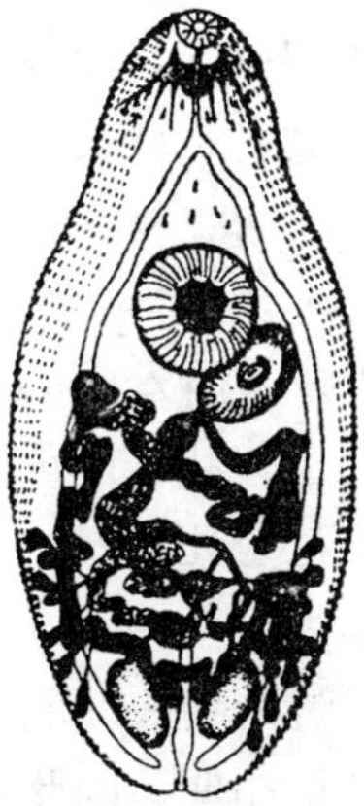

图 15-24　异形吸虫图

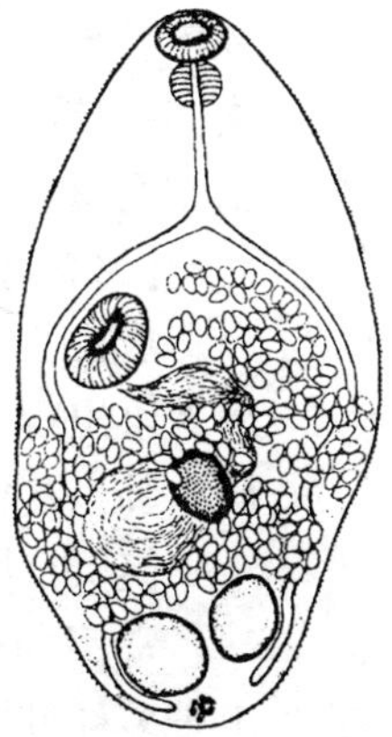

图 15-25　横川后殖吸虫

【生活史】

各种异形吸虫的生活史基本相同，包括成虫、虫卵、毛蚴、胞蚴、雷蚴、尾蚴、囊蚴7种发育阶段。成虫寄生于鸟类及哺乳动物的肠道，第一中间宿主为淡水螺类（瘤拟黑螺），第二中间宿主包括淡水鱼和蛙。在螺体内经过胞蚴、雷蚴（1～2代）和尾蚴阶段后，尾蚴从螺体逸出，侵入鱼或蛙体内发育成囊蚴，终宿主（包括人）吞食含有囊蚴的鱼或蛙体后，囊蚴发育为成虫在小肠寄生。

【致病与诊断】

因成虫体小，故在肠道寄生时有钻入肠壁的倾向。若虫体侵入肠壁可在寄生部位引起机械性损伤和肠壁炎症，造成组织脱落和消化道症状出现，重度感染者可出现消化道症状和消瘦。虫体侵入肠壁还可在寄生部位产出虫卵，虫卵可进入肠壁血管，并随血流到达脑、脊髓、肝、脾、肺、心肌等组织或器官，造成严重后果。常规的病原学检查方法是粪便直接涂片或制备粪便沉渣镜检虫卵，但因各种异形吸虫的卵形态相似，且与华支睾吸虫卵难以鉴别，因此了解当地吸虫的流行情况，特别是该地区有无异形吸虫存在，将有助于诊断。若能获得成虫，可根据成虫形态进行判断。

【防治】

异形吸虫囊蚴在酱油、醋和5%的盐水中可分别存活13小时、24小时和4天。囊蚴在50℃水中7分钟，80℃水中3分钟，沸水中20秒，即可被杀死。因此，注意饮食卫生，不吃未经烹饪熟透的鱼肉和蛙肉是避免异形吸虫感染的有效措施。治疗可试用吡喹酮。

二、棘口吸虫

棘口吸虫（*Echinostomes*）属棘口科（Echinostomatidae），棘口吸虫种类繁多，全世界已报道的有600多种。宿主主要是鸟禽类，其次是哺乳类、爬行类，少数寄生于鱼类。有的棘口吸虫可在多种动物宿主体内寄生。寄生于人体的棘口吸虫主要分布于东南亚地区，我国报道的人体寄生棘口吸虫有10种，其中日本棘隙吸虫（*Echinochasmus japonicus*）在福建和广东局部地区有流行，藐小棘隙吸虫（*E. liliputanus*）在安徽局部地区的人群感染率达13.71%。

【形态与生活史】

虫体呈长形，前端稍窄，略似瓶状。体表有棘，口、腹吸盘相距甚近，口吸盘周围有环口圈或头冠，环口圈或头冠之上有1或2圈头棘。睾丸2个，前后排列在虫体的后半部。卵巢位于睾丸之前（图15-26）。虫卵较大，椭圆形，壳薄，有卵盖。成虫寄生于肠道，偶尔也可侵入胆管。第一中间宿主为淡水螺类（瘤拟黑螺），毛蚴侵入螺体后经胞蚴和2代雷蚴阶段后发育成尾蚴。第二中间宿主包括鱼、蛙和蝌蚪。但棘口吸虫对第二中间宿主的要求并不严格，尾蚴也可在子雷蚴体内结囊，或逸出后在原来的螺体内结囊，或侵入其他螺蛳或双壳贝类体内结囊，有的还可在植物上结囊。人或动物因食入含囊蚴的中间宿主而感染。

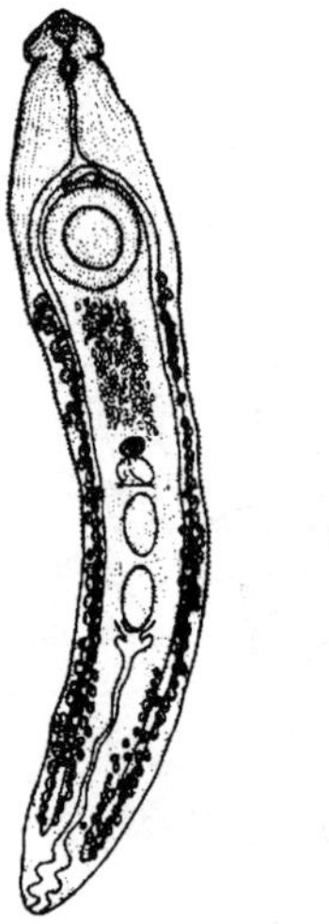

图15-26 卷棘口吸虫成虫

【致病】

成虫多寄生于小肠上段，以头部插入肠黏膜，引起局部炎症。患者可出现腹痛、腹泻或其他胃肠道症状，严重感染者可有厌食、下肢水肿、贫血、消瘦和发育不良，甚至死亡。

【诊断】

常用的粪便检查方法，如直接涂片法、沉淀法等都可采用，但由于多种棘口吸虫的卵在形态上都很相似，因此不易区分，若能获得成虫，则有助于定种。

【防治】

人多因食入含有囊蚴的鱼、蛙肉类而感染，因此改变不良的饮食习惯是预防本病的关键。治疗可用硫氯酚或吡喹酮。

（曹得萍）

表15-4 几种吸虫与吸虫病学习要点

学习要点	华支睾吸虫	布氏姜片吸虫	卫氏并殖吸虫	日本裂体吸虫
主要致病	肝吸虫病	肠吸虫病	肺吸虫病	血吸虫病
人畜共患病	是	是	是	是
食源性寄生虫病	是	是	是	否
典型临床表现	①急性：发热、肝大等 ②慢性：胆囊炎、胆结石、肝硬化	腹痛、腹泻、消化功能紊乱、营养不良等	①胸肺型：胸痛、咳嗽、血痰等。 ②其他类型：视寄生的器官不同而出现相应的表现	①急性：畏寒、发热、腹痛、腹泻、血便 ②慢性：慢性腹泻、肝脾大等 ③晚期：门静脉综合征、生长发育障碍
感染阶段	囊蚴	囊蚴	囊蚴	尾蚴
寄生部位	肝胆管	小肠	肺、脑等	门静脉、肠系膜下静脉系统
主要致病阶段	成虫	成虫	成虫	虫卵
感染方式	生食或半生食含囊蚴的淡水鱼虾	生食或半生食含囊蚴的荸荠、菱角、茭白等	生食或半生食含囊蚴的溪蟹、蝲蛄	接触含尾蚴的疫水，经皮肤感染
病原学诊断	粪便直接涂片法、集卵法或十二指肠引流胆汁法查虫卵	粪便检查虫卵或成虫	痰液或粪便直接涂片查虫卵；皮肤结节活检或脑脊液检查童虫	粪便直接涂片法、毛蚴孵化法和结肠虫卵肉芽肿结节活检查虫卵
传染源	患者、带虫者、保虫宿主	患者、带虫者、保虫宿主	患者、带虫者、保虫宿主、转续宿主	患者、带虫者、保虫宿主
传播途径	经口	经口	经口	经皮肤
传播媒介	无	水生植物	无	无

（田喜凤）

第16章 绦 虫

第一节 概 论

绦虫（cestode）或称带虫（tapeworm），属于扁形动物门的绦虫纲（Class Cestoda），均营寄生生活。寄生于人体的绦虫有30余种，分属于多节绦虫亚纲的圆叶目（Cyclophyllidea）和假叶目（Pseudophyllidea）。绦虫成虫寄生于宿主的消化道内，幼虫则寄生于各种组织中。生活史多需要1～2个中间宿主。

【形态】

1．成虫 呈带状，分节，背腹扁平，左右对称，雌雄同体；白色或乳白色；体长因虫种而异，从数毫米至数米不等，最长可达25米。虫体自前向后依次为头节（scolex）、颈部（neck）和链体（strobila）（图16-1）。

（1）头节：细小，位于虫体前端，呈球形、方形或梭形，其上有固着器官（holdfast），如吸盘（sucker）、吸槽（bothrium）或吸沟（groove），有的还有小钩（hooklet）和能伸缩的顶突（rostellum）。

（2）颈部：位于头节之后，短而纤细，不分节，内含生发细胞（germinal cell），具有生发功能，可不断生出新的节片形成链体。

（3）链体：是由颈部生出的前后相连的节片构成。组成链体的节片数目因虫种而异，可从几个至数十、数百或数千个不等。根据节片内生殖器官的发育程度将链体的节片分为幼节、成节和孕节。幼节是靠近虫体颈部的细小节片，其内的生殖器官尚未发育成熟，又称未成熟节片（immature proglottid）；成节是位于幼节之后的节片，稍大，其内生殖器官已发育成熟，又称成熟节片（mature proglottid）；孕节是虫体后部的节片，体积最大，子宫中充满虫卵，又称妊娠节片（gravid proglottid）。圆叶目绦虫的孕节中除了充满虫卵的子宫外，其他生殖器官均已萎缩、退化，末端的孕节可逐节或数节自链体脱落，新的节片又不断从颈部长出，故虫体始终保持一定的长度。假叶目绦虫孕节与成节的结构相似。

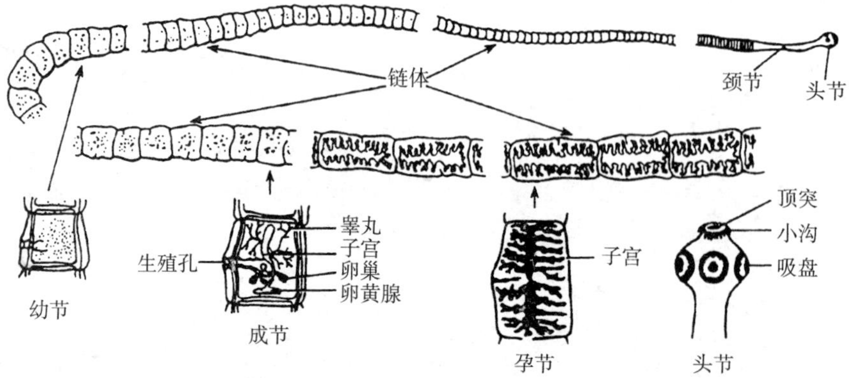

图16-1 绦虫成虫

(4) 体壁结构：绦虫的体壁分两层，即皮层（tegument）和皮下层（图 16-2）。皮层是具有高度代谢活性的细胞层，电镜下可见其表面密布许多微小的指状胞质突起，称微毛（microthrix），末端呈棘状，起固着作用；并可擦伤宿主肠上皮细胞，使营养物质外渗，有利于绦虫的营养吸收。微毛下面为胞质区或称基质区，胞质区的下界有明显的基膜，与皮下层分开，基膜上方的胞质区内线粒体密集。整个皮层部分均无细胞核。皮下层主要由表层肌（superficial muscle）组成，包括环肌、纵肌和少量斜肌，均为平滑肌。表层肌中的纵肌较发达，包绕着虫体的实质和各器官，并贯穿整个链体。在节片成熟后，节片间的肌纤维逐渐退化，因而孕节能自链体脱落。表层肌下的实质组织中有大量的电子致密细胞称核周体（perikarya）。核周体借助一些连接小管穿过表层肌和基膜与皮层连接进行物质代谢。核周体具有大的双层膜的细胞核，核的外壁与内质网连结，核周体分泌的蛋白类晶体、脂类或糖原小滴进入皮层，促进其更新。

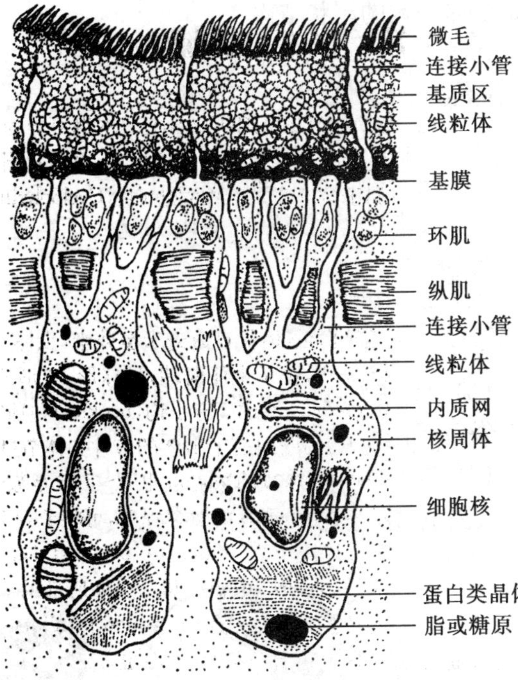

图 16-2　绦虫体壁超微结构

绦虫无体腔，体壁与内部器官间由实质组织填充。绦虫的实质组织中散布着许多钙和镁的碳酸盐微粒，外面被以包膜而呈椭圆形，称为石灰小体（calcareous body），可能具有缓冲平衡酸碱度、调节渗透压的作用，也可作为离子和二氧化碳的补给库。

(5) 神经系统：头节中有一神经节，由此发出 6 根纵行的神经干，贯穿整个链体。在头节和每个节片中还有横向的连接支。感觉末梢分布于皮层，与触觉感受器和化学感受器相连。

(6) 排泄系统：由若干焰细胞、毛细管、集合管及与其相连的 4 根纵行的排泄管组成。排泄管贯穿链体，在每一节片后部有横支左右相通，最后经虫体末节的排泄管后部开口与外界相通。排泄系统既可排出代谢产物，也具有调节体液平衡的功能。

(7) 生殖系统：雌雄同体，链体的每一成节内均有雌、雄生殖器官各一套。雄性生殖系统有数个至数百个圆形滤泡状睾丸，位于节片上、中部背面的实质中。每个睾丸发出一根输出管，汇合成输精管，延伸入阴茎囊，在阴茎囊内或囊外膨大成储精囊；前列腺位于储精囊内或囊外，输精管在阴茎囊中与前列腺汇合后延伸为射精管，射精管的末端是阴茎，为交合器官。雌性生殖系统有卵巢、卵黄腺、子宫和阴道等。卵巢多数分成左右两叶，位于节片腹面的中后部。卵黄腺呈滤泡状，分散于节片中或聚集成团块，位于卵巢后方。输卵管自卵巢发出后，依次与阴道、卵黄总管连接，膨大形成卵模，再与子宫相通。子宫呈囊状或管状，圆叶目绦虫的子宫呈囊状，位于节片中部，无子宫孔，随着其内虫卵的增多和发育而膨大并向两侧分支，几乎占满整个节片，假叶目绦虫的子宫呈管状，螺旋形盘叠于节片中部，开口于腹面的子宫孔。

2．中绦期　绦虫在中间宿主体内发育的阶段称为中绦期（metacestode），各种绦虫的中绦期形态结构各不相同，常见以下几种类型（图 16-3）：

(1) 囊尾蚴（cysticercus）：俗称囊虫（bladder worm），为椭圆形、白色、半透明的泡状囊，囊内充满囊液，囊壁上有一向内翻转卷曲的头节。

(2) 似囊尾蚴（cysticercoid）：体型较小，前端有一较小的囊腔和较大的头节，后部则是实心的带小钩的尾状结构。

（3）棘球蚴（hydatid cyst）：为球形囊，囊内充满液体。囊壁上可长出无数原头蚴或原头节（protoscolex）和许多小的生发囊（brood capsule）。生发囊可附着于囊壁上，也可脱落、悬浮于囊液中，其内可有更小的囊或原头节。

（4）泡球蚴（alveolar hydatid cyst）：又称多房棘球蚴（multilocular hydatid cyst），属棘球蚴型。囊较小，但可不断向囊内和囊外芽生若干小囊而使体积不断增大。囊内充满胶状物，其中原头节较少。

（5）多头蚴（coenurus）：椭圆形，囊壁为透明的膜，从膜内生发层长出许多头节，囊内充满液体。

（6）原尾蚴（procercoid）：是假叶目绦虫在第一中间宿主体内发育的幼虫，为一实体，无头节分化。前端略凹，后端有圆形或椭圆形小尾球，其内有 6 个小钩。

（7）裂头蚴（plerocercoid）：为原尾蚴被假叶目绦虫的第二中间宿主吞食后发育而成。裂头蚴已失去小尾及小钩，具成虫外形，头端膨大，中央有一凹陷；体不分节，但具不规则横皱褶。

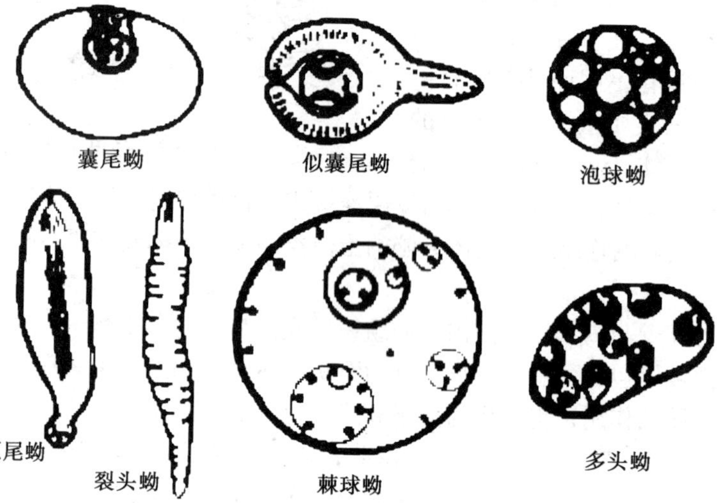

图 16-3 绦虫幼虫

3．虫卵 圆叶目和假叶目的绦虫卵形态有明显区别。前者多呈圆球形，卵壳很薄，易脱落，内有一较厚的胚膜，卵内含已发育的幼虫，具有 3 对小钩，称六钩蚴（oncosphere or hexacanth）。后者与吸虫卵相似，椭圆形，卵壳较薄，一端有小盖，卵内含一个卵细胞和若干个卵黄细胞。

【生活史】

绦虫的生活史复杂，多数在其生长发育过程中需要 1 ~ 2 个中间宿主。成虫寄生于脊椎动物终宿主的消化道内，虫卵自子宫口排出或随孕节脱落而排出。人体寄生绦虫的生活史主要有两个类型，即圆叶目型和假叶目型，两型生活史有明显不同。

1．圆叶目绦虫 生活史仅需 1 个中间宿主，个别种类甚至不需中间宿主。由于圆叶目绦虫无子宫孔，脱落的孕节自终宿主粪便排出，由于孕节被挤压，虫卵散出。虫卵被中间宿主吞食后，卵内已发育成熟的六钩蚴在宿主消化道内孵出，然后钻入肠壁，随血流和淋巴循环到达组织内，发育为各种中绦期幼虫，如囊尾蚴、似囊尾蚴、棘球蚴、泡球蚴等。中绦期幼虫若被终宿主吞食后，在其肠道内头节翻出，发育为成虫。

2．假叶目绦虫 完成生活史需要有水的环境和两个中间宿主。虫卵自子宫口排出并随终宿主粪便排出体外，必须进入水中才能继续发育。孵出的幼虫称钩球蚴（coracidium），具有 3 对小钩，体外被有一层纤毛，能在水中游动。钩球蚴若被第一中间宿主甲壳类或桡足类节肢动物（如剑水蚤）吞食，在其体内发育为原尾蚴。第二中间宿主鱼、蛙等脊椎动物吞食了含有原尾蚴的第一中间宿主后，原尾蚴在其体内发育为裂头蚴。裂头蚴侵入终宿主，在其体内发育为成虫。

【生理】

绦虫成虫无消化道，靠体壁吸收营养。虫体借助皮层表面的大量微毛，刺伤宿主肠黏膜，使营养物质渗透到虫体周围，以利吸收。吸收方式包括简单扩散、易化扩散或主动运输等。有的绦虫还可将头节置于宿主小肠绒毛之间，使顶突刺入肠腺，经胞饮作用摄取营养物质。绦虫从宿主肠内吸收的营养物质有氨基酸、糖类、脂肪酸、甘油、维生素以及嘌呤和嘧啶等。绦虫主要通过糖代谢获得能量，成虫主要通过糖酵解，少数也可通过三羧酸循环和电子传递系统获得能量，如细粒棘球绦虫的原头蚴就具有完全的三羧酸循环功能。

绦虫成虫营有性生殖。其交配及受精可以在同一节片或同一虫体的不同节片间完成，也可以在两条不同虫体间进行。中绦期幼虫营无性生殖，如芽生生殖，棘球蚴可从囊壁生发层长出许多原头蚴和生发囊。

【致病】

1．成虫致病 绦虫成虫寄生于宿主肠道内，掠夺大量营养；其头节上的吸盘、小钩和体表微毛对宿主肠黏膜的机械性刺激和损伤，以及虫体释出的代谢产物的刺激可引起肠黏膜充血、水肿，甚至溃疡，患者可出现腹部不适、腹痛、消化不良、腹泻或腹泻与便秘交替出现及消瘦等症状。个别虫种，如阔节裂头绦虫因大量吸收宿主的维生素 B_{12}，可导致宿主恶性贫血。

2．幼虫致病 绦虫幼虫寄生于人体组织器官，其造成的危害远大于成虫，严重程度因虫体数量及寄生部位而异。如：囊尾蚴和裂头蚴可在皮下和肌肉内形成皮下结节或游走性包块；若侵入眼、脑等重要器官可导致严重后果。棘球蚴可引起肝、肺的严重损害，其囊液一旦进入人体组织可诱发超敏反应而致患者休克，甚至死亡。

【分类】

我国常见人体绦虫分类见表16-1。

表16-1 我国常见人体绦虫分类

目	科	属	种
假叶目 Pseudophyllidea	双叶裂头科 Diphyllobothriidae	迭宫属 *Spirometra*	曼氏迭宫绦虫 *S.mansoni*
		裂头属 *Diphyllobothrium*	阔节裂头绦虫 *D.latum*
圆叶目 Cyclophyllidea	带科 Taeniidae	带属 *Taenia*	链状带绦虫 *T.solium* 肥胖带绦虫 *T.saginata* 亚洲带绦虫 *T.asiatica*
		棘球属 *Echinococcus*	细粒棘球绦虫 *E.granulosus* 多房棘球绦虫 *E.multilocularis*
	膜壳科 Hymenolepididae	膜壳属 *Hymenolepis*	微小膜壳绦虫 *H.nana*

续表

目	科	属	种
圆叶目 Cyclophyllidea			缩小膜壳绦虫 *H. diminuta*
		假裸头属 *Pseudanoplocephala*	克氏假裸头绦虫 *P.crawfordi*
	复孔科 Dipylidiidae	复孔属 *Dipylidium*	犬复孔绦虫 *D.caninum*
	中殖孔科 Mesocestoididae	中殖孔属 *Mesocestoides*	线中殖孔绦虫 *M.lineatus*
	裸头科 Anoplocephalidae	伯特属 *Bertiella*	司氏伯特绦虫 *B.studeri*

（张唯哲）

第二节 链状带绦虫

链状带绦虫（*Taenia solium* Linnaeus，1758）属圆叶目绦虫，是我国主要的人体寄生绦虫之一。因猪是其中间宿主，虫体呈带状，故又称猪肉绦虫、猪带绦虫（pork tapeworm）；因头节具有小钩，故又称有钩绦虫（armed tapeworm）。公元 217 年，《金匮要略》中即有“白虫”的记载。公元 610 年，《诸病源候论》中将其描述为“寸白虫”，九虫之一虫也，长一寸而色白，形小扁，并指出人体因炙食肉类而感染。

猪带绦虫的成虫和幼虫均可寄生于人体，故人既是猪带绦虫的终宿主又是其中间宿主。成虫寄生于人体小肠，引起猪带绦虫病（taeniasis suis）；幼虫寄生于人体皮下、肌肉、脑、眼等组织器官，引起猪囊尾蚴病（cysticercosis），俗称囊虫病。

【形态】

1. 成虫 背腹扁平，呈带状，乳白色，较薄，略透明，长 2 ~ 4 m。头节近似球形，直径 0.6 ~ 1.0 mm；有 4 个吸盘；顶端具有伸缩的顶突，顶突上有 25 ~ 50 个小钩，排列成内外两圈，内圈的钩较大，外圈的稍小。与头节紧密相连的颈部纤细、不分节，直径约为头节的一半，具有很强的生发功能。颈部以后是分节的链体，由 700 ~ 1000 个节片组成，近颈部的幼节，节片宽大于长，其内的生殖器官尚未发育成熟。中部的成节近方形，长宽相等，内含发育成熟的雌、雄生殖器官各一套；睾丸呈滤泡状，150 ~ 200 个，分布于节片背面两侧，输精管向一侧横行，经阴茎囊开口于虫体侧面的生殖腔；卵巢位于节片后 1/3 的中央，分 3 叶，左右侧叶较大，中央叶较小，位于子宫和阴道之间；卵巢之后为块状卵黄腺；生殖孔略突出，不规则地分布于链体两侧；子宫长袋状，纵行于节片中央；阴道在输精管下方进入生殖腔。末端的孕节长大于宽，仅见充满虫卵的子宫，其他生殖器官均已退化，子宫主干向两侧分支，每侧 7 ~ 13 支，每支末端再分支呈树枝状，每个孕节内含 3 万 ~ 5 万个虫卵（图 16-4）。

彩图 猪带绦虫成虫

视频 猪带绦虫录像

彩图 猪带绦虫卵

2. 虫卵 卵壳无色透明，很薄，易破碎，虫卵自孕节散出后，卵壳多已脱落，称不完整虫卵，光镜下呈球形或近似球形，棕黄色，直径 31 ~ 43 μm；胚膜较厚，其上具有放射状条纹；胚膜内为六钩蚴，具有 3 对小钩（图 16-4）。

3. 幼虫 即猪囊尾蚴（cysticercus cellulosae），俗称囊虫（bladder worm），为乳白色半透明的卵圆形囊状体，大小为（8 ~ 10）mm × 5 mm。囊壁薄，囊内充满囊液，内含一米粒大小的白点，为翻卷收缩在内的头节，其形态结构和成虫头节相同，具有吸盘和小钩，受胆汁刺激后头节可翻出。

P16-4u

彩图　猪带绦虫囊尾蚴

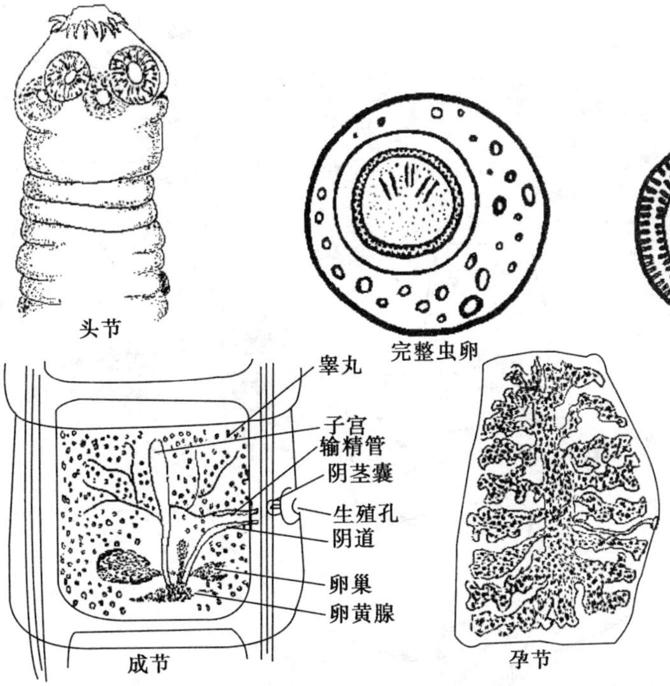

图 16-4　链状带绦虫头节、成节、孕节和虫卵

【生活史】

猪带绦虫的发育过程需要两个宿主。人是猪带绦虫唯一的终宿主，同时也可作为其中间宿主；猪和野猪是其主要的中间宿主（图 16-5）。曾有猪囊尾蚴感染长臂猿和大狒狒获得成功的报道，提示某些灵长类动物也可成为猪带绦虫的终宿主。

成虫寄生于人体小肠上段，以头节上的吸盘和小钩附着于肠壁。虫体末端的孕节可以单个或 5 ~ 6 节相连地从链体脱落，随粪便排出。脱落的孕节仍具有一定的活动力，可因受挤压破裂而使虫卵散出，污染环境。当中间宿主猪或野猪吞食到孕节或虫卵后，虫卵在小肠消化液的作用下，24 ~ 72 小时后胚膜破裂，释放六钩蚴，借其小钩和分泌物的作用，1 ~ 2 天内钻入肠壁，随血循环或淋巴系统，到达猪的全身组织器官，六钩蚴逐渐长大，中间细胞溶解形成空腔，充满液体，约经 10 周后发育为成熟的猪囊尾蚴。猪囊尾蚴在猪体内寄生的部位主要是运动较多的肌肉，以股内侧肌多见，其次为深腰肌、肩胛肌、咬肌、腹内斜肌、膈肌、心肌、舌肌等，还可寄生于脑、眼等处。猪囊尾蚴在猪体内可存活数年。

被猪囊尾蚴寄生的猪肉俗称“米猪肉”或“豆猪肉”。人因生食或半生食含猪囊尾蚴的猪肉而感染。猪囊尾蚴在小肠消化液的作用下，翻出头节，以其吸盘和小钩吸附于肠壁，经 2 ~ 3 个月发育为成虫，并开始排出孕节和虫卵。成虫在人体内的寿命可达 25 年以上。此外，人若误食虫卵，亦可在人体内发育为猪囊尾蚴，但不能继续发育为成虫，故在流行病学上无传播意义。

【致病】

1．成虫致病　成虫寄生人体引起猪带绦虫病。寄生人体的成虫一般为 1 条，重者可有数条。因成虫夺取营养，头节上的吸盘和小钩以及体壁微毛对肠黏膜的机械性刺激，可引起肠黏膜损伤及炎症，多数无明显症状，粪便中发现节片往往是患者就诊的主要原因。少数患者可出现腹部不适、腹痛、腹泻、消化不良、乏力、消瘦等症状。偶可致肠梗阻、肠穿孔、腹膜炎。

2．幼虫致病　猪囊尾蚴寄生人体引起猪囊尾蚴病，俗称囊虫病。人体感染虫卵的方式有 3 种：①自体内重复感染：体内有猪带绦虫成虫寄生，因肠道逆蠕动，如恶心、呕吐等，将脱

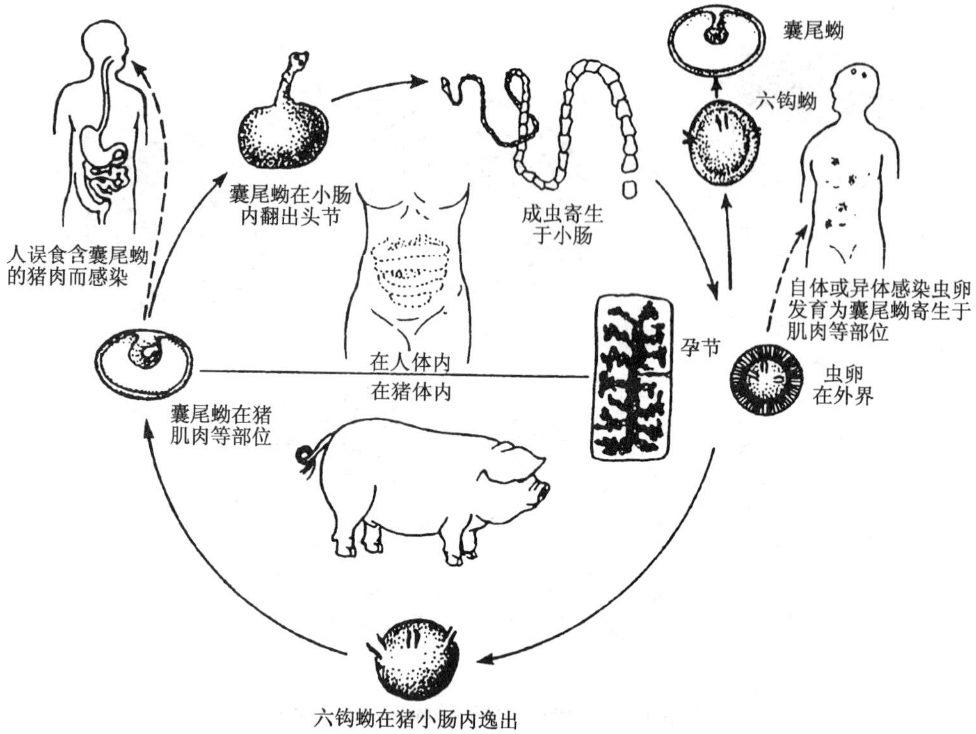

图 16-5 链状带绦虫生活史

彩图 寄生于舌肌的猪带绦虫囊尾蚴

彩图 寄生于心脏的猪带绦虫囊尾蚴

落的孕节或虫卵返入胃内而造成感染；②自体外重复感染：患者误食自己排出的虫卵而感染；③异体（外来）感染：从外界环境中食入他人排出的虫卵而感染。异体（外来）感染为最主要的感染方式，自体内重复感染最严重。

猪囊尾蚴因寄生于组织器官内，故对人体的危害远大于成虫，其危害程度取决于猪囊尾蚴寄生的部位和数量。人体寄生的猪囊尾蚴可由 1 个至数千个不等，依其主要寄生部位可将人体猪囊尾蚴病分为三类，临床表现如下：

（1）皮下及肌肉囊尾蚴病：最为常见。猪囊尾蚴寄生于皮下、黏膜或肌肉中，形成结节，数目可由 1 个至数千个，以躯干和头部较多，四肢较少。结节呈圆形或椭圆形，直径 0.5 ~ 1.5 cm，硬度近似软骨，与皮下组织无粘连，无压痛，常分批出现，并可自行消失。轻者无症状，寄生数量多时，可表现肌肉酸痛无力、发胀、麻木或呈假性肌肥大症等。

（2）脑囊尾蚴病：危害最为严重。其危害程度与猪囊尾蚴数量、寄生时间、虫体活力和患者的免疫状态有关。轻者无症状，重者可突然猝死。潜伏期为 1 个月至 1 年，最长者可达 30 年。

癫痫发作、颅内压增高和精神症状是脑囊尾蚴病的三大主要症状，以癫痫发作最多见。若猪囊尾蚴寄生在大脑皮质运动区，患者发作前常出现一过性意识丧失，然后癫痫发作，可为大发作、小发作或精神运动性发作，但以大发作为首发症状者多见。发作时间和强度不定。发作频率通常较低，多数 3 个月左右发作一次，甚至数年才发作一次。同一患者可有两种以上的发作形式，并可互相转化。癫痫发作严重者可致瘫痪和失语。若猪囊尾蚴寄生在脑实质、蛛网膜下腔和脑室，可引起颅内压增高，表现为头痛、呕吐、视物模糊、视神经盘水肿等。造成颅内压增高的原因有：①脑内猪囊尾蚴使脑容积增加；②脑室内猪囊尾蚴使脑脊液循环梗阻；③脑膜脑炎使脑脊液的分泌量增加；④颅底的猪囊尾蚴引起蛛网膜粘连，妨碍脑脊液循环；⑤脑内超敏反应引起脑水肿。猪囊尾蚴在中枢神经系统寄生还可导致意识障碍、精神分裂、忧郁、言语不清、失语、痴呆、幻视和幻听等。此外，约有 10% 的患者临床表现类似急性或亚急性脑膜炎。脑囊尾蚴病的病程多缓慢，一般为 3 ~ 6 年，甚至几十年，症状复杂，常易误诊。脑囊尾蚴病按临床表现可分为 5 个临床类型：癫痫型、高颅压型、脑膜脑炎型、精神障碍型和脑室型。其中以癫痫型最为常见。脑囊尾蚴病合并脑炎可使病情加重而死亡（图 16-6）。

（3）眼囊尾蚴病：多单眼受累。猪囊尾蚴可寄生于眼的任何部位，以眼球深部，如玻璃体及视网膜下最为常见，也可寄生在结膜下、眼前房、眼眶内、眼睑及眼肌处。轻者表现为视力障碍，患者自觉有黑影在视野内飘动，眼底镜检查可见虫体蠕动。眼内囊尾蚴寿命为 1 ~ 2 年。眼内囊尾蚴存活时，患者尚能忍耐，一旦囊尾蚴死亡，虫体的分解产物可产生强烈刺激，造成眼内组织变性，导致玻璃体混浊、视网膜剥离、视神经萎缩，并发白内障、青光眼，最终导致眼球萎缩而失明。

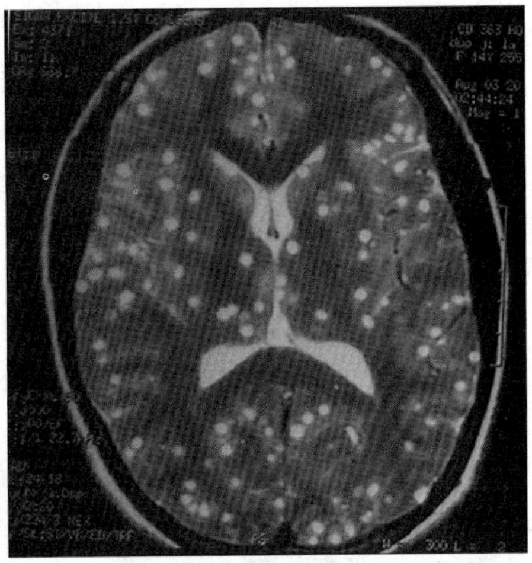

图 16-6　脑囊尾蚴病患者脑部 CT 片

【诊断】

1．猪带绦虫病的诊断　询问患者是否有食“米猪肉”史及排节片史对诊断具有重要价值。若患者能提供新鲜节片，则可直接压片观察孕节内的子宫分支数目；若节片已干硬，则应先用生理盐水泡软后，夹在两张载玻片之间观察，子宫分支数在 7 ~ 13 支，即可确诊。粪便中虽很少能查到虫卵，但也可行粪便检查；对未查到虫卵的可疑患者，应连续粪检数天或采用集卵法检查，必要时可采用槟榔、南瓜子试验性驱虫。

2．猪囊尾蚴病的诊断　检查方法因囊尾蚴寄生部位而异。①皮下及肌肉囊尾蚴病：可手术取出结节做活检，但需与脂肪瘤、神经纤维瘤等鉴别；②眼囊尾蚴病：可用眼底镜检查，有时可见玻璃体内囊尾蚴头节的伸缩活动；眼睑处的结节也可做活检；③脑囊尾蚴病：采用头颅 CT、MRI、脑电图等影像学检查，可见单发或多发圆形或椭圆形密度减低区或增高区，有的囊内可见头节影，结合癫痫、颅内压增高和精神症状等可做综合诊断。

免疫学试验对脑囊尾蚴病患者具有重要的辅助诊断价值。检测样本可以是患者的血液、脑脊液，可以检测患者体内的循环抗体、循环抗原或免疫复合物。其中循环抗原的检测具有更大的诊断价值，既可以进行早期诊断，又可以作为临床治疗疗效考核的指标。常用的方法有：①间接血凝试验（IHA）；②酶联免疫吸附试验（ELISA）；③斑点酶联免疫吸附试验（dot-ELISA）；④生物素 - 亲和素酶联免疫吸附试验（BAS-ELISA）；⑤酶联免疫电转移印记技术（EITB）等。目前，ELISA 是脑囊尾蚴病的主要辅助诊断方法。

【流行】

1．分布　猪带绦虫病和猪囊尾蚴病呈世界性分布，除因宗教信仰而禁食猪肉的国家和民族外，世界各地均有散在病例，以发展中国家多见，主要流行于中非、南非、拉丁美洲和南亚等地。在我国 30 个省、自治区、直辖市有本病的发生与流行，但各地感染率差异较大，东北、华北、云南等少数地区感染率高达 1% ~ 15.2%，呈区域性流行，有 400 万猪带绦虫病患者和 700 万猪囊尾蚴病患者，猪囊尾蚴病血清学阳性率为 0.58%。患者以青壮年为主，农村多于城市。

2．流行因素　本病的流行主要与猪的饲养方式、人粪便的处理方法以及居民的生活习惯有关。猪的散养、流行区居民随地排便、厕所简陋或人厕与猪圈相连（连茅圈）、新鲜粪便施肥，使猪很容易吃到患者粪便中的猪带绦虫节片或虫卵。人的感染主要与居民不良的饮食习惯及卫生习惯有关。在流行区的少数民族居民常有喜食生猪肉或未煮熟猪肉的习惯。如云南白族的“生皮”、傣族的“剁生”、哈尼族的“噢嚅”均系用生猪肉制作。云南的“过桥米线”、西南地区的“生片火锅”、福建的“沙茶面”等都是将生猪肉片在热汤中稍烫后，蘸佐料、拌米粉或面条食用。在无食生猪肉习惯的非流行区居民，主要是因为煮大块肉、炒肉片，或肉馅制品的烹饪温度不均或时间不够，导致肉内的猪囊尾蚴未被彻底杀死而造成感染。此外，切生、熟肉食的砧板或刀具不分，也可造成感染。

【防治】

加强卫生教育，采取“驱、管、检”的综合防治措施。

1．治疗患者

（1）猪带绦虫病患者：可用槟榔 - 南瓜子合剂驱虫，具有疗效好、副作用小的优点。槟榔、南瓜子各 80 ～ 100 g，清晨空腹先服南瓜子，1 小时后服槟榔煎剂，半小时后再服 20 ～ 30 g 硫酸镁导泻，多数患者在服药 5 ～ 6 小时内可排出完整虫体。虫体排出过程中，切勿用力拉扯，以免虫体前段和头节留在消化道内。使用过的水和用具应进行适当的处理以免虫卵污染、扩散。服药后应留取 24 小时粪便，仔细淘洗检查有无头节。如未见头节，应随访 3 ～ 4 个月，若未发现孕节或虫卵则可视为治愈，否则应再服药驱虫。

（2）猪囊尾蚴病患者：对浅表的数量不多的皮下、肌肉囊尾蚴和眼囊尾蚴宜行手术摘除。吡喹酮、阿苯达唑是治疗囊尾蚴病的有效药物，具有疗效高、药量小、给药方便等优点，对皮下及肌肉囊尾蚴病疗效显著。脑囊尾蚴病例治疗期间可出现急性颅压增高及超敏反应，因此，患者必须住院治疗，以免发生意外。脑室囊尾蚴宜行手术摘除。

2．管理好厕所、猪圈 教育群众管理好厕所，加强人粪管理，建圈养猪，猪圈与人厕分开，防止人猪相互感染。

3．加强肉类检疫 制定肉品的卫生检查制度，在供应市场前，猪肉类必须经过严格的检查和处理，尤其要加强农贸市场上个体商贩出售的肉类检验，严禁出售“米猪肉”。

4．加强卫生宣传教育 改变不良的食肉习惯，不食生猪肉或未煮熟的猪肉。注意个人卫生和饮食卫生，饭前便后要洗手。烹饪时将猪肉煮熟，切生猪肉和熟食的刀、砧板要分开。

（周必英）

第三节 肥胖带绦虫

P16-7a
彩图 牛带绦虫成虫

肥胖带绦虫（*Taenia saginata* Goeze，1782）与链状带绦虫同属带科、带属。因牛是其中间宿主，虫体呈带状，故又称牛肉绦虫、牛带绦虫，因头节无小钩，故又称无钩绦虫。在我国古籍中也被称作“白虫”或“寸白虫”，其形态与生活史均与猪带绦虫相似。但仅成虫寄生于人体的小肠，引起牛带绦虫病（taeniasis bovis）；牛囊尾蚴（cysticercus bovis）不寄生于人体。

【形态】

成虫外形与猪带绦虫相似。乳白色，较厚，不透明，长 4 ～ 8 m，体分节，由 1000 ～ 2000 个节片组成。头节略呈方形，直径 1.5 ～ 2.0 mm，有 4 个吸盘，无顶突及小钩；成节睾丸 300 ～ 400 个，卵巢分左右两叶；孕节子宫主干分支每侧 15 ～ 30 支（图 16-7）。

肥胖带绦虫与链状带绦虫的形态鉴别见表 16-2。肥胖带绦虫卵形态与链状带绦虫卵极相似，难以区别，两者统称带绦虫卵。牛囊尾蚴略小于猪囊尾蚴，头节与其成虫头节相似，无顶突及小钩（表 16-2）。

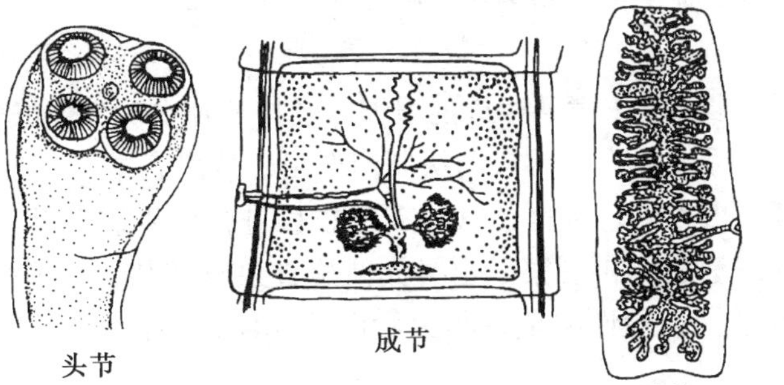

图 16-7 肥胖带绦虫头节、成节和孕节

表16-2 链状带绦虫与肥胖带绦虫的形态区别

区别点	链状带绦虫	肥胖带绦虫
体长	2 ~ 4 m	4 ~ 8 m
节片	700 ~ 1000 节，较薄，略透明	1000 ~ 2000 节，较厚，不透明
头节	球形，直径 0.6 ~ 1.0 mm，有顶突及 25 ~ 50 个小钩，排列成两圈，内圈大、外圈小	略呈方形，直径 1.5 ~ 2.0 mm，无顶突及小钩
成节	睾丸 150 ~ 200 个 卵巢分左右两叶及中央小叶	睾丸 300 ~ 400 个 卵巢仅有左右两叶
孕节	子宫分支不整齐 每侧 7 ~ 13 支	子宫分支较整齐 每侧 15 ~ 30 支
囊尾蚴	头节具有顶突及小钩，可寄生于人体	头节无顶突及小钩，不可寄生于人体

【生活史】

人是牛带绦虫的唯一终宿主，其中间宿主主要是牛科动物，人不能作为中间宿主。成虫寄生于人体小肠上段，以其吸盘吸附于肠壁，孕节多单节自链体脱落，随宿主粪便排出或主动从肛门逸出。通常每天排节片 6 ~ 12 节，最多达 40 节。每一孕节含虫卵 8 万 ~ 10 万个，其中 40% 需在外界发育 2 周后才能成熟，具有感染性，另有 10% 为未受精卵。脱落的孕节具有较强的活动力，虫卵可因孕节蠕动从子宫排出或因孕节破裂而散出，污染环境。当中间宿主牛吞食到孕节或虫卵后，虫卵在小肠消化液的作用下，胚膜破裂，释放六钩蚴，钻入肠壁，随血循环到达牛的全身组织器官，以运动多的股、肩、心、舌和颈部等肌肉为多。六钩蚴经 60 ~ 70 天后发育为牛囊尾蚴。除了牛之外，美洲驼、骆驼、羊、长颈鹿、羚羊、野猪等也可作为其中间宿主。牛囊尾蚴寿命可长达 3 年。

人因生食或半生食含牛囊尾蚴的牛肉而感染。牛囊尾蚴在小肠消化液的作用下，翻出头节，以其吸盘吸附于肠壁，经 8 ~ 10 周发育为成虫。成虫寿命可达 20 ~ 30 年，甚至更长。

【致病】

成虫寄生人体引起牛带绦虫病。人体感染多为 1 条，亦有感染多条者，国内报道感染最多者为 31 条。成虫夺取营养，其头节上的吸盘及体壁微毛可引起肠黏膜机械性损伤和炎症反应，以及消化吸收功能障碍。患者多无明显症状，或仅有腹部不适、饥饿痛、消化不良、腹泻、体重减轻等症状。由于牛带绦虫孕节活动力较强，常自动从肛门逸出，多数患者都能自己发现排出的节片，并有肛门瘙痒的症状。脱落的孕节在回盲瓣处移动受阻时，蠕动加强可引起回盲部剧痛。此外，偶尔可引起阑尾炎、肠梗阻、肠穿孔等并发症。

【诊断】

询问患者有无食生牛肉或未煮熟牛肉的习惯以及排节片史对牛带绦虫病的诊断具有重要意义。由于牛带绦虫孕节活动力强，常自动从肛门逸出，故患者常会自带排出的节片前来就诊。孕节检查方法与猪带绦虫相同，根据子宫分支的数目进行鉴别。若节片已干硬，可用生理盐水浸软，或以乳酸酚浸泡透明再观察。也可粪便检查虫卵或孕节，但采用肛门拭子法查到虫卵的机会更多。还可进行试验性驱虫，驱虫后淘洗粪便，寻找孕节和头节，以判定虫种和观察疗效。

【流行】

1．流行概况 牛带绦虫病呈世界性分布，尤其在牧区或喜食生牛肉或未煮熟牛肉的地区和民族中流行更为广泛。在我国以新疆、内蒙古、西藏、云南、宁夏和四川（藏族）、广西（苗族）、贵州（苗族和侗族）和台湾（雅美族和泰雅族）等 20 多个省、自治区、直辖市的少数民族聚居区发病率较高。患者多为青壮年，男性稍多于女性。

2．流行因素 本病的流行与患者及带虫者粪便对环境的污染和居民食用牛肉的方法不当有关。流行区农牧民在牧场、野外排便，造成牧场、水源和地面的污染；牛带绦虫卵抵抗力强，在外界环境中能存活 8 周或更久，因此，牛很容易吃到虫卵或孕节而感染。在广西和贵州的少数民族地区，人畜共居一楼，人住楼上，楼下即是牛圈，人粪便可直接落入牛圈内，牛因吃到人粪便中的虫卵而感染牛囊尾蚴病，感染率可高达 40%。而流行区的少数民族居民都有喜食生牛肉或未煮熟牛肉的习惯，如苗族人、侗族人吃的“红肉”“腌肉”，傣族人吃的“剁生”等，都是将生牛肉切碎后稍加佐料即食；藏族人喜将生牛肉稍风干后食用或在篝火上烤食。在无食生牛肉习惯的非流行区居民，主要是因为烹饪牛肉时温度不够，导致肉内的牛囊尾蚴未被彻底杀死而造成感染，或用切过生牛肉的刀、砧板再切生食菜肴或熟食时沾染了牛囊尾蚴而引起感染。

【防治】

加强粪便管理，防止人粪便污染牧草、水源，避免牛受感染；加强肉类检疫，禁止出售含活囊尾蚴的牛肉。加强卫生宣传教育，改变不良饮食习惯，不食生牛肉或未煮熟的牛肉，改变烹调方法，切生、熟肉的刀和砧板分开使用。积极驱虫治疗，驱虫方法同猪带绦虫。

（周必英）

第四节 亚洲带绦虫

亚洲带绦虫（*Taenia asiatica*）又称亚洲肥胖带绦虫（*Taenia saginata asiatica*），是 20 世纪 70 ~ 80 年代在东亚和东南亚地区新发现的第三种可以寄生于人体的带绦虫。其成虫和牛带绦虫相似，幼虫却与猪囊尾蚴相似。成虫寄生于人体小肠，引起亚洲带绦虫病（Asia taeniasis）。主要与喜生食动物内脏（如猪肝、猪肠等）的习俗有关。国内首例亚洲带绦虫病例是张莉莉等（1995）在云南省发现的。

【形态】

1．成虫 长带状，乳白色，长 3 ~ 4 m，或更长，由 260 ~ 1016 个节片组成。头节近方形，直径 1.4 ~ 1.7 mm；有一个尖的顶突，无小钩，有 4 个吸盘。颈部明显膨大。成节睾丸呈滤泡状，354 ~ 1190 个，散布在节片背面；卵巢分两叶，大小不一，卵黄腺位于节片近后缘；生殖孔不规则地交替排列于节片侧缘。孕节子宫主干有侧支，每侧 16 ~ 21 支，侧支上有 57 ~ 99 个再分支。

2．虫卵 与带绦虫卵相似，很难鉴别。椭圆形，棕黄色，直径约 35.7 μm（33.8 ~ 40.0 μm）。卵壳薄，易碎。卵内有一个六钩蚴（图 16-8）。

3．囊尾蚴 椭圆形或近圆形，乳白色，半透明，明显小于牛带绦虫囊尾蚴。可见凹入的头节，头节直径 1 mm，有两圈小钩。囊壁外表面有小的疣状物（图 16-8）。

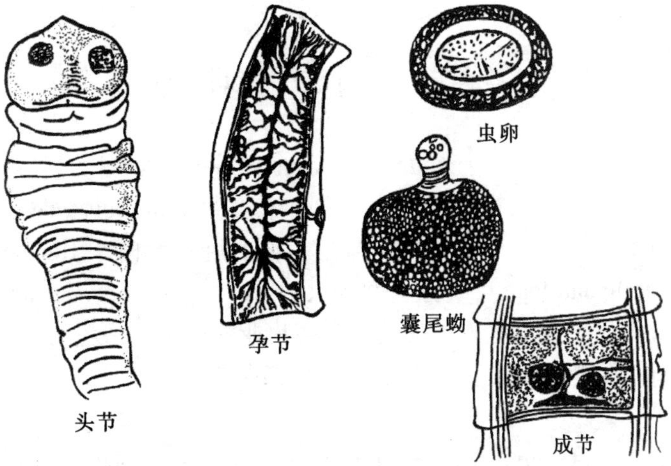

图 16-8 亚洲带绦虫头节、成节、孕节、虫卵和囊尾蚴

【生活史】

成虫寄生于人的小肠，人是其终宿主，但是否是唯一终宿主有待进一步证实。中间宿主包括猪、牛、羊等，囊尾蚴可寄生于中间宿主的肝实质及其他内脏内。囊尾蚴在人体小肠内约需 4 个月发育为成虫，孕节或虫卵随粪便排出。中间宿主猪等吞食人粪便中的孕节或虫卵，在小肠上段孵出六钩蚴，然后钻入肠壁，进入血流，运送至全身，在内脏发育为囊尾蚴。囊尾蚴在中间宿主最多见的寄生部位是肝，其次是网膜、浆膜及肺等。人因食入含活囊尾蚴的动物内脏而感染。

【致病】

成虫寄生人体引起亚洲带绦虫病。寄生人体的亚洲带绦虫多为 1 ~ 2 条，杨毅梅等（2007 年）在云南香格里拉发现一例患者驱虫达 14 条。其致病机制与牛带绦虫相似。部分患者可无症状，多数患者有排节片史、肛门瘙痒，并伴有消化道及神经系统的症状，如恶心、呕吐、腹痛、头晕、头痛、食欲亢进或食欲缺乏。至今尚未见其幼虫寄生人体引起囊尾蚴病的报道。

【诊断】

询问患者有无食生猪肝或野生动物内脏的习惯以及排节片史对亚洲带绦虫病的诊断具有重要意义。粪便可查到虫卵但不能鉴定虫种，通过观察排出的节片或试验性驱虫后获得的虫体特征可确定虫种。还可结合分子生物学方法对虫体节片进行基因分析，鉴定亚洲带绦虫与肥胖带绦虫。

知识拓展 免疫预防

【流行】

1．流行概况 亚洲带绦虫主要分布在东南亚地区，如韩国、新加坡、泰国、缅甸、印度尼西亚、菲律宾等国，以及我国的台湾、广西、云南、贵州、四川等省、自治区。在不食牛肉的地区，如有“牛带绦虫病”，应考虑本病。

2．流行环节 本病的流行与存在传染源及适宜的中间宿主（猪、野猪等）、当地居民有喜食生猪肝或动物内脏的习俗有关。范秉真（1982 − 1992）的调查显示：亚洲带绦虫病遍布台湾省 11 个县的山区，约有感染者 27 000 例，感染率高达 7% ~ 37%，生食猪肝占 99%，生食大肠、心脏占 73%。亦有鼓励儿童食生猪肝治疗贫血和其他疾病而造成感染的报道。

【防治】

吡喹酮疗效最好，氯硝柳胺、米帕林、槟榔 - 南瓜子合剂也有较好疗效。加强卫生宣传教育，改变生食猪肝及动物内脏的不良饮食习惯。

（周必英）

第五节 细粒棘球绦虫

细粒棘球绦虫（*Echinococcus granulosus* Batsch，1786）属带科、棘球属绦虫，又称包生绦虫。成虫寄生在犬科食肉类动物小肠；幼虫称棘球蚴（hydatid cyst，echinococcus cyst），寄生于人或其他食草动物（羊和牛等）的组织器官（肝和肺等）内，引起囊型棘球蚴病（cystic hydatid disease，cystic hydatidosis）或称囊型包虫病（cystic echinococcosis）。囊型棘球蚴病是一种人畜共患寄生虫病，严重危害人类的健康和畜牧业的发展，是我国重点防治的寄生虫病之一。1905 年 Uthemann 在青岛首次发现我国人体囊型棘球蚴病例。

【形态】

1．成虫 体长 2 ~ 11 mm，平均 3.6 mm，是绦虫中最小的虫种之一。由头节、颈部及链体组成。头节略呈梨形，有顶突和 4 个吸盘；顶突上有两圈呈放射状排列的小钩，28 ~ 48 个；顶突的顶端有梭形细胞组成的顶突腺（rostellar gland），其分泌物具有抗原性。链体由幼节、成节和孕节各 1 节构成，偶然多 1 节，所有节片均长大于宽。成节内部结构与带绦虫相似。孕节较长，约占虫体全长的 1/2，子宫向两侧突出形成不规则的侧囊，内含 200 ~ 800 个虫卵（图 16-9）。

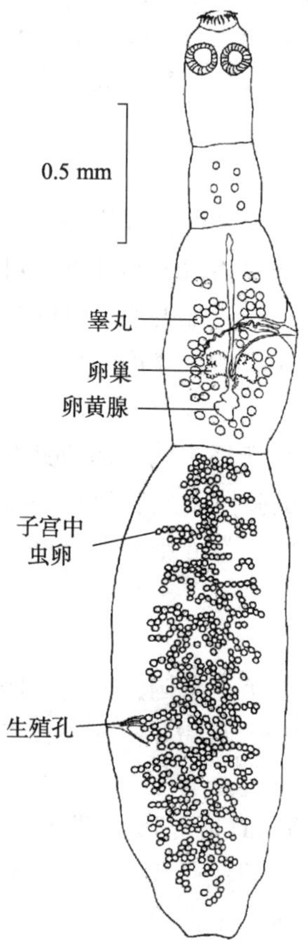

图 16-9 细粒棘球绦虫成虫

2．虫卵 与链状带绦虫和肥胖带绦虫的虫卵相似，光镜下难以区别。

3．幼虫 称棘球蚴或包虫，为圆形或椭圆形的单房性囊状虫体。其大小从直径不足 1 cm 至数十厘米不等，因寄生时间、部位及宿主不同而异。虫体由囊壁和内含物（原头蚴、生发囊、子囊、孙囊及囊液）组成。

囊壁分两层，外层为角皮层（laminated layer），亦称角质层，无细胞结构。厚约 1 mm，乳白色，半透明，似粉皮状，较脆，易破裂。该层具渗透性，参与虫体与宿主之间的物质交换，并具有保护虫体的作用。内层为生发层（germinal layer），亦称胚层，具细胞结构，较薄，20 ~ 80 μm。该层向囊内长出原头蚴、生发囊和子囊。

原头蚴（protoscolex）圆形或椭圆形，大小为 170 μm × 122 μm，为向内翻卷的头节。原头蚴与成虫头节的区别在于其体积小和缺少顶突腺。

生发囊（brood capsule）亦称育囊，由生发层的有核细胞发育而成。直径约 1 mm，为仅有一层生发层的小囊，借小蒂与生发层相连，在生发囊内壁上可长出 5 ~ 40 个原头蚴。原头蚴除向生发囊内生长外，也可向囊外生长，为外生性原头蚴（图 16-10，图 16-11）。

子囊（daughter cyst）可由母囊的生发层直接长出，也可由原头蚴或生发囊发育而成。子囊结构与母囊相似，其生发层也可向囊内长出原头蚴、生发囊以及与子囊结构相似的孙囊（granddaughter cyst）。

棘球蚴液（hydatid fluid）是囊腔内充满的液体，无色透明或略带黄色，比重为 1.01 ~ 1.02，pH 值为 6.7 ~ 7.8；内含多种蛋白质、肌醇、卵磷脂、尿素及少量糖、无机盐和酶等成分。棘球蚴液具有很强的抗原性。棘球蚴生发层向囊内长出的原头蚴、生发囊、子囊可脱落悬浮在囊液中，称为棘球蚴砂（hydatid sand）或称囊砂。

棘球蚴囊内无原头蚴、生发囊和子囊，称不育囊（infertile cyst）。

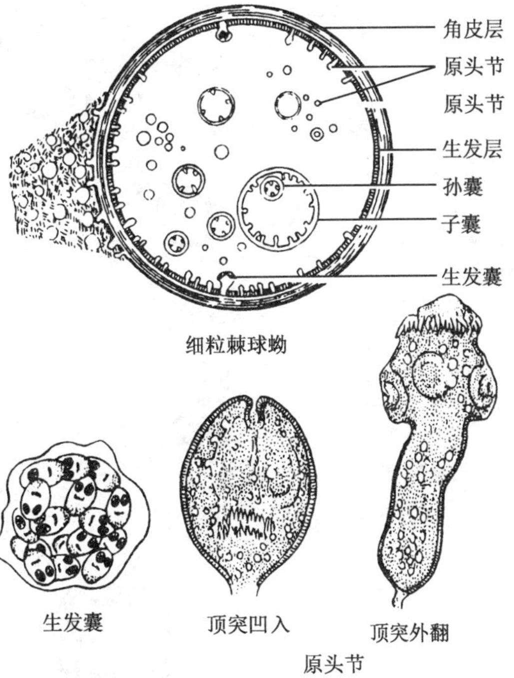

图 16-10 细粒棘球绦虫棘球蚴及其中的生发囊和原头蚴

【生活史】

细粒棘球绦虫的终宿主是犬科食肉动物（犬、狼和豺等），中间宿主是偶蹄类食草动物（羊、牛、马和骆驼等）及杂食家畜动物（猪等），也可见于啮齿类、灵长类和人。

成虫寄生于终宿主小肠上段，以吸盘和顶突上的小钩固着在肠黏膜上。孕节和虫卵随宿主粪便排出，孕节有较强的活动能力，其破裂后虫卵散出，可污染牧场、畜舍、土壤、蔬菜、水源及动物皮毛等。当中间宿主误食虫卵或孕节后，在小肠内经消化液作用孵出六钩蚴，钻入肠壁血管，经血液循环至肝、肺等器官。经 3 ~ 5 个月，可发育为直径 1 ~ 3 cm 的棘球蚴。棘球蚴生长缓慢，每年增长 1 ~ 5 cm，最大可达 30 ~ 40 cm。囊内原头蚴可有数千至数万个，甚至数百万个。

当终宿主吞食含有棘球蚴的动物内脏后，囊内原头蚴在小肠消化液的作用下，顶突翻出，其小钩附着于小肠壁，逐渐发育为成虫。由于棘球蚴中含有大量的原头蚴，每个原头蚴都可发育成为一条成虫，故寄生在犬、狼等终宿主小肠内的成虫可达数千至上万条。从终宿主感染到虫体发育成熟开始排虫卵或孕节约需 8 周。成虫寿命为 5 ~ 6 个月（图 16-12）。

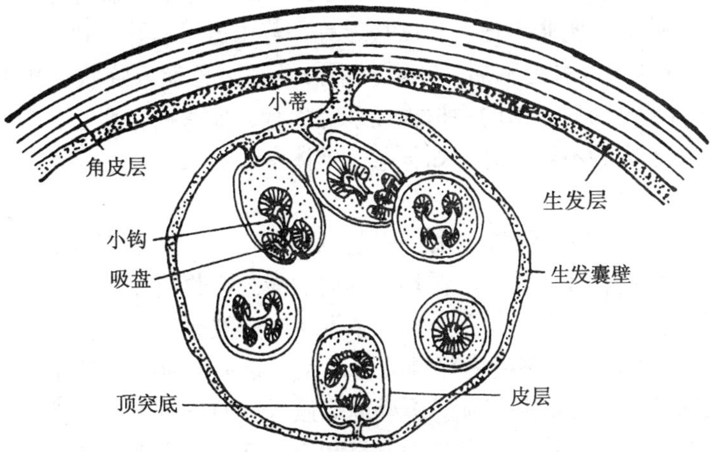

图 16-11 细粒棘球绦虫棘球蚴生发囊

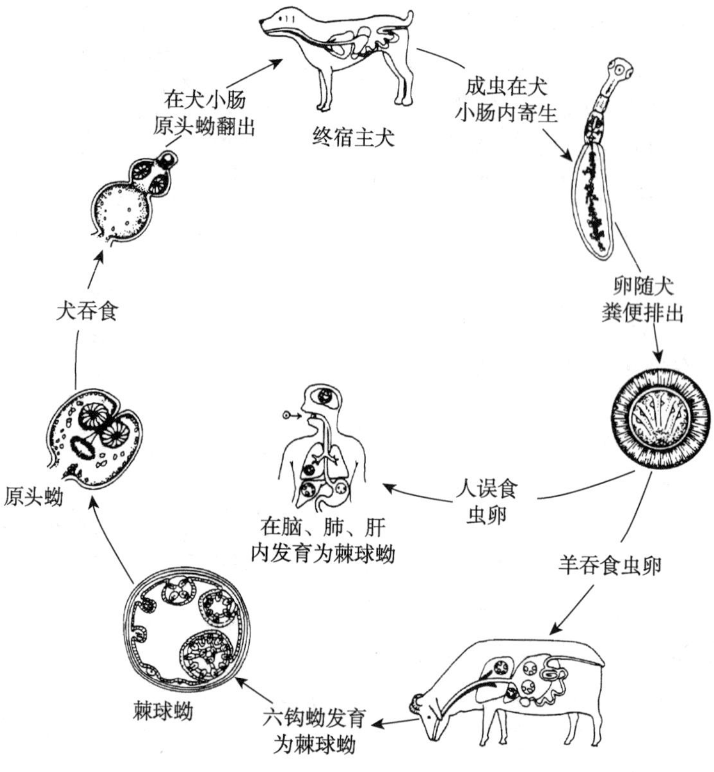

图 16-12 细粒棘球绦虫生活史

【致病】

棘球蚴寄生于人体引起囊型棘球蚴病，对人体的危害是以机械性损害为主。危害的严重程度取决于棘球蚴的大小、数量、寄生部位及有无并发症。

棘球蚴可寄生于人体的多个组织或器官。据我国新疆 1 6197 例病例分析，棘球蚴最多见的寄生部位是肝（75.2%），其次是肺（22.4%）、腹腔（4.7%），其他部位依次为脾（1.0%）、盆腔（0.5%）、脑（0.4%）、肾（0.4%）及胸腔和骨（各占 0.2%）。此外，在肌肉、胆囊、子宫、皮肤、眼、卵巢、膀胱、乳房、甲状腺等处也发现该虫体。棘球蚴在肺和脾内生长较快，在骨内生长缓慢。人体棘球蚴多为单个，多个的约占 20%。囊型棘球蚴病的临床表现复杂，常见症状有：

1．局部压迫和刺激症状 由于棘球蚴不断生长，挤压寄生的器官及邻近器官。肝棘球蚴病可引起肝大、肝区隐痛、坠胀不适、食欲缺乏等；若压迫门静脉可致腹水；压迫胆管可致阻塞性黄疸等。肺棘球蚴病可引起胸痛、咳嗽、咯血及呼吸急促等症状，严重者可出现呼吸困难。脑棘球蚴病可引起与脑瘤相似的中枢神经系统症状，如头痛、恶心、呕吐及癫痫等。骨棘球蚴病常发生于血管丰富的不规则骨，如骨盆、椎体中心和长骨干骺端，破坏骨质，易造成病理性骨折。

2．毒性和超敏反应 棘球蚴液溢出可引起毒性和超敏反应，常见症状有荨麻疹、哮喘、血管神经性水肿。如大量囊液进入血液循环，其内的囊内容物抗原可引起过敏性休克，甚至猝死。此外，还可见食欲缺乏、消瘦、贫血、儿童发育障碍及恶病质等症状。

3．并发症 由于外伤或穿刺使棘球蚴破裂，大量原头蚴逸出，可在宿主其他部位形成继发性棘球蚴病，是临床上常见的并发症。肝棘球蚴破入腹腔，可引起急性弥漫性腹膜炎或继发性腹腔棘球蚴病；破入胆道，可引起急性胆囊炎和胆道梗阻，出现胆绞痛、寒战、高热、荨麻疹和黄疸等症状。肺棘球蚴破入支气管，可出现剧烈的咳嗽，咳出大量囊液、小的生发囊、子囊或角皮碎片等。肝和肺棘球蚴病常发生继发性细菌感染，产生类似肝脓肿和肺脓肿的症状。

【诊断】

囊型棘球蚴病的诊断是依据流行病学资料、临床表现、影像学特征及实验室检查结果综合判断。

1．流行病学资料 询问病史，了解患者是否来自或曾经去过流行区，以及与犬、羊等动物或其皮毛接触史，对诊断具有一定参考价值。

2．影像学诊断 囊型棘球蚴病早期可无任何症状，往往在影像学检查中发现。影像学检查包括X线、B超、CT、MRI及放射性核素扫描等，有助于本病的诊断，但要注意与非寄生虫性囊肿的鉴别。

3．免疫学诊断 是常用辅助诊断囊型棘球蚴病的方法，包括皮内试验（Casoni test）、间接血凝试验（IHA）、酶联免疫吸附试验（ELISA）、亲和素-生物素-酶复合物酶联免疫吸附试验（ABC-ELISA）和间接荧光抗体试验（IFA）。ELISA法有较高的敏感性和特异性，且有商品试剂盒供应。同时采用2～3项血清学方法，可提高诊断的准确率。

4．病原学检查 若从手术的取出物、痰液、胸腔积液、腹水中检获棘球蚴碎片或原头蚴可确诊本病。诊断性穿刺检查一直为本病的禁忌，但近年来的研究和临床实践表明，在B超引导下准确定位穿刺检查可用于囊型棘球蚴病的实验诊断和治疗。操作时严防囊液外溢，以免造成继发性棘球蚴感染和过敏性休克。

【流行】

1．地理分布 细粒棘球绦虫几乎遍布世界各地，包括极地、温带、亚热带和热带地区。按照生物特性和地区分布，可将流行区分为两型：一是森林型（北极型），主要分布于北极地区，以狼和鹿科动物的野生动物循环为主；二是畜牧型，呈世界性分布，以犬和偶蹄类家畜（主要包括羊、牛和猪）的家养动物循环为主。

囊型棘球蚴病主要流行于畜牧业发达的国家或地区，目前该病已成为全球性的公共卫生问题。我国是世界上人、畜囊型棘球蚴病流行最严重的国家，人体囊型棘球蚴病流行范围广，受威胁人口数和患病人数均居全球首位。目前，已在30个省、自治区、直辖市有囊型棘球蚴病的报道，地理分布约占我国国土面积的87%，主要分布于西北、华北、东北以及西南广大牧区和半农半牧区，以新疆、青海、甘肃、宁夏、四川、西藏及内蒙古等省、自治区最为严重。流行区人群B超筛查患病率为0.5%～10.0%。在我国，多种偶蹄家畜中棘球蚴有不同程度的感染，主要中间宿主羊、牛和猪的患病率最高，分别为65.5%（甘肃）、72.0%（青海）和25.5%（宁夏），约占患病总数的80%以上。主要终宿主犬的感染率高达39.1%，在新疆、西藏、青海及四川北部重流行区，家牧犬感染可达200万头以上。

2．流行因素

（1）虫卵污染环境：牧区犬感染较为严重，犬粪便中含有大量虫卵，污染环境。犬及牛、羊等动物体表也可沾有虫卵，虫卵可随着动物活动及尘土、风、水的播散污染人、畜活动的场所，如牧场、畜舍及蔬菜、水源和土壤等。

虫卵对外界环境的抵抗力较强。在2℃水和冰中分别能活2.5年和4个月，–14～–12℃环境中仍保持感染力，–50℃还可短期存活；在干燥环境中能生存11～12天。一般化学消毒剂不能杀死虫卵。

（2）人与家畜及环境密切接触：流行区牧民多养犬以协助放牧，当地农牧民、儿童喜与家犬亲昵而受感染；成人因剪羊毛、挤奶、宰羊、接羔、加工皮毛等生产活动与畜群或皮毛接触而致感染；人也可因食入被虫卵污染的食物、蔬菜、瓜果，饮用受污染的水而感染。另外，在干旱多风地区，虫卵可随风飘扬，经呼吸道吸入造成感染。

（3）病畜内脏处理不当：牧民常用家畜内脏喂犬或将病死的家畜抛尸野外，造成犬、狼等食肉动物的成虫感染率增高，加重了牛、羊等食草动物的感染，同时增加了人类感染囊型棘球蚴病的机会。

【防治】

1．加强卫生宣传教育 开展健康教育，普及囊型棘球蚴病知识，注意个人防护，养成良好的个人卫生习惯，做到饭前洗手，不吃未洗净的蔬菜，不喝生水。对流行区居民要普查普治。

2．加强犬的管理 对家犬进行登记，严加监测，定期为家犬、牧犬驱虫，捕杀野犬，控制传染源。

3．加强家畜屠宰管理及家畜的免疫预防 对有病变家畜的脏器进行无害化处理，严禁乱抛或喂犬，提倡深埋或焚烧。对存栏家畜进行疫苗预防接种，以控制囊型棘球蚴病的传播。

4．治疗患者 多年来，外科手术一直是囊型棘球蚴病首选的治疗方法。随着手术方法的改进，如内囊摘除术和新的残腔处理方法的采用，治愈率提高，并发症减少。术中应注意避免囊液外溢，防止发生继发性感染和过敏性休克。较小的棘球蚴或不宜手术者可用大剂量阿苯达唑、甲苯咪唑或吡喹酮治疗，疗程 3 个月以上。

近 10 多年来，囊型棘球蚴病治疗冲破了切忌穿刺的禁区，采用在 B 超引导下穿刺囊肿，抽尽囊液，注入 95% 乙醇杀死虫体，并配合化疗，对较大的囊型棘球蚴病已取得满意疗效。

（刘爱芹）

第六节 多房棘球绦虫

多房棘球绦虫（*Echinococcus multilocularis* Leuckart, 1863）也称泡状棘球绦虫（*Echinococcus alveolaris*）。成虫主要寄生于狐和犬等小肠内，幼虫称泡球蚴（alveolar hydatid cyst）或多房棘球蚴（multilocular hydatid cyst），寄生于啮齿类或食虫类动物，也可寄生于人体，引起泡球蚴病（echinococcosis alveolaris，alveococcosis），也称泡型包虫病（alveolar echinococcosis）、泡型棘球蚴病（alveolar hydatid disease）或多房性包虫病（multilocular echinococcosis，multilocular hydatid disease）。

【形态】

1．成虫 与细粒棘球绦虫成虫相似（图 16-13），主要区别见表 16-3。

表16-3 两种绦虫成虫的形态区别

区别点	细粒棘球绦虫	多房棘球绦虫
体长	2 ～ 7 mm	1.2 ～ 3.7 mm
链体节片数	3 ～ 4 节	4 ～ 5 节
顶突小钩数	28 ～ 48 个	13 ～ 34 个
成节睾丸数	45 ～ 65 个	26 ～ 36 个
孕节子宫	有侧囊	无侧囊
子宫内虫卵	200 ～ 800 个	187 ～ 404 个

2．虫卵 与细粒棘球绦虫卵相似，光镜下难以区别。

3．幼虫 即泡球蚴，淡黄色或白色，为不规则的囊泡状团块，由许多圆形或椭圆形囊泡相互连接、聚集而成。每个囊的大小基本相同，直径为 0.1 ～ 5 mm，内含透明囊液和原头蚴。人体内的泡球蚴只含胶状物而很少有原头蚴。泡球蚴囊壁由角皮层和生发层组成，角皮层较薄且常不完整，与宿主组织间无完整的纤维组织被膜分隔。囊泡多以外生性出芽生殖不断产生新的囊泡，少数向内芽生形成隔膜而分离出新的囊泡。一般 1 ～ 2 年，被寄生的器官几乎可被呈葡萄状的泡球蚴囊泡全部占据。蜂窝状的小囊还可向器官表面蔓延至体腔内，如同恶性肿瘤（图 16-14）。

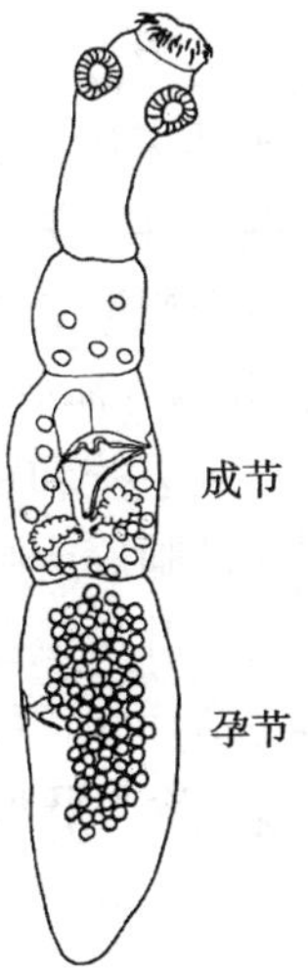

图 16-13　多房棘球绦虫成虫

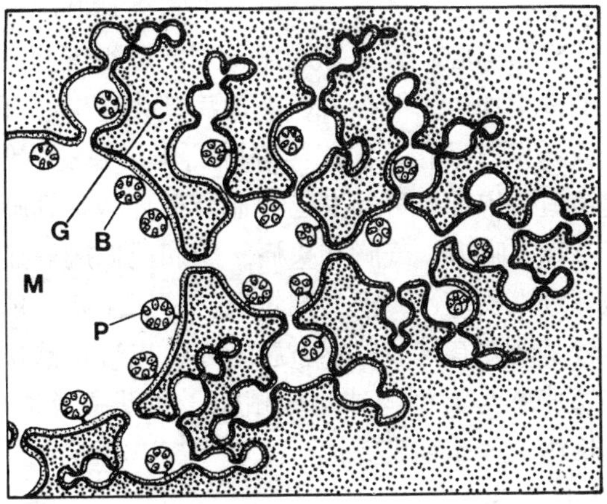

图 16-14　多房棘球蚴生长示意图

【生活史】

在自然界，多房棘球绦虫在犬科动物和鼠之间传播。终宿主主要是狐，其次是犬、狼和獾，偶可寄生于猫体内。中间宿主以野生啮齿类动物为主，如田鼠、麝鼠、旅鼠、仓鼠、大沙鼠、黄鼠、鼢鼠、长爪沙鼠及褐家鼠等。此外，还有牦牛、绵羊等自然感染的报道。

当终宿主吞食感染泡球蚴的鼠类或其他动物脏器后，原头蚴在其小肠内约经 45 天发育为成虫，并随粪便排出孕节和虫卵。鼠类因食入终宿主粪便中的孕节和虫卵而感染。地甲虫因喜食狐粪，在其消化道和体表携带虫卵，故起转运虫卵的作用，鼠类亦可因捕食地甲虫而感染。人因误食虫卵而感染。虫卵在中间宿主体内逐渐发育为泡球蚴（图 16-15）。

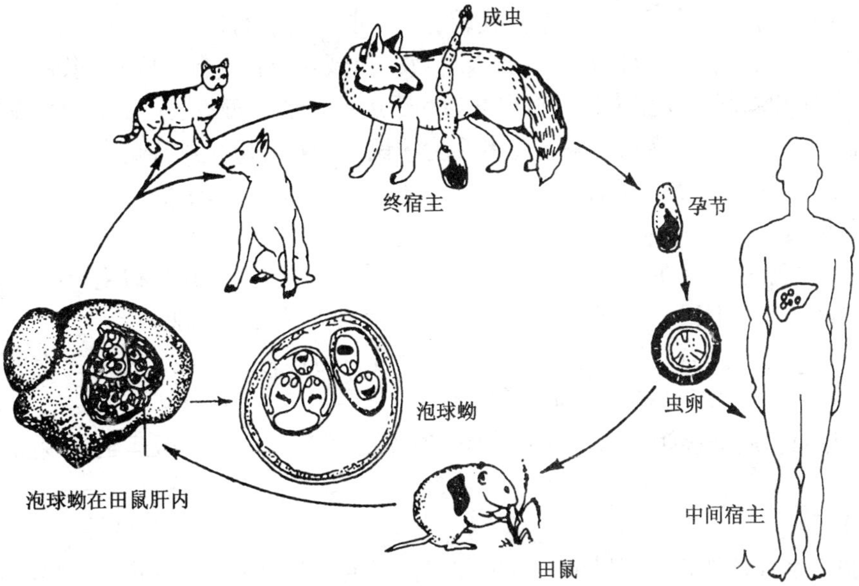

图 16-15　多房棘球绦虫生活史

【致病】

多房棘球绦虫的致病阶段是其幼虫泡球蚴。人体泡球蚴病比囊型棘球蚴病更严重，病死率高，有“虫癌”之称。患者多为青壮年，泡球蚴几乎100%原发于肝。

泡球蚴病的致病机制包括直接侵蚀、机械压迫和毒性损害三个方面。依据病理学特征，肝泡球蚴病可分为三型：巨块型、结节型及混合型。由于泡球蚴在肝实质内弥漫性浸润生长，犹如恶性肿瘤，可逐渐波及整个肝，严重破坏肝组织，其中心部位因缺血性坏死、崩解液化，从而形成蜂窝状空腔；因泡球蚴压迫周围肝组织而致使肝组织萎缩、变性，甚至坏死；囊泡生发层产生的毒素加重了肝损害，上述病理改变引起肝功能受损，严重者可引起肝衰竭，导致肝性脑病，或诱发肝硬化，引起门静脉高压，并发消化道大出血而死亡。肝内外胆管受压和侵蚀，可引起黄疸。泡球蚴可经淋巴或血液循环转移到肺和脑等器官，引起呼吸系统和神经系统的症状，如咳嗽、咯血、气胸和头痛、癫痫或偏瘫等症状，常被误诊为转移性肺癌或脑肿瘤。

泡球蚴生长缓慢，潜伏期较长。临床主要表现为右上腹部缓慢增大的肿块或肝大，但触诊时肿块较坚硬并有结节性感。患者还可出现食欲缺乏、消化不良等消化道症状，肝区疼痛、压迫感和坠胀感与囊型棘球蚴病相似。晚期患者也可有恶病质表现，易误诊为肝癌，但病程较长，可长达1～5年或更长。

【诊断】

询问病史，了解患者是否来自或曾到过流行区，是否有与狐、犬或其皮毛接触史等对本病诊断有一定的参考价值。对触诊时发现肝区肿块、质地坚硬又有结节感的患者更应高度警惕。影像学检查，如X线、B超、CT、MRI和放射性核素扫描等均适用于泡球蚴病的诊断。

由于泡球蚴缺少纤维组织被膜，虫体抗原很容易进入血液，故免疫学方法，如ELISA、IFA、Dot-ELISA等对本病诊断有重要参考价值。

本病首先应与肝癌和囊型包虫病鉴别，其次应注意与肝硬化、肝脓肿、黄疸型肝炎、肝血管瘤、肺癌、脑肿瘤等疾病鉴别。

【流行】

1．地理分布 泡球蚴病遍及北美、欧、亚三大洲，主要流行于北半球高纬度的寒冷地区或冻土地带，包括北美阿拉斯加，日本北海道，俄罗斯西伯利亚，欧洲的德国、法国、瑞士、奥地利、土耳其、希腊、保加利亚、波兰等国，以及中东的伊拉克、伊朗等地中海沿岸各国。

在我国，泡球蚴病主要分布在宁夏、青海、新疆、甘肃、四川、西藏、黑龙江、北京、陕西、内蒙古10个省、自治区、直辖市。我国有3个明显的流行区：一是中西部流行区，起于宁夏西北部，横穿甘肃东部至四川西北部及青海、西藏6个省（自治区），患者多为农民，主要因猎狐、养狐和剥制狐皮而感染，狐皮交易和贩运可导致本病播散；二是西部流行区，点状分布于新疆23个县、市，多在北疆，患者多为牧民，分布与野生红狐的分布区一致，主要因猎狐或通过饮水感染；三是东北流行区，主要分布在内蒙古和黑龙江的个别市、县。

2．流行因素

（1）自然疫源地的存在：多房棘球绦虫属动物源性寄生虫，其终宿主和中间宿主均为野生动物，并在它们之间传播，形成自然疫源地，成为人类感染的来源。

（2）虫卵的抗寒能力极强：虫卵在冻土、冰雪中仍具有感染性，在犬粪中可耐-40℃严寒。虫卵污染食物和水源引起人和动物的感染。

（3）人与动物皮毛接触：流行区农牧民在猎狐、养狐、加工和贩运毛皮制品时误食虫卵而造成感染。

【防治】

1．加强卫生宣传教育 搞好个人卫生和饮食卫生，在加工狐皮和市场交易时要注意个人防护，减少虫卵感染的机会。

2．加强卫生检疫　病死的牦牛、绵羊等动物尸体、内脏严禁喂犬或乱抛，应彻底深埋或焚烧。

3．控制传染源　在流行区杀灭狐、狼，对家犬进行定期驱虫都是减少传染源的重要措施。另外，应广泛开展灭鼠工作。

4．治疗　泡球蚴病的治疗以手术为主，将泡球蚴连同被损害的部分宿主器官一并切除。故早期诊断、早期手术是治疗成功的关键。药物治疗可用阿苯达唑、甲苯咪唑或吡喹酮等。

（刘爱芹）

第七节　微小膜壳绦虫

微小膜壳绦虫［*Hymenolepis nana*（V.Siebold，1852）Blanchard，1891］又称短膜壳绦虫，属膜壳科、膜壳属。成虫主要寄生于鼠类或人的小肠，引起微小膜壳绦虫病（hymenolepiasis nana）。Dujardin 于 1845 年首次在啮齿动物肠道内发现本虫，Bilharz 于 1851 年报告首例人体感染病例。

【形态】

1．成虫　为小型绦虫，体长 5 ～ 80 mm，平均 20 mm。头节呈球形，直径 0.13 ～ 0.4 mm，具有 4 个吸盘和 1 个可伸缩的顶突，顶突上有 20 ～ 30 个小钩，单圈排列。颈部细长。链体由 100 ～ 200 个节片组成，最多者可达 2250 个节片，所有节片宽度均大于长度，且由前向后逐渐增大，孕节最大。成节内有 3 个球形睾丸，横向排列在节片的中部；卵巢呈分叶状，位于节片中央，其后方有球形的卵黄腺。孕节的子宫呈袋状，其内充满虫卵（图 16-16）。

2．虫卵　圆形或椭圆形，大小为（48 ～ 60）μm×（36 ～ 48）μm，无色透明。卵壳很薄，胚膜较厚，胚膜两端稍隆起并各发出 4 ～ 8 根丝状物（极丝），弯曲延伸于胚膜和卵壳之间，胚膜内含有一个六钩蚴（图 16-16）。

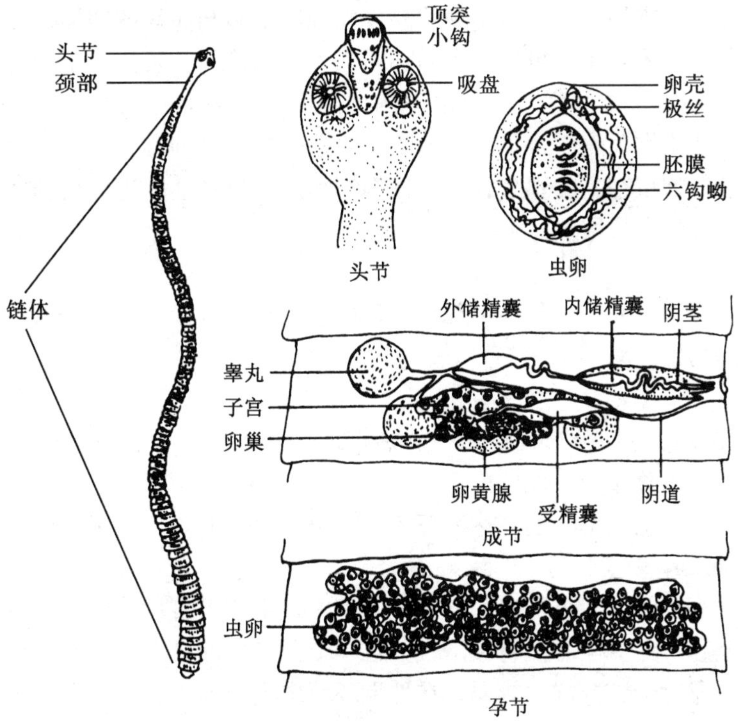

图 16-16　微小膜壳绦虫

【生活史】

微小膜壳绦虫既可以不经过中间宿主，也可以经过中间宿主完成生活史。

1．直接感染和发育　成虫寄生于鼠类或人的小肠内，脱落的孕节或散落的虫卵随宿主粪便排至体外，若被另一宿主吞食，虫卵在其小肠内经消化液作用孵出六钩蚴，然后钻入肠绒毛，经3～4天发育为似囊尾蚴。在感染后6～7天，似囊尾蚴又破肠绒毛返回肠腔，以头节上的小钩和吸盘固着在肠壁上，逐渐发育为成虫。自虫卵被吞食至发育为成虫并产卵，需2～4周，成虫寿命为4～6周。

若孕节在宿主肠道内停留时间较长，可直接在肠道内被消化而释出虫卵，孵出六钩蚴，然后钻入肠绒毛发育成似囊尾蚴，再回到肠腔发育为成虫，即在同一宿主肠道内完成其整个生活史，并且可在该宿主肠道内不断增殖，造成自体内重复感染。国内曾报道一患者经连续三次驱虫共排出成虫37 982条，这显然是自体内重复感染所致。

2．经中间宿主发育　虫卵若被中间宿主吞食，卵内六钩蚴可在其血腔内发育为似囊尾蚴，鼠类或人若吞食了含有似囊尾蚴的中间宿主可获得感染。已证明犬栉首蚤（*Ctenocephalides canis*）、印鼠客蚤（*Xenopsylla cheopis*）、猫蚤（*C. felis*）等多种蚤类幼虫以及面粉甲虫（*Tenebrio* sp.）和拟谷盗（*Tribolium* sp.）等均可作为微小膜壳绦虫的中间宿主。

微小膜壳绦虫成虫除寄生于鼠和人体外，还可感染其他啮齿类动物，如旱獭、松鼠等，并可在其体内发育为成虫。曾有报道在犬粪便中发现过微小膜壳绦虫卵。此外，成虫还可寄生于肝，在肝表面形成纤维囊，从囊内取出的虫体长达15.4 cm。

【致病】

该虫的致病作用主要是由于成虫头节上的小钩、吸盘和体表的微毛对宿主肠壁的机械性损伤以及虫体分泌物的毒性。在虫体的附着部位，肠黏膜发生充血、水肿，甚至坏死，有的可形成深达肌层的溃疡，并伴有淋巴细胞和中性粒细胞浸润。人体感染虫数少时，一般无明显症状；感染严重者，尤其是儿童，可有恶心、呕吐、食欲缺乏、腹痛、腹泻等消化系统症状，以及头晕、头痛、烦躁、失眠，甚至惊厥和癫痫等神经系统症状。少数患者还可发生皮肤瘙痒和荨麻疹等过敏症状。也有个别感染很重的患者却无任何临床表现。

研究发现，人体感染该虫后，可出现嗜酸性粒细胞增多和血黏度增加，并产生特异性抗体IgM和IgG等，这些免疫球蛋白可损伤和破坏新入侵的六钩蚴，发挥一定的免疫保护作用。同时体内致敏的T细胞对虫体的生长也有显著的抑制作用。宿主的免疫状态对该虫的感染和发育过程影响很大，使用类固醇激素治疗其他疾病时造成的免疫抑制，可引起宿主体内似囊尾蚴的异常增生和播散，加重宿主的感染程度，使病情加重，故在临床进行免疫抑制治疗前应先驱虫治疗，以防止该虫的大量增殖。

【诊断】

从患者粪便中查到虫卵或孕节即可确诊。常用生理盐水直接涂片法，采用水洗沉淀法或饱和盐水浮聚法可提高检出率。

【流行】

微小膜壳绦虫呈世界性分布，在温带和热带地区较多见。国内分布广泛，至少19个省、自治区、直辖市有本虫分布，各地感染率多低于1%，但新疆感染率最高为2.2%，其中乌鲁木齐、伊宁和喀什三市，感染率分别高达8.78%、11.38%和6.14%。各年龄组人群均可感染，以10岁以下儿童的感染率较高。

由于微小膜壳绦虫的生活史可以不需要中间宿主，虫卵可直接感染人体，因此，该虫的感染主要与生活环境和个人卫生习惯有关。虫卵自孕节散出后即具有感染性，在粪便、尿液中存活时间较长，但虫卵对干燥抵抗力较弱，在外界环境中很快即失去感染性，故虫卵主要是通过直接接触粪便或通过厕所、便盆的污染再经手到口的方式进入人体而传播，尤其在儿童聚集的场所更易互相传播。偶然误食了含有似囊尾蚴的中间宿主是感染的另一原因。

曾有学者认为鼠类的微小膜壳绦虫与人类的微小膜壳绦虫虽在形态上极为相似，但二者是不同的亚种或不同的生理型，不易相互感染。现已证实，在改变宿主的情况下，人类和鼠类的微小膜壳绦虫可以改变其原生理型，相互转变，即人误食鼠粪中的虫卵也能造成感染，因此，鼠类可能作为本虫的保虫宿主。

【防治】

彻底治疗患者、消灭鼠类，控制传染源。驱虫治疗可用吡喹酮或阿苯达唑，也可用槟榔 - 南瓜子等。

加强粪便管理，防止污染食物和水源；加强卫生宣传教育，注意环境卫生、个人卫生和饮食卫生。

加强营养，提高机体抵抗力。

（张唯哲）

第八节　缩小膜壳绦虫

缩小膜壳绦虫［*Hymenolepis diminuta*（Rudolphi，1819）Blanchard，1891］又称长膜壳绦虫，属膜壳科、膜壳属。该虫为鼠类和其他啮齿类动物常见的寄生虫，偶然寄生于人体，引起缩小膜壳绦虫病（hymenolepiasis diminuta）。1766 年 Olfer 首次在南美洲的鼠体内检获本虫，1805 年 Rudolphi 首次报道人体感染病例。

【形态】

1．成虫　与微小膜壳绦虫相似，但虫体较大，属中型绦虫，体长 200 ～ 600 mm，链体由 800 ～ 1000 个节片组成，节片宽度均大于长度。头节呈球形，直径 0.2 ～ 0.6 mm，顶突凹入，不易伸缩，无小钩，有 4 个小吸盘。颈部细长。成节有 3 个睾丸，偶多至 4 ～ 5 个。孕节内子宫呈囊状，边缘不整齐，其内充满虫卵（图 16-17）。

2．虫卵　圆形或椭圆形，大小为（60 ～ 79）μm×（72 ～ 86）μm，黄褐色，卵壳较厚，胚膜两端稍肥厚，无极丝，卵壳和胚膜之间充满无色透明的胶状物，内含一个六钩蚴（图 16-17）。

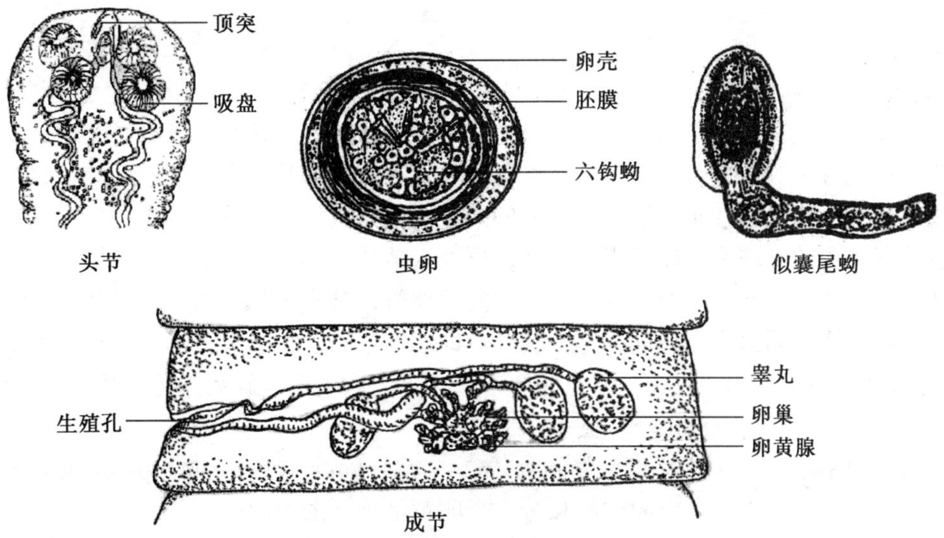

图 16-17　缩小膜壳绦虫

【生活史】

与微小膜壳绦虫的生活史相似，但发育过程必须经过中间宿主。现已证实可作为其中间宿主的有蚤类、甲虫、蜚蠊、倍足类和鳞翅目昆虫等60余种节肢动物，其中以大黄粉虫（*Tenebrio molitor*）、谷蛾（*Tinia granella*）和具带病蚤（*Nosopsyllus fasciatus*）多见。成虫寄生于鼠类或人的小肠内，脱落的孕节或散落的虫卵随终宿主粪便排出体外，被中间宿主吞食后，在其肠道内孵出六钩蚴，然后穿过肠壁进入血腔，经7～10天发育为似囊尾蚴。鼠类或人若吞食了含有似囊尾蚴的中间宿主，似囊尾蚴在其肠腔内经12～13天发育为成虫。

【致病与诊断】

缩小膜壳绦虫对人体的危害较微小膜壳绦虫轻，无体内重复感染情况。寄生虫数一般较少，故多无明显症状或仅有轻微的消化系统和神经系统症状，如恶心、腹胀、腹痛及头晕、头痛、失眠、磨牙等。个别病例可有顽固性结肠炎，每天排便5～6次，有时便中带血。2006年周本江曾报道，从云南一男性幼儿患者体内一次驱出70余条虫体。

诊断方法同微小膜壳绦虫。从患者粪便中查到虫卵或孕节即可确诊。

【流行与防治】

缩小膜壳绦虫分布于亚洲、欧洲、美洲、非洲和大洋洲等地。国内人体病例报道有数百例，分布于江苏、河南、湖北、广西、浙江、云南、四川、山东、台湾等26个省、自治区和直辖市，各年龄组均可感染，多发生于青少年和儿童。

人体感染主要是因误食含有似囊尾蚴的中间宿主而引起。适宜的中间宿主如大黄粉虫和谷蛾等都是常见的粮食害虫，人常因误食了混在粮食和食品中的中间宿主昆虫而受感染。

积极消灭鼠类和中间宿主（粮仓害虫）是预防本病的有效措施。加强卫生宣传教育，注意环境卫生、个人卫生和饮食卫生。治疗药物同微小膜壳绦虫。

（张唯哲）

第九节 曼氏迭宫绦虫

曼氏迭宫绦虫［*Spirometra mansoni*（Joyeum and Houdemer，1928）］又称孟氏裂头绦虫，成虫主要寄生于猫科和犬科动物小肠内，偶可寄生于人体小肠，引起曼氏迭宫绦虫病。其幼虫裂头蚴可寄生于人体，引起曼氏裂头蚴病（sparganosis mansoni），裂头蚴所致危害远较成虫大。

【形态】

1．成虫 呈带状，乳白色。长60～100 cm，宽0.5～0.6 cm。头节细小，呈指状，其背、腹面各有一条纵行的吸槽。颈部细长，链体有节片约1000个，节片一般宽度大于长度，但远端的节片长宽几近相等。成节和孕节的结构基本相似，每节均具有发育成熟的雌、雄生殖器官各一套。睾丸呈小泡状，散布于节片近背面的两侧，由睾丸发出的输出管在节片中央汇合成输精管，然后弯曲向前并膨大成储精囊和阴茎，再通入节片前部中央腹面的圆形雄性生殖孔。卵巢分两叶，位于节片后部，从卵巢中央发出短的输卵管，其末端膨大为卵模后与子宫相连；卵模外有梅氏腺包绕；阴道为纵行的小管，其外口即雌性生殖孔，呈月牙形，位于雄性生殖孔下方；卵黄腺散布在节片实质的表层；子宫位于节片中部，膨大且螺旋状盘曲，基部宽而顶端窄，略呈发髻状。孕节子宫内充满虫卵（图16-18）。

2．虫卵 椭圆形，两端稍尖，大小为（52～76）μm×（31～44）μm，浅灰褐色。卵壳较薄，一端有卵盖，内含一个卵细胞和若干个卵黄细胞（图16-19）。

3．裂头蚴 长带形，乳白色，大小约300 mm×0.7 mm。头端稍膨大，中央有一明显凹

P16-19u

彩图 原头蚴形态

陷，与成虫的头节相似；体不分节，但具有不规则横皱褶，末端钝圆。虫体活时伸缩能力很强（图 16-19）。

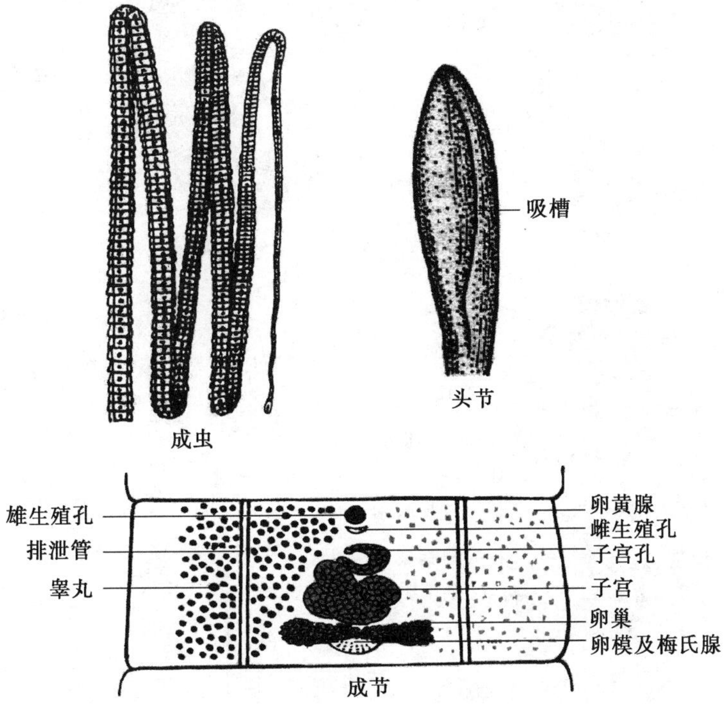

图 16-18　曼氏迭宫绦虫成虫

【生活史】

曼氏迭宫绦虫的生活史需要三个宿主，终宿主主要是猫和犬，此外还有虎、豹和狐等食肉动物，第一中间宿主为剑水蚤，第二中间宿主主要是蛙。蛇、鸟类和猪等多种脊椎动物可作为其转续宿主。

成虫寄生于终宿主的小肠内，虫卵自子宫孔产出后随宿主粪便排出体外，虫卵入水，在适宜的温度（25 ~ 28℃）下，经 2 ~ 5 周的发育，孵出钩球蚴。钩球蚴呈圆形或椭圆形，直径 80 ~ 90 μm，可借助周身纤毛在水中做无定向螺旋式游动，当其碰击到第一中间宿主剑水蚤时即被后者吞食，随后脱去纤毛，穿过肠壁进入血腔，经 3 ~ 11 天发育为原尾蚴，一个剑水蚤血腔内的原尾蚴可多达 20 ~ 25 个。原尾蚴呈长椭圆形，大小为 260 μm×（44 ~ 100）μm，前端凹陷，后端有小尾球，内含 6 个小钩。含有原尾蚴的剑水蚤若被第二中间宿主蝌蚪吞食后，原尾蚴失去小尾球，随着蝌蚪发育成蛙，其内原尾蚴发育为裂头蚴，裂头蚴的收缩和移动能力很强，常迁移至蛙的肌肉、皮下、腹腔或其他组织内，尤以大腿和小腿的肌肉中较多。当感染有裂头蚴的蛙被蛇、鸟类和猪等非适宜宿主吞食后，裂头蚴不能在其肠内发育为成虫，而是穿过肠壁，移居至腹腔、肌肉或皮下等处继续生存，蛇、鸟类和猪等即成为其转续宿主。猫、犬等终宿主吞食了含有裂头蚴的第二中间宿主或转续宿主后，裂头蚴在其小肠内发育为成虫。一般在感染后约 3 周，终宿主粪便中开始出现虫卵。成虫在猫体内寿命约 3.5 年。

人误食含原尾蚴的剑水蚤，或含裂头蚴的蝌蚪或蛙，以及原尾蚴或裂头蚴偶然通过皮肤或黏膜侵入人体时，裂头蚴可在人体各种组织中寄生而引起裂头蚴病，少数还可在人肠道中发育为成虫。裂头蚴寿命较长，在人体内可存活 12 ~ 35 年。

【致病】

曼氏迭宫绦虫的成虫较少寄生于人体，对人的致病力较弱。感染者一般无明显症状，可因

P16-11a
彩图 曼氏迭宫绦虫裂头蚴

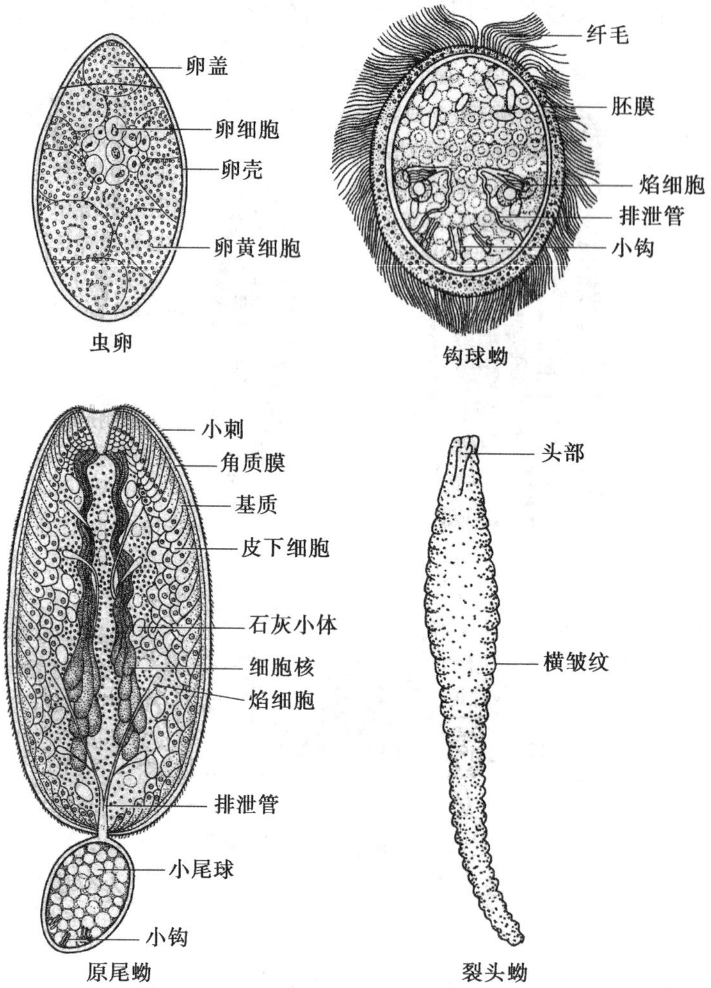

图 16-19 曼氏迭宫绦虫虫卵和幼虫

虫体的机械性刺激及其代谢产物的化学性作用引起肠壁组织损伤，继而出现腹部不适、腹痛、恶心、呕吐等消化道症状，经驱虫后症状即消失。

裂头蚴进入人体后保持幼虫状态并在人体内移行，侵犯多种组织器官，引起裂头蚴病，其危害远较成虫大。人体裂头蚴病根据裂头蚴寄生的部位和临床表现可分为以下 5 型：

1．皮下裂头蚴病 最常见。几乎累及体表各处，常见于四肢、腹壁、胸壁、乳房及外生殖器等，表现为游走性皮下结节。结节呈圆形、柱形或条索状，大小不一，直径 0.5 ~ 5.0 cm；局部可有瘙痒、虫爬感等；并发炎症时可出现间歇性或持续性疼痛或触痛。有时可出现荨麻疹。

2．眼裂头蚴病 常见。多累及单侧眼睑或眼球。裂头蚴累及眼睑，表现为眼睑红肿、结膜充血、畏光、流泪、微痛、奇痒或有虫爬感等；有时伴恶心、呕吐及发热等症状。在红肿的眼睑或充血的结膜下，可触及游走性、硬度不等的肿块或条索状物，长约 1 cm。眼部肿物若破溃，裂头蚴自行逸出可自愈。裂头蚴可侵入眼眶内，发生眼球突出、眼球运动障碍，严重者出现角膜溃疡、玻璃体混浊、白内障等，最终导致视力减退，甚至失明。

P16-12a
彩图 眼裂头蚴病患者

3．口腔颌面部裂头蚴病 较常见。常在颊部皮下或口腔黏膜出现硬结或条索状物，直径 0.5 ~ 3 cm，患处红肿、瘙痒或有虫爬感，可有“小白虫”（裂头蚴）逸出史。病变也可见于颌下、唇、舌等部位。

4．中枢神经系统裂头蚴病 较少见，主要见于脑部，病情严重，危害较大。临床表现酷似脑肿瘤，以侵犯额叶和顶叶较多见，常有阵发性头痛、头晕等，严重时可出现昏迷、喷射状呕吐、视物模糊、抽搐，甚至瘫痪、死亡。裂头蚴也可侵入椎管内或侵犯脊髓，可表现为肢体进行性麻木、感觉异常、偏瘫等症状。

5．内脏裂头蚴病 罕见，根据裂头蚴移行和定居的位置不同，产生不同的临床表现，如：裂头蚴经消化道侵入腹腔，可引起炎症反应；侵入肺，可从呼吸道咳出裂头蚴；侵入膀胱、尿道等处，引起相应的临床表现。寄生于深部组织者常无明显临床症状，故很少被发现。

此外，国内外曾报道一种罕见的人体“增殖型”裂头蚴病（proliferative type sparganosis），被认为可能由于患者免疫功能低下或并发病毒感染后，裂头蚴分化不全所致。虫体较小而不规则，最长不超过 2 mm，可广泛侵入人体各组织，在组织中以芽生方式进行增殖。还有一种增殖裂头蚴病（proliferative sparganosis），被认为由另一种较少见的增殖型裂头蚴引起，大小约 10 mm × 1 mm，最长 24 mm，呈多态形，具不规则的芽和分支，也可侵入人体多种组织，行芽生增殖，预后较差。

【诊断】

1．病原学诊断 曼氏迭宫绦虫成虫感染可从粪便中检出虫卵或孕节确诊。曼氏裂头蚴病则主要依据从病灶处检获裂头蚴确诊。详细询问病史，了解有无敷贴蛙肉、蛇肉及生食或半生食蛙、蛇、鸟类及各种动物肉类病史，有一定参考价值。对有不明原因的眼部、口腔及皮肤游走性硬结，应考虑本病的可能。

2．免疫学诊断 用裂头蚴抗原进行免疫学试验，检测患者血清特异性抗体，具有敏感性高、特异性强、简便、快捷的特点，尤其对曼氏裂头蚴病的早期感染、轻度感染和深部组织寄生的病例是一种较好的辅助诊断方法。

3．影像学诊断 采用 CT 和 MRI 等影像学检查可提高中枢神经系统裂头蚴病的诊断率。连续多次 CT 扫描可见病灶结节增大和位置或形状的改变。

【流行】

曼氏迭宫绦虫分布很广，但成虫寄生于人体的病例并不多见。国外仅见于日本、韩国及俄罗斯等少数国家。在我国，至今报道 20 余例，分布于上海、广东、福建、四川、江西和台湾等省、直辖市。患者最小年龄为 3 岁，最大者 58 岁。

曼氏裂头蚴病多见于东亚和东南亚各国，欧洲、非洲、美洲及大洋洲也有病例报道。我国已有千余例报道，来自广东、吉林、四川、浙江、福建、湖南、海南、广西、江苏和云南等 27 个省、自治区、直辖市。感染者年龄从未满 1 岁～62 岁，以 10 ～ 30 岁者最多，男女比例约为 2∶1，各民族均有感染病例。

人体感染裂头蚴的方式主要有以下 3 种。

1．经皮肤或黏膜感染 为主要感染方式，约占患者半数以上。在我国某些地区，民间传说蛙、蛇有清凉解毒作用，因此，常用生蛙肉、蛙皮、蛇肉或蛇皮敷贴眼、口颊、外阴等部位的伤口或脓肿，治疗外伤或疮疖。若蛙肉、蛇肉中或蛙皮、蛇皮下有裂头蚴，即可经伤口或正常皮肤、黏膜侵入人体。

2．食源性传播 民间沿用吞食活蛙治疗疮疖和疼痛、吞食活蝌蚪治疗皮肤过敏的陋习，或喜食生的或未煮熟的肉类，吞食的裂头蚴穿过肠壁进入腹腔，然后移行至全身其他部位。近年来，由生食蛇肉、生饮蛇血所致感染有上升趋势。

3．水源性传播 生饮井水、溪水或游泳时误饮河、湖、塘水，使感染有原尾蚴的剑水蚤有机会进入人体，在组织中发育为裂头蚴。据报道原尾蚴也可直接经皮肤或经眼结膜侵入人体。

【防治】

加强卫生宣传教育，不用蛙或蛇的皮、肉敷贴伤口或脓肿，不食生的或未煮熟的动物肉类，不饮生水，以防感染。

成虫感染可用吡喹酮、阿苯达唑或槟榔 - 南瓜子等驱虫治疗。裂头蚴病主要采用手术治疗，术中应注意将虫体（尤其是头部）完整取出，防止虫体遗留并继续生长而造成复发。也可用 40% 乙醇和 2% 普鲁卡因 2 ～ 4 ml 局部封闭杀虫。

（张唯哲）

第十节 阔节裂头绦虫

阔节裂头绦虫（*Diphyllobothrium latum* Linn aeus，1758）又称阔节绦虫或鱼绦虫，成虫主要寄生于犬科食肉动物，也可寄生于人体小肠，引起阔节裂头绦虫病（diphyllobothriasis latum）。

【形态】

1．成虫 呈带状，乳白色，外形和结构均与曼氏迭宫绦虫相似，但较长，最长可达 25 m，有 3000 ～ 4000 个节片，为绦虫中最大的一种。头节细小，呈匙形，其背、腹面各有 1 条较窄而深凹的吸槽。颈部细长。成节的宽度大于长度，睾丸呈腺泡状，有 750 ～ 800 个；卵巢分两叶，位于节片后 1/3 处的腹侧；子宫盘曲呈玫瑰花状，位于节片中央。孕节的结构与成节基本相同（图 16-20）。

2．虫卵 近卵圆形，大小为（55 ～ 76）μm×（41 ～ 56）μm，浅灰褐色。卵壳较厚，一端有明显的卵盖，另一端有一小棘。卵内含一个卵细胞和若干个卵黄细胞。虫卵排出体外时，卵内胚胎已开始发育（图 16-20）。

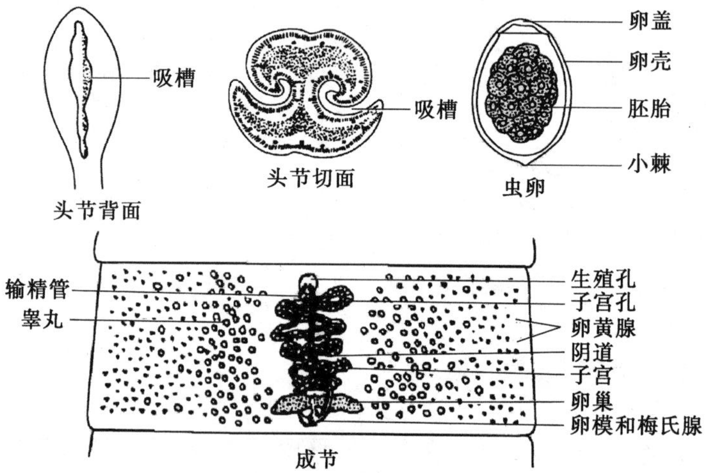

图 16-20 阔节裂头绦虫

【生活史】

与曼氏迭宫绦虫的生活史相似，不同点在于其第二中间宿主为鱼类，如鳟鱼、梭鱼、鲑鱼、比目鱼及鲈鱼等，人为主要终宿主。

成虫寄生于人以及犬、猫、狐、猪等食肉动物的小肠，虫卵随终宿主粪便排出体外，在 15 ～ 25℃的水中，经 7 ～ 15 天的发育，孵出钩球蚴。钩球蚴在水中被第一中间宿主剑水蚤吞食后，即钻入其肠壁而达血腔，经 2 ～ 3 周发育为原尾蚴。感染原尾蚴的剑水蚤若被小鱼吞食后，原尾蚴即可在鱼的肌肉、性腺、卵及肝等处经 1 ～ 4 周发育为裂头蚴，裂头蚴可随鱼卵排出。当大的肉食鱼类吞食小鱼或鱼卵后，裂头蚴可侵入大鱼的肌肉和组织内继续生存。终宿主吞食含裂头蚴的鱼时，裂头蚴在其肠内经 5 ～ 6 周发育为成虫。成虫寿命 10 ～ 15 年，或更长。

【致病与诊断】

多数感染者无明显症状，少数患者有腹痛、腹泻、饥饿感、疲倦、乏力、四肢麻木等症状。因虫体较长，偶可扭结成团，导致肠梗阻，甚至肠穿孔。约有2%的阔节裂头绦虫患者并发恶性贫血，这可能是由于与造血功能有关的维生素 B_{12} 被绦虫大量吸收，或绦虫的代谢产物损害了宿主的造血功能所致。患者除有一般恶性贫血的表现外，还可出现感觉异常、运动失调及深部感觉缺失等神经紊乱现象，严重者甚至失去工作能力，一旦驱虫后贫血很快好转。此外，也有阔节裂头蚴寄生于人体肺部或腹膜外的个别病例报道。

粪便检查发现虫卵或孕节即可确诊。

【流行与防治】

阔节裂头绦虫主要分布于亚寒带和温带地区，特别是欧洲、美洲和亚洲。人群中感染率最高的是北加拿大的爱斯基摩人（83%），其次是俄罗斯人（27%）和芬兰人（20% ~ 25%）。迄今，国内共有十余例病例报道，分布在黑龙江、北京、吉林、广东、上海、福建及台湾等地。人体感染是由于生食或半生食含裂头蚴的鱼所致。不同国家和民族食鱼习惯和方式不同，有的喜食生鱼、腌鱼、熏鱼肉和鱼卵，这些烹调方法均不能杀死裂头蚴。流行区人或动物的粪便污染河、湖等水源，水中有适宜的中间宿主，是本病流行的主要原因。

防治本病的关键措施在于加强卫生宣传教育，改变不良的食鱼习惯，不生食或半生食鱼肉及其制品。积极治疗患者、病犬、病猫以控制传染源；加强粪便管理，避免人、畜粪便污染水源。驱虫方法同其他绦虫，对并发恶性贫血者，应补充维生素 B_{12} 予以治疗。

（张唯哲）

第十一节 其他寄生绦虫

一、克氏假裸头绦虫

克氏假裸头绦虫（*Pseudanoplocephala crawfordi*，Baylis，1927）属膜壳科、假裸头属。成虫寄生于终宿主猪和野猪的小肠，也可寄生于褐家鼠；幼虫寄生于中间宿主赤拟谷盗等昆虫，人因偶然误食含有该绦虫幼虫的赤拟谷盗等中间宿主而感染，其所致疾病为克氏假裸头绦虫病（pseudanoplocephaliasis crawfordi）。

【形态与生活史】

成虫呈乳白色，外形与缩小膜壳绦虫相似，但虫体较长，长 90 ~ 167 cm，宽 0.31 ~ 1.01 mm；头端纤细，向后渐宽；约有2000多个节片，节片均宽大于长，生殖孔开口在虫体的同一侧。头节近球形，有4个吸盘，顶突不发达，无小钩。成节内睾丸呈圆形、椭圆形，21 ~ 43个，不均匀地分布在卵巢和卵黄腺的两侧，靠近生殖孔一侧数目较少；卵巢呈菜花形，位于成节中央；卵黄腺呈不规则团块或分若干瓣状，位于卵巢后下方。孕节内子宫呈袋状，充满虫卵，每一孕节内含卵 2000 ~ 5000个。虫卵近圆形，棕黄色，与缩小膜壳绦虫卵相似，较大，直径 84 ~ 108 μm；卵壳厚而易破裂，表面有颗粒状突起；外胚膜内含卵黄颗粒，内胚膜无色透明，胚膜与卵壳间充满胶状体；胚膜内含1个六钩蚴，六钩蚴与胚膜间有明显的空隙（图16-21）。

成虫寄生于终宿主猪、野猪或褐家鼠的小肠内，虫卵或孕节随宿主粪便排出体外，被中间宿主赤拟谷盗等鞘翅目昆虫吞食后，在其血腔内经 27 ~ 31 天发育成似囊尾蚴，但必须在感染

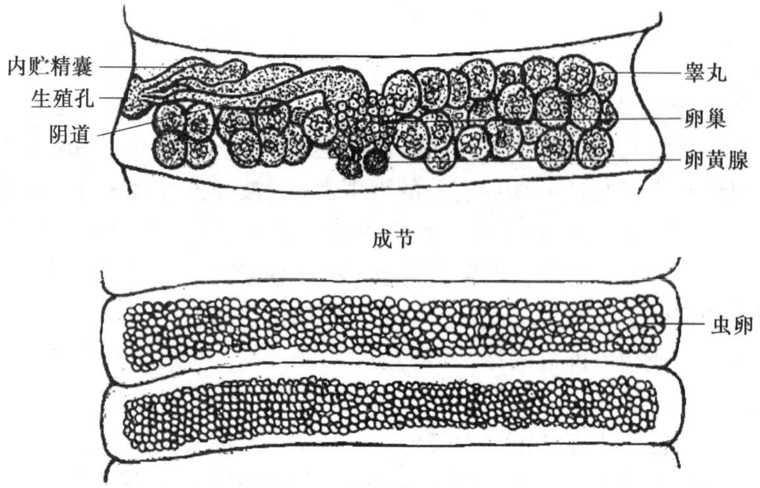

图 16-21 克氏假裸头绦虫

50 天后才具有感染性。当猪、褐家鼠等食入含有似囊尾蚴的中间宿主后，在其肠内经 10 天即可发育为成虫。30 天后成虫的孕节成熟并开始脱落。食入虫卵的赤拟谷盗可能窜入粮仓、住室和厨房，污染食物、餐具等，人因偶然误食含有似囊尾蚴的赤拟谷盗等昆虫而感染。

【致病与诊断】

轻度感染者多无明显症状。感染虫数较多时，患者可出现食欲缺乏、消瘦、乏力、腹痛、腹胀、恶心和呕吐等胃肠道症状；腹痛多为阵发性隐痛，以脐周较为明显；腹泻每天 3 ～ 4 次，粪便中可见黏液。有些患者可出现头晕、失眠等神经系统症状。

诊断主要依靠从粪便中检获孕节或虫卵。应注意与缩小膜壳绦虫孕节和虫卵相鉴别。

【流行与防治】

克氏假裸头绦虫分布于亚洲的斯里兰卡、印度、日本和中国。我国在上海、陕西、甘肃、福建、广东、山东、河南、贵州、辽宁和江苏等省、直辖市的猪和野猪中均发现感染，人体感染病例已报道 20 余例。

防治措施包括加强卫生宣传教育，注意个人卫生和饮食卫生；及时治疗患者和病猪，对粪便进行无害化处理；消灭鼠类和粮仓、厨房害虫。驱虫治疗可用巴龙霉素、氯硝柳胺或甲苯咪唑等。

二、犬复孔绦虫

犬复孔绦虫［*Dipylidium caninum*（Linnaeus，1758）Railliet，1892)］属复孔科、复孔属。成虫寄生于终宿主犬和猫的小肠内，中间宿主是蚤类。成虫偶尔可寄生于人体小肠，引起犬复孔绦虫病（dipylidiasis caninum）。

【形态与生活史】

成虫为乳白色，长 10 ～ 15 cm，宽 0.3 ～ 0.4 cm，有 200 个节片。头节近似菱形，横径为 0.3 ～ 0.4 mm，有 4 个吸盘和 1 个可伸缩的顶突，其上有 30 ～ 150 个（平均 60 个）刺形小钩，常排成 4 圈（1 ～ 7 圈），小钩的圈数决定于虫龄和顶突受损伤的程度和次数。颈部细而短。幼节短而宽。成节与孕节则长大于宽，每节均有雌、雄生殖器官各两套，每侧各有一生殖孔，对称地分列于节片近中部的侧缘；睾丸 100 ～ 200 个，经输出管、输精管通向左右两个储精囊，开口于生殖腔；卵巢 2 个，位于纵行排泄管附近，无受精囊，卵黄腺分叶状，位于卵巢之后。孕节似大米粒样，大小为 12 mm × 3 mm；孕节内子宫初为网状，后分化为若干个储卵囊，每个储卵囊内含 2 ~ 40 个虫卵。虫卵呈圆球形，透明，直径 35 ~ 50 μm；两层卵壳均较薄，内含 1 个六钩蚴（图 16-22）。

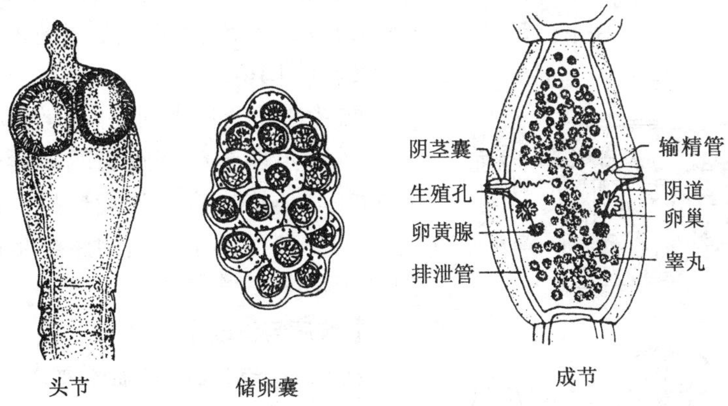

图 16-22　犬复孔绦虫

成虫寄生于终宿主犬、猫的小肠内。孕节自链体脱落，从肛门逸出或随宿主粪便排出体外，虫卵散出，被中间宿主蚤类的幼虫食入，六钩蚴在其肠内孵出并钻过肠壁进入血腔内发育，约经 30 天，发育为似囊尾蚴。此时蚤类幼虫已经蛹羽化为成虫。一只蚤可以感染多个似囊尾蚴，被感染的蚤活动迟缓，犬、猫舔毛时将其食入而受感染。似囊尾蚴进入犬、猫小肠后，以头节附着于肠黏膜上，经 2 ~ 3 周后发育为成虫。人的感染常因与猫、犬接触时误食病蚤所致。

【致病与诊断】

临床表现与感染虫数的多少有关。感染轻者可无任何症状；重者则可表现为食欲缺乏或食欲亢进、消化不良、腹痛、腹泻，有的可出现烦躁不安等精神神经症状。因孕节可主动自肛门逸出，故可引起肛门瘙痒。

询问犬、猫接触史有助于诊断。检查粪便发现虫卵或孕节即可确诊。

【流行与防治】

犬复孔绦虫呈全球性分布。犬、猫感染率很高，狼、狐等也可感染，人体感染罕见。我国北京、河北、河南、辽宁、广东、广西、四川、山东、山西、福建、湖南和台湾等省、自治区、直辖市已有 20 余例病例报道，患者多为婴幼儿。

防治措施同膜壳绦虫。加强卫生宣传教育，注意个人卫生和饮食卫生。对饲养的犬、猫应定期灭蚤和驱虫，尽量避免与这些宠物过分亲昵，以减少人受感染的机会。

三、西里伯瑞列绦虫

西里伯瑞列绦虫（*Raillietina celebensis*，Janicki，1902）属代凡科、瑞列属绦虫，成虫寄生于终宿主鸟类和哺乳类动物，脑踝蚁属蚂蚁（*Cardiocondyla nula*）是其中间宿主。1960 年我国学者唐仲璋等首次阐明了该虫生活史。成虫偶可寄生于人体小肠，引起西里伯瑞列绦虫病（raillietiniasis celebensis）。

【形态和生活史】

成虫长 32 cm，宽 2 mm，有 185 个节片。头节钝圆，横径为 0.46 mm；顶突缩在四周微凸的浅窝内，其上具有两排长短相间的斧形小钩，约 72 个；4 个吸盘，其上缀有小刺，居头节周围。成节略呈方形；有睾丸 48 ~ 67 个，分散在两侧排泄管的中间部分，输精管长而弯曲；卵巢分两叶，呈蝶翅状，位于节片中央，卵黄腺在卵巢后方，略呈三角形；每节生殖孔均位于

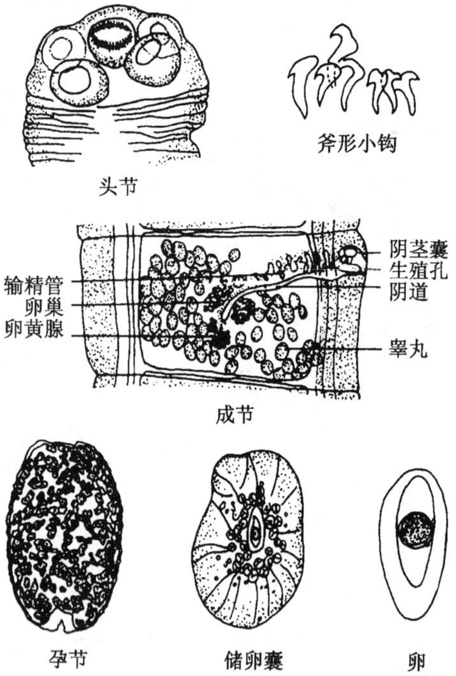

图 16-23 西里伯瑞列绦虫

节片的一侧。孕节近椭圆形，各节连接呈念珠状，内含 300 ~ 400 个圆形或椭圆形储卵囊，每个储卵囊含虫卵 1 ~ 4 个。虫卵呈橄榄形，大小约 45 μm × 27 μm，具有内膜和外膜，内含 1 个圆形六钩蚴（图 16-23）。

成虫寄生于鼠类的肠内，孕节脱落后随粪便排出体外。虫卵被脑踝蚁属蚂蚁食入后，卵内的六钩蚴在其体内发育为似囊尾蚴。鼠因吞食含似囊尾蚴的蚂蚁而感染。人的感染是由于误食感染的蚂蚁所致。

【致病与诊断】

感染者一般无明显临床症状。有的可表现为腹痛、胀气、腹泻、流唾液、夜间磨牙、食欲缺乏、消瘦、肛门瘙痒和荨麻疹等；部分患者可出现贫血、白细胞增多，嗜酸性粒细胞可达 10% ~ 18%；个别病例可出现头痛、晕厥、神志不清、癫痫样惊厥等症状。患者粪便中常有白色、能伸缩活动、米粒大小的孕节排出。粪便中检出节片或虫卵即可确诊。

【流行与防治】

西里伯瑞列绦虫广泛分布于热带和亚热带地区，人体感染病例较罕见，主要分布于泰国、缅甸、越南、菲律宾、日本、澳大利亚和马达加斯加等地。我国台湾、福建、广东、江苏、浙江、广西等地已有 30 余例病例报道，患者多为 1 ~ 7 岁的儿童。脑踝蚁属的蚂蚁在热带地区很普遍，在我国南方沿海省份也常见。它们常在厨房或居室内营巢，与家鼠接触的机会较多，而幼儿又常在地上玩耍，易误食蚂蚁导致感染。

防治措施同膜壳绦虫。

四、德墨拉瑞列绦虫

德墨拉瑞列绦虫［*Raillietina demerariensis*（Daniels，1895）Joyeux and Baer，1929］属代凡科、瑞列属绦虫。成虫寄生于人、猴和野生啮齿类动物，可引起人畜共患的德墨拉瑞列绦虫病（raillietinasis demerariensis）。

成虫长 10 ~ 20 cm，宽 3 cm，有 5000 个节片。头节顶突具有两圈小钩，4 个卵圆形的吸盘，每个吸盘上有 8 ~ 10 排小钩。成节睾丸 26 ~ 46 个，阴茎袋较大；卵巢呈椭圆形，位于节片中央，分 10 ~ 15 瓣。孕节长稍大于宽，每节含 200 ~ 250 个圆形储卵囊，每个储卵囊内含 2 ~ 12 个卵。虫卵类圆形，直径 25 ~ 30 μm，其内的六钩蚴具有较大的小钩。

本虫分布于南美北部、西印度群岛、圭亚那、厄瓜多尔、古巴和巴西等地。我国尚未发现有该虫。

五、线中殖孔绦虫

线中殖孔绦虫（*Mesocestoides lineatus*，Goeze，1782）属中殖孔科、中殖孔属绦虫，成虫主要寄生于猫、狐、犬和野生动物体内，偶可寄生于人体小肠，引起线中殖孔绦虫病（mesocestoidiasis lineatus）。

成虫长30～250cm。头节较大，顶端平而略凹陷，无顶突和小钩，具有4个长椭圆形吸盘。颈部细而短。幼节呈长方形。成节近方形，子宫位于节片中央的中后部，卵巢和卵黄腺均分成两叶，位于节片后部；睾丸39～58个，卵圆形，较粗大，排列于排泄管两侧；生殖孔位于腹面正中。孕节长大于宽，略呈桶状，其内可见子宫残端和副子宫器，副子宫器呈椭圆形，位于节片后部，其内充满虫卵。虫卵呈椭圆形，无色透明，大小为（40～60）μm×（35～43）μm。卵壳较薄，无卵盖，内含六钩蚴（图16-24）。

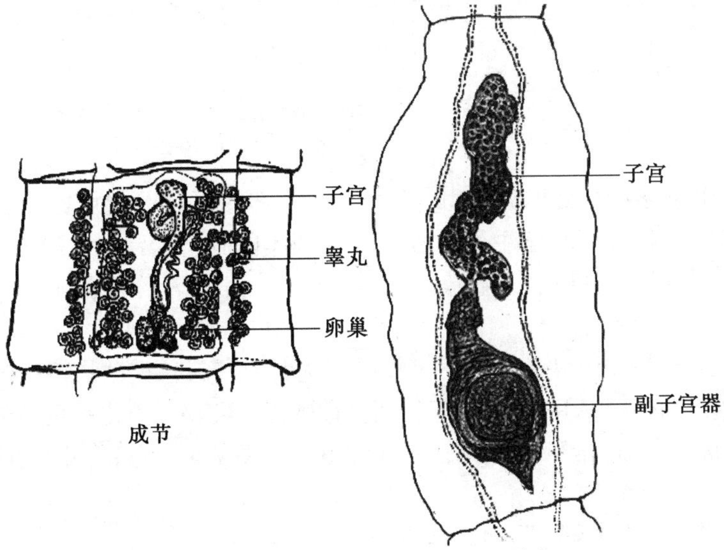

图16-24 线中殖孔绦虫

生活史尚不完全清楚。成虫寄生于猫、狐、犬和野生动物的小肠内，孕节随粪便排出体外，虫卵可能被第一中间宿主食粪类昆虫食入并在其体内发育为幼虫（尚未证实），当第二中间宿主如两栖类、爬行类、鸟类或哺乳类动物食入被此绦虫幼虫感染的第一中间宿主后，在其体内各组织器官发育为四盘蚴，即感染期幼虫。人或其他终宿主食入含四盘蚴的动物肌肉或脏器而感染，在其小肠内发育为成虫。

本病症状轻微，多为胃肠道症状。粪便中发现虫卵和各期节片有助于诊断。

线中殖孔绦虫分布于世界各地，人体病例报道不多，主要见于丹麦、非洲、美国、日本、韩国、前苏联、印度、巴基斯坦等国。我国共发现4例感染者，黑龙江1例，吉林3例。人体感染多因生食或半生食蛙、蛇、鸟、禽和各种野生动物的肉和内脏所致。除人体感染外，还在北京、长春的犬和四川的大熊猫体内发现过该虫感染。

治疗可采用吡喹酮或传统中药槟榔-南瓜子合剂等。

六、司氏伯特绦虫

司氏伯特绦虫［*Bertiella studeri*（Blanchard，1891）Stiles and Hassall，1902］属裸头科、伯特属，是猴和其他灵长类常见的寄生虫。人偶有感染而患司氏伯特绦虫病（bertielliasis studeri）。

成虫长150～450 mm，有的可长达700 mm，最宽处为10 mm。头节略扁，顶突退化，无小钩；4个吸盘呈卵圆形，杯口状，明显向外突出。颈节0.5 mm。链体由40多个节片组成。成节内睾丸约250个，散布于节片前缘与子宫之间；卵巢呈扇形，其中央致密区向外发出许多棒状分叶。孕节宽大于长，子宫内充满虫卵。虫卵为不规则的卵圆形，大小为（49～50）μm

×（45 ~ 46）μm；卵壳透明，其内有一层蛋白膜包绕的梨形结构，此结构一端具有双角的突起，突起的尖端可达卵壳，内含 1 个六钩蚴（图 16-25）。

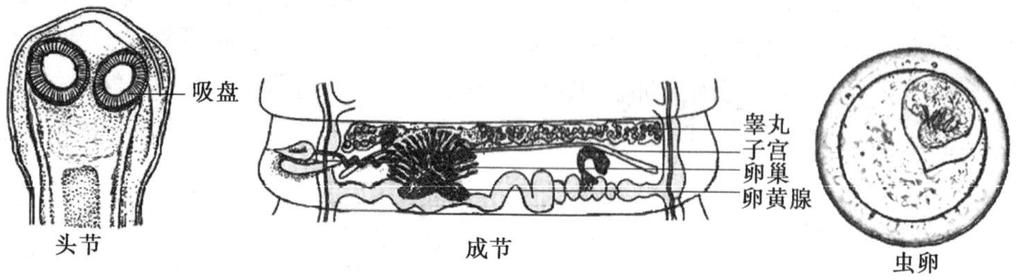

图 16-25　司氏伯特绦虫

成虫主要寄生于终宿主灵长类动物，如猩猩和猴等小肠内，偶可寄生于人体小肠，孕节随粪便排出体外。虫卵被中间宿主甲螨吞食，在其体内孵出六钩蚴，继而发育为似囊尾蚴。终宿主食入含有似囊尾蚴的螨类而感染，在其小肠内经消化液作用翻出头节，经 45 ~ 60 天发育为成虫。

司氏伯特绦虫患者多为 14 岁以下的儿童，且大都有与灵长类动物接触史。成虫寄生于小肠内，一般无明显症状，有的可出现腹痛、间歇性腹泻、便秘、消化不良等非特异性胃肠炎及疲乏、消瘦等症状。个别病例出现周期性腹痛和呕吐，多见于儿童。多因粪便中发现可蠕动的白色节片而就诊。

粪便检查发现孕节或虫卵即可确诊。

本病见于毛里求斯、菲律宾、东非、印度尼西亚、印度、新加坡、加蓬、沙特阿拉伯、泰国、西班牙和日本等地。在我国广东、广西、福建、云南、贵州和四川等地，在猕猴等灵长类动物体内发现感染司氏伯特绦虫，但至今仅有 1 例人体感染病例报道，为安徽宿州的 5 岁男性患儿（有猕猴接触史）。

治疗可用吡喹酮或甲苯咪唑。

七、水泡带绦虫

水泡带绦虫（*Taenia hydatigena*，Pallas，1766）属带科、带属绦虫。成虫寄生于终宿主犬、狼和狐的小肠内，其幼虫细颈囊尾蚴（cysticercus tenuicollis）主要寄生于中间宿主猪、牛、羊、骆驼和鹿等动物体内，偶可寄生于人体引起细颈囊尾蚴病（cysticercosis tenuicollis）。

水泡带绦虫是一种较大型的绦虫，体长 75 ~ 500 cm，白色或微带黄色，链体有 250 ~ 300 个节片。头节的顶突上有 30 ~ 40 个小钩，排成两圈。成节有睾丸 600 ~ 700 个。孕节子宫每侧有 5 ~ 10 个粗大分支，每支又有小的分支，使节片被子宫和虫卵充满。虫卵呈椭圆形，大小约 38 μm × 34 μm，内含 1 个六钩蚴，似猪、牛带绦虫卵。

水泡带绦虫成虫寄生于终宿主犬、狼、猫和狐等食肉动物小肠内，孕节随终宿主的粪便排出，虫卵污染草原、饲料及水源，被中间宿主吞食，在其小肠内孵出六钩蚴，然后钻入肠壁血管，随血流入肝，再经肝表面进入腹腔、肠系膜及多种脏器内寄生。当用含细颈囊尾蚴的猪、羊脏器喂猫、犬时，或被其他野生食肉动物捕食后，细颈囊尾蚴的头节在其小肠内翻出，借助头节上的小钩吸附于肠壁，经 2 个月发育为成虫。人因误食虫卵而受感染。

细颈囊尾蚴病是一种人畜共患寄生虫病。人体感染后可出现不同的症状和体征，如食欲缺乏、恶心、呕吐、消瘦、腹痛等。目前尚无有效诊断方法，对疑似病例，可做 B 超或 CT 检查，如发现可疑病灶，应手术活检。

本虫呈世界性分布。我国犬水泡带绦虫感染十分普遍，中间宿主猪细颈囊尾蚴的感染最普遍，牧区绵羊感染也较重。我国仅有3例人体细颈囊尾蚴病的病例报道。

手术是治疗本病的唯一有效方法。预防措施包括加强卫生宣传，注意个人卫生，禁止将猪、羊内脏乱抛或用未经处理的内脏喂犬，定期给犬、猫驱虫等。

（陈 根）

表16-4 几种绦虫与绦虫病学习要点

学习要点	链状带绦虫		肥胖带绦虫	细粒棘球绦虫	微小膜壳绦虫
主要致病	猪带绦虫病	囊尾蚴病	牛带绦虫病	棘球蚴病	微小膜壳绦虫病
人畜共患病	是	是	是	是	是
食源性寄生虫病	是	否	是	是	是
典型临床表现	患者一般无明显症状，有时可有消化道症状	皮下及肌肉囊尾蚴病、脑囊尾蚴病、眼囊尾蚴病	患者一般无明显症状，有时可有消化道症状	压迫和刺激症状，过敏及中毒症状，并发症	人体感染虫数少时，一般无明显症状；感染严重者，可有消化系统与神经系统症状
感染阶段	猪囊尾蚴	虫卵	牛囊尾蚴	虫卵	虫卵，似囊尾蚴
寄生部位	小肠	皮下、脑、眼	小肠	肝、肺、腹腔等	小肠
致病阶段	成虫	猪囊尾蚴	成虫	棘球蚴	成虫
感染方式	生食或半生食含猪囊尾蚴的猪肉	摄入被虫卵污染的食物或水	生食或半生食含牛囊尾蚴的牛肉	摄入被虫卵污染的食物或水	摄入被虫卵污染的食物或水，或误食含似囊尾蚴的中间宿主
病原学诊断	粪便检查虫卵或孕节	皮下结节活检，检查猪囊尾蚴	粪便检查虫卵或孕节	从患者的痰液、胸腔积液、腹水中检获棘球蚴碎片或原头节	粪便检查虫卵或孕节
传染源	患者、带虫者		患者、带虫者	犬科食肉动物	患者、带虫者及鼠类
传播途径	经口		经口	经口	经口
传播媒介	无		无	无	无

（张唯哲）

第17章 猪巨吻棘头虫

猪巨吻棘头虫［*Macracanthorhynchus hirudinaceus*（Pallas，1781）Travassos，1916］属于棘颚门、寡棘吻目、寡棘吻科、巨吻棘头虫属。成虫寄生于猪小肠内，偶尔可寄生人体，引起人体猪巨吻棘头虫病（macracanthorhynchosis）。本病属人畜共患寄生虫病。国外报道的病例较多，我国自1964年首次报道人体感染病例以来，各地相继出现此类病例报道。

【形态】

1．成虫 乳白色或淡红色，活体时背、腹面略扁平，固定后为圆柱形，体表有明显的横皱纹，尤以体前部为甚。虫体由吻突、颈部和体部三部分组成：吻突呈类球形，可伸缩入鞘内，其周围有5～6排尖锐透明的吻钩，每排6个，呈螺旋状排列；颈部短，呈圆柱形，与吻鞘相连；颈部之后为体部，前段较粗，中段向后渐细，尾端钝圆。虫体无口及消化道，营养物质自体表吸收。雌虫大小为（20～65）cm×（0.4～1.0）cm，尾端钝圆。随虫体的发育，卵巢逐渐分解为卵巢球，其内卵细胞受精后，进入子宫，最后经阴道、生殖孔排出。雄虫大小为（5～10）cm×（0.3～0.5）cm，尾端有钟状交合伞；睾丸2个，长圆形，前后排列于虫体中部，输精管末端有8个椭圆形黏液腺（图17-1）。

2．虫卵 呈椭圆形，深褐色，大小为（67～110）μm×（40～65）μm。卵壳厚，透明状，一端闭合不全。成熟虫卵内含1个具有小钩的幼虫，称棘头蚴。

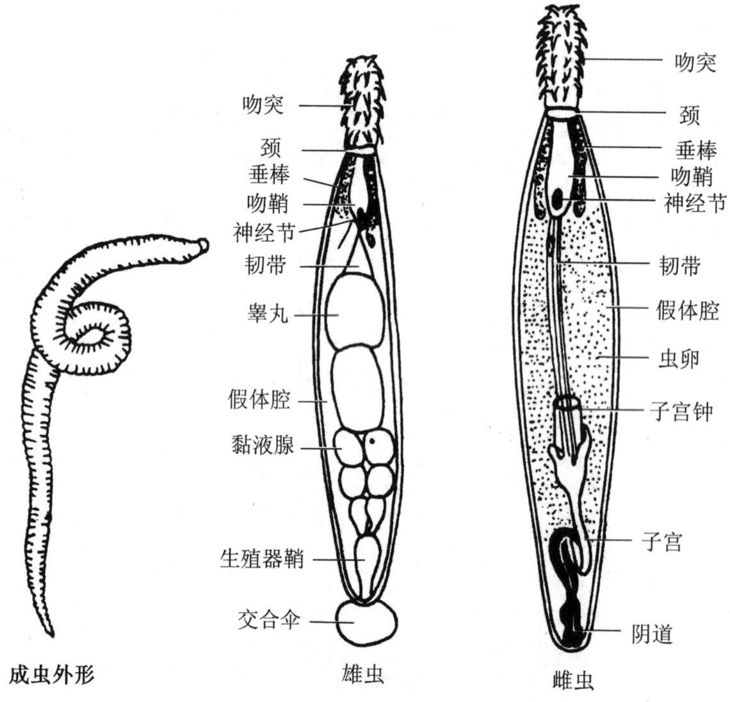

图17-1 猪巨吻棘头虫成虫（采自Watson）

【生活史】

猪巨吻棘头虫的主要终宿主是猪和野猪，偶尔在人、犬和猫体内寄生。中间宿主为鞘翅目昆虫（甲虫）。发育过程包括虫卵、棘头蚴（acanthor）、棘头体（acanthella）、感染性棘头体（cystacanth）和成虫阶段。虫卵随终宿主粪便排出体外，由于对干旱和寒冷抵抗力强，在土壤中可存活数月至数年。当虫卵被甲虫的幼虫吞食后，受肠液作用，卵壳破裂，棘头蚴逸出，穿破甲虫肠壁进入血腔，在血腔中经棘头体阶段，再经 3 ~ 5 个月发育为感染性棘头体。感染性棘头体长期存活于甲虫的各个变态过程（包括幼虫、蛹或成虫）中，并保持对终宿主的感染力。当猪等动物吞食含有感染性棘头体的甲虫后，在其小肠内经 1 ~ 3 个月发育为成虫。人因误食含有活的感染性棘头体的甲虫而受感染，但由于人不是猪巨吻棘头虫的适宜宿主，故在人体内棘头虫大多不能发育成熟和产卵。

【致病】

虫体多寄生于人回肠的中部或下部，一般为 1 ~ 2 条，最多 21 条。棘头虫以吻钩固着于肠黏膜，造成肠黏膜机械性损伤，同时由于吻腺所分泌的毒素作用，造成局部肠黏膜组织充血、出血、坏死并形成溃疡，伴有中性粒细胞和嗜酸性粒细胞浸润。继而出现结缔组织增生，局部形成直径约 1.0 cm 大小的棘头虫结节，质硬并突出浆膜面，常与大网膜粘连形成包块。若累及肠壁深层，可造成肠穿孔，引起局限性腹膜炎及腹腔脓肿。少数患者由于肠粘连导致肠梗阻。由于虫体常更换固着部位，使多处肠壁组织发生病变。患者早期症状不明显，偶有食欲缺乏、乏力等；感染后 1 ~ 3 个月，随着虫体毒性代谢产物的吸收，患者可出现腹泻、阵发性腹痛、恶心、呕吐、消瘦、贫血、失眠和夜惊等症状。本病对人体的主要危害是引起并发症。

【诊断】

在患者粪便中很少能查见虫卵。目前主要依据流行病学史及临床表现诊断此病。个别患者因服驱虫药排出虫体或因急腹症手术发现虫体而确诊，依据其形态特征可与其他寄生虫进行鉴别。免疫学诊断有一定参考价值。

【流行与防治】

我国辽宁、山东、河北、河南、广东、湖北、江苏、四川、北京、吉林、安徽、云南、西藏、海南和内蒙古共 15 个省、自治区和直辖市均有人体猪巨吻棘头虫病病例报道，其中以辽宁省发现的病例最多。目前国内已有 300 余例病例报道，国外仅有数例报道。

猪是本病的主要传染源。因猪巨吻棘头虫在人体内多不能发育成熟，故人作为本病传染源的意义不大。鞘翅目的某些昆虫既是棘头虫的中间宿主，又是其传播媒介。我国目前查明的能传播本病的鞘翅目昆虫多达 42 种。其中以大牙锯天牛（*Dorysthenes paradoxus*）、曲牙锯天牛（*D. hydropicus*）和棕色金龟子（*Holotrichia titanus*）的感染率最高。本病的流行有明显的季节性和地域性，辽宁省大牙锯天牛每年 7 月中旬至 8 月上旬羽化为成虫，儿童捕食后，经 30 ~ 70 天发病，因此，病例多在 9 月中、下旬出现，而山东则在 6 ~ 8 月病例数较多。

猪巨吻棘头虫的感染与人们的生活习惯密切相关。流行区儿童和青少年有烧吃、炒吃甚至生吃天牛和金龟子的习惯，所以感染者多为学龄儿童和青少年。预防本病首先要加强卫生知识的宣传，教育儿童不要捕食甲虫，加强对猪的饲养管理，提倡圈养等，是防止感染的重要措施。

目前，尚无治疗本病的特效药，阿苯达唑、甲苯咪唑有一定疗效。出现并发症时，应及时到医院进行手术治疗。

（陈　根）

第18章 线　虫

第一节　概　论

线虫（nematode）是无脊椎动物中一大群体，属线形动物门。线虫在自然界中分布广、种类多，全球有一万余种。多数线虫营自生生活，仅少数营寄生生活。常见寄生于人体的线虫属有腺纲和分肠纲，其中危害较大的仅十余种，包括钩虫（十二指肠钩口线虫和美洲板口线虫）、似蚓蛔线虫、毛首鞭形线虫、蠕形住肠线虫、旋毛形线虫和丝虫（班氏吴策线虫和马来布鲁线虫）等虫种。

【形态】

1．成虫　一般呈线形或圆柱形，两侧对称，不分节。因种类不同而大小悬殊，从不足1 cm到长达1 m。线虫雌雄异体，雄虫较雌虫小，尾端向腹面卷曲或膨大。消化道呈长管形。在体壁与消化道之间有腔隙，因缺体腔膜，称为原体腔（protocoele）。腔内充满富含蛋白质和葡萄糖以及钾、钠、氯、锌、铁等多种元素的原体腔液，内部器官浸渍其中，成为组织器官间交换营养物质、氧和代谢产物的介质。由于原体腔液处于封闭的体壁之中，故具有流体静压的特点，能将肌肉收缩施加的压力向各方传递，并可抗衡内部压力对体壁的作用，这些特点对线虫的体态、运动、摄食和排泄等均起到重要作用。

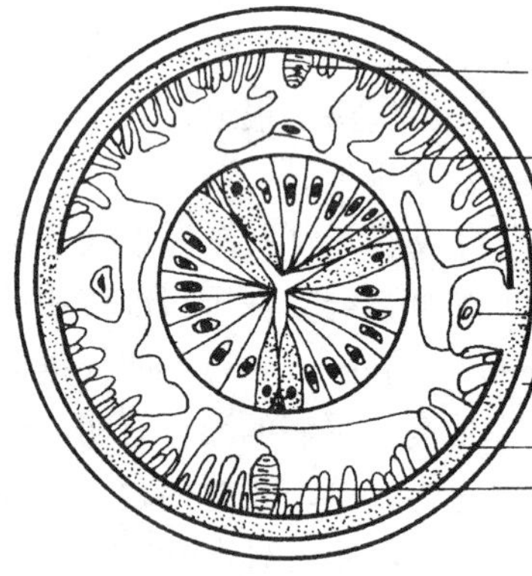

图 18-1　线虫横切面模式图（示体壁结构）

（1）体壁：自外向内由角皮层、皮下层和纵肌层组成（图18-1）。

1）角皮层：由皮下层分泌物形成，无细胞结构，含蛋白质（角蛋白、胶原蛋白）、糖类及少量类脂等化学成分。角皮层光滑、质坚，具有弹性，覆盖于体表及口孔、肛孔、排泄孔、阴道等部位。在虫体前端、后端可见由角皮形成的一些特殊结构，如唇瓣、乳突、翼、嵴及雄虫的交合伞、交合刺等。这些结构分别与虫体的感觉、运动、附着、交配等生理活动有关，也是鉴定虫种的重要依据。

2）皮下层：由合胞体组成，无细胞界限，含丰富的糖原颗粒、线粒体、内质网及酯酶、磷酸酶等。此层沿虫体背、腹及两侧面的中央向原体腔内增厚、突出，形成四条纵索，分别称为背索、腹索和侧索。背索和腹索较小，其内有纵行的神经干；两条侧索明显粗大，其内有排泄管道通过。两索之间称为索间区。

3）纵肌层：位于皮下层之内，由单一纵行排列的肌细胞组成，此层被纵索分成两个亚背区和两个亚腹区。肌细胞由可收缩的纤维和不可收缩的细胞体构成。前者邻接皮下层呈垂直排列，含肌球蛋白和肌动蛋白，其协同作用可使肌肉收缩与松弛；后者发达并突入原体腔，含胞核、线粒体、内质网、糖原和脂类，能贮存大量糖原是其重要功能之一。根据不同虫种肌细胞的大小、数量及排列方式，可将线虫分为三种肌型（图18-2），即少肌型（meromyarian type）、多肌型（polymyarian type）和细肌型（holomyarian type）。

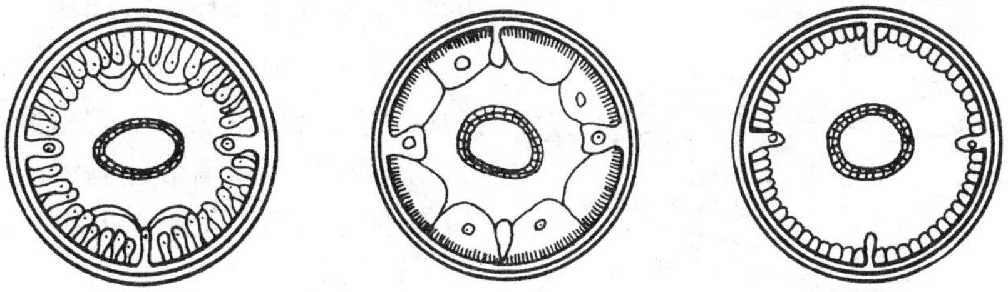

图 18-2　线虫的肌型（仿 Ichiro Miyasaki）

（2）消化系统：大多数线虫具有完整的消化系统，包括消化管和腺体。消化管由口孔、口腔、咽管、中肠、直肠和肛门组成，是完整的消化道（图 18-3）。口孔位于头部顶端，常有唇瓣环绕；有的虫体无唇瓣。不同虫种的口腔形状不一，有的虫种口腔的角皮层很厚，形成口囊（buccal capsule）。咽管呈圆柱形，下段常有膨大部分，其形状是重要的分类依据；咽管腔横切面呈三叉状，一向腹面，两向背侧面。咽管与中肠相接处常有三叶活瓣，以控制食物的流向。大多数线虫的咽管壁肌肉中有 3 个咽管腺：1 个背咽管腺和 2 个亚腹咽管腺。腺体分泌物中含有能帮助消化食物或具有抗原性的各种酶，如蛋白酶、淀粉酶、壳质酶、纤维素酶和乙酰胆碱酯酶等。肠管为非肌性结构，肠壁由单层柱状上皮细胞构成，内缘具微绒毛，外缘为基膜，细胞内含有丰富的线粒体、糖原颗粒、内质网及核蛋白体等，具有吸收和输送营养物质的功能。雌虫的肛门通常位于虫体末端的腹面，而雄虫的直肠则通入泄殖腔，经肛门通至体外。

（3）生殖系统：雄性的生殖系统通常为单管型，由睾丸、输精管、贮精囊、射精管及交配附器组成。射精管开口于泄殖腔，雄虫尾端具有 1 个或 1 对角质交合刺，有些雄虫的末端有尾伞或交合伞。雌性生殖系统大多为双管型，一般包括卵巢、输卵管、子宫、排卵管、阴道和阴门等部分。多数虫种在输卵管近端有一受精囊，远端与子宫相连，卵母细胞在受精囊内与精子结合受精；两个排卵管汇合通入一个阴道，开口于虫体腹面的阴门；阴门的位置依虫种而异，但大多在虫体中间附近（图 18-3）。

（4）神经系统：线虫神经系统的中枢部分是咽部神经环，为背、腹、侧神经节联合体。由此向前、向后发出纵行的神经干，均位于背索和腹索中，分别支配口周的感觉器官及控制虫体的运动和感觉（图 18-3）。各神经干之间尚有神经连合。线虫的感觉器官主要分布在头部和尾部的乳突、头感器和尾感器。乳突具有触觉功能；头感器和尾感器除具有使虫体对机械或化学刺激做出反应的功能外，还能调节腺体的分泌作用。有些虫种缺乏尾感器。

（5）排泄系统：线虫的排泄系统有管型和腺型两种。分肠纲的虫种为管型结构，有腺纲的虫种为腺型。管型排泄系统的基本结构为两条长排泄管位于侧索中，两管近前端由一短横管相连，在横管中央腹面有一小管，经排泄孔通向体外；有些虫种尚有一对排泄腺与横管相通。腺型排泄系统仅由一个具有大细胞核的排泄细胞构成，位于肠管前端，开口于咽部神经环附近的腹面（图 18-3）。

2．虫卵　寄生线虫的虫卵一般为卵圆形，卵壳多为黄色、棕黄色或无色。卵壳由三层组成：外层较薄，来源于受精卵母细胞的卵膜，称为卵黄膜或受精膜，由脂蛋白构成，有加固虫卵的作用；中层较厚，称为壳质层（chitinous layer），含壳质及蛋白质，能抵抗外界的机械压力，是卵壳的主要组成部分；内层薄，称为脂层或蛔甙层，含脂蛋白和蛔甙，具有调节渗透作用的重要功能，既可防止水溶性物质从外界渗入卵内，也可使卵内物质不致外漏。有些虫种的虫卵，如似蚓蛔线虫虫卵，卵壳外还附有一层由子宫壁分泌的蛋白质膜，具有保持水分，防止

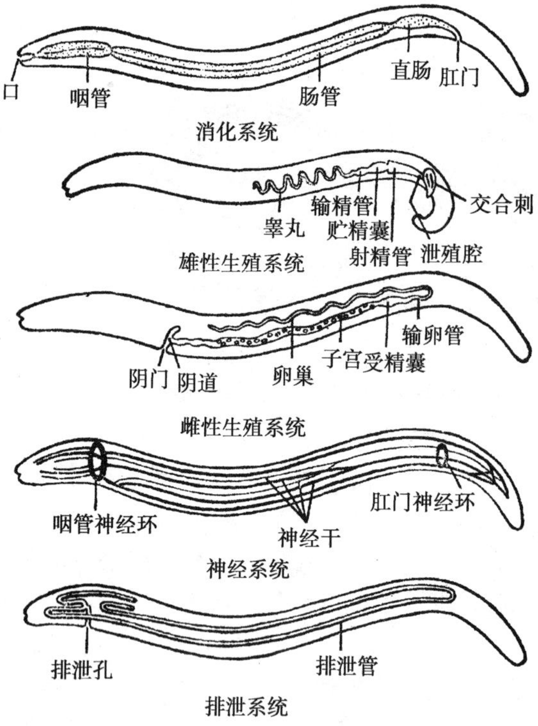

图 18-3 线虫内部结构示意图

虫卵干燥的功能。

线虫卵自人体内排出时，卵内细胞发育的程度因虫种而异。有的线虫卵只含一个尚未分裂的卵细胞，如受精似蚓蛔线虫卵；有的卵细胞正在分裂，如钩虫卵；有的已发育为蝌蚪期胚，如蠕形住肠线虫卵；有的虫种为卵胎生，产出幼虫，如丝虫。

【生活史】

1．线虫的生长发育 线虫的基本发育过程分为虫卵、幼虫和成虫三个阶段。

某些线虫的虫卵在适宜的条件（温度 20 ~ 25℃、湿度适当、氧充足）下，能在外界环境中发育成熟，并孵出幼虫，再进一步发育为感染期蚴，而具感染力，如钩虫虫卵；有些虫种的虫卵在外界只能发育至感染期卵（内含幼虫），当其侵入人体后，在肠道特殊环境条件（温度、pH、二氧化碳等）的刺激下，才能孵化出幼虫，如似蚓蛔线虫虫卵；一些直接产幼虫的虫种，其幼虫需在中间宿主体内发育为感染期蚴后，再通过中间宿主感染人体，如丝虫。

蜕皮是线虫幼虫发育过程中最显著的特征。蜕皮前，皮下层组织先行增厚，然后旧角皮开始与虫体分离，再由皮下层的分泌物逐渐形成新的角皮。已经分离的旧角皮在幼虫分泌的蜕皮液（主要含亮氨酸氨基肽酶）作用下，自内向外逐渐溶解，最终导致破裂而脱掉。幼虫的发育一般分为 4 期，共蜕皮 4 次。有些虫种在第 2 次蜕皮后，即发育为感染期幼虫，此期幼虫多不活动，也不摄食，仅靠体内贮存的营养物质（以脂类为主）维持最低的能量消耗。一般幼虫经第 4 次蜕皮后进入成虫期，并逐渐发育成熟。

外界环境中的各种理化因素对线虫虫卵和幼虫的发育、活动和生存均有影响，其中以温度、湿度和氧更为重要。卵和幼虫在外界发育一般需要适宜的温度，一定范围内的温度升高，可使虫体活动增强，但温度过高，将加速虫体的能量耗竭，以致死亡；一定程度的低温可使虫体代谢减慢，活动减少，生存时间延长，但过低温度也会导致死亡。湿度对虫体的影响也很大，当土壤湿度较低时，易引起虫体失水，代谢降低；湿度过大，会使土壤中氧含量降低，也不利于虫体的生存。不同虫种、同一虫种的各个发育阶段以及虫体的不同活动状况，对氧的需求也不完全相同，只有在适宜的氧环境中才能很好地生存和发育。成虫一般能适应宿主内的环境，但当因其他因素（疾病、饥饿等）引起宿主体内生理状况发生变化时，会因此导致虫体的排出或死亡。

2．生活史类型 根据生活史中有无中间宿主，一般将线虫分为两种类型。

（1）简单型或称直接发育型：这类线虫完成生活史无需中间宿主，其发育过程较简单，这种发育类型的线虫称为土源性线虫。寄生于肠道的线虫多属此型，如似蚓蛔线虫和钩虫等。

（2）复杂型或称间接发育型：这类线虫完成生活史需要中间宿主，其发育过程较复杂，这种发育类型的线虫称为生物源性线虫。寄生于组织内的线虫多属此型，如丝虫。

另外，有些线虫的生活史既包括自生世代又包括寄生世代，其过程更为复杂，如粪类圆线虫。

【生理】

1. 营养与代谢 线虫的营养物、取食方式因寄生部位不同而异。寄生在肠腔中的线虫，多以肠内容物为食，如似蚓蛔线虫；有些虫种以口囊附着于肠黏膜，以血液或黏膜等为食，如钩虫；寄生在组织、器官内的线虫，常以体液或组织液为食，如丝虫、旋毛虫等。各种线虫成虫的寄生部位、营养来源虽有不同，但获取能量的途径主要都是通过糖类代谢。多种线虫体内都具有完成三羧酸循环所需的酶类，在氧充分时，由这种代谢方式获取足够的能量；某些线虫（如似蚓蛔线虫）长期在肠腔的低氧环境中生活，通过糖酵解及其替代途径获得能量。氨基酸及蛋白质代谢在线虫的生长、产卵等过程中广泛存在，其代谢产物主要是氨，它能改变细胞的 pH 值，影响通透性。游离氨的排出主要是通过体表扩散，铵离子则是通过肠壁由肠道排出，而不是通过排泄系统。多数线虫的幼虫期多以活跃的脂代谢获取能量。

2. 呼吸与渗透 线虫无呼吸系统和循环系统，氧大多是通过其体壁吸收并扩散到体内各组织中；有的虫种，氧是经由食物摄入消化道的。在线虫的吸收与排泄过程中，水的渗透作用极其重要，体表及其他一些部位均能进行水的交换。体表的类脂成分则易于某些亲脂分子渗入体内。

【致病】

线虫对人体的危害程度与种类、数量、发育阶段、寄生部位、虫体的机械性和化学性作用，以及宿主的免疫状态等因素有关。

感染阶段为幼虫的寄生线虫，当幼虫侵入皮肤时，常可引起皮炎，当其在宿主体内移行或寄生于组织时，可引起局部炎症或全身反应。成虫致病多与寄生部位有关，一般均可导致组织损伤、出血、炎症、坏死、细胞增生等病变。根据病程的长短，以及病变程度，患者可表现出不同的临床症状。某些虫种，可因人体自身免疫功能受累或长期不正确使用激素等，而导致严重感染，造成多组织、多器官损害。

幼虫移行或成虫异位寄生时，也会引起人体产生各种各样的临床症状。通常组织内寄生线虫要比肠道内线虫对人体的危害严重。

【分类】

我国常见寄生于人体的线虫属线形动物门，其分类见表 18-1。

表18-1 我国重要医学线虫的分类

纲	目	科	属	种
分肠纲	杆形目	粪圆科	粪圆线虫属	粪类圆线虫
Secernentea	Rhabditida	Strongyloididae	*Strongyloides*	*S.stercoralis*
	圆线目	钩口科	钩口线虫属	十二指肠钩口线虫
	Strongylida	Ancylostomatidae	*Ancylostoma*	*A.duodenale*
			板口线虫属	美洲板口线虫
			Necator	*N.americanus*
		毛圆科	毛圆线虫属	东方毛圆线虫
		Trichostrongylidae	*Trichostrongylus*	*T.orientalis*
		管圆科	管圆线虫属	广州管圆线虫
		Angiostrongylidae	*Angiostrongylus*	*A.cantonensis*
	蛔目	蛔科	蛔线虫属	似蚓蛔线虫
	Ascaridida	Ascaridae	*Ascaris*	*A.lumbricoides*
	尖尾目	尖尾科	住肠线虫属	蠕形住肠线虫
	Oxyurida	Oxyuridae	*Enterobius*	*E.vermicularis*
	旋尾目	颚口科	颚口线虫属	棘颚口线虫
	Spirurida	Gnathostomatidae	*Gnathostoma*	*G.spinigerum*

续表

纲	目	科	属	种
		筒线科 Gongylonematidae	筒线虫属 *Gongylonema*	美丽筒线虫 *G.pulchrum*
		吸吮科 Thelaziidae	吸吮线虫属 *Thelazia*	结膜吸吮线虫 *T.callipaeda*
		龙线科 Dracunculidae	龙线属 *Dracunculus*	麦地那龙线虫 *D.medinensis*
		盘尾科 Onchocercidae	吴策线虫属 *Wuchereria*	班氏吴策线虫 *W.bancrofti*
			布鲁线虫属 *Brugia*	马来布鲁线虫 *B.malayi*
			罗阿线虫属 *Loa*	罗阿罗阿线虫 *L.loa*
			盘尾线虫属 *Onchocerca*	旋盘尾线虫 *O.volvulus*
有腺纲 Adenophorea	嘴刺目 Enoplida	毛形科 Trichinellidae	毛形线虫属 *Trichinella*	旋毛形线虫 *T.spiralis*
		鞭形科 Trichuridae	鞭虫属 *Trichuris*	毛首鞭形线虫 *T.trichiura*

本章重要寄生虫病的案例

患者男，51 岁，河北省农民。因腹泻、黑便近 1 个月，头晕、乏力、下肢水肿 1 周余入院。患者近 1 个月来无诱因腹泻 2 ~ 5 次 / 日，呈棕黑色糊状，每次量多。曾多次在乡卫生院诊治，诊断：肠炎，贫血。经抗感染治疗 1 周，服中药十余天，无效。近 1 周感头晕，乏力，活动后心悸，双下肢水肿，食欲缺乏，进行性消瘦。血常规检查：血红蛋白 7 g/L，红细胞 2.76×10^{12}/L，白细胞、血小板均正常。粪便检查：隐血（+++）。饱和盐水浮聚法发现粪便中有一种中等大小虫卵，2 个 / 高倍视野。该虫卵无色透明，内含 4 ~ 8 个正在分裂的细胞。卵壳薄，光滑，与细胞之间有明显间隙。既往史：发病前 2 个月曾赤足在红薯地干活，随即出现手足皮肤奇痒。

思考题

1. 根据病例描述，该患者可能患哪种寄生虫病？依据是什么？
2. 患者为什么有贫血、皮肤奇痒和胃肠道症状？
3. 患者是如何感染这种寄生虫的？
4. 这种寄生虫的感染阶段和致病阶段分别是什么？
5. 这种寄生虫病的流行病学特点是什么？如何预防及治疗？

（朱云娟）

第二节　似蚓蛔线虫

似蚓蛔线虫（*Ascaris lumbricoides* Linnaeus，1758）简称蛔虫或人蛔虫，是人体消化道内常见的寄生虫之一。成虫寄生于人体的小肠，引起蛔虫病（ascariasis）。我国古代医书上称之为“蛟蛕”或“蚘”，并有许多关于蛔虫病临床表现的描述。人体感染后一般可无明显症状，或仅有一过性呼吸系统炎症及肠道功能障碍，但若大量感染或因某种原因诱使虫体侵入胆道、胰腺、阑尾等器官，便会因此造成严重的并发症，甚至导致死亡。蛔虫病分布范围广泛，一般农村的感染率高于城市。

【形态】

1．成虫　为寄生于人体肠道线虫中体型较大的线虫，雌雄异体。虫体呈细长圆柱形，头端和尾端均较细，似蚯蚓。虫体表面有细环纹，两侧有明显的侧线，活体呈淡红色或微黄色，死后呈灰白色。口孔位于虫体顶端，其周有 3 个呈“品”字形排列的唇瓣；背唇瓣 1 个，较大，亚腹唇瓣 2 个，略小。唇瓣内缘具细齿一列，外缘各有乳突 1 对。雌虫较大，长 20 ～ 35 cm，有的可达 49 cm，最宽处直径为 3 ～ 6 mm，尾端直而钝圆；生殖器官为双管型，盘绕在虫体后 2/3 部分的原体腔内，阴门位于虫体前、中 1/3 交界处的腹面。雄虫较小，长 15 ～ 31 cm，最宽处直径为 2 ～ 4 mm，尾端向腹面卷曲；生殖器官为单管型，盘绕在虫体后半部，具有一对交合刺（图 18-4）。

2．虫卵　自人体内排出的蛔虫卵，包括受精卵和未受精卵两种。受精卵呈宽椭圆形，大小为（45 ～ 75）μm×（35 ～ 50）μm；卵壳无色透明、较厚，从外到内包括受精膜、壳质层和蛔甙层；壳质层较厚，另两层极薄，在普通显微镜下难以分清。卵壳外包绕一层凹凸不平的蛋白质膜，被胆汁染成棕黄色；新排出的虫卵内含 1 个尚未分裂的卵细胞，卵细胞与卵壳两端之间常见新月形空隙。未受精蛔虫卵多呈长椭圆形，大小为（88 ～ 94）μm×（39 ～ 44）μm；壳质层与蛋白质膜均较受精蛔虫卵薄，无蛔甙层；虫卵内不含卵细胞，而是折光性强的卵黄颗粒（图 18-5）。两种蛔虫卵的蛋白质膜均可脱落，脱掉蛋白质膜的蛔虫卵，其卵壳无色透明，应注意与其他线虫卵相鉴别。

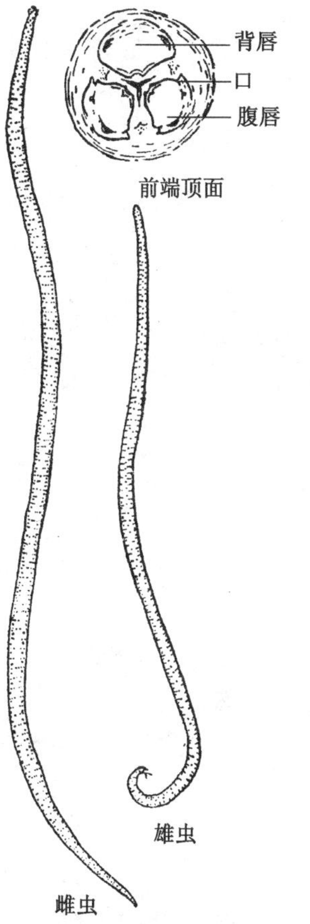

图 18-4　似蚓蛔线虫成虫及唇瓣

彩图　蛔虫成虫

彩图　蛔虫成虫（雌雄）

彩图　蛔虫受精卵

【生活史】

蛔虫的生活史比较简单，不需要中间宿主，受精卵从人体排出后仅需在外界土壤中发育为感染期卵，即可感染人体，属于土源性线虫。

成虫寄生在人体小肠，以空肠为主，回肠次之。雌雄虫交配后，雌虫产出的受精卵，随粪便排出体外，在温暖（21 ～ 30℃）、潮湿、荫蔽、氧气充分的土壤中，约经 2 周，卵内细胞发育为幼虫，再经 1 周，幼虫第 1 次蜕皮，成为第 2 期幼虫，即发育为感染期卵。

彩图　蛔虫未受精卵

人若经口误食感染期卵，在小肠内，卵内幼虫释出含脂酶、壳质酶和蛋白酶的孵化液，消化卵壳，幼虫即从卵内孵出。孵出的幼虫需在宿主体内移行才能发育为成虫，幼虫孵出后即钻入肠黏膜和黏膜下层，进入静脉或淋巴管，随血流或淋巴循环经右心到达肺部；幼虫穿过毛细血管进入肺泡，并在肺泡中进行第 2 次及第 3 次蜕皮，然后沿支气管、气管逆行至咽。随着人的吞咽动作，幼虫进入消化道，在小肠内经第 4 次蜕皮后发育为成虫。据估计，一条雌虫每天可以产 134 000 ～ 360 000 个卵，成虫在人体内一般能存活 1 ～ 2 年。从误食感染期卵到成虫

彩图　蛔虫感染期卵

产卵需要 2 ~ 2.5 个月的时间（图 18-6）。

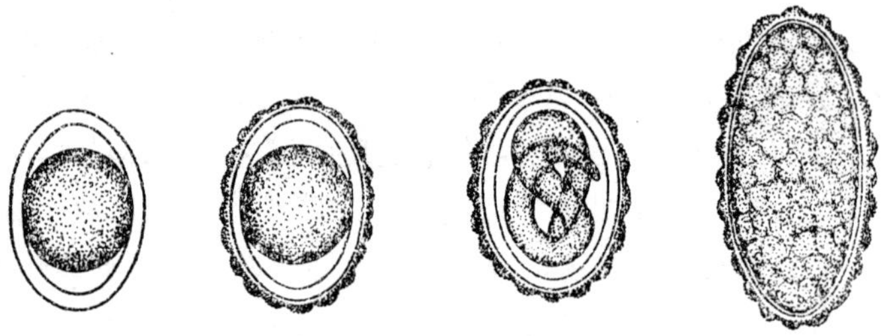

图 18-5 似蚓蛔线虫卵

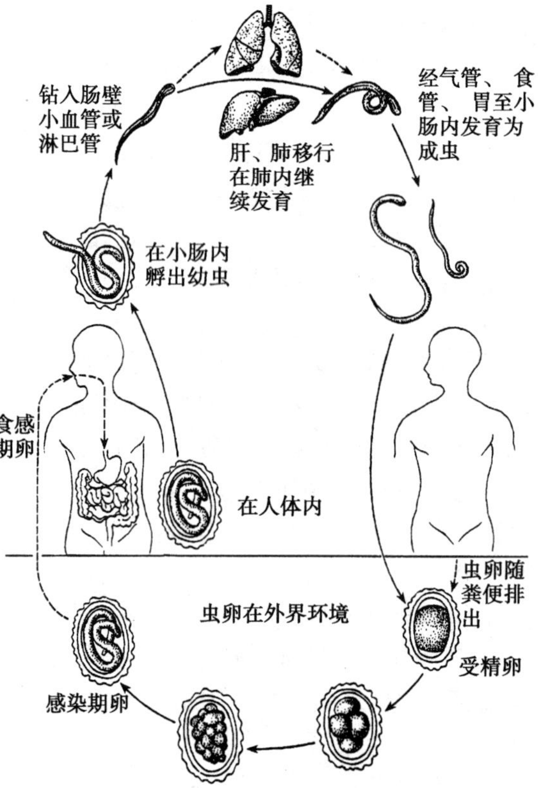

图 18-6 似蚓蛔线虫生活史

【致病】

蛔虫的幼虫和成虫对宿主均有致病作用。

1．幼虫的致病作用 幼虫在人体组织器官内移行过程中不仅可引起组织的机械性损伤，幼虫生长、发育包括蜕皮过程中产生的代谢产物等还可以引起全身和局部的超敏反应，使血中 IgE 水平升高和嗜酸性粒细胞增多。在肝、肺组织内幼虫周围可出现以嗜酸性粒细胞和中性粒细胞为主的细胞浸润，进而转变为由组织细胞、上皮样细胞与巨噬细胞构成的肉芽肿。肺组织病变最为明显，出现局部水肿、出血、支气管扩张及黏液分泌增多等；肺泡内渗出增多或有出血，并有嗜酸性粒细胞及脱落的上皮细胞。患者可有咳嗽、咳痰、咯血、哮喘、发热、荨麻疹等肺部及全身症状；有些患者的痰中可以检测到蛔蚴；嗜酸性粒细胞增多达 15% ~ 65%；X 线检查可见典型的浸润性病变，病灶常有游走现象。这种单纯的肺部炎性细胞浸润及血中嗜酸性粒细胞增多的表现，称肺蛔虫症，亦称 Loeffler 综合征，病情多在 2 ～ 3 周内自行缓解。重度感染时，幼虫可通过肺毛细血管经左心进入体循环，异位寄生于脑、淋巴结、眼、肝、脾和肾等组织和器官，引起相应的病理损害和临床表现。

国内文献曾报告多起因食入被感染期蛔虫卵污染的甘薯、胡萝卜、腌菜、甘蔗等而发生的暴发性蛔蚴性哮喘。肺蛔虫症发病率很高，以青壮年为多。潜伏期为 3 ～ 17 天，平均 8 ～ 9 天，起病突然。除上述症状外，重症患者还有明显的呼吸困难、发绀及白细胞增高（20×10^9/L ～ 40×10^9/L），其中嗜酸性粒细胞增多明显；部分患者在痰中可查到蛔蚴；病情多在 2 ～ 3 周内缓解。在发病后 1 ～ 2 个月驱虫，多数患者可驱出童虫和成虫。

2．成虫的致病作用

（1）引起营养不良：成虫在小肠内以半消化的食物为食，从人体获取大量营养物质，使患者出现营养不良。成虫损伤肠黏膜，导致肠道消化和吸收功能障碍，影响蛋白质、脂肪、糖类和维生素等营养物质的吸收，加重了营养不良。重度感染的儿童可影响发育。

彩图　胆道蛔虫

（2）损伤肠黏膜：蛔虫的唇瓣和细齿等结构可咬伤肠黏膜并引起炎症性病变。患者常出现间歇性脐周疼痛、腹泻或便秘、恶心、呕吐、食欲缺乏、消化不良等消化道症状。少数患者有腹部绞痛。

（3）超敏反应：蛔虫的分泌物、代谢产物及死亡虫体的分解产物均可诱发Ⅰ型超敏反应，表现为荨麻疹、发热、皮肤瘙痒、哮喘、结膜炎、血管神经性水肿、腹胀、腹痛、腹泻、夜惊、磨牙等。

（4）并发症：蛔虫成虫有钻孔习性，寄生环境的变化（如发热、食入刺激性食物和驱虫不当等）可使虫体钻入开口于肠道的胆道、胰管、阑尾等，引起胆道蛔虫症、蛔虫性胰腺炎、蛔虫性阑尾炎等严重疾病；多条蛔虫寄生时还可扭结成团阻塞肠腔，引起肠梗阻；有时虫体可经肠管手术缝合处或其他肠壁病变部位的薄弱处钻入腹腔，造成肠穿孔和腹膜炎。临床上常见的并发症有肠梗阻、胆道蛔虫症、胆石症、胰腺蛔虫症、肝蛔虫症、蛔虫性阑尾炎、肠穿孔和腹膜炎等。

【诊断】

1．病原学诊断方法　自患者粪便中检出虫卵，痰中检出幼虫或检获排出或吐出的成虫均可确诊。

（1）粪便检查虫卵：粪便生理盐水直接涂片法具有操作方法简便、诊断快速、费用低廉等优点，是最常用的粪便检查方法。1 张涂片的检出率为 80% 左右，三片检出率可达 95%。水洗沉淀法和饱和盐水浮聚法的检出率更高，可用于直接涂片法阴性者。改良加藤法（定量透明法）既可定性，又可定量，检出率高，操作简便，常用于寄生虫普查。

（2）痰液检查幼虫：对怀疑肺蛔虫症或蛔虫幼虫引起的过敏性肺炎患者，从痰液中检出蛔蚴即可确诊。

（3）发现成虫：有的患者就医时即带来排出的虫体，可以通过形态鉴别进行诊断。对怀疑有蛔虫感染、但多次粪检虫卵阴性者，应考虑可能仅有雄虫寄生（占感染者的 3.4% ～ 5%），可通过试验性驱虫确诊。

2．免疫学诊断方法　一些免疫学诊断方法如酶联免疫吸附试验（ELISA）、间接血凝试验（IHA）等有一定的敏感性和特异性，可作为蛔虫病的辅助诊断方法，但应注意因交叉反应引起假阳性的可能。

【流行】

蛔虫是一种人体常见的肠道寄生虫，呈世界性分布，尤其在温暖、潮湿和卫生条件差的地区，人群感染率更为普遍，一般农村高于城市，儿童高于成人。我国第二次寄生虫调查（2001—2004）结果表明，人群蛔虫平均感染率为 12.72%，较 1990 年的 44.59%，出现明显下降。根据此结果估计，目前全国蛔虫感染人数约为 8 593 万（全国人体重要寄生虫病现状调查，2008）。经过积极防治，我国人群蛔虫感染率明显下降，但局部地区的感染率仍然很高，防治工作不容忽视。

粪便排出受精蛔虫卵的患者和带虫者为蛔虫的传染源。蛔虫卵在外界环境中无需中间宿主，可直接发育为具有感染力的感染期卵，从而感染人体。蛔虫产卵量大，每条雌蛔虫日产卵约 20 万个。虫卵对外界环境抵抗力很强，在荫蔽的土壤中或蔬菜上，一般可存活数月至 1 年；食用醋、酱油或腌菜、泡菜的盐水不能将其杀死。蛔虫卵对一些化学药品也有较强的抵抗力，主要是由于卵壳蛔甙层的保护作用，如 10% 硫酸、盐酸、硝酸或磷酸溶液对卵内幼虫的发育均无影响；而对于能溶解或透过蛔甙层的有机溶剂或气体，如氯仿、乙醚、乙醇和苯等有机溶剂，以及氨、溴甲烷和一氧化碳等气体则很敏感，卵细胞或幼虫均可被杀死。

使用未经无害化处理的人粪施肥或随地排便，是造成蛔虫卵污染土壤、蔬菜或地面的主要原因。鸡、犬、蝇类的机械性携带，也对蛔虫卵播散起一定作用。人因接触被虫卵污染的泥土、蔬菜，而误食附在手指上的感染期卵；或因摄入被虫卵污染的蔬菜和瓜果，或饮生水等而感染。感染蛔虫的季节与当地气候、生产活动等因素有关，一般认为，感染季节主要为春夏两季。

【防治】

蛔虫病的防治应采取综合措施，从控制流行的三个基本环节入手，即筛查并治疗患者和带虫者，加强粪便管理以切断传播途径，建立好的卫生习惯等，从而预防感染。

1．普查普治 发现患者和带虫者及时驱虫治疗，是控制传染源的重要措施。学龄儿童可采用集体驱虫。目前常用的驱虫药物有：①阿苯达唑（albendazole），即丙硫咪唑，疗效可达 90% ～ 100%。该药易为患者接受，耐受良好；②甲苯咪唑（mebendazole），对成虫和蛔蚴均有杀灭作用；③噻嘧啶（pyrantel），本品低毒，药物作用方式可抑制神经肌肉传导，从而使虫体产生痉挛性麻痹，安全排出。此外，中药使君子和苦楝皮也有一定驱蛔效果。对有并发症的患者，应及时送医院治疗，以免耽误病情。

2．加强粪便管理 因时因地制宜，采用不同方法无害化处理粪便，如泥封堆肥法、五格三池贮粪法、沼气池沉卵法或人粪加温发酵处理法等，既可杀死虫卵，又可增加肥效。此外，不随地排便，防止粪便污染土壤也是重要的措施。

3．开展卫生宣传教育 广泛宣传蛔虫病的危害性及防治知识。注意个人卫生和饮食卫生，做到饭前、便后洗手，不生食未洗净的甘薯、胡萝卜、生菜和甘蔗，不饮生水，以及灭蝇等，以减少感染机会。

第三节 毛首鞭形线虫

毛首鞭形线虫（*Trichuris trichiura* Linnaeus，1771）简称鞭虫（whipworm），是人体肠道中常见的寄生线虫之一。成虫寄生于人体盲肠，引起鞭虫病（trichuriasis）。

P18-7u

彩图 鞭虫成虫（雌雄）

P18-8u

彩图 鞭虫卵

【形态】

1．成虫 外形似马鞭。虫体前端细长，占虫体长度的 3/5；后端较粗，占虫体长度的 2/5。口腔极小，有 2 个半月形唇瓣，其间有一尖刀状口矛，活动时可从口腔伸出。细长的咽管外包有杆状体，后者由一排念珠状排列的杆细胞组成。虫体后端明显粗大呈管状或棒状，内含肠管及生殖器官等。雌虫长 35 ～ 50 mm，尾端钝圆，阴门位于虫体粗大部前方的腹面。雄虫长 30 ～ 45 mm，尾端向腹面呈环状卷曲，有交合刺 1 根，可自鞘内伸出，鞘表面有小刺。两性成虫的生殖系统均为单管型（图 18-7）。

2．虫卵 黄褐色，呈纺锤形或腰鼓状。虫卵大小为（50 ～ 54）μm×（22 ～ 23）μm。卵壳较厚，两端各具一个透明的盖塞（opercular plug）。新排出的虫卵内含有一个尚未分裂的卵细胞（图 18-7）。

【生活史】

鞭虫为土源性线虫，其生活史比较简单，不需要中间宿主。成虫寄生于人体盲肠，重度感染时，也可见于结肠、直肠甚至回肠下段。雌虫每日产卵 3000 ～ 20 000 个，虫卵随粪便排出体外。在适宜条件下，虫卵在外界土壤中经 3 ～ 5 周发育为感染期卵。感染期卵可通过污染的食物或饮水经口进入人体。在小肠内，卵内幼虫活动加剧，分泌壳质酶等酶类使盖塞裂解，幼虫经盖塞处逸出，侵入肠黏膜，摄取营养。经 10 天左右的发育，幼虫返回肠腔，移行至盲肠，细长的虫体前端钻入肠黏膜至黏膜下层发育为成虫。鞭虫以溶解的组织和血液为食。自误食感染期卵至成虫发育成熟并产卵，为 1 ～ 3 个月。成虫寿命为 3 ～ 5 年。

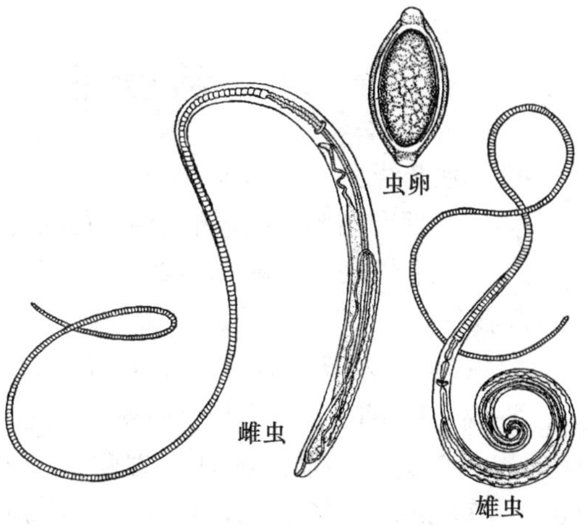

图 18-7 毛首鞭形线虫

【致病】

鞭虫的成虫是主要致病阶段。成虫以其细长的前端钻入肠黏膜或黏膜下层，甚至可深达肌层。由于虫体对肠壁组织的机械性损伤及分泌物的化学性刺激，导致肠黏膜水肿、充血及点状出血等慢性炎症反应。少数患者出现由细胞增生所致的肠壁组织增厚或肉芽肿病变。重度感染者可致慢性贫血。

轻度感染者一般无明显症状，仅在粪检时才发现有鞭虫寄生。重症感染者可出现腹痛、腹泻、恶心、呕吐、消瘦、便中带血、直肠脱垂、嗜酸性粒细胞增多、头晕、荨麻疹等消化道症状及全身症状。有的患者由于鞭虫侵入阑尾导致急性阑尾炎。血性腹泻与重度感染有关，可能由机械性刺激和黏膜糜烂所致。鞭虫病导致慢性痢疾和直肠黏膜脱垂并非少见。

【诊断】

鞭虫病的诊断以在粪便中检获典型的两端带有盖塞的纺锤形鞭虫卵为依据，可采用粪便生理盐水直接涂片法、沉淀集卵法、饱和盐水浮聚法和加藤法。

【流行】

鞭虫的分布与蛔虫一致，主要分布在温暖、潮湿的热带、亚热带及温带地区，其感染率低于蛔虫。在我国遍及全国各地。由于鞭虫卵对低温、干燥的抵抗力不如蛔虫卵强，因此南方地区感染率明显高于北方地区。根据第二次全国寄生虫病调查结果，我国人群鞭虫感染率为 4.63%，感染率最高的是海南省（31.39%），内蒙古、吉林、辽宁 3 个省、自治区人群中未发现感染者。

鞭虫病的传染源是患者和带虫者，人对鞭虫感染无天然抵抗力。感染期虫卵在温暖、潮湿、荫蔽和富有氧气的环境中可保持感染力达数月至数年之久。流行因素还包括不良的个人卫生习惯以及粪便管理不当导致虫卵污染土壤、水源、蔬菜等。儿童的感染率及感染度均比成人高，这可能与儿童卫生习惯较差有关。

【防治】

防治原则基本与蛔虫相同。预防措施包括加强粪便管理、注意环境卫生、保护水源、注意个人卫生及饮食卫生等。对患者和带虫者应重视驱虫治疗，常用药物有阿苯达唑和甲苯咪唑，对鞭虫病有较好的治疗效果。

第四节 蠕形住肠线虫

蠕形住肠线虫（*Enterobius vermicularis* Linnaeus，1758）简称蛲虫（pinworm）。成虫寄生于人体回盲部和结肠，引起蛲虫病（enterobiasis）。蛲虫呈世界性分布，一般儿童的感染率高于成人，城市的感染率高于农村。

【形态】

1. 成虫 体型较小，乳白色。因为形似线头，所以俗称为“线头虫”。虫体角皮具有横纹，头端角皮膨隆形成头翼（cephalic alae）；体两侧角皮突出如嵴，称侧翼。口孔周围有三片唇瓣，口囊不明显。咽管末端膨大呈球形，称咽管球（pharyngeal bulb）。雌虫大小为（8 ～ 13）mm×（0.3 ～ 0.5）mm，虫体中部膨大为长纺锤形，尾端直而尖细，约为体长的 1/3；生殖系统为双管型，阴门位于体前、中 1/3 交界处腹面正中线上；肛门位于体中、后 1/3 交界处腹面。雄虫较雌虫小，大小为（2 ～ 5）mm×（0.1 ～ 0.3）mm，尾端向腹面卷曲；生殖系统为单管型，泄殖腔开口于虫体尾端，有 1 根交合刺（图 18-8）。

2. 虫卵 卵壳较厚，无色透明，大小为（50 ～ 60）μm ×（20 ～ 30）μm；虫卵两侧不对称，一侧较平，一侧略凸出。卵壳分 3 层，最内为脂层，中间为壳质层，壳质层外有一光滑的蛋白质膜。虫卵从子宫排出时，内含一个蝌蚪期胚（图 18-9）。

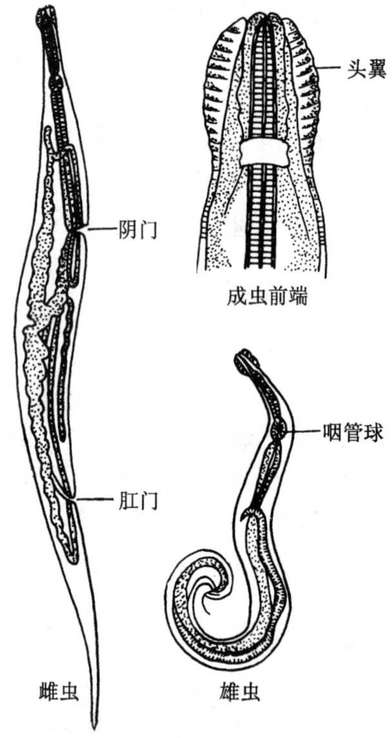

图 18-8 蠕形住肠线虫成虫

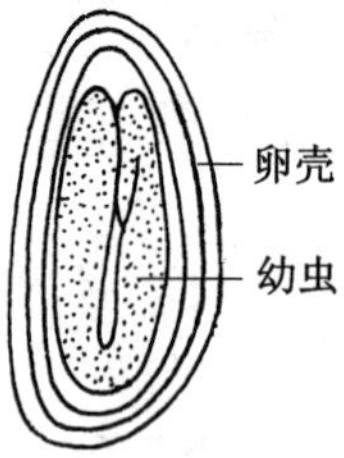

图 18-9 蠕形住肠线虫虫卵

【生活史】

蛲虫的生活史很简单，不需要中间宿主，虫卵排出后 6 小时即具有感染性。成虫通常寄生于人体的盲肠、结肠及回肠下段；重度感染时，也可见于小肠上段甚至胃及食管等处。虫体游离于肠腔或借助头翼、唇瓣附着在肠黏膜上，以肠内容物和组织液为食。雌、雄虫交配后，雄虫很快死亡，随粪便排出；妊娠的雌虫脱离肠壁，向肠腔下端移行。当宿主睡眠时，肛门括约肌松弛，部分雌虫从肛门爬出，由于外界条件的改变（如温度、湿度、空气氧分压），促使其在肛门周围皮肤上大量产卵。每条雌虫子宫内有 5 000 ~ 17 000 个虫卵。大部分雌虫产卵后随即死亡，但也有少数虫体返回肛门或钻入阴道、尿道等处引起异位寄生。

黏附于肛门周围皮肤上的虫卵，在适宜条件下（温度 34 ~ 36℃，相对湿度 90% ~ 100%，氧气充足），蜕皮 1 次，6 小时后发育为感染期卵。感染期卵污染了手、物品及食物或漂浮在空气中，被人食入或吸入。虫卵在十二指肠内孵出幼虫，幼虫沿小肠下行途中蜕皮 2 次，至结肠内再蜕皮 1 次后发育为成虫（图 18-10）。从感染期卵进入人体到虫体发育成熟并产卵，需要 2 ~ 6 周。雌虫的寿命为 2 ~ 4 周，最长可达 101 天。

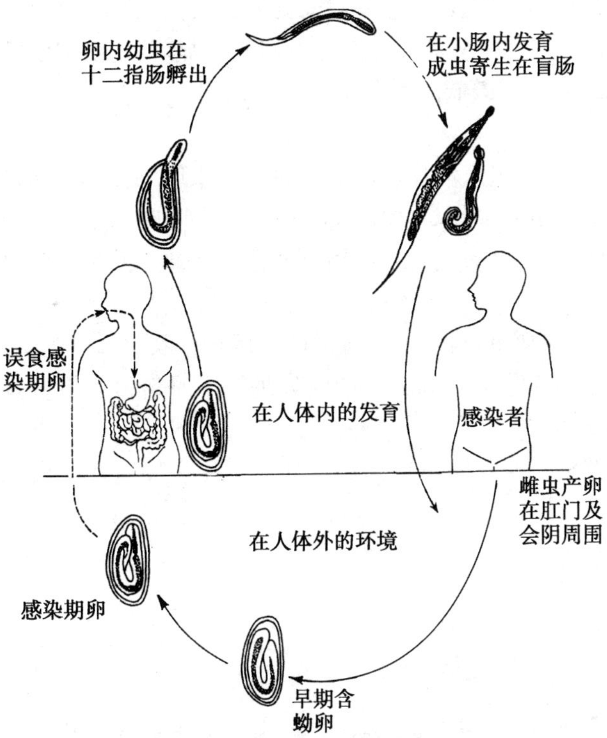

图 18-10　蠕形住肠线虫生活史

【致病】

蛲虫成虫附着于肠壁，损伤肠黏膜，可引起消化功能紊乱。雌虫产卵时的分泌物及蠕动引起的机械和化学刺激引起肛周和会阴部皮肤瘙痒，抓破后可继发细菌等微生物感染。局部瘙痒和继发性炎症往往是蛲虫病的主要症状。患儿由于睡眠受到影响，常出现烦躁、失眠、夜惊、食欲缺乏等症状；长期反复感染，会影响儿童的健康成长。

如果雌虫产卵后误入阴道、尿道，可引起异位寄生，导致泌尿生殖系统及盆腔炎症等严重后果，如阴道炎、子宫内膜炎、输卵管炎、尿道炎。蛲虫钻入阑尾会引起阑尾炎。此外，在肺、肝、肾等处也曾有异位损害的报道。

【诊断】

检出蛲虫卵或成虫均可确诊。

蛲虫主要产卵于肛门周围皮肤，所以粪便检查虫卵的检出率很低。常用方法有透明胶纸法和肛门棉拭子法。检查宜于清晨解便前或清洗会阴和肛周前检查。若首次检查虫卵为阴性，应连续检查 2 ~ 3 天。

此外，在粪便中或夜间在肛门周围检获成虫也可确诊。

【流行】

患者和带虫者是蛲虫病的传染源。主要传播途径与方式有四种：①“肛门 - 手 - 口”途径是自体感染的主要方式，蛲虫卵很快发育为感染期卵、患儿夜间不自觉地抓挠瘙痒的肛门处皮肤及不良的卫生习惯是导致患儿反复感染蛲虫病的重要原因；②间接感染：虫卵污染了玩具、食物、床单、被褥等可引起间接感染；③吸入感染：虫卵飘浮在空气中，吸入后再吞咽到消化道也可引起感染；④逆行感染：有观点认为虫卵可在肛门外孵出幼虫，幼虫经肛门返回肠腔发育为成虫，即逆行感染，但此种观点有待进一步证实。

人类对蛲虫病普遍易感，蛲虫感染呈全球性分布。在我国蛲虫感染可见于各个年龄段。由于儿童还没有养成良好的卫生习惯，尤其是在幼儿园、托儿所等集体生活的儿童，感染率高于成人及散居的儿童。我国第二次人体重要寄生虫病调查显示儿童感染率为 10.28%，其中感染率最高的为海南省（42.64%），最低的为北京市（0.31%）。

【防治】

根据本病的流行特点，在积极治疗患者的同时，应采取以预防为主的综合性防治措施。

1. 治疗患者 蛲虫成虫寿命短，对阿苯达唑、甲苯咪唑或复方甲苯达唑等驱虫药物比较敏感，因此治疗效果明显。近年来报道，应用甲苯达唑药盐、药糖治疗幼儿园儿童蛲虫病，已取得良好效果。

2. 切断传播途径 在治疗的同时，应对桌椅、玩具、衣服、被褥等进行定期清洗、消毒。据报道，用 0.5% 碘液处理 5 分钟或 0.05% 碘液处理 1 小时后，可将玩具、皮肤及其他用具上的虫卵杀死。

3. 加强卫生宣传教育 普及防治蛲虫病的知识，注意环境及个人卫生，尤其要培养儿童养成良好的卫生习惯。

（朱云娟）

第五节 十二指肠钩口线虫和美洲板口线虫

钩虫（hookworm）是钩口科线虫的统称，以发达的口囊为其形态学特征。钩虫至少包括 17 属和 100 种，其中属于人畜共患的有 9 种。国内已报道的有 7 属，其中绝大多数寄生于猫、狗、猪、牛、羊等哺乳动物。寄生于人体的钩虫主要有两种：十二指肠钩口线虫（*Ancylostoma duodenale* Dubini，1843），简称十二指肠钩虫；美洲板口线虫（*Necator americanus* Stiles，1902），简称美洲钩虫。偶尔可寄生于人体的其他钩虫有锡兰钩口线虫（*Ancylostoma ceylanicum* Loose，1911）、犬钩口线虫（*Ancylostoma caninum* Ercolani，1859）和马来钩口线虫（*Ancylostoma malayanum* Alessandrini，1905）等。巴西钩口线虫（*Ancylostoma braziliense* Gomez de Faria，1910）的幼虫也可感染人体，但一般不能发育为成虫，仅引起皮肤幼虫移行症。

钩虫的成虫寄生在小肠，引起钩虫病（hookworm disease）。钩虫不但可损伤肠黏膜，造成消化道功能紊乱，而且以血液为食，可造成人体长期慢性失血，重度感染者可因严重贫血而影响劳动能力，甚至危及生命。在我国，钩虫病是严重危害人体健康的寄生虫病之一。

【形态】

1. 成虫 圆柱形，虫体细长，长 1 cm 左右；活体为肉红色，死后呈灰白色；虫体前端较细，向背面仰曲，形成颈弯。雌雄异体，雌虫较雄虫略微粗长，尾端尖细；雄虫较细小，尾端角皮扩张形成交合伞（图 18-11）。

虫体顶端有一发达的口囊，由坚韧的角质构成。口囊的上缘为腹面，下缘为背面。十二指肠钩虫的口囊呈扁卵圆形，其腹侧缘有2对钩齿，外齿一般较内齿略大；美洲钩虫口囊近圆形，其腹侧缘有1对板齿（图18-12，图18-13）。咽管长度约为体长的1/6，其后端略膨大，咽管壁肌肉发达，肌细胞交替收缩与松弛，有利于吸取血液并挤入肠道。

彩图 美洲钩虫

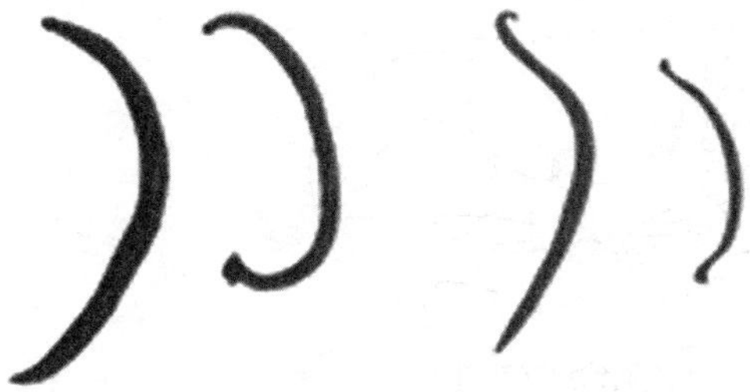

十二指肠钩虫　　美洲钩虫

图18-11　两种钩虫成虫体态

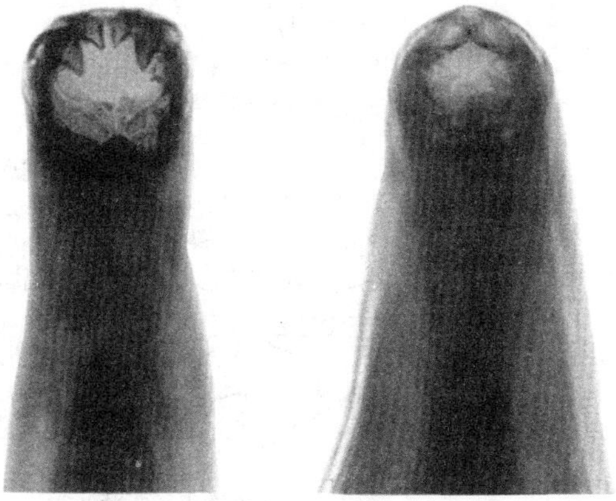

十二指肠钩虫　　美洲钩虫

图18-12　两种钩虫口囊（光学显微镜）

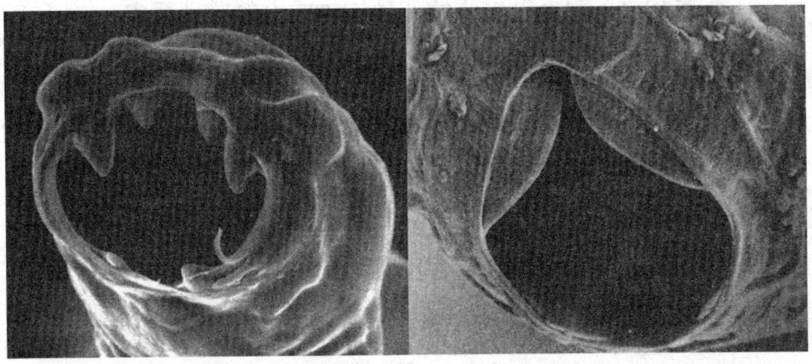

十二指肠钩虫口囊（两对钩齿）　　美洲钩虫口囊（一对板齿）

图18-13　两种钩虫口囊（扫描电镜）

虫体内有三种单细胞腺体：①头腺1对，位于虫体两侧，开口于口囊两侧的头感器孔，能合成并分泌抗凝素及乙酰胆碱酯酶，以阻止宿主肠壁伤口血液凝固；②咽腺3个，位于咽管壁内，其主要分泌物为乙酰胆碱酯酶、蛋白酶及胶原酶。乙酰胆碱酯酶可破坏乙酰胆碱，从而影响神经介质的传递作用，降低宿主肠蠕动的速度，有利于虫体的附着；③排泄腺1对，呈囊状，游离于原体腔的亚腹侧，长可达虫体中、后1/3交界处，腺体与排泄横管相连，开口于虫体前端腹侧的排泄孔，分泌物主要为蛋白酶，能抑制宿主血液凝固。

雄虫生殖系统为单管型，由睾丸、贮精囊和射精管组成；雄虫末端角皮膨大，延伸形成膜质交合伞，交合伞由2个侧叶和1个背叶组成，其内有若干肌性指状辐肋，依其部位分别称为背辐肋、侧辐肋和腹辐肋，背辐肋的分支特点是鉴定虫种的重要依据之一；交合伞内还有两根从泄殖腔伸出的细长可收缩的交合刺（图18-14）。雌虫末端呈圆锥形，有的虫种末端具有尾刺；生殖系统为双管型，阴门开口于虫体腹面，其位置亦可作为鉴别虫种的依据。十二指肠钩虫与美洲钩虫成虫的形态鉴别要点见表18-2。

2. 幼虫　亦称钩蚴（hookworm larva），分为杆状蚴（rhabditiform larva）和丝状蚴（filariform larva）。杆状蚴有两期，自卵内刚孵出的幼虫称第一期杆状蚴，为自由生活期幼虫；

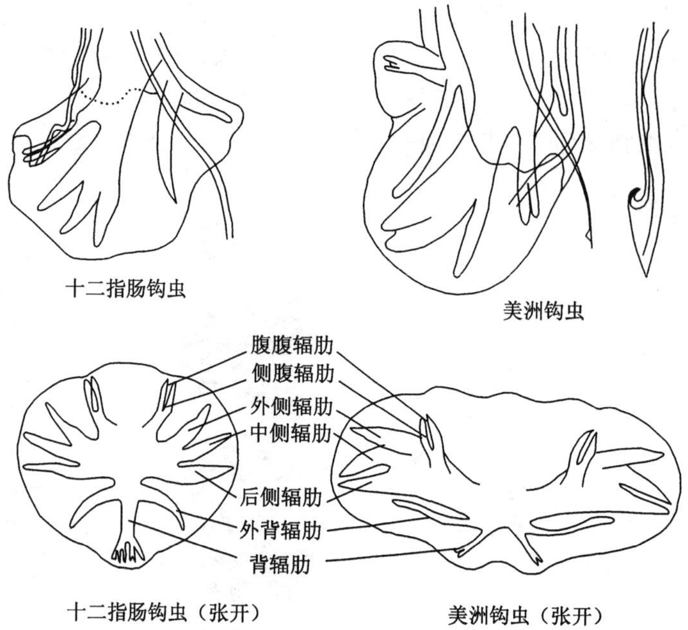

图 18-14 两种钩虫交合伞

表18-2 寄生于人体的两种钩虫成虫的鉴别要点

	十二指肠钩口线虫	美洲板口线虫
大小（mm）	雌虫（10 ~ 13）×0.6 雄虫（8 ~ 11）×（0.4 ~ 0.5）	雌虫（9 ~ 11）×0.4 雄虫（7 ~ 9）×0.3
体形	头端与尾端均向背面弯曲，呈“C”形	头端向背面弯曲，尾端向腹面弯曲，呈“S”形
口囊	腹侧前缘有 2 对钩齿	腹侧前缘有 1 对板齿
交合伞形状	撑开时略呈圆形	撑开时呈扁圆形
背辐肋分支	远端分 2 支，每支再分 3 小支	基部分 2 支，每支再分 2 小支
交合刺	两刺呈长鬃状，末端分开	一刺末端呈钩状，被包裹于另一刺的凹槽中
阴门	体中部略后	体中部略前
尾刺	有	无

大小约为 0.23 mm×0.017 mm；体壁透明，前端钝圆，后端尖细；口腔细长，有口孔；咽管前段较粗，中段细，后段膨大呈球状。第一期杆状蚴经蜕皮后发育为第二期杆状蚴，大小约为 0.4 mm×0.029 mm，再进行一次蜕皮即发育为丝状蚴；丝状蚴体表覆有鞘膜，为第二期杆状蚴蜕皮时残留的旧角皮，对虫体有保护作用；大小约为（0.5 ~ 0.7）mm×0.025 mm；口腔封闭，在与咽管连接处的腔壁背面和腹面各有 1 个角质矛状结构，称为口矛或咽管矛，口矛既有助于虫体的穿刺作用，其形态也有助于丝状蚴虫种的鉴定；丝状蚴的咽管细长，约为虫体的 1/5，具有感染能力，故又称为感染期蚴。当它侵入人体皮肤时，鞘膜即脱落。由于两种钩虫的分布、致病力及对驱虫药物的敏感程度均有差异，因此鉴别钩蚴在钩虫流行病学、生态学及防治方面都有实际意义。两种钩虫丝状蚴的鉴别要点见表 18-3。

表18-3　两种钩虫丝状蚴鉴别要点

	十二指肠钩口线虫	美洲板口线虫
外形	细长，圆柱状，头端略扁平，尾端较钝	较粗短，纺锤形，头端略圆，尾端较尖
膜横纹	不明显	明显
口矛	透明如丝状，背矛粗，二矛间距宽	黑色杆状，二矛粗细相等，前端分叉间距窄
肠管	管腔较窄，肠宽为体宽的 1/2	管腔较宽，肠宽为体宽的 3/5

3．虫卵　两种钩虫卵极相似，不易区别。椭圆形，大小为（56 ~ 76）μm×（35 ~ 40）μm。卵壳极薄，无色透明；卵内含卵细胞，卵细胞分裂快，新鲜粪便中的卵内细胞数多为 2 ~ 4 个，卵壳与细胞间有明显的空隙（图 18-15）。患者便秘或粪便放置过久，卵内细胞可分裂为桑葚期或发育为幼虫。

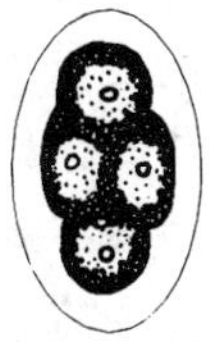

图 18-15　钩虫卵

【生活史】

两种钩虫生活史基本相似（图 18-16）。成虫寄生于人体小肠上段，用口囊内的钩齿或板齿咬附肠黏膜，并以宿主血液、组织液及脱落的肠上皮细胞等为食。雌、雄交配后，雌虫产卵，卵随粪便排出体外。虫卵在潮湿（相对湿度 60% ~ 80%）、温暖（25 ~ 30℃）、荫蔽、氧气充分、肥沃的土壤中，卵内细胞很快分裂，24 小时内孵出第一期杆状蚴，此期幼虫以土壤中的细菌及有机物为食，生长很快，在 48 小时内第 1 次蜕皮，发育为第二期杆状蚴。虫体继续增长，并可将摄取的食物贮存于肠细胞内，再经 5 ~ 6 天，虫体口腔封闭，停止摄食，咽管变长，进行第 2 次蜕皮，发育为丝状蚴，具有感染宿主的能力，又称感染期蚴。丝状蚴主要生存于 1 ~ 6 cm 深的表层土壤内，只有当其被土粒上的薄层水膜围绕时方可生存，并常呈聚集性分布，有时可在一小块泥土中检获上千条幼虫，因而增加了宿主严重感染的机会。借助覆

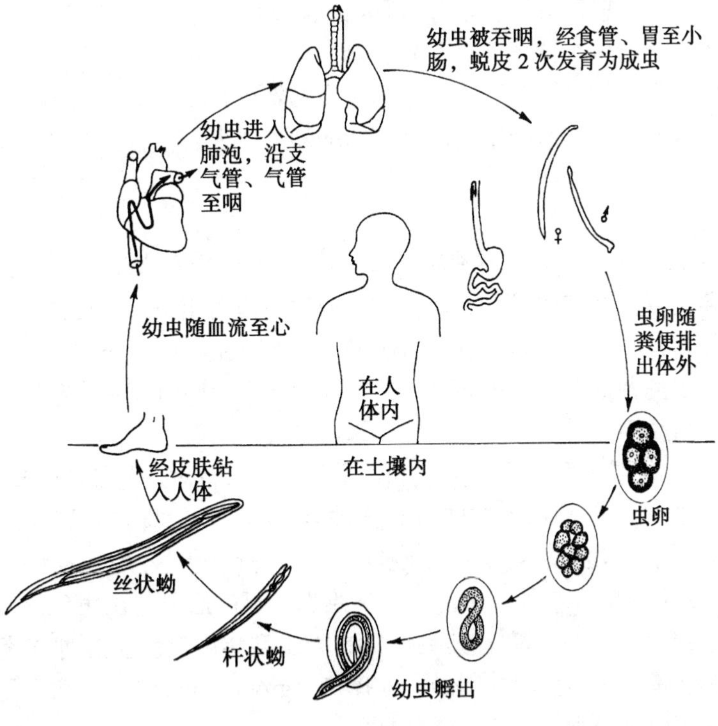

图 18-16　钩虫生活史

盖体表水膜的表面张力，丝状蚴可沿地面植物向上移行，最高可达 22 cm。在适宜的土壤中，丝状蚴可存活 15 周左右，感染期蚴在土壤中存活的时间与环境条件有关，其中与温度关系尤为密切。温度过高，幼虫活动增强，营养消耗多，并由于感染期蚴口孔封闭不能进食，随着体内营养大量消耗，其感染能力逐渐下降甚至死亡；但温度过低，幼虫呈僵直状态，存活时间也很难长久。45℃时，只能存活 50 分钟；-10 ～ -12℃时，不超过 4 小时。干燥和直射的阳光也不利于幼虫的生存：在干燥土壤中，美洲钩虫丝状蚴只能存活 9 天，十二指肠钩虫丝状蚴只能存活 20 天；在阳光暴晒下仅 2 个小时即死亡。

丝状蚴具有向湿性与向温性。当人与土壤接触时，虫体向皮肤所接触的温暖地面移行，当接触到人的皮肤并受到体温的刺激，活动力增强，依靠机械性穿刺和咽腺分泌的胶原酶的作用，从皮肤薄嫩处，经毛囊、汗腺口或破损皮肤侵入人体，时间需 30 分钟至 1 小时。丝状蚴侵入皮肤后，在局部停留约 24 小时，然后进入小静脉或淋巴管，随血流经右心到肺，穿过肺毛细血管进入肺泡，再随支气管、气管上皮细胞的纤毛摆动，向上移行至咽，随吞咽动作被咽下，经食管、胃到达小肠。幼虫在小肠内迅速发育，在感染 3 ～ 4 天后经第三次蜕皮，形成口囊，吸附肠壁，摄取营养，再经 3 ～ 4 周，经第四次蜕皮发育为成虫。自丝状蚴经皮肤感染至成虫产卵，一般需 5 ～ 7 周。十二指肠钩虫日平均产卵量为 10 000 ～ 30 000 个，美洲钩虫为 5000 ～ 10 000 个。成虫寿命一般为 3 年左右。也有十二指肠钩虫存活 7 年，美洲钩虫存活 15 年的报道。

钩虫丝状蚴主要经皮肤感染，但十二指肠钩虫也可经口感染，感染期蚴如被人吞食，少数未被胃酸杀死的幼虫也可直接在肠腔内发育成熟。而自口腔和食管黏膜侵入血管的幼虫，仍循经皮肤感染的途径，再到达肠腔发育为成虫。此外，国内有 25 例出生 26 天以内新生儿发病的报道，包括出生后即发病 1 例，患婴就诊时粪便均查到钩虫卵，再加上患婴母亲在孕期有钩虫感染史，故可认为患婴为先天性感染，即经胎盘感染。还有在产妇乳汁中查见活动的美洲钩虫丝状蚴的报道，因此母乳感染也有可能。

侵入人体的十二指肠钩虫幼虫在进入小肠前，可滞留于某些组织中长达 253 天，此期间暂停发育，当受到某些刺激后，虫体才陆续进入小肠发育为成虫。这种现象称幼虫的迁延移行（persisting migrans），出现迁延移行现象的原因目前尚不清楚。

除人体外，十二指肠钩虫偶可寄生于猪、狮、虎、犬、灵猫及猴等动物，美洲钩虫亦可寄生于猩猩、猴及犀牛等动物，这些动物可作为钩虫的转续宿主。有报道用十二指肠钩虫丝状蚴感染小牛、小羊、猪、兔后在肌肉中均能查到活的幼虫。人若生食这些转续宿主的肉类，也可能导致钩虫感染。

【致病】

人体感染钩虫后，是否出现临床症状，除与侵入的钩蚴及寄生的成虫数量有关外，也与人体的营养状况和免疫力有密切关系。两种钩虫的致病作用相似，幼虫侵入、移行及成虫在小肠定居均可对人体造成损害，但以成虫在小肠内寄生对人体的危害最严重。与美洲钩虫相比，十二指肠钩蚴引起皮炎者较多，成虫导致的贫血亦较严重，同时还是引起婴幼儿钩虫病的主要虫种。因此，十二指肠钩虫对人的危害比美洲钩虫更大。

1．幼虫致病 主要是丝状蚴侵入皮肤和幼虫在体内移行对宿主造成的损害。

（1）钩蚴性皮炎：丝状蚴钻入皮肤后数分钟至 1 小时内，即可在宿主接触泥土部位（如手指、足趾间以及手背、足背、踝部、手腕等处）出现针刺、烧灼和发痒感，继而出现充血斑点或丘疹；1 ～ 2 天内出现红肿、水泡，奇痒难忍；抓破后可流出黄色液体，易继发细菌感染形成脓疱，最后结痂、脱皮自愈。其致病机制为Ⅰ型超敏反应。此种皮炎在钩虫流行区称为“粪毒”或“着土痒”等，在国外叫做“地痒疹（ground itch）”。本病常见于春夏之交，病程 2 ～ 3 周，继发感染时病程可达 1 ～ 2 个月。

（2）呼吸系统病变：钩蚴移行至肺时，穿破毛细血管进入肺泡，引起局部出血及炎症病变。患者出现咳嗽、血痰，常伴畏寒、发热等全身症状，严重者可出现持续干咳和哮喘及一过性肺炎。此外，还可出现外周血嗜酸性粒细胞明显增多。症状常在钩蚴感染后 3 ～ 5 天出现，一般持续数日至 10 余日，长者可达 1 ～ 2 个月。

2．成虫致病　成虫寄生于小肠，引起以贫血和消化道症状为主要临床表现的钩虫病，高发区有“黄胖病”之称。

（1）消化道症状：钩虫以钩齿或板齿咬附肠黏膜，可造成散在性出血及小溃疡（大小为 3 ～ 5 mm），有时可形成片状出血性瘀斑，其病变可至黏膜下层甚至肌层，病变部位有嗜酸性粒细胞及淋巴细胞浸润。患者早期表现为上腹部不适及隐痛，食欲亢进但觉乏力，进而可出现消化道功能紊乱，如恶心、呕吐、腹泻等。后期常因贫血、胃酸减少而致食欲缺乏、便秘、体重减轻等。钩虫病引起的腹泻呈黏液样或水样便，腹痛特点是持续性、弥漫性，多位于上腹部及脐周，每日常伴有 2 ～ 3 次痉挛性加剧。

重度感染者可引起消化道出血或偶尔大出血，粪便隐血可呈阳性，甚至可见黑便或柏油样便、血便和血水便，出血迁延不断而导致贫血严重。钩虫病所致消化道出血常被误诊为消化道溃疡、痢疾、食管胃底静脉曲张破裂等，应引起高度重视。

（2）贫血：是钩虫病引起的主要危害。钩虫以其钩齿或板齿及口囊咬附肠壁，摄取血液，使患者长期处于慢性失血状态，铁和蛋白质不断耗损，并由于患者营养不良，不能得到有效补充，而造成血红蛋白的合成速度较红细胞新生速度慢，使红细胞体积变小、色泽变浅，故而呈小细胞低色素性贫血。轻度患者表现为头晕、乏力、心悸等；中度患者表现为皮肤黏膜苍白，下肢轻度水肿，明显气急、心悸、四肢乏力、耳鸣、眼花、头晕、心律增快等；重度患者上述症状加重，并可出现贫血性心脏病症状，劳动能力丧失等，妇女则可引起停经、流产等。此类患者目前已较少见。

钩虫造成患者慢性失血的原因包括：①虫体吸血后血液迅速经消化道排出，形成“唧筒”样作用；②钩虫吸血时不断分泌抗凝素，使伤口不易凝血而有利吸血，并致咬附部位黏膜伤口渗血，其渗血量与虫体吸血量大致相当；③虫体有更换咬附部位的习性，致使伤口增加，原伤口在凝血前仍可继续渗出少量血液；④虫体以其钩齿或板齿咬附肠壁，损伤小血管，也可引起血液的流失。应用放射性同位素 ^{51}Cr 等标记红细胞或蛋白质，测得每条钩虫每天所致的失血量，美洲钩虫为 0.02 ～ 0.10 ml。十二指肠钩虫可能因虫体较大、口齿的结构等原因，其所致失血量是美洲钩虫的 6 ～ 7 倍。此外，钩虫对肠黏膜的损伤，可影响营养物质吸收，从而加重贫血程度。

（3）异嗜症（allotriophagy）：少数患者表现为喜食生米、生豆，甚至食泥土、碎纸、破布等异常嗜好，此种现象称为“异嗜症”。有报道 260 例钩虫感染者中有症状的 136 人，其中有异嗜症者 3 人，占 2.2%（3/136）。异嗜症发生的原因不明，似与铁的耗损有关，给患者补充铁剂后，症状常会自行消失。

（4）婴幼儿钩虫病：多由十二指肠钩虫引起。患儿临床表现为急性血性腹泻，粪便呈黑色或柏油样；面色苍白，消化功能紊乱，发热，精神萎靡；肺偶可闻及啰音，心尖区有明显收缩期杂音，肝、脾大等。其临床特征为：①贫血严重，80% 病例的红细胞在 2×10^{12}/L 以下，血红蛋白低于 50 g/L，嗜酸性粒细胞明显增高；②患儿发育缓慢，并发症多，预后不良，可并发支气管肺炎、肠出血、心功能不全；③病死率高达 3.6% ～ 6.0%，甚至可达 12%。与婴儿的血量少、肠黏膜柔嫩有关。

（5）嗜酸性粒细胞增多症（eosinophilia）：急性钩虫病患者周围血中嗜酸性粒细胞常高达 15% 以上，最高可达 86%，白细胞总数也增高。非急性钩虫病嗜酸性粒细胞常轻度至中度增多，白细胞总数大多正常。而重度贫血钩虫病患者的嗜酸性粒细胞往往在正常范围。

【诊断】

1．病原学检查 粪便中检出虫卵，或经钩蚴培养检出幼虫是确诊钩虫病的依据。常用的方法有：

（1）生理盐水直接涂片法：简便易行，适用于感染率较高的地区，但对于轻度感染易漏诊，反复检查可提高阳性率。

（2）饱和盐水浮聚法：操作简单，是诊断钩虫感染最常用的方法，检出率较生理盐水直接涂片法提高 5 ~ 6 倍。其原理是因为钩虫卵比重（1.045 ~ 1.060）较饱和盐水比重（1.20）低，虫卵易浮聚于饱和盐水表面。在大规模普查时，可用 15% 或 20% 盐水，其检查效果与饱和盐水法相同。

（3）改良加藤法：采用定量板 - 甘油孔雀绿玻璃纸透明计数虫卵的方法，简单易行，能定量检测感染度，也可用于药物疗效考核及流行病学调查。值得注意的是，因为钩虫卵的卵壳极薄，容易因透明过度而漏检，故需在制片后 0.5 ~ 1 小时内即行检查。

此法是目前世界卫生组织推荐应用于蠕虫卵检查和虫卵计数的方法。钩虫感染度分为 3 级：①轻度感染：每克粪便内虫卵数（EPG）1 ~ 2000；②中度感染：EPG 2001 ~ 4000；③重度感染：EPG ＞ 4000。

（4）钩蚴培养法：检出率与饱和盐水浮聚法相似，此法在光镜下可观察幼虫形态并鉴别虫种，但需时较长，培养 5 ~ 6 天才有结果，可用于流行病学调查。

在钩虫流行区，患者如有咳嗽、哮喘等症状，可做痰液检查，如查出钩蚴也可作为确诊依据。

2．免疫学检查 多用于钩虫产卵前，结合病史进行早期诊断。

常用的方法有皮内试验（ID）、间接荧光抗体试验（IFA）、酶联免疫吸附试验（ELISA）等。

【流行】

钩虫病是世界上分布极为广泛的寄生虫病，在欧洲、美洲、非洲、亚洲和大洋洲均有流行，全球钩虫感染人数约为 9 亿。其分布与经济发展水平、人们的生产和生活习惯及自然因素密切相关，多见于热带和亚热带地区。在我国，除黑龙江、青海两省外，其余各省、自治区、直辖市均有流行；一般南方感染多于北方，淮河及黄河一线以南的广大地区，钩虫病流行较为严重。南方以美洲钩虫为主，北方则十二指肠钩虫占优势，大部分地区为两种钩虫混合感染。据 2001—2004 年全国人体寄生虫分布调查最新统计，我国钩虫感染率为 6.12%，感染人数约为 3930 万，以海南省的感染率为最高（33.18%）。虽然在大多数流行区，钩虫感染率仍高，但感染度明显降低，其中轻度感染的构成比为 93.32%（EPG ＜ 2 000）。

患者和带虫者是钩虫病的传染源，虫卵随粪便排出体外，通过施肥、随地排便等方式污染土壤。人们通过与疫土接触而感染，如在施过新鲜粪便的蔬菜、红薯、玉米、棉花地及桑田间作套种，特别在雨后初晴或久晴初雨之后，手、足有较多的机会直接接触土壤中的钩蚴，极易受到感染。在矿井下的特殊环境，由于温度高、湿度大、空气流通不畅、阳光不能射入以及卫生条件差等原因，亦有利于钩虫的传播。

在我国，婴幼儿钩虫病报道并非少见，其症状较成人出现早、病情较重，常因延误诊治而造成严重后果。其感染途径除经胎盘和母乳感染外，母亲在田间劳动时，将婴儿放在染有钩蚴的土壤上，或尿布晾在被钩蚴污染的地面上，且未经晾干即使用，也可使婴儿受染。在我国北方农村，婴儿常可通过用沙袋代替尿布或睡沙袋、麦秸而受感染。

钩虫卵及钩蚴在外界的发育需要适宜的温度、湿度及土壤条件，因而感染季节在各地也有所不同。在我国南部，如广东省，气候温暖、雨量充足，故感染季节较长，几乎全年均有感染机会。国内大部分地区以 5 ~ 8 月为感染高峰，9 月下降。

【防治】

要达到控制和阻断钩虫病的传播，需采取综合性防治措施，主要包括治疗患者和带虫者（控制传染源）、加强粪便管理及无害化处理和加强个人防护等措施。不随地排便，不用新鲜粪便施肥；提倡用沼气池、三坑式沉淀密封粪池或堆肥法处理粪便，杀死虫卵后使用。个人防护包括改良耕作方法，尽量减少手、足直接与泥土接触，不赤足下地作业等。在手足等皮肤暴露处涂抹 1.5% 左旋咪唑硼酸乙醇溶液或 15% 噻苯达唑软膏等，可显著减少感染机会。

在流行区进行普查普治，是预防钩虫病的重要环节。常用的驱虫药物有阿苯达唑和甲苯咪唑。此外，三苯双脒（tribendimidine）、噻嘧啶（pyrantel）及伊维菌素（ivermectin，IVM）也均具有较好的驱虫效果，但噻嘧啶对美洲钩虫的效果较差。两种药物并服疗法常有提高疗效的作用，如用赛特斯片剂（每片含阿苯达唑 67 mg、双羟萘酸嘧啶 250 mg）治疗钩虫患者，具有排虫快、副作用少而轻微的特点，不需处理可自行缓解。贫血严重的患者需服用铁剂以纠正贫血，补充蛋白质和维生素 C 等使其恢复劳动力。

钩蚴钻入皮肤后 24 小时内，大部分停留在局部皮下，此时可采用皮肤透热疗法（用 53 ℃热水间歇浸泡患处，每次 2 秒，间歇 8 秒，持续 25 分钟，或用热毛巾敷于皮炎部位，持续 10 分钟）杀灭皮下幼虫，在皮炎处涂抹左旋咪唑涂剂或 15% 噻苯达唑软膏，连用 2 天，能快速止痒消肿。

（吴玉龙）

第六节　丝　虫

丝虫（filaria）是由吸血节肢动物传播的一类寄生性线虫，因虫体细长如丝线而得名。成虫寄生于人体及其他脊椎动物（包括哺乳动物、禽类、爬行类、两栖类等）的淋巴系统、皮下组织及体腔等处。雌虫以卵胎生方式产出带鞘或不带鞘的幼虫。寄生于人体的丝虫有 5 属 8 种，即班氏吴策线虫［*Wuchereria bancrofti*（Cobbo1d，1877）Seurat，1921］（班氏丝虫）、马来布鲁线虫［*Brugia malayi*（Brug，1927）Buckley，1958］（马来丝虫）、帝汶布鲁线虫［*Brugia timori*（Davie et edeson，1964）Partono et a1，1977］（帝汶丝虫）、罗阿罗阿线虫［*Loa loa*（Cobbold，1864）Castellani and Chalniers，1913］（罗阿丝虫）、旋盘尾线虫［*Onchocerca volvulus*（Leukart，1893）Railliet & Henry，1910］（盘尾丝虫）、链尾唇棘线虫［*Dipetalonema streptocerca*（Macfie & Corson，1922）Peeland Chardone，1946］（链尾丝虫）、常现唇棘线虫［*Dipetalonema perstans*（Manson，1891）Orihel & Eberhard，1982］（常现丝虫）和欧氏曼森线虫［*Mansonella ozzardi*（Manson，1892）Faust，1929］（欧氏丝虫）。它们的传播媒介、寄生部位、致病性、地理分布及微丝蚴形态特征见表 18-4。

表18-4　人体寄生丝虫的传播媒介、寄生部位、致病性、地理分布及其微丝蚴形态特征

虫种	传播媒介	寄生部位	致病性	地理分布	微丝蚴形态特征
班氏吴策线虫	蚊	淋巴系统	淋巴结炎、淋巴管炎、鞘膜积液、乳糜尿、象皮肿	全球性，北纬 40 度至南纬 28 度	具鞘膜，头间隙长宽相等，体核分布均匀，无尾核
马来布鲁线虫	蚊	淋巴系统	淋巴结炎、淋巴管炎、象皮肿	亚洲东部及东南部	具鞘膜，头间隙长度为宽度的 2 倍，体核不均，有尾核
帝汶布鲁线虫	蚊	淋巴系统	淋巴结炎、淋巴管炎、象皮肿	帝汶岛和小巽他群岛	具鞘膜，头间隙长度为宽度的 3 倍，无尾核

续表

虫种	传播媒介	寄生部位	致病性	地理分布	微丝蚴形态特征
旋盘尾线虫	蚋	皮下组织	皮下结节、失明	非洲、中美和南美洲	无鞘膜，头间隙长宽相等，尾部无核处长 10 ~ 15 μm
罗阿罗阿线虫	斑虻	皮下组织	皮下肿块为主，也可致脏器损害	西非、中非	具鞘膜，头间隙长宽相等，体核分布至尾尖部
链尾唇棘线虫	库蠓	皮下组织	常无致病性	西非、中非	无鞘膜，头间隙长，体核较少，尾部弯曲，有尾核
常现唇棘线虫	库蠓	胸、腹腔	无明显致病性	非洲、中美和南美洲	无鞘膜，头间隙长宽相等，体核分布至尾端，尾钝圆
欧氏曼森线虫	库蠓	腹腔	无明显致病性，偶可致阴囊水肿	中美和南美洲	无鞘膜，头间隙长，体纤细，体核少，尾端钝圆，有尾核

按成虫寄生部位可将上述 5 属 8 种人体丝虫归为 3 类：①寄生于淋巴系统的班氏丝虫、马来丝虫和帝汶丝虫；②寄生于皮下组织的盘尾丝虫、罗阿丝虫和链尾丝虫；③寄生于体腔的常现丝虫和欧氏丝虫。由班氏丝虫、马来丝虫和帝汶丝虫所致的丝虫病统称淋巴丝虫病（lymphatic filariasis），据 WHO 2000 年统计，全球 81 个国家和地区有淋巴丝虫病流行，超过 1.2 亿人被感染，约 4000 万人因淋巴丝虫病永久或长期致残，因此被 WHO 列为第二大致残病因。盘尾丝虫所致的河盲症（river blindness）是非洲等盘尾丝虫流行区居民最主要的致盲因素，为世界公认的亟待解决的公共卫生问题。我国仅有班氏丝虫与马来丝虫流行。近年来，国内亦有输入性罗阿丝虫、盘尾丝虫及常现丝虫病例报道。此外，犬恶丝虫和匍行恶丝虫偶可感染人体，但不能发育成熟。

知识拓展　丝虫发现过程

一、班氏吴策线虫与马来布鲁线虫

视频　丝虫成虫录像

丝虫病是我国古老的寄生虫病之一，隋代医书中就有关于洽病（淋巴管炎）、莲病（象皮肿）、膏淋、热淋（乳糜尿）以及“小便如米汁”“癞疝重坠，囊大如斗”等的描述。

【形态】

1．成虫　两种丝虫成虫形态与结构基本相似。虫体乳白色，细长如丝线状，体表光滑，雌虫大于雄虫。班氏丝虫成虫比马来丝虫成虫稍大。班氏丝虫雌虫大小为（58.5 ~ 105）mm ×（0.2 ~ 0.3）mm，雄虫为（28.2 ~ 42）mm×（0.1 ~ 0.15）mm；马来丝虫雌虫大小为（40 ~ 69.1）mm×（0.12 ~ 0.22）mm，雄虫为（13.5 ~ 28.1）mm×（0.07 ~ 0.11）mm。虫体头端略膨大，近似圆形，顶部有口，外周有两圈乳突。雄虫尾端向腹面呈螺旋状卷曲，常为 2 圈，泄殖孔位于卷曲起始部的腹面，有长、短交合刺各一根。雌虫尾端钝圆，微向腹面弯曲，生殖器官为双管型，子宫膨大，近卵巢段含有大量虫卵，随子宫的延伸，虫卵逐渐发育成壳薄透明、内含卷曲胚蚴的卵，虫卵在向阴门移动的过程中，幼虫伸直，卵壳随之延展成为鞘膜（sheath）被于幼虫体表，此幼虫称为微丝蚴（microfilaria）。阴门开口于虫体头端稍后的腹面。

2．微丝蚴　虫体细长，无色透明，体外被有鞘膜。头端钝圆，尾端尖细，活时做蛇形运动。经染色的虫体弯曲，体内有许多圆形或椭圆形的细胞核，称体核。头端无体核区，称头间隙。虫体前 1/5 的无核区为神经环。虫体尾端的细胞核称为尾核。微丝蚴的尾端有无尾核、头端间隙长宽比例、体核密度与分布情况等是鉴别不同种微丝蚴的要点。班氏微丝蚴与马来微丝蚴形态区别见图 18-17 和表 18-5。

视频　活微丝蚴录像

【生活史】

班氏丝虫与马来丝虫的生活史基本相似，包括幼虫在中间宿主蚊体内发育和成虫在终宿主人体内发育两个过程（图 18-18）。

1．蚊体内的发育　当蚊虫叮咬血内有微丝蚴的感染者时，微丝蚴即随血液进入蚊胃，经 1 ~ 7 小时，脱去鞘膜，穿过胃壁，经血腔侵入胸肌。在胸肌内虫体活动减弱，2 ~ 4 天内缩短变粗，形似腊肠，称腊肠期幼虫，即第 1 期幼虫；幼虫发育至 5 ~ 7 天后，内部组织器官开始分化，并进行第一次蜕皮，形成第 2 期幼虫；第 10 ~ 14 天后第二次蜕皮，虫体逐渐变细长，发育为第 3 期幼虫——丝状蚴，即感染期幼虫。感染期幼虫活动力强，离开胸肌，进入蚊血腔，移行至蚊的下唇，当蚊再次叮人吸血时，丝状蚴从蚊下唇逸出，经伤口或正常皮肤钻入人体。

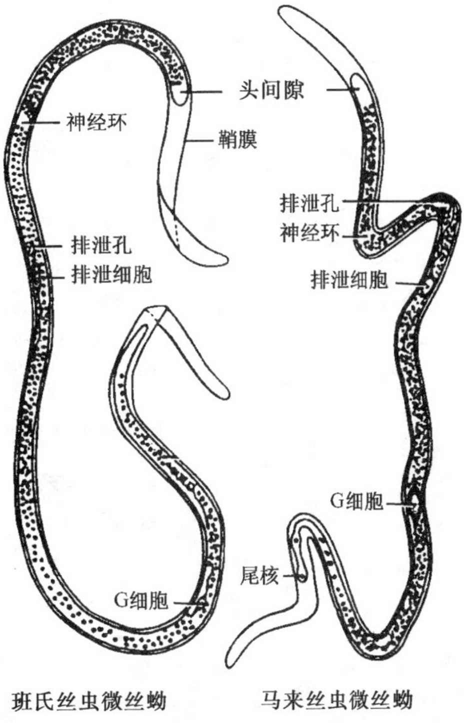

图 18-17　班氏吴策线虫与马来布鲁线虫微丝蚴

表18-5　班氏吴策线虫与马来布鲁线虫微丝蚴形态鉴别要点

	班氏吴策线虫微丝蚴	马来布鲁线虫微丝蚴
大小（μm）	（244 ~ 296）×（5.3 ~ 7.0）	（177 ~ 230）×（5 ~ 6）
体态	柔和，弯曲较大	硬直，大弯上有小弯
头间隙（长：宽）	较短（1 ∶ 1 或 1 ∶ 2）	较长（2 ∶ 1）
体核	圆形，较小，大小均匀，排列疏松，相互分离，清晰可数	卵圆形，排列紧密，常相互重叠，不易分清
尾部及尾核	后 1/3 较尖细，无尾核	有两个尾核，前后排列，尾核处略膨大

幼虫在蚊体内只发育不增殖。一般认为微丝蚴在人体血液中的密度达到 15 条 /20 微升以上时，蚊才能受染，但多于 100 条 /20 微升时，常导致蚊虫死亡。在适宜的温度（20 ~ 30℃）及湿度（相对湿度为 75% ~ 90%）条件下，班氏丝虫微丝蚴在易感蚊体内，需 10 ~ 14 天发育至感染期蚴，马来丝虫需 6 ~ 6.5 天。温度高于 35℃或低于 10℃则不利于丝虫幼虫在蚊体内的发育。感染期丝状蚴侵入人体时，也需较高的温、湿度。

2．人体内的发育　一般认为，丝状蚴进入人体后，可迅速侵入附近的淋巴管，再移行至大淋巴管及淋巴结，在此期间经过两次蜕皮发育为成虫。雌雄成虫常相互缠绕在一起，以淋巴液为食。交配后，雌虫产出微丝蚴，微丝蚴可停留在淋巴系统内，但大多数随淋巴液进入血液循环。自感染期幼虫侵入淋巴组织至发育为成虫需 3 个月到 1 年。两种丝虫成虫的寿命一般为 4 ~ 10 年，长者可达数十年。微丝蚴的寿命一般为 2 ~ 3 个月，长者可达 2 年以上。

两种丝虫成虫寄生于人体淋巴系统的部位不同。班氏丝虫除可寄生于浅部淋巴系统外，多寄生于深部淋巴系统中，主要见于下肢、阴囊、精索、腹股沟、腹腔、肾盂等处。马来丝虫则多寄生于上、下肢浅部淋巴系统，以下肢多见。此外，两种丝虫均可有异位寄生，如眼前房、乳房、肺、脾、心包等处，以班氏丝虫多见。

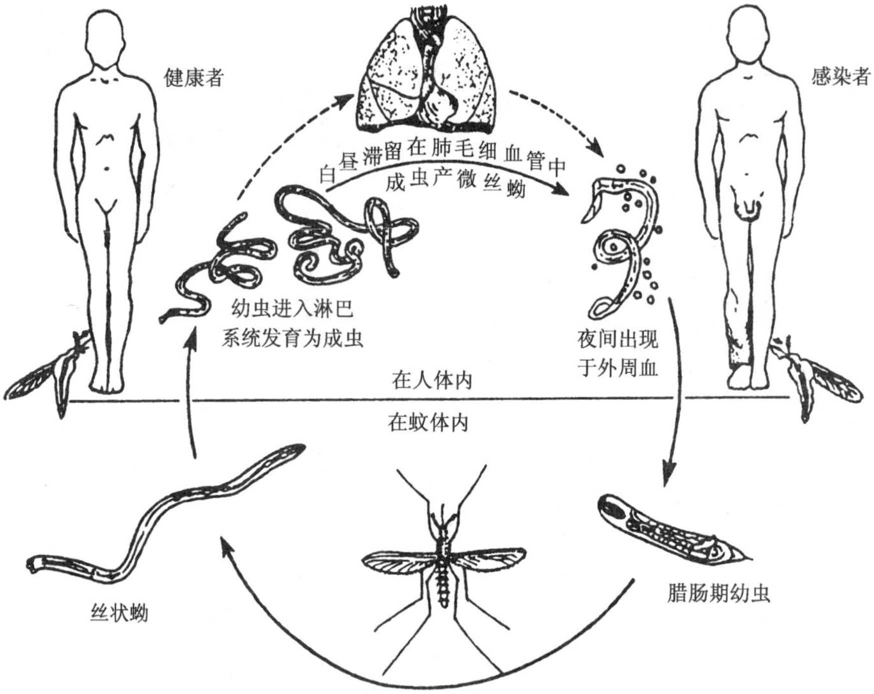

图 18-18 丝虫生活史

人是班氏丝虫的唯一终宿主，迄今尚未发现保虫宿主。马来丝虫除可寄生于人体，还能在多种脊椎动物体内发育成熟。能自然感染亚周期型马来丝虫的动物有长尾猴、黑叶猴、群叶猴和叶猴，以及家猫、豹猫、野猫、狸猫、麝猫、穿山甲等，其中叶猴感染率可达 70%。在印度尼西亚、马来西亚、菲律宾和泰国，由马来丝虫引起的森林动物丝虫病，已成为重要的动物源性疾病，并因此不断发生动物与人，以及人与人之间的传播。我国存在的马来丝虫属夜现周期型，虽实验感染猕猴、家猫和长爪沙鼠获得成功，但尚无动物自然感染的报道。

根据微丝蚴在外周血液中出现的时间，可将其分为夜现周期型（nocturnal periodicity）、昼现周期型（diurnal periodicity）、亚周期型（sub-periodicity）和无周期型四种类型。一般呈全球性流行的丝虫大多有明显的周期性。我国流行的两种丝虫均具有夜现周期性，微丝蚴白天滞留在肺毛细血管中，夜晚出现在外周血液中。这种微丝蚴在外周血中出现的夜多昼少的现象称为夜现周期性（nocturnal periodicity）。但两者夜现周期的时间略有不同，马来丝虫微丝蚴为晚上 8 时至次晨 4 时，班氏丝虫微丝蚴为晚上 10 时至次晨 2 时。

关于夜现周期性的机制至今尚未完全阐明。有学者认为与宿主的中枢神经系统、特别是迷走神经的兴奋、抑制有关。另有学者认为微丝蚴的夜现周期性与宿主肺血氧含量有关。国外学者还发现夜现周期性与微丝蚴体内的自发荧光有关。总之，微丝蚴的周期性与宿主因素及微丝蚴自身生物学特点关系密切。此外，外周血液中微丝蚴还具有季节周期性，夏、秋季密度高，这与蚊媒活动季节相吻合。

【致病】

寄生于淋巴系统的成虫尤其是雌虫为主要致病因素。一般认为在血液中的微丝蚴并不致病，但寄居于肺部毛细血管的微丝蚴可引起超敏反应。淋巴丝虫病的发病机制与多种因素有关，如宿主的免疫力，侵入丝虫的种类、感染度、重复感染的次数、虫体寄生部位以及有无继发感染等。丝虫病的潜伏期多为 4 ~ 5 个月，也有 1 年或更长者，病程可达数年至数十年。临床表现大致可分为以下四种类型。

1．微丝蚴血症（microfilaremia） 潜伏期后血中出现微丝蚴，达到一定密度后趋于相对稳定，成为无临床症状的带虫者。如不治疗，此种状况可持续 10 年以上。

2．急性超敏反应和炎症反应 成虫的分泌物、代谢产物、死虫及其分解产物和雌虫子宫排泄物等均可刺激机体产生全身超敏反应和局部淋巴系统的炎症反应。成虫在淋巴管内活动和刺激可引起淋巴管扩张，内皮细胞增生，管壁及周围组织水肿。此期患者常表现为：

（1）淋巴结炎、淋巴管炎和丹毒样皮炎：淋巴结炎常与淋巴管炎同时发生，通常淋巴结炎出现在前，淋巴管炎发生在后。淋巴结炎好发部位主要是腹股沟和股部淋巴结，腋下和肘部淋巴结受侵较少。发作时局部淋巴结肿大、疼痛并有触痛。淋巴管炎在上、下肢均可发生，但以下肢多见，病变部位可见自上而下发展的逆行性（离心性）红线，俗称"流火"或"红线"。炎症波及皮肤浅表微细淋巴管时，局部皮肤红肿，界限不清，有压痛及烧灼感，即为丹毒样皮炎，多见于小腿内侧及内踝的上部。

（2）精索炎、附睾炎和睾丸炎：为班氏丝虫病急性期的主要临床表现，由寄生于精索、附睾和睾丸附近的淋巴管内成虫所引起。发作时单侧或双侧腹股沟或阴囊持续性疼痛，精索粗厚、附睾和睾丸肿大，精索上可触及一个或多个结节。

（3）丝虫热（filarial fever）：班氏丝虫病患者腹部、盆腔等深部淋巴结炎和淋巴管炎可表现为反复发热、寒战、头痛、关节酸痛等全身症状，而局部无明显症状，称"丝虫热"，常常误诊。

急性症状有周期性反复发作的特点。一般在受凉、疲劳、气候炎热等机体抵抗力降低时发生。

3．慢性期阻塞性病变 淋巴系统阻塞是引起丝虫病慢性体征的重要因素。急性期病变反复发作和成虫刺激，使淋巴管扩张，瓣膜关闭不全，淋巴液回流不畅、淤积，出现凹陷性淋巴液肿。形成以死亡虫体和嗜酸性粒细胞为中心的肉芽肿，其周围有纤维组织包绕，还有大量浆细胞、巨噬细胞和淋巴细胞浸润，最终导致淋巴管栓塞，以致远端淋巴管曲张、破裂，淋巴液流入周围组织。因阻塞部位不同，临床表现各异。慢性期的常见临床症状为象皮肿、睾丸鞘膜积液、乳糜尿等。

（1）象皮肿（elephantiasis）：是由于淋巴液淤积于皮下组织，其中的高蛋白质成分刺激纤维组织增生，使皮肤增厚，弹性消失，变粗变硬，外观似大象皮肤。局部血液循环障碍，易并发感染，局部出现急性炎症或慢性溃疡，是丝虫病晚期多见的体征。多见于下肢和阴囊，也可发生在上肢、阴茎、阴唇、阴蒂和乳房等处。生殖系统的象皮肿仅见于班氏丝虫病。一般在象皮肿患者的血液中查不到微丝蚴。

图片 下肢象皮肿和阴囊象皮肿

（2）睾丸鞘膜积液（hydrocele testis）：系因精索、睾丸的淋巴管阻塞，导致淋巴液流入鞘膜腔内所致。少数患者为急性炎症反应的结果，在炎症消退后即可恢复。睾丸鞘膜积液于班氏丝虫病患者较常见，在部分患者的积液中可查到微丝蚴。

（3）乳糜尿（chyluria）：见于班氏丝虫病，阻塞部位在主动脉前淋巴结或肠干淋巴结，造成腰干淋巴管内压力增加，小肠吸收的乳糜液回流受阻，经侧支流入肾淋巴管，致使肾乳头黏膜薄弱处破裂，乳糜液流入肾盂，混入尿中排出。乳糜尿常间歇性发作，尿呈乳白色，似米汤，可伴有血尿，乳糜尿中可查到微丝蚴。

此外，丝虫还偶可引起眼部丝虫病，脾、胸、背、颈、臀等部位的丝虫性肉芽肿和丝虫性心包炎、乳糜胸腔积液。

4．隐性丝虫病（occult filariasis） 也称热带肺嗜酸性粒细胞增多症（tropical pulmonary eosinophilia，TPE）。患者表现为夜间阵发性咳嗽、哮喘、持续性嗜酸性粒细胞增多和 IgE 水平升高，胸部 X 线片可见中下肺弥漫性粟粒样阴影。外周血中查不到微丝蚴，可在肺活检中查到。其机制主要为宿主对微丝蚴产生的Ⅰ型超敏反应。约占丝虫病患者的1%。

【诊断】

1．病原学诊断 从患者的外周血液、乳糜尿、体液中查微丝蚴及淋巴结活检成虫，是诊断本病的依据。

（1）血液中微丝蚴检查：是诊断丝虫病的最可靠方法。由于微丝蚴有夜现周期性，采血时间以晚9时至次日晨2时为宜。常用方法有：

1）厚血膜法：取末梢血3大滴（约60 μl）涂成厚血膜，自然干燥后溶血、染色镜检，以鉴定虫种。染色可采用瑞氏染色、吉姆萨染色和苏木精染色法，此法检出率高，是最常用的方法。

2）新鲜血滴法：取1大滴末梢血于载玻片上的生理盐水中，加盖片后直接镜检，观察活动的微丝蚴，此法不能鉴别虫种。

3）浓集法：取静脉血1 ~ 2 ml，经溶血后离心沉淀，取沉渣涂片，染色后镜检，此法可提高检出率。

4）乙胺嗪（海群生）白天诱出法：白天给被检者口服乙胺嗪2 ~ 6 mg/kg，30 ~ 90分钟间采血检查。此法可用于夜间取血不方便者，但对低度感染者易漏诊。

此外，改良Knotts试验法和薄膜过滤浓集法，有检出率高、操作较简便等优点，也被广泛采用。

（2）体液和尿液查微丝蚴：鞘膜积液、淋巴液、乳糜尿、乳糜腹水、乳糜胸腔积液及心包积液中可见微丝蚴，故可取上述体液或尿液离心沉淀直接涂片、染色镜检，或用薄膜过滤法检查，但检出率常较低。

（3）组织内活检成虫：对有淋巴结肿大的患者，可用注射器抽取内容物，或手术摘取淋巴结做病理切片检查成虫或微丝蚴。

2．免疫学方法 对感染早期，轻度感染及晚期阻塞性丝虫病患者，血液及体液中不易查到微丝蚴，可用免疫学方法作辅助诊断。

在目前一系列抗原检测方法中，免疫层析法（ICT）因其简便、快速等优点，已成为最常采用的方法。近几年研究已证明，抗丝虫IgG4抗体是一种淋巴丝虫感染检测的特异性指标，丝虫病患者经药物治疗后，IgG4水平亦随之下降。

【流行】

淋巴丝虫流行范围广，呈世界性分布。据WHO（2000）统计，全球81个国家和地区有淋巴丝虫病流行，超过1.2亿人被感染。班氏丝虫病广泛分布于亚洲、非洲、中南美洲、东地中海和大洋洲及太平洋岛屿约70个国家和地区。马来丝虫病流行限于亚洲，主要在东南亚、东亚和南亚的十余个国家。

我国曾经是全球淋巴丝虫病流行最严重的国家之一，有班氏丝虫病和马来丝虫病。广泛分布于我国中部和南部的山东、河南、湖北、安徽、江苏、浙江、江西、福建、广东、海南、上海、湖南、贵州、四川、重庆、广西及台湾等省、自治区、直辖市。除山东与台湾只有班氏丝虫病流行外，其他流行地区两种丝虫病都有过流行。

丝虫病的传染源为外周血内有微丝蚴的患者和带虫者。我国传播丝虫病的蚊媒有10多种。班氏丝虫病的传播媒介主要是淡色库蚊（*Culex pipiens pallens*）和致倦库蚊（*Culex pipiens quinquefasciatus*），其次是中华按蚊（*Anopheles sinensis*）。马来丝虫病的传播媒介为中华按蚊及嗜人按蚊（*Anopheles anthropophagus*）。在我国东南沿海地带及岛屿，东乡伊蚊（*Aedes togoi*）是两种丝虫病的传播媒介之一。影响丝虫病流行的自然因素主要为气温、湿度、雨量、地理环境等。这些因素影响蚊的孳生、繁殖和吸血活动，也影响丝虫幼虫在蚊体内的发育，气温高于35℃或低于10℃时微丝蚴在蚊体内不能发育。

丝虫病为全球致残的第二大病因，也是全世界重点控制的十大热带病之一。按世界卫生组织规划，要求在 2020 年实现全球消灭淋巴丝虫病。至 2006 年，我国已经达到消灭丝虫病标准，之前连续十多年未发现新的感染者，因此，2006 年我国向第四届全球消除淋巴丝虫病联盟大会递交了《中国消除淋巴丝虫病国家报告》，并于 2007 年 5 月 9 日经世界卫生组织批准认可，成为全球第一个宣布消除淋巴丝虫病的国家。

【防治】

目前在我国原丝虫病流行地区仍然有 10 万余名慢性丝虫病患者，防治工作重点转入监测管理和慢性患者或晚期患者的救治。近年，有的省份纵向监测点资料显示，班氏丝虫微丝蚴血症持续时间可长达 15 年左右。另有报告，在经济、卫生条件较差的贫困地区，个别高密度微丝蚴血症者可在当地引起丝虫新感染。因此，为了巩固我国消除丝虫病的成果，要建立以主动监测，纵、横向结合的丝虫病监测系统，对流动人员加强管理，及时发现、治疗新感染者和微丝蚴血症人群，以及遗留下来的乳糜尿和象皮肿患者，以控制传染源；同时进行虫媒监测，采取综合措施防蚊、灭蚊，以避免感染。另外，在全球尚未消除淋巴丝虫病及人口大规模流动的形势下，我国要警惕输入传染源而导致丝虫病再度流行的危险。

治疗丝虫病的药物以枸橼酸乙胺嗪（diethylcarbamazine citrate，又名海群生 hetrazan）为主，对成虫及微丝蚴均有杀灭作用。此外，呋喃嘧酮（furapyrimidone）和伊维菌素（ivermectin）也有较好效果。对象皮肿患者除给予海群生杀虫外，可结合中医中药及绑扎法等物理疗法治疗。对鞘膜积液患者多用手术治疗。乳糜尿患者经适当休息及限制脂肪和蛋白质摄入，可有助于恢复。

二、旋盘尾线虫

旋盘尾线虫［*Onchocerca volvulus*(Leuckart, 1893) Railliet and Henry, 1910］简称盘尾丝虫，寄生于人体皮肤，是盘尾丝虫病（onchocerciasis）的病原体。本病主要流行于有蚋孳生的河流附近地区，严重危害是导致失明，故又称瞎眼丝虫病或河盲症（river blindness），在拉丁美洲称 Robles 症。盘尾丝虫病是被世界卫生组织列为重点防治的热带病之一。本病最早于 18 世纪发源于非洲黑人，广泛流行于非洲、拉丁美洲和西亚的南、北也门和苏丹等 35 个国家。近年来，以色列等国家发现有国外移民在该国发病的病例报道，中国赴非洲的工作人员中亦有感染此虫的病例。

盘尾丝虫成虫呈丝线状，乳白色，半透明，两端渐细而钝圆，其特征为角皮层具明显横纹，外有螺旋状增厚部分使横纹更为明显。微丝蚴在雌虫子宫内具鞘，但产出时已脱鞘，有大小两种，大的长 285 ～ 368 μm，宽 6 ～ 9 μm；小的长 150 ～ 287 μm，宽 5 ～ 7 μm。头间隙长宽相等，尾端尖细无尾核，无核处长 10 ～ 16 μm。

雌雄成虫成对或数条扭结成团寄生于人体皮下组织的纤维结节内，寿命一般为 15 ～ 18 年，可产微丝蚴 9 ～ 11 年，估计每条雌虫一生可产微丝蚴数百万条。微丝蚴主要出现在成虫结节附近的结缔组织和皮肤的淋巴管内，也可在眼组织或尿中发现，无明显周期性。微丝蚴在人体各部位皮肤内的分布因地理株的不同而异，其寿命为 1 ～ 2 年。

本虫的中间宿主为蚋（*Simulium*），当雌蚋叮人吸血时，微丝蚴即随组织液进入蚋的体内，通过中肠，经血腔到达胸肌，经两次蜕皮发育为感染期幼虫并移至下唇。当蚋再次叮咬人体时，感染期幼虫自蚋下唇逸出并侵入皮肤而感染，幼虫在皮下组织蜕皮发育为成虫。感染期幼虫发育至成虫需 3 ～ 15 个月。自感染期幼虫经皮肤感染到皮肤内查到微丝蚴需 7 ～ 34 个月，通常为 12 ～ 15 个月。

成虫除寄生人体外，自然感染动物仅见蛛猴和大猩猩。

盘尾丝虫的成虫和微丝蚴对人均有致病作用，但以后者为主。微丝蚴可进入宿主身体各部位的皮肤以及皮下淋巴管及淋巴结，引起各种类型的皮肤损害及淋巴组织病变，微丝蚴进入眼球可引起眼部损害。

成虫与微丝蚴都可引起皮肤病变。成虫寄生于皮下组织中的淋巴管汇合处，局部炎症反应引起纤维组织增生，形成包围虫体的纤维结节。皮下结节多为 3 ~ 6 个，亦有上百者，直径为 2 ~ 25 mm，不痛，质较硬，可见于身体任何部位。微丝蚴所致皮肤病变多表现为皮疹，病变类型因地而异，初期症状为皮肤严重而广泛剧痒，此后出现大小不等的色素沉着或色素消失的异常区、多发性鳞屑样病变、丘疹性苔藓样皮疹等。继之，皮肤出现增厚、变色、裂口、失去弹性、皱缩等病变。非洲患者的病变多见于躯干及四肢，拉丁美洲患者常发于头面部。在非洲某些地区，有的患者出现“悬垂性腹股沟”（hanging groin），这是皮肤失去弹性引起腹股沟下垂而形成悬垂的囊，内含增大的纤维化淋巴结。皮肤病变是因死亡的微丝蚴引起的炎症反应，及其释放的抗原或溶胶原蛋白酶对皮肤内血管和结缔组织的刺激产生的损伤所致。

淋巴结肿大、质地坚实、不痛，内含大量微丝蚴，为盘尾丝虫病的典型特征。此外，尚可引起阴囊鞘膜积液、外生殖器象皮肿或疝气（特别是股疝）等。

眼部损伤是盘尾丝虫病最严重的危害。在非洲某地区，眼部受损者比例高达 30% ~ 50%，成人患“河盲症”比例达 5% ~ 20%，由此出现“一串盲人扶肩走”的悲惨景象。眼部损害发展较慢，早期仅有眼内异物感，大多数患者出现症状时年龄已超过 40 岁。微丝蚴从皮肤经结膜进入角膜，也可经血流或眼睫状体血管和神经鞘进入眼的后部，在其死亡后引起较强的炎症反应，导致角膜、虹膜、视网膜及视神经损伤，影响视力，甚至导致失明。在眼部病变中免疫病理损伤具有重要作用。实验证实，微丝蚴死亡后，其体内有一种共生菌（*Wolbachia*，沃尔巴克体）大量释放入血引发免疫病理反应。

从皮肤、眼部、尿液和痰液以及淋巴结等处查见微丝蚴或成虫是本病的诊断依据。免疫学的方法亦可作为本病的辅助诊断手段。

伊维菌素是目前治疗盘尾丝虫病的首选药物，具有安全性高、人体耐受性强及药效较好等优点。该药对盘尾丝虫的微丝蚴有显著杀灭效果，并能阻断幼虫胚胎发育和微丝蚴的释出。此外，苏拉明（suramin）为杀成虫药物，但副作用大。多西环素（四环素类抗生素）可将 *Wolbachia*（沃尔巴克体）从雌性成虫的内皮和子宫内清除。

三、罗阿罗阿线虫

罗阿罗阿线虫［*Loa loa*（Cobbold，1864）Castellani and Chalmers，1913］简称罗阿丝虫，成虫寄生于人体的皮下组织，常周期性地在眼结膜下爬动，也叫“非洲眼虫”，引起罗阿丝虫病（loiasis），亦称为游走性肿块或卡拉巴丝虫肿块（calabar swelling）。本病的流行主要局限在非洲热带雨林地区。近年来由于国际交往频繁，世界各地均出现本病病例，我国赴非洲工作人员、旅游者以及留学生中曾有多次病例报道。

罗阿丝虫成虫为白色线状，雌虫大小为 45 ~ 55 mm，雄虫为 25 ~ 35 mm。头端略细，口周围具 1 对侧乳突和 2 对亚中线乳突，均小而无蒂。体中部角皮层具有小圆顶状的突起，尤以雄虫为多。雄虫具狭长尾翼。微丝蚴具鞘，大小为（250 ~ 300）μm ×（6 ~ 8.5）μm，头间隙长宽相等，体核分布至尾端，在尾尖处有一较大的尾核。

成虫寄生在人体背、胸、腋、腹股沟、阴茎、头皮及眼等处的皮下组织，常周期性地在眼结膜下爬动。雌虫在移行过程中间歇性地产出微丝蚴，微丝蚴在外周血中呈昼现周期性。当被中间宿主白昼吸血的斑虻（*Chrysops*）吸入，微丝蚴在虻中肠脱鞘后，大部分移行至虻腹部脂肪体，少部分到达胸部或头部脂肪体，经 2 次蜕皮，发育为感染期幼虫移行至头部。当虻再次吸血时，感染期幼虫自其口器逸出经皮肤创口侵入人体。感染期幼虫在人体约需 1 年发育成熟，成虫寿命可达 17 年以上。

罗阿丝虫的致病阶段主要是成虫。虫体在人体内常以 1 cm/min 的速度游走在皮下结缔组织及眼球结膜下。虫体移行于皮下结缔组织引起炎症反应，可伴有剧痛的游走性皮下肿块或肿胀，以腕部和踝部最常见，虫体离去，肿块随之消失。虫体释放的代谢产物可引起患者全身皮肤瘙痒、刺痛、荨麻疹和蚁爬感。成虫也可侵犯眼前房，并在结膜下移行或横过鼻梁，引起严重的眼结膜炎，致眼部奇痒、眼痛、结膜充血、流泪和畏光。眼部症状和病理表现为丝虫直接阻塞眼部的淋巴管或毒素引起超敏反应导致球结膜肉芽肿，眼睑水肿及眼球突出则是由丝虫阻塞睑淋巴管所致。患者常伴有高度嗜酸性粒细胞增多症。成虫可从皮下爬出体外，也可侵入胃、肾、膀胱等器官，患者可出现蛋白尿和肾病综合征。偶有丝虫性心脏病、肾病、脑膜脑炎、视网膜出血、中枢或周围神经损害。

从眼部、皮下包块活检查获虫体，或在白昼血液中检出微丝蚴为确诊本病的依据。此外，流行病史、眼部奇痒、球结膜下或皮下游走性肿块伴皮肤瘙痒等症状和体征，以及外周血嗜酸性粒细胞增高等均有助于本病的诊断。

治疗药物和方法基本同班氏丝虫病。枸橼酸乙胺嗪和呋喃嘧酮能有效杀灭罗阿丝虫微丝蚴，杀灭成虫常需加大剂量和增加疗程。伊维菌素和甲苯咪唑均可清除血中微丝蚴，但对成虫无效。在皮肤上涂抹驱避剂可防媒介斑虻叮刺，以预防感染。本病预后大多良好，但累及中枢神经系统时可导致严重后果或留有后遗症。

（王 敏）

第七节 旋毛形线虫

旋毛形线虫［*Trichinella spiralis*（Owen，1835），Railliet，1895］简称旋毛虫，隶属于毛形线虫属（*Trichinella*）。1828 年，Peacock 在伦敦尸检时，首次在人体肌肉中发现该虫，随后在欧洲及北美陆续有本病的报道。1835 年 Owen 描述了本虫的形态并将其命名为旋毛形线虫。旋毛虫成虫及其幼虫分别寄生于同一宿主（人或多种哺乳动物）的小肠和肌细胞内，引起人体的旋毛虫病（trichinellosis），该病流行于生食或半生食肉类的地区，重度感染可致人死亡，是一种危害严重的人畜共患寄生虫病。

【形态】

1．成虫 细小呈线状，乳白色，前细后粗。雄虫大小为（1.4 ~ 1.6）mm×（0.04 ~ 0.05）mm；雌虫为（3.0 ~ 4.0）mm×（0.05 ~ 0.06）mm。成虫消化道的咽管占体长的 1/3 ~ 1/2，除在咽神经环后略膨大外，均为毛细管状；咽管后段背侧有 45 ~ 55 个单层串珠状排列的杆细胞组成的杆状体（stichosome），可产生具有消化功能和抗原性的分泌物，通过微管进入咽管腔。两性成虫的生殖系统均为单管型。雌虫卵巢位于体后部，子宫较长，其中段充满虫卵，近阴门处的后段则含幼虫，成熟幼虫自阴门产出，阴门开口于虫体前端 1/5 处。雄虫虫体末端有两枚形似钟状的交配附器，无交合刺。

2．幼虫 刚产出的幼虫称新生幼虫（newborn larva），大小为 124 μm×6 μm。成熟幼虫寄生于宿主横纹肌细胞内，长约 1 mm，尾端钝圆，头端较细，咽管结与成虫相似，卷曲于梭形或近圆形的囊包之中，称为囊包幼虫（encysted larva）。囊包多呈纺锤形，其纵轴与肌纤维平行，大小为（0.25 ~ 0.5）mm×（0.21 ~ 0.42）mm；囊壁较厚，分内、外两层，由成肌细胞退变以及结缔组织增生形成；一个囊包内通常含 1 ~ 2 条幼虫（图 18-19）。

【生活史】

旋毛虫生活史包括成虫和幼虫两个发育阶段。成虫寄生于宿主小肠，主要在十二指肠和空肠上段；幼虫寄生在同一宿主的横纹肌细胞内。在旋毛虫生活史过程中，无外界发育阶段，但

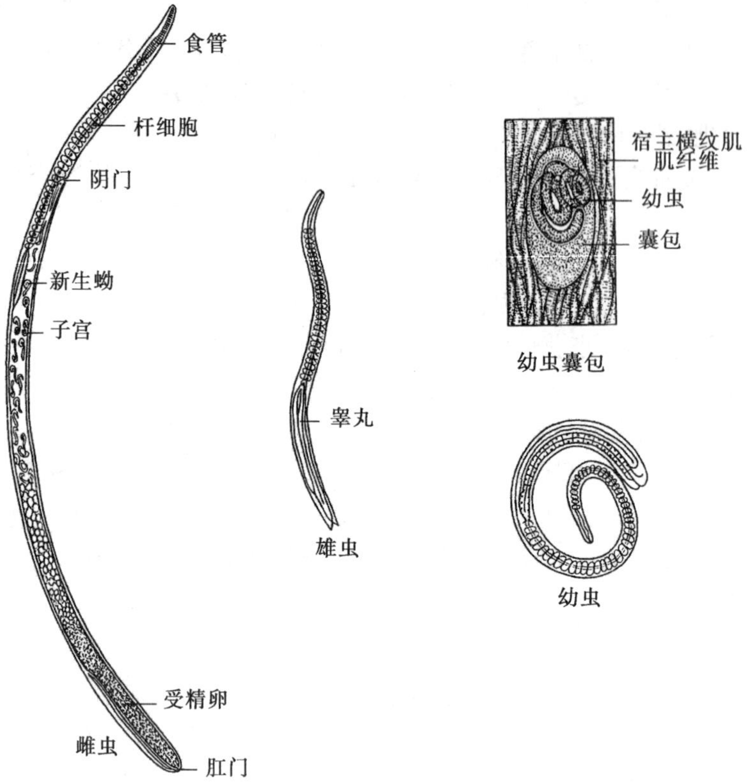

图 18-19 旋毛形线虫形态

完成生活史必须更换宿主。旋毛虫宿主较为广泛，除人以外，猪、猫、犬、羊、马等多种哺乳动物，以及鼠、熊、野猪、狼、狐等野生动物均可作为本虫宿主。

成熟的旋毛虫囊包是感染阶段，人或动物食入含有活囊包幼虫的肉类或其制品，在胃液及肠液的作用下，幼虫在十二指肠或空肠上段自囊包逸出，并钻入肠黏膜内，24 小时后再返回肠腔，感染后 48 小时内，幼虫完成 4 次蜕皮发育为成虫。雄虫寿命短，雌、雄虫交配后 1 周即死亡，随肠内容物排出体外，而雌虫重新侵入肠黏膜内。受精后雌虫子宫内的虫卵逐渐发育为幼虫，并向阴道移动，感染后 5 ～ 7 天开始产幼虫；一条雌虫可产幼虫 1500 ～ 2000 条，产幼期可持续 4 ～ 16 周或更长。雌虫寿命一般 1 ～ 2 个月，少数可达 3 ～ 4 个月。

产于宿主肠黏膜表面的新生幼虫少数自肠黏膜表面脱落排出体外，绝大多数幼虫则侵入局部淋巴管或小静脉，随淋巴和血循环到达宿主各组织器官中，只有到达横纹肌的幼虫才能进一步发育。幼虫多侵入活动较多、血液供应丰富的肌群，如膈肌、舌肌、咽喉肌、胸肌、腰大肌、肱二头肌及腓肠肌等。进入肌肉内的幼虫穿破微血管，侵入肌细胞内；由于幼虫的机械性刺激及其代谢产物的化学刺激，导致肌细胞受损、炎性细胞浸润、纤维结缔组织增生。感染后 1 个月左右，幼虫周围形成纤维性囊壁，囊壁不断增厚，形成梭形囊包。

囊包内的幼虫需再感染新的宿主才能完成生活史（图 18-20）。如无进入新宿主的机会，半年左右囊包开始钙化，幼虫随之死亡，但少数钙化囊包内的幼虫可存活数年，甚至在人体内可长达 30 余年之久。

【致病】

旋毛虫雌虫寄生于小肠黏膜下层，引起局部充血、水肿以及嗜酸性粒细胞浸润等，临床上出现消化道功能紊乱表现。旋毛虫对人体的主要致病阶段是幼虫期，其致病作用与食入囊包幼虫的数量、致病力、寄居部位，尤其与人体对旋毛虫的免疫力等因素密切相关。轻者可无明显症状，重者临床表现复杂多样，如未及时诊治，患者可在发病后 3 ～ 7 周死亡。旋毛虫的致病过程及临床表现可分为 3 个连续阶段。

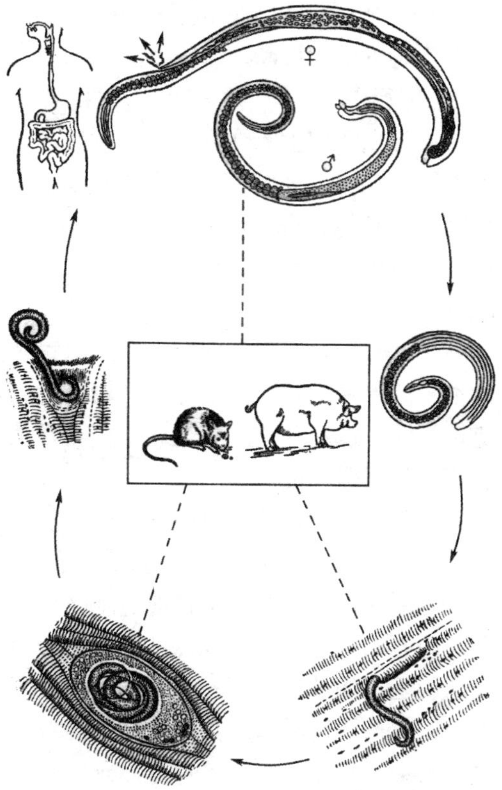

图 18-20　旋毛形线虫生活史

1．侵入期　也称肠型期，指幼虫在小肠内脱囊到发育为成虫的阶段。由于幼虫和成虫侵害肠黏膜，尤其是成虫以肠绒毛为食，对肠黏膜造成机械性损伤，以及虫体的毒性代谢产物及虫体抗原的刺激，均可引起小肠肠壁组织广泛性炎症，局部肠黏膜充血、水肿、出血，甚至形成浅表溃疡。患者可有恶心、呕吐、腹痛、腹泻等胃肠道症状，同时伴有厌食、乏力、畏寒、发热等全身症状。此期病程约为 1 周。

2．幼虫移行与寄生期　也称肌型期，指新生幼虫随淋巴、血循环移行至全身各器官及侵入横纹肌内的发育阶段。幼虫移行过程中穿破各脏器的毛细血管，致机械性损害，引起急性全身性血管炎；大量幼虫侵入横纹肌后，引起肌细胞变性、肿胀、排列紊乱、横纹消失，虫体周围肌细胞坏死、崩解，肌间质水肿及炎性细胞浸润引起肌炎等；虫体分泌物的毒性作用引起全身免疫病理反应。急性临床症状有过敏性皮疹、急性全身性血管炎等，伴有发热和血中嗜酸性粒细胞增多。全身性肌痛是本病最为突出的症状，肌肉酸痛、压痛，以腓肠肌明显，其次为肱二头肌、肱三头肌和咀嚼肌，部分患者可出现眼睑及面部水肿，重症患者有咀嚼、吞咽、动眼、发音及深呼吸障碍等表现。严重感染者可因心肌炎、心力衰竭、败血症，或并发肺炎、脑炎而死亡，其中心肌炎是急性旋毛虫病最常见的致死原因。此期病程一般持续 2 ~ 8 周，或更长。

3．囊包形成期　也称恢复期，指囊包形成及受损肌细胞修复的过程。随着虫体的长大、卷曲，所寄生的肌细胞逐渐膨大呈纺锤状，形成梭形肌腔包围虫体，周围结缔组织增生形成囊壁。随着囊包的形成，肌肉组织急性炎症逐渐消失，患者全身症状减轻，但肌痛症状仍可持续数月。重症患者可因恶病质并发心肌炎、脑炎或肺炎而死亡。

【诊断】

因旋毛虫病患者无特异性症状和体征，临床表现相当复杂，临床诊断常常出现误诊或漏诊。需结合病史及流行病学资料，对曾有生食或半生食肉类史，并出现发热、水肿、肌痛及嗜酸性粒细胞增多的患者，考虑本病可能，需进一步检查确诊，尤其是群体发病这一特点有助于诊断。

1．病原学诊断　采用活检法，自患者肌肉酸痛处（如腓肠肌或肱二头肌）取样，经压片或切片镜检幼虫。轻度感染者或早期感染（感染后 10 天内）不易检获虫体，肌肉活检的检出率仅为 50%，故阴性结果不能排除该病。将患者吃剩的肉用人工消化分离法，将肌肉消化后，取沉渣检查幼虫，可提高检出率。

2．免疫学诊断

（1）皮内试验：此法简便易行，敏感性高，感染后第 2 周阳性率可达 90%。但病后 5 年或更长时间，部分患者仍可呈阳性反应，与其他蠕虫可有交叉反应。

（2）环蚴沉淀试验（circumlarval precipitin test，CPT）：有助于轻度感染的早期诊断，常于感染后第 3 周末开始呈现阳性反应。

（3）酶联免疫吸附试验（ELISA）：是目前诊断旋毛虫病常用的方法之一，敏感性高、特异性强，可作为诊断该病重要的辅助手段。广泛用于流行病学调查、感染动物筛选等方面。

【流行】

旋毛虫病呈世界性分布，以欧美的发病率为高。此外，大洋洲、非洲及亚洲的印度、印度尼西亚、老挝、朝鲜、日本等国也有流行。我国也是旋毛虫病流行较为严重的国家，除海南、台湾外，其他各省、自治区、直辖市均有动物间旋毛虫感染的报道。据 2001—2004 年全国人体寄生虫感染调查结果显示，人群中旋毛虫感染血清阳性率为 3.31%，云南省人群感染率可达 8.26%。

旋毛虫病是一种重要的人畜共患寄生虫病，在自然界已发现 150 多种家畜和野生动物可作为本虫的保虫宿主，其中感染率较高的动物有猪、犬、猫、鼠、狐等，猪是人体旋毛虫病的主要传染源。这些动物主要是通过相互残杀、摄食或食入含有活幼虫的动物尸体而感染，使得本病在动物间循环传播。

囊包幼虫的抵抗力较强，能耐低温，在 -15℃下可存活 20 天，腐肉中可存活 2 ~ 3 个月。熏、烤、腌制及暴晒等常不能杀死囊包幼虫，但 70℃时可很快使其死亡。因此，生食或半生食含有活囊包幼虫的肉及其动物制品是人类感染的主要方式。暴发流行与食生肉习惯有密切关系，患者中吃生肉者占 90% 以上，如我国云南少数民族有吃生皮、剁生的习惯，因此云南是我国旋毛虫病的高发区。烹调温度不高致使肉块或肉片深层的虫体未能杀死，如涮肉、烤串、煮饺、"过桥米线"等均可造成感染；食入未经足够温度加工的肉制品，如腌肉、腊肠、香肠，也可感染；此外，切生肉的刀具或砧板如污染了旋毛虫幼虫，也可导致该病的传播。

人体旋毛虫病的流行具有地方性、群体性和食源性的特点。

【防治】

1．广泛加强卫生宣教，改变食肉方式，不食生的或未熟透的猪肉、犬肉或猎获物，涮食、烤食肉类时延长涮烤时间是预防本病的关键。

2．严格执行肉类卫生检疫制度，加强食品卫生监督，禁止未经检验的肉类上市也是预防本病的重要环节。

3．改善猪的饲养方法，实行圈养，保持猪舍清洁及喂饲熟饲料。捕杀鼠类、野犬等保虫宿主，减少传染源。

4．阿苯达唑是治疗本病的首选药物，不仅能驱除肠内早期幼虫，还能杀死成虫、移行幼虫和肌肉中的幼虫，抑制雌虫产幼虫。甲苯咪唑和噻苯达唑也有较好的疗效。为防止或减轻重症患者的超敏反应，驱虫同时可使用肾上腺皮质激素等药物。

（孙雪文）

第八节　粪类圆线虫

粪类圆线虫［*Strongyloides stercoralis*（Bavay，1876）Stiles and Hassall，1902］最先是由 Normand 于 1876 年在一名腹泻的法国士兵的粪便中发现。该虫为兼性寄生，生活史包括自生生活（自生世代）和寄生生活（寄生世代）。在寄生世代中，成虫主要寄生在宿主（人或犬、猫等动物）的小肠，幼虫可侵入肺、脑、肝、肾等组织器官，引起粪类圆线虫病（strongyloidiasis）。粪类圆线虫是一种机会致病性寄生虫，如宿主免疫功能受累时感染此虫，可引起全身播散性感染，导致病情加重，甚至死亡。

【形态】

1．自生世代　雄虫大小为 0.7 mm×（0.04 ~ 0.05）mm，尾端向腹面卷曲，有两根交合刺与一根引带；雌虫大小为 1.0 mm×（0.05 ~ 0.075）mm，尾端尖细，生殖器官为双管型，前后排列，内有呈单行排列的各发育期虫卵，虫卵椭圆形，大小为 70 μm×40 μm，形态与钩虫卵相似，但较狭长；杆状蚴长 0.2 ~ 0.45 mm，尾端尖细；丝状蚴细长，长 0.6 ~ 0.7 mm，咽管呈柱状，尾端微分叉。

2．寄生世代 粪类圆线虫在宿主体内的生活阶段包括成虫、虫卵、杆状蚴和丝状蚴。在人体内有无寄生性雄虫，目前尚无定论，但在动物体内发现有寄生世代雄虫的报道。雌虫大小为 2.2 mm×（0.03 ~ 0.075）mm，虫体半透明，体表具细横纹，尾尖细，末端略呈锥形；口腔短，咽管细长，为体长的 1/3 ~ 2/5；生殖器官为双管型，子宫短，前后排列，各含虫卵 8 ~ 12 个，单行排列，阴门位于体后 1/3 处的腹面。虫卵形似钩虫卵，卵壳薄、无色透明，大小为（50 ~ 58）μm×（30 ~ 34）μm，部分卵内含 1 条胚蚴。杆状蚴头端钝圆，尾部尖细，长为 0.2 ~ 0.4 mm；口腔短，食道前后膨大呈双球型。丝状蚴即感染期幼虫，长为 0.4 ~ 0.7 mm；食道细长约为体长的 1/2；尾端尖细，呈分叉状。

【生活史】

粪类圆线虫的生活史复杂，有两种生活形式，包括在土壤中完成的自生世代和在宿主体内完成的寄生世代（图 18-21）。

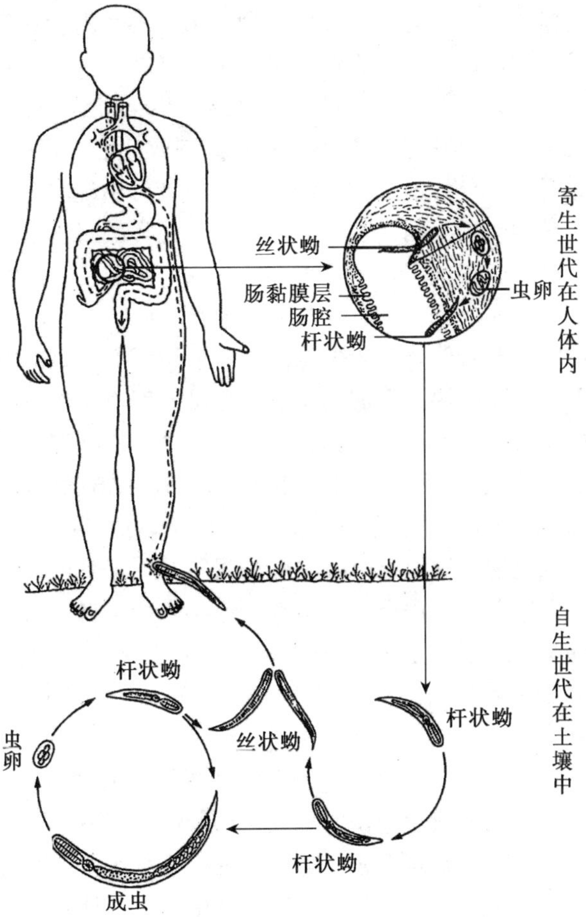

图 18-21 粪类圆线虫生活史

1．自生世代 在外界生活的成虫可将卵产在温暖、潮湿的土壤中，数小时内虫卵孵出杆状蚴，经 4 次蜕皮后发育为自生世代的成虫。在适宜的外界环境条件下，自生世代可多次进行，此过程称为间接发育。经多次循环后，雄虫逐渐减少，最终消失，雌虫进行孤雌生殖，但不能长久，虫体最终死亡。当在不利于虫体发育的外界环境中，杆状蚴蜕皮 2 次，发育为丝状蚴。此期幼虫可感染宿主，经皮肤或黏膜侵入人体，开始寄生生活，此过程称为直接发育。

2．寄生世代 当丝状蚴侵入人体皮肤后，约经 24 小时，通过静脉系统经右心至肺，穿过毛细血管壁进入肺泡，大部分幼虫沿支气管、气管逆行至咽部，被咽下至消化道，钻入小肠黏膜，经 2 次蜕皮后，发育为成虫。少部分幼虫在肺部和支气管可直接发育成熟。雌虫寄生在小肠，大部分埋藏于肠黏膜内，并在此产卵。虫卵发育很快，几小时后杆状蚴被孵化出来，并从黏膜内脱出，进入肠腔，随粪便排到体外。自丝状蚴感染人体至杆状蚴排出，整个过程最少需要 17 天。被排出的杆状蚴，既可经 2 次蜕皮直接发育为丝状蚴感染人体，也可在外界进行间接发育为自生世代的成虫。

当宿主的机体免疫力低下或发生便秘时，寄生于肠道中的杆状蚴可迅速发育为具有感染性的丝状蚴，这些丝状蚴可在小肠下段或结肠经黏膜侵入血循环，引起体内自身感染（endo-autoinfection）。当排出的丝状蚴附着在肛门周围，则可钻入肛周皮肤，导致体外自身感染（exo-autoinfection）。

有的虫体可寄生在肺或泌尿生殖系统，随痰排出的多为丝状蚴，随尿排出的多为杆状蚴。

【致病】

粪类圆线虫的致病作用与其感染程度及人体健康状况，特别是机体免疫功能强弱关系密切。在流行区，人感染粪类圆线虫后可有三种临床类型：第一类是由于感染者具有有效的免疫应答，轻度感染可被机体有效清除，无临床表现；第二类为慢性自身感染持续存在，可长达数十年，间歇性出现胃肠道不适；第三类为播散性超度感染（disseminated hyperinfection），见于长期使用激素的患者或艾滋病患者，由于自身免疫受到抑制或缺陷，可引发播散性超度感染，幼虫进入脑、肝、肺、肾等器官，导致广泛的组织损伤，患者可出现腹泻、肺炎、出血、脑膜炎及败血症等，往往因多器官功能衰竭而死亡。故有人认为粪类圆线虫是一种机会性致病寄生虫。粪类圆线虫病患者的主要临床表现有以下几方面：

1．皮肤损伤 丝状蚴侵入皮肤后，皮肤出现小出血点、丘疹，并伴有刺痛和瘙痒，有时可形成移行性线状荨麻疹；由于自身体外感染的缘故，病变可反复出现在肛周、腹股沟、臀部等处皮肤。因幼虫在皮肤内移行速度快，引起的荨麻疹蔓延速度也很快，每小时可达 10 cm 以上。荨麻疹出现的部位及快速蔓延的特点，是粪类圆线虫幼虫在皮肤移行的重要诊断依据。

2．肺部症状 丝状蚴在肺部移行时，穿破毛细血管，引起肺泡出血，细支气管炎性细胞浸润。轻者可有过敏性肺炎或哮喘表现。重度感染者可有咳嗽、多痰、持续性哮喘、呼吸困难、嗜酸性粒细胞增多等临床表现；幼虫有时可因黏液阻塞在支气管内，发育为成虫，并在支气管内寄生繁殖，则病情更为严重，病程更长；肺部广泛感染的患者，可表现为高热、肺功能衰竭，尸检可见肺内有大量幼虫，肺泡大量出血。胸部 X 线片肺部表现为粟粒状或网状结节样阴影，有时可见肺空洞和胸膜渗出。国外曾报道 1 例艾滋病并发肺粪类圆线虫感染的患者，患者在就诊前出现日益加重的呼吸困难、呕吐、腹痛或绞痛、食欲缺乏等症状，合并肠胃粪类圆线虫病；胸部 X 线片显示肺间质弥漫性病变，双肺满布界线清晰的直径为 2 ~ 5 mm 大小的网状结节影；粪检及支气管肺泡灌洗液检查，发现大量杆状蚴；痰液中也可检出幼虫。

3．消化道症状 成虫寄生于小肠黏膜内，其机械性刺激和毒性作用可引起组织损伤。症状轻的患者表现为以黏膜充血为主的卡他性肠炎，肠腺窝中可见虫体；中度患者表现为水肿性肠炎，肠壁增厚，黏膜萎缩，肠壁各层均可见虫体；重症患者以水肿性肠炎或溃疡性肠炎表现更明显，甚至引起肠壁糜烂，导致肠穿孔、腹膜炎，有时也能累及胃和结肠。患者可出现恶心、呕吐、腹痛、腹泻、黏液血便、麻痹性肠梗阻等症状，并伴有发热、贫血和全身不适等。

4．其他症状 弥漫性粪类圆线虫病丝状蚴在自身超度感染患者体内，可移行到其他器官，引起弥漫的组织损伤，形成肉芽肿性病变，导致广泛性粪类圆线虫病发生。这种病例常出现在长期使用免疫抑制剂、细胞毒药物或患各种消耗性疾病（如恶性肿瘤、白血病、结核病等）以及先天性免疫缺陷和艾滋病患者中。组织学研究证实，重度感染病例淋巴结和脾的胸腺依赖区均缺乏淋巴细胞，宿主对幼虫感染缺少炎症反应和免疫应答。由于大量幼虫在体内移行，可将肠道细菌带入血流，引起败血症，造成各种器官的严重损害；有些患者可出现强烈的超敏反应，如过敏性肺炎、过敏性关节炎等。到目前为止，已报道百余例由重度粪类圆线虫自身感染致死的病例。国外曾报道一例死于粪类圆线虫并发化脓性脑膜炎的患者，尸检时发现结肠、肝、肺、心内膜及脑膜等处均有幼虫，同时伴有化脓性脑膜炎病变，并在蛛网膜下腔的炎症细胞群中发现了数条丝状蚴。在国内也有相同报道，一例确诊为粪类圆线虫重度感染的患者，检查发现每克粪便含幼虫8126条，痰涂片见活幼虫2 ～ 5条（低倍视野），该患者曾用大量可的松类药物。

除以上表现外，粪类圆线虫还可引起神经精神症状和中毒症状，如发热、烦躁、抑郁、失眠、贫血、嗜酸性粒细胞增多等。

【诊断】

由于粪类圆线虫病缺乏特有的临床表现，故常致临床误诊。一般而言，凡同时出现消化道和呼吸道症状的病例，应考虑粪类圆线虫感染的可能性，并做进一步相关检查，以明确诊断。

1．病原学诊断 从粪便、痰、胃肠液、尿液或脑脊液中检出幼虫或培养出丝状蚴，在急性腹泻患者的粪便中检出虫卵，从胃肠黏膜组织病理切片中查出虫体均可确诊。由于患者有间歇性排虫现象，故应反复多次进行病原检查。观察虫体时，滴加卢戈碘液，可使幼虫呈现棕黄色，且虫体的结构特征清晰，便于鉴别。对疑似肺粪类圆线虫病、痰检阴性者，应采用支气管镜刷检及支气管冲洗液细胞学检查，可提高检出率。对胃肠粪类圆线虫病，采用胃和十二指肠液引流查病原体，检出率高于粪检。常用的病原学诊断检查方法有：

（1）生理盐水直接涂片法：简单、易行，但检出率低，仅60%左右，不适用于轻度感染的病例。

（2）离心沉淀法：用4% NaOH消化后离心沉淀效果较好，检出率可达75%。

（3）贝氏分离法：检出率可高达98%。

（4）粪便直接培养法：检出率高于贝氏分离法。

2．免疫诊断 皮试法简便易行，但敏感性和特异性较差。以鼠粪类圆线虫脱脂抗原做ELISA，检测患者血清中特异性抗体，阳性率可达94%以上。对轻、中度感染者，具有较好的辅助诊断价值。

3．血常规 白细胞总数和嗜酸性粒细胞百分比仅在轻、中度感染患者中增高，早期粪类圆线虫感染者，嗜酸性粒细胞可高达50%。

【流行与防治】

驱治粪类圆线虫可采用噻苯达唑、阿苯达唑或复方阿苯达唑，均有较好的治疗效果。除注意加强粪便与水源管理，做好个人防护外，还需避免粪类圆线虫感染者发生自身感染。在临床使用激素类药物或免疫抑制剂前，应做粪类圆线虫常规检查，发现有感染者，需先给予杀虫治疗。对免疫功能低下者，如艾滋病携带者或艾滋病患者，也应进行常规的病原学检查，以防止发生暴发性粪类圆线虫病。

（孙雪文）

第九节 广州管圆线虫

广州管圆线虫［*Angiostrongylus cantonensis*（Chen，1935）Dougherty，1946］属分肠纲（Secernentea）、圆线目（Order Strongylida）、管圆科（Family Angiostrongylidae）、管圆线虫属（Genus *Angiostrongylus*）。成虫寄生于鼠类肺部血管，幼虫偶可寄生人体引起嗜酸性粒细胞增多性脑膜脑炎或脑膜炎。本虫最早由陈心陶（1933，1935）在广州捕获的家鼠及褐家鼠体内发现，命名为广州肺线虫（*Pulmonema cantonensis* Chen，1935），后由 Matsumoto（1937）在台湾报道，1946 年由 Dougherty 订正为本名。人体首例广州管圆线虫病是由 Nomura 和 Lin 于 1944 年在台湾省发现。

【形态】

成虫线状，角皮透明、光滑，具微细环状横纹。头端钝圆，头顶中央有一小圆口，缺口囊。雄虫大小为（11 ~ 26)mm×(0.21 ~ 0.53)mm；交合伞对称，呈肾型。雌虫大小为（17 ~ 45）mm×（0.3 ~ 0.66）mm，尾端呈斜锥形；子宫白色、双管形，与充满血液的肠管缠绕成红（或黑褐）、白相见的螺旋纹，十分醒目；阴门开口于肛孔之前。幼虫可分为 5 期，第 3 期幼虫为感染期，外形呈细杆状，大小为（0.462 ~ 0.525）mm×（0.022 ~ 0.027）mm，虫体无色透明，体表具两层鞘膜；头端较圆，尾顶端尖细，食道比虫体长度 1/2 略短，可见排泄孔、肛孔及生殖原基（图 18-22）。

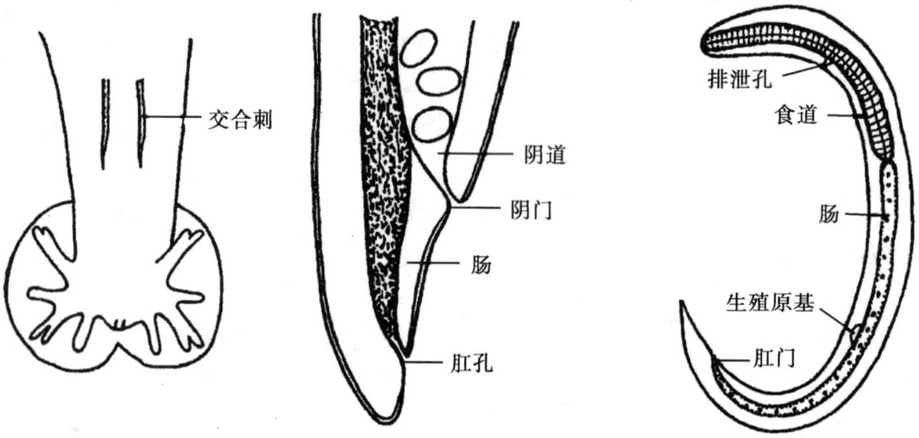

图 18-22 广州管圆线虫形态

【生活史】

广州管圆线虫的生活史包括成虫、卵、幼虫 3 个发育阶段。成虫寄生于多种鼠类的肺动脉内，亦可见于右心，在鼠的肺动脉内发育成熟、交配，雌虫产卵，虫卵随血流到达肺毛细血管内继续发育，孵出第 1 期幼虫，幼虫穿破肺毛细血管进入肺泡，沿支气管上行至咽喉部，再吞入消化道，最后随宿主粪便排出体外。排出体外的幼虫被吞入或主动侵入中间宿主（螺类及蛞蝓）体内后，在其肌肉、肺或其他内脏处经 2 次蜕皮过程，经第 2 期幼虫发育为第 3 期幼虫（即感染期幼虫）。鼠类吞食含有感染期幼虫的中间宿主、转续宿主（蛙、淡水虾、鱼、蟹等）或被幼虫污染的食物后，幼虫在其胃内脱鞘后进入肠壁小血管，随血流到达身体各处，但多数虫体到达脑部，在脑组织内经过 2 次蜕皮，经第 4 期幼虫发育为第 5 期幼虫，后从脑静脉系统通过右心到肺动脉定居，发育为成虫。从感染期幼虫感染终宿主至其粪便中出现幼虫需 6 ~ 7 周。

广州管圆线虫感染人体的方式及在人体内的移行和发育过程大致与在鼠类体内相同。人因生食或半生食含感染期幼虫的中间宿主和转续宿主而感染，生吃被感染期幼虫污染的蔬菜、瓜果或饮生水也可感染。由于人是本虫的非适宜宿主，故在人体内幼虫通常滞留在中枢神经系统，也可出现在眼前房、后房或视网膜等处，虫体停留在第 4 期幼虫或性未成熟的成虫早期阶段，幼虫通常不能进入肺血管内发育为成虫。但有报道在 2 岁以下婴幼儿死亡病例尸体解剖时发现肺部有成虫（图 18-23）。

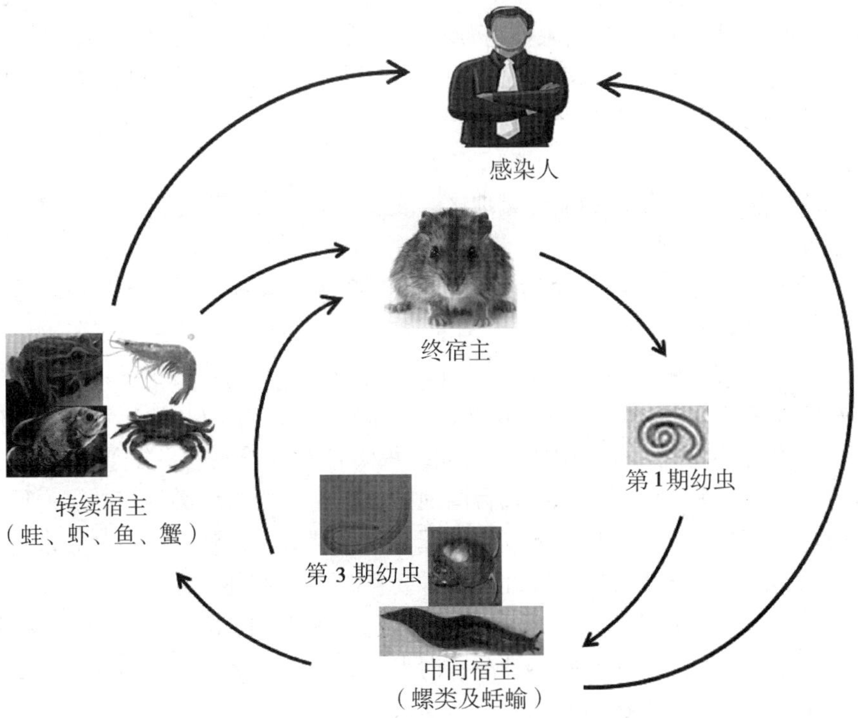

图 18-23　广州管圆线虫生活史

【致病】

人体广州管圆线虫病（angiostrongyliasis）主要是由于该虫幼虫在人体内移行过程中的机械性损伤及其分泌物、代谢物引起的毒性作用所致，幼虫是其主要的致病阶段。虫体主要侵犯中枢神经系统，引起嗜酸性粒细胞增多性脑膜脑炎或脑膜炎。此病以脑脊液中嗜酸性粒细胞显著升高为特征。主要病理改变为充血、出血、脑组织损伤及肉芽肿性炎症反应，除大脑和脑膜外，病变还可波及小脑、脑干和脊髓。患者有神经系统受损的表现，最明显的症状为急性剧烈头痛，头痛一般为胀裂性乃至不能忍受，止痛药仅对 45% 病例有短时间缓解，头痛起初为间歇性，以后发作渐频或发作期延长；头痛部位多为枕部和双颞部。此外，患者尚可表现为颈强直，出现肌痛、颈部运动疼痛、皮肤刺痛等，也可出现恶心、呕吐、发热、精神异常、下肢肌无力、尿潴留、排便障碍。部分患者伴有神经系统异常表现、视觉损害、眼部异常、缓慢进行性感觉中枢损害、面瘫等体征。严重者可出现嗜睡、意识障碍、昏迷、肢体瘫痪，甚至死亡。本虫偶可累及其他部位，如鼻部、眼部或肺部、腹部等。

【诊断】

询问病史是诊断本病的主要依据，患者有吞食或接触含本虫的中间宿主或转续宿主史；有典型的临床表现；脑脊液压力升高，白细胞总数明显增多，其中嗜酸性粒细胞数超过 10%，有助于诊断本病。

1．病原学检查　从脑脊液、眼或其他部位检获幼虫或发育期成虫可确诊，但一般检出率不高。也可用所食的螺肉、蛙肉、鱼肉等检查幼虫。

2．免疫学检查 用酶联免疫吸附试验（ELISA）检测患者血清中特异性抗体是目前诊断本病的最常用方法。间接荧光抗体试验（IFAT）、酶联免疫印迹试验等也用于检测患者血液及脑脊液中特异性抗体或循环抗原。

3．常规实验室检查 血液检查可见嗜酸性粒细胞显著增多，一般在0.08%～0.37%之间；白细胞总数一般无异常。脑脊液检查可见外观清亮或混浊，压力升高，蛋白质、糖、氯化物可轻度增高或正常；嗜酸性粒细胞计数常高于周围血液，多数在20%～70%，在发病后2～5周最高，且其水平及变化情况常与病情、病期有关，病情较重者嗜酸性粒细胞在脑脊液中持续时间延长，有时周围血液嗜酸性粒细胞已转正常而脑脊液中仍高，可将脑脊液中嗜酸性粒细胞计数视为恢复与否的标志。

【流行】

广州管圆线虫病分布于热带和亚热带地区，主要流行于东南亚地区、太平洋岛屿、日本和美国，我国主要分布在台湾、香港、广东、浙江、福建、海南、天津、黑龙江、辽宁、上海、湖南、北京和云南等地区。目前，全世界累计有3000多例病例报道，多呈散在分布，但也有群体暴发流行的报道。1997—2008年在我国浙江、福建、云南、北京及广东等地出现因食用福寿螺肉而集体感染的9起严重公共卫生事件。其中2006年6～9月在北京发生的广州管圆线虫病暴发性流行事件，确诊患者达160例。到2008年底，我国共计报告病例380多例，其中近90%病例发生于群体感染。我国广州管圆线虫病自然疫源地主要分布在长江以南的浙江、福建、江西、湖南、广东、广西、海南及台湾地区。但由于淡水螺类等产品流通便利，病例的发生不仅仅局限于自然疫源地，如上述发生的北京福寿螺事件，就是因为食用来自南方的福寿螺肉而感染。此病已成为威胁我国人民健康的重要食源性寄生虫病。

广州管圆线虫病是人畜共患病，成虫可寄生于几十种哺乳动物体内，包括啮齿类、犬类、猫类和食虫类，其中鼠类是最主要的传染源，而人是其非正常宿主。广州管圆线虫的中间宿主主要为一些软体动物，如一些螺类（福寿螺、褐云玛瑙螺等）和蛞蝓，其中褐云玛瑙螺和福寿螺的广州管圆线虫幼虫的自然感染率分别为29.76%和69.5%；转续宿主比较多，有蟾蜍、蛙、淡水鱼、淡水虾、蟹、陆栖蜗牛等。这些中间宿主和转续宿主多与人类生活密切相关。人类的感染主要是由不良饮食习惯引起，如生吃或半生吃一些螺类、鱼、虾、蟹及其制品等，这些都与本病的传播有关。

【防治】

积极做好灭鼠工作对预防本病有重要意义。要加强食品卫生和环境卫生的监测和管理，大力开展卫生宣教工作，增加自我保护意识，改变不良饮食习惯，不生吃或半生吃中间宿主（螺类）及转续宿主的肉，不吃未洗净的生菜，不喝生水。因幼虫可经皮肤侵入机体，故应预防在加工螺类的过程中受感染。

治疗本病尚无特效药，目前主要是对症治疗。缓解头痛可服用阿司匹林，也可腰椎穿刺适量排放脑脊液，以减轻颅内压。左旋咪唑、阿苯达唑有较好的杀虫效果，治疗时应注意虫体在脑和脊髓内死亡引起的不良反应，可配合地塞米松及甘露醇等对症治疗。眼部广州管圆线虫病治疗首先为外科手术摘除或激光治疗。

第十节 其他人体寄生线虫

一、结膜吸吮线虫

结膜吸吮线虫（*Thelazia callipaeda* Railliat & Henry，1910）隶属旋尾目、吸吮科、吸吮线虫属。该虫主要寄生于犬、猫等动物的眼结膜囊及泪管内，亦可寄生于人眼结膜囊内，引起结膜吸吮线虫病（thelaziasis）。因本虫多在亚洲地区流行，故又称东方眼虫（oriental eyeworm），由其引起的疾病又称东方眼虫病。人体病例首先发现于我国北京（Stuckey，1917）和福建（Trimble，1917），故又曾称华裔吸吮线虫。迄今我国已有300多例该病的报道。

成虫细长，在眼结膜囊内为淡红色，半透明，离开人体后为乳白色；虫体体表除头尾两端光滑外，其余部分均有微细的环状横纹，横纹边缘锐利，呈锯齿状。头端钝圆，有大而圆的角质性口囊，无唇，口囊外周具有两圈乳突，内圈6个，外圈10个。雌虫大小为（6.2 ~ 20.0）mm ×（0.30 ~ 0.85）mm，生殖器官双管型，阴门位于虫体前端食道与肠支连接处之前；肛门距尾端很近。雄虫大小为（4.5 ~ 15.0）mm×（0.30 ~ 0.75）mm，尾端向腹面弯曲，由泄殖腔伸出长短、形态各异的交合刺两根。雌、雄虫尾端肛门周围均有数对乳突。虫卵椭圆形，壳薄而透明，在子宫内的虫卵大小为（54 ~ 60）μm×（34 ~ 37）μm，在近阴门的卵内已含有幼虫。卵在产出之前卵壳逐渐变薄，形成包裹幼虫的鞘膜。产出的幼虫（卵胎生）大小为（350 ~ 414）μm×（13 ~ 19）μm（图18-24）。

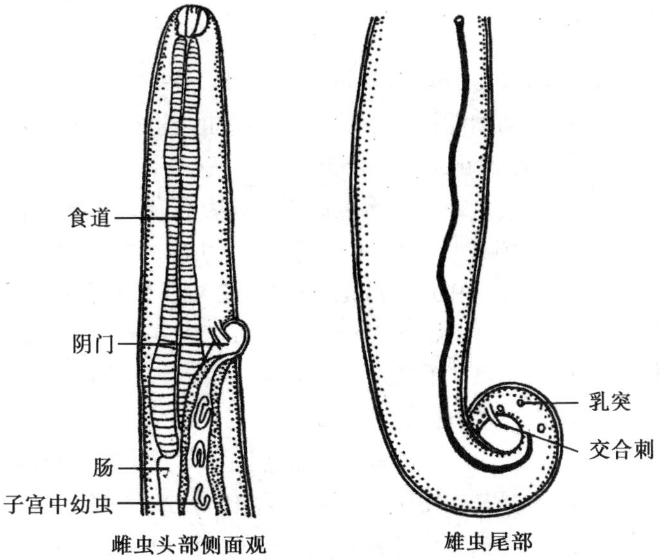

图18-24 结膜吸吮线虫形态

成虫寄生于终宿主犬、猫等动物的眼结膜囊及泪小管内，偶可寄生于人的眼部，亦有兔、鼠、马、猴、貉、银狐和野狐等动物感染本虫的报道。雌虫在终宿主眼结膜囊内产出幼虫，随眼的分泌物排出。当中间宿主蝇类在终宿主眼部舔食时，幼虫随眼分泌物进入蝇的消化道，经中肠进入血腔，经2 ~ 4周完成2次蜕皮，发育成感染期幼虫，并移至蝇头部的喙内。当蝇再次舔食其他宿主的眼分泌物时，感染期幼虫自蝇喙逸出，进入终宿主的眼部，在宿主眼结膜囊内发育成熟，雌雄成虫交配。实验结果表明，感染期幼虫在适宜温度（24 ~ 30℃）下经1 ~ 2个月发育为成虫，雌雄交配后雌虫开始产幼虫。成虫寿命2年以上。

成虫寄生在人眼结膜囊内，以上穹窿部外眦侧多见，其次为眼前房、泪小管，也可寄生于泪腺、结膜下等，以口囊吸附在眼结膜上，并能自由移动。虫体体表的锐利横纹对患者眼部造成机械性损伤，同时虫体的分泌物和排泄物可造成化学性刺激，引起结膜炎和继发感染。临床上患者可有眼部异物感、痒感、流泪、畏光、分泌物增多、眼痛和结膜充血、水肿等症状，但视力一般不受影响，取出虫体后症状便可消失。重者可伴有结膜充血、角膜溃疡、瘢痕形成，造成角膜混浊、视力下降等损害，也可引起继发性青光眼、眼睑外翻等并发症。如寄生于眼前房，可见丝状物浮动感、睫状体充血、房水混浊、眼压增高、瞳孔扩大。泪小管受损，可导致泪点外翻。以单侧眼部感染多见，双眼感染者少见。

本病诊断可根据自患者眼部取出的虫体，镜检后确定虫种而确诊。

结膜吸吮线虫病分布于亚洲地区。我国除青海、西藏、宁夏、甘肃、海南和台湾以外的26个省、自治区、直辖市均有分布，以湖北、山东、江苏、河南、安徽、云南和河北的病例较多。该虫主要的中间宿主和传播媒介为实冈田绕眼果蝇（*Amiota okadai* Maca，1977），该病的流行与蝇类繁殖活动季节有关，多发生在6～9月。本病属人畜共患病，犬、猫等动物为本病的重要传染源。人体感染与性别、年龄无关，主要取决于感染机会。该病多见于农村，特别是婴幼儿，这可能与农村养犬、猫较多，夏秋季果蝇类孳生，感染机会较多有关。

预防本病的关键是注意个人眼部卫生，特别是婴幼儿。蝇类是本虫的中间宿主和传播媒介，防蝇灭蝇是预防本病传播的重要措施。加强犬、猫的管理，以防人体感染。

治疗可用1%～2%可卡因（cocaine）或1%普鲁卡因（procaine）滴眼，虫体受刺激从眼角爬出，用眼科镊将虫取出，或用消毒棉签取出，并点滴抗生素眼液，以防止继发感染。

二、东方毛圆线虫

东方毛圆线虫（*Trichostrongylus orientalis* Jimbo，1914）是一种寄生于绵羊、骆驼、马、牛及驴等动物的胃和小肠内的寄生虫，也可寄生于人体小肠内，引起毛圆线虫病（trichostrongylosis）。

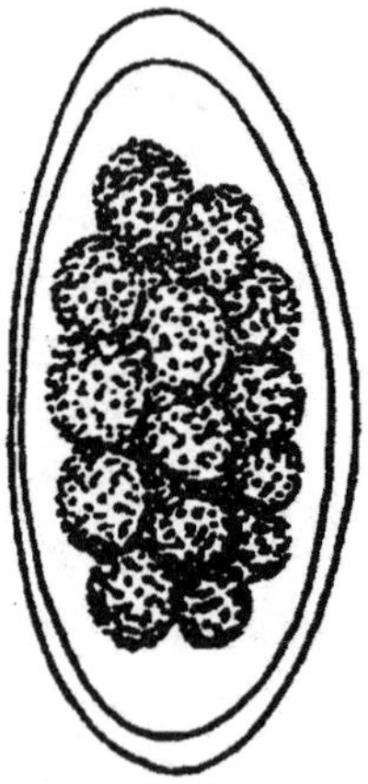

图 18-25 东方毛圆线虫卵

成虫纤细，无色透明；体表具有不明显的横纹；口囊不显著，咽管呈圆柱形，为体长的1/7～1/6。雄虫大小为（4.3～5.5）mm×（0.072～0.079）mm，尾端交合伞明显，有一对交合刺，末端有小钩。雌虫大小为（5.5～6.5）mm×0.07mm，尾端呈锥形；阴门位于体后1/6处，子宫内含虫卵5～16个，产卵能力不强。虫卵呈长椭圆形，一端较圆，一端稍尖，无色透明，大小为（80～100）μm×（40～47）μm，似钩虫卵而略长，壳薄，卵膜与卵壳间空隙在两端较明显。新鲜粪便中的虫卵内含10～20个胚细胞（图18-25）。

成虫寄生于绵羊、马、牛等食草动物或人的胃和小肠内。体外发育过程与钩虫相似，卵随宿主粪便排出体外，在适宜环境中孵出杆状蚴，经2次蜕皮发育为感染期幼虫，即丝状蚴。人常因生食或含吮受感染期幼虫污染的蔬菜、草叶而感染，也有因饮用含感染期幼虫的生水而感染者。感染期幼虫在肠腔内完成第3次蜕皮，侵入小肠黏膜，约经数日返回肠腔，经第4次蜕皮发育为成虫。从丝状蚴经口侵入人体到雌虫成熟产卵需16～36天，若经皮肤感染则需26～36天。

本虫所引起的病理改变不甚明显。东方毛圆线虫可引起患者腹痛、腹泻、腹胀等消化系统症状，一般腹痛症状较钩虫感染者略重。重度感染患者可有贫血以及由虫体代谢产物所引起的毒性反应。因本虫导致的临床症状与钩虫相似，又常与钩虫混合感染，故临床上与钩虫感染难以区分。

诊断本病以粪便中查见虫卵为确诊依据，粪检方法常用饱和盐水浮聚法，亦可用培养法查丝状蚴。检查时应注意与钩虫和粪类圆线虫的丝状蚴相区别。

东方毛圆线虫呈世界性分布，农村较城市多见，具有一定的地方性，如四川个别地区（潼南县）感染率高达50%。据全国人体肠道寄生虫感染调查显示，我国18个省、自治区、直辖市有本虫感染的报道，其中海南省感染率最高（0.729%），全国平均感染率为0.026%，全国感染人数可达27万。人体感染主要是因为误食污染有感染期幼虫的蔬菜等食物，或接触了被感染期幼虫污染的土壤。

防治原则与钩虫相同。

三、美丽筒线虫

美丽筒线虫（*Gongylonema pulchrum* Molin，1857）主要寄生于哺乳动物（特别是反刍动物）口腔、食管黏膜和黏膜下组织，偶尔也可寄生于人体，引起美丽筒线虫病（gongylonemiasis）。人体感染的病例最早由 Leidy（1850）在美国及 Pane（1864）在意大利先后发现，此后世界各地陆续有散在病例报道。在我国，从 1955 年在河南发现第一例后，迄今已报道病例百余例，分布于 20 个省、自治区、直辖市，其中山东病例最多，其次是山西。

成虫细长如线状，乳白色；寄生于反刍动物体内的雄虫大小为（21.5 ~ 62）mm×（0.1 ~ 0.36）mm，雌虫大小为（70 ~ 145）mm×（0.2 ~ 0.53）mm；寄生于人体内的虫体较小，雌虫大小为（32 ~ 68.8）mm×（0.2 ~ 0.37）mm，雄虫大小为（21 ~ 30.68）mm×（0.16 ~ 0.23）mm。虫体体表有明显横纹，前端正中有口，较小，呈漏斗状，周围有分叶状唇，上有 8 个小乳突。体前部表皮有成行排列的许多大小不等、形状各异、数目不同的花缘状表皮突，背面及腹面各四行。近前端两侧各有一个颈乳突，其后为 1 对呈波浪状的侧翼。雄虫尾部有明显的膜状尾翼，左右不对称；尾部末端有 4 对乳突和交合刺 1 对，交合刺大小不等，形状各异。雌虫尾端不对称，呈钝锥状，略向腹面弯曲；阴门位于肛门稍前方（图 18-26）。虫卵椭圆形，大小平均为 48 μm×27 μm；无色透明，壳厚，表面光滑；内含幼虫。

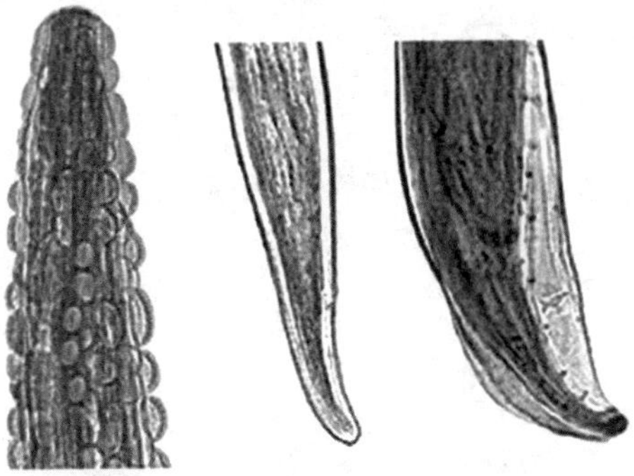

图 18-26 美丽筒线虫形态

美丽筒线虫生活史包括在终宿主（羊、牛、猪、熊、猴等动物及人）和中间宿主（屎甲虫、蜚蠊等）体内发育和繁殖的过程。成虫寄生于终宿主的口腔、咽、食管的黏膜和黏膜下层，人为偶然宿主。雌虫产出的虫卵自黏膜破溃处进入消化道，随宿主的粪便排出体外，被屎甲虫（dung beetle）、蜚蠊（cockroach）、螳螂（mantis）、蝗虫（grasshopper）、天牛（beetle）等中间宿主吞食后，卵内幼虫在其食道内孵出，穿过消化道进入体腔，经 2 次蜕皮，发育为囊状感染期幼虫，终宿主误食此感染期幼虫后，幼虫破囊而出，侵入胃或十二指肠黏膜内，再向上移行至食管、咽或口腔等处黏膜内寄生，约经 2 个月发育为成虫。成虫在人体内可寄生 1.5 年左右，个别可长达 5 年以上。

成虫在人体主要寄生于口腔（如上唇、下唇、舌、颊、颚、齿龈等）、咽喉或食管等的黏膜及黏膜下层。虫体在黏膜和黏膜下层自由移动，速度较快，对局部造成机械性刺激及代谢物、分泌物等的化学性刺激，在寄生的局部黏膜可出现水疱、血疱及乳白色的线形弯曲隆起。临床上患者出现虫样蠕动感、局部痒感、异物感、刺痛感、麻木感及肿胀、疼痛、黏膜粗糙、唾液增多等。重者可出现舌和颊麻木僵硬、声音嘶哑、吞咽困难等。寄生于食管黏膜下层时可造成黏膜浅表溃疡，引起吐血。有的患者还可出现精神不安、失眠、恐惧等精神症状。血中嗜酸性粒细胞增多，可高达白细胞总数的 20%。

根据患者的口腔症状（黏膜上有异物爬行感）和病史可做初步诊断。通过用消毒针挑破患处隆起黏膜，取出虫体镜检即可确诊。人体感染与饮食、饮水卫生和生活习惯有关，如山西和山东等地有烤吃蝗虫、螳螂、甲虫及烧吃屎甲虫的习惯；感染期幼虫污染水源、蔬菜等，人因误食也可感染。

主要预防措施是加强宣传教育，注意饮食卫生，不饮生水，禁食甲虫、蝗虫、蜚蠊等昆虫。治疗方法主要是在局部麻醉下挑破患处黏膜取出虫体，也可在患处涂以奴夫卡因溶液，使虫体易从黏膜内移出。

四、麦地那龙线虫

麦地那龙线虫 [*Dracunculus medinensis*（Linnaeus，1758）Gallandant，1773] 成虫寄生于人和多种哺乳动物组织内，引起麦地那龙线虫病（dracunculiasis）。

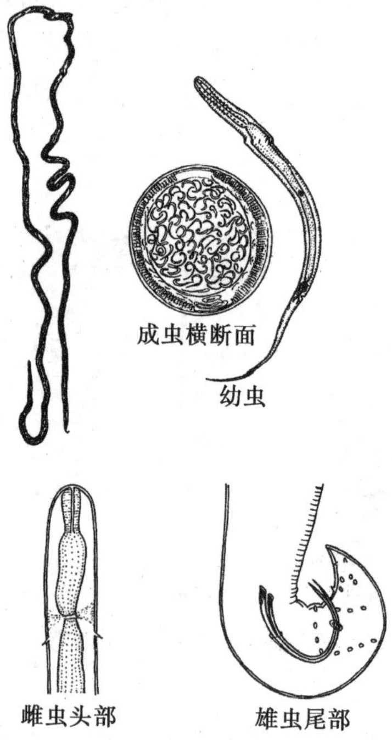

图 18-27 麦地那龙线虫形态

成虫形似一根粗白线，前端钝圆，体表光滑，有细环纹。雌虫长 60 ~ 120 cm，宽 0.9 ~ 2.0 mm，成熟雌虫体腔被子宫充满，子宫双管型，内含大量第 1 期幼虫；雄虫长 12 ~ 40 mm，宽 0.4 mm，末端向腹面卷曲 1 圈或数圈，尾端有交合刺两根。幼虫大小约为 636.0 μm × 8.9 μm，体表有明显的细环纹，尾部细长，约占虫体的 1/3（图 18-27）。

成虫寄生于终宿主（人或哺乳动物）组织内，雌雄交配后，成熟的雌虫自寄生部位移行至四肢、背部的皮下组织，头端伸向皮肤表面，此时子宫内已有成千上万条第 1 期幼虫，由于内外压力使子宫破裂，极为活跃的第 1 期幼虫被大量释出。这些幼虫可引起宿主强烈的免疫反应，使皮肤表面形成水泡，水泡最后溃破。当溃破部位与冷水接触时，成虫受到刺激，虫体前端与其子宫伸出伤口，间歇地产幼虫于水中，雌虫产完幼虫后缩回到组织内，虫体死亡后被组织吸收，伤口很快愈合。

幼虫进入水中，若被中间宿主剑水蚤吞食，在适宜温度下约经 2 周，在其体内发育为感染期幼虫。当人或哺乳动物误食含感染期幼虫的剑水蚤后，幼虫在十二指肠处从剑水蚤体内逸出，钻入肠壁，经肠系膜、体腔、胸腹肌移行至皮下结缔组织，并穿过皮下结缔组织到达腋窝和腹股沟区。虫体约经 3 个月发育为雌雄成虫，雄虫在感染后 3 ~ 7 个月内死亡，雌虫受精后移行到终宿主皮下，产出第一期幼虫。

感染期幼虫在体内移行及发育时，虫体经过处或所在部位常无明显病变。本虫的致病作用主要有雌虫移行至皮肤过程中引起的机械性损害，患者皮肤出现条索状硬结和肿块，释放的幼虫可引起局部疼痛、水疱、脓疱、蜂窝组织炎、溃疡等症状。此外，雌虫释放的代谢产物可引起荨麻疹、血管性水肿和其他全身症状，如发热、头晕、恶心、呕吐、腹泻，血中嗜酸性粒细胞增高。虫体还可侵犯中枢神经系统，引起瘫痪，也可引起眼部、心脏及其他器官的病变。当雌虫产完幼虫将破溃虫体缩回组织内，可造成继发细菌感染。我国报告的 1 例 12 岁男童，其病变部位为左侧腹壁皮下，手术从肿块内取出一条麦地那龙线虫雌虫的片段。

诊断本病的方法包括病史和皮肤上典型水泡。皮肤水泡溃破后，在伤口处滴少许水，片刻后取伤口表面的液体至载玻片上，镜检有无运动活跃的幼虫。最可靠的确诊依据是查到自伤口伸出的雌虫，但须与皮下寄生的裂头蚴相鉴别。X 线检查有助于宿主体内虫体钙化的诊断。皮内试验、IFA 或 ELISA 等免疫学方法可作为辅助诊断。

本病是一种人畜共患寄生虫病（zoonosis），呈世界性分布，特别是印度、巴基斯坦、西南亚以及非洲一些国家流行较为严重。日本、朝鲜和我国人体感染仅见个例报告。本病的流行主要有两个环节：饮用含剑水蚤的生水及患者与水接触，亦可因生食泥鳅（loach）引起。本病感染的年龄多在 14 ~ 40 岁，发病季节以 5 ~ 9 月份为最高。本病在 20 世纪曾是严重危害人类特别是青少年健康的寄生虫病，据世界卫生组织（1990）报道，全球每年有 500 万 ~ 1000

万人感染本虫，约有 1.2 亿人受该病威胁。经过多年的大力防治，到 2012 年 6 月，非洲仅有南苏丹报告 142 例，埃塞俄比亚报告 1 例。在我国，家畜感染的报告较多，而人体病例仅有王增贤（1995）报告 1 例。

预防本病主要是注意饮水卫生，不饮生水（特别是自然界中的生水）。治疗本病可用适量冷水置于暴露在伤口外的虫体上，使雌虫伸出产幼虫，然后用一根小棒卷上虫体，慢慢卷出长约 5 cm 的虫体，以后每天卷 1 次，大约 3 周即可将全虫取出。化学治疗药物可用甲硝唑（metronidazole）和噻苯达唑（thiabendazole）。

五、棘颚口线虫

棘颚口线虫（*Gnathostoma spinigerum* Owen，1836）主要寄生于犬、猫、虎、豹等食肉动物的体内，第 3 期幼虫偶尔可寄生于人体，引起人体棘口线虫病（gnathostomiasis）。

成虫粗壮，活时鲜红色，略透明，两端略向腹面弯曲。头部球形，周围有 8 圈小钩，口位于顶部中央，口周有 1 对肥厚而明显的肉质唇。颈部狭窄，体前半部和近尾端处被有许多叶状体棘，体棘的形状和大小有明显差异，具有分类学意义。雄虫长 11 ～ 25 mm，末端膨大形成假交合伞，有 4 对有柄乳突，1 对长短不一的交合刺。雌虫长 25 ～ 54 mm，阴门位于体中后部。虫卵椭圆形，大小为（62 ～ 79）μm×（36 ～ 42）μm，黄棕色；卵壳表面呈颗粒状，一端有帽状透明塞，内含 1 ～ 2 个卵细胞（图 18-28）。

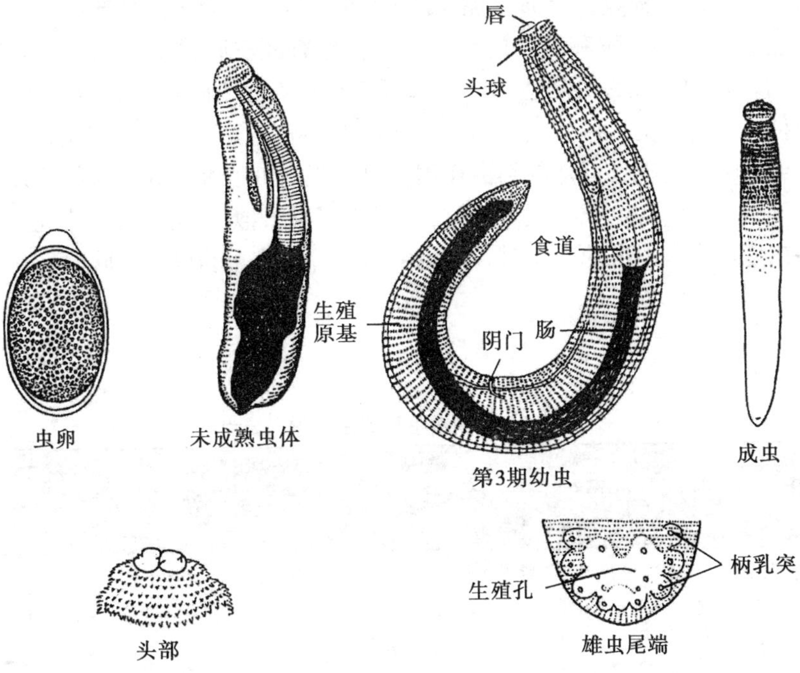

图 18-28　棘颚口线虫形态

成虫寄生于终宿主犬、猫等食肉动物的胃壁瘤块中，多数终宿主体内只有单个瘤块，瘤块破溃后虫卵经破溃处落入消化道，随粪便排出。在 27℃水中，经 7 天孵出第 1 期幼虫，幼虫被第一中间宿主剑水蚤吞食后，经 7 ～ 10 天发育为第 2 期幼虫。当含第 2 期幼虫的剑水蚤被第二中间宿主（淡水鱼、蛙等）吞食后，大部分移行至肌肉，1 个月后发育为第 3 期幼虫。终宿主（犬、猫等动物）食入感染有棘颚口线虫幼虫的第二中间宿主（淡水鱼、蛙、乌鳢、泥鳅、黄鳝等）后，第 3 期幼虫在其胃内脱囊，穿过胃肠壁移行至肝、肌肉或结缔组织等处发育，在近成熟时，返回宿主胃壁，在黏膜下形成特殊的瘤块，逐渐发育为成虫。第 3 期幼虫也可经皮肤、胎盘或口腔黏膜感染终宿主。感染后 100 ～ 150 天即可在终宿主的粪便中检出虫卵。一个瘤块中常有一至数条虫体寄生。成虫寿命可达 10 年以上。

蛇、鸡、猪、鸭等动物食入含有第 3 期幼虫的鱼或蛙后，幼虫在其体内不能进一步发育，故为转续宿主。人不是本虫的适宜宿主，感染后在人体组织内寄生的虫体停滞在第 3 期幼虫或性未成熟的成虫早期阶段。

本虫的致病作用主要是幼虫在人体皮肤或内脏内移行造成机械性损害及虫体的代谢产物和分泌物（如类乙酰胆碱、含透明质酸酶的扩散因子、蛋白水解酶等）刺激引起的超敏反应。病变部位广泛，一般分为皮肤幼虫移行症和内脏幼虫移行症两种类型。皮肤幼虫移行症可在全身各部位出现匐行疹或间歇性大小不等的皮下游走性包块；局部皮肤表面发红，可有灼热感、痒感，疼痛不明显。内脏型幼虫移行症在各脏器均可出现，临床表现随寄生部位的不同而异；幼虫进入脑组织，可引起嗜酸性粒细胞增多性脑脊髓炎，患者表现为严重的神经根痛、四肢麻痹、嗜睡、昏迷，严重者可致患者死亡；如在消化、呼吸、泌尿系统中移行或寄居，可引起相应的症状。

皮肤型颚口线虫病可经外科手术从病变组织中取出虫体做镜检确诊。对内脏型颚口线虫病的诊断，可依据患者有生食或半生食淡水鱼或转续宿主史，血中嗜酸性粒细胞增多（占白细胞总数的 10% ～ 96%），并辅以免疫学方法诊断。

本虫主要分布于亚洲，其中以日本和泰国最为严重，可能与当地人喜食生鱼有关。颚口线虫病在我国分布广泛，散在分布于浙江、江苏、安徽、湖南、湖北、山东、河南、江西、广东、海南、台湾、陕西、福建、上海、黑龙江共 15 个省、自治区、直辖市。人的感染大多是由于生食或半生食鱼、鸡、鸭和猪等肉类而引起，也有经皮肤感染的报道。颚口线虫病是人畜共患寄生虫病，猫的感染率可高达 40%。棘颚口线虫第 2 中间宿主和转续宿主的种类繁多，全球有 100 余种，包括鱼类、两栖类、爬行类、鸟类和哺乳类等。治疗皮肤型颚口线虫病主要靠外科手术取虫，噻苯达唑有一定的杀虫作用，可用于内脏型颚口线虫病的治疗。加强宣传教育，注意饮食卫生，不食生的或半生的鱼类、禽鸟类、两栖类、爬行类和哺乳类等肉类，不喝生水。此外，在处理含有本虫的肉类时，应佩戴手套，以防止幼虫经皮肤感染。

（刘光英）

表18-6 几种线虫与线虫病学习要点

学习要点	似蚓蛔线虫	毛首鞭形线虫	蠕形住肠线虫	十二指肠钩口线虫和美洲板口线虫	班氏吴策线虫和马来布鲁线虫	旋毛形线虫
主要致病	蛔虫病	鞭虫病	蛲虫病	钩虫病	淋巴丝虫病	旋毛虫病
人畜共患病	否	否	否	否	马来布鲁线虫是	是
食源性寄生虫病	是	是	是	否	否	是
典型临床表现	咳嗽、哮喘、嗜酸性粒细胞增多、腹痛、肠梗阻、胆绞痛等	腹痛、腹泻、恶心、呕吐、便血、脱肛、水肿等	肛周和会阴部皮肤瘙痒、烦躁失眠、磨牙、食欲缺乏、夜惊	皮肤奇痒、烧灼感、发热、咳嗽、咯血，腹痛、腹泻、便血、气短乏力、贫血、吃生米生豆等	“流火”、淋巴结肿大、丹毒样皮炎、下肢和阴囊象皮肿、乳糜尿、哮喘、嗜酸性粒细胞增多	恶心、呕吐、腹痛、腹泻、肺炎、心肌炎、脑膜脑炎、颅内高压

续表

学习要点	似蚓蛔线虫	毛首鞭形线虫	蠕形住肠线虫	十二指肠钩口线虫和美洲板口线虫	班氏吴策线虫和马来布鲁线虫	旋毛形线虫
感染阶段	感染期卵	感染期卵	感染期卵	丝状蚴	丝状蚴	幼虫囊包
寄生部位	小肠	盲肠、结肠、直肠、回肠	盲肠、结肠、回肠下端	小肠上部	淋巴系统	成虫：小肠 幼虫：横纹肌
致病阶段	成虫、幼虫	成虫	成虫	成虫、幼虫	成虫、微丝蚴、感染期幼虫	成虫、幼虫
感染方式	误食被感染期卵污染的食物或水	误食被感染期卵污染的食物或水	被感染期卵污染的手指、食物、玩具经口感染或呼吸道吸入虫卵	皮肤接触被丝状蚴污染的土壤或植物、食入生菜、经胎盘或者母乳传播	蚊虫叮咬	生食或半生食含幼虫囊包的猪、羊、马、犬等肉制品
病原学诊断	粪便检查虫卵或成虫；痰液检查幼虫	粪便检查虫卵	在肛门周围皮肤用透明胶纸法或肛门棉拭子法检查虫卵；粪便中检出成虫	粪便检查虫卵或钩蚴培养法检查幼虫	在外周血、乳糜尿、体液中检查微丝蚴；淋巴结活检成虫	肌肉活检幼虫囊包；对患者所食剩余肉类检查幼虫
传染源	患者、带虫者	患者、带虫者	患者、带虫者	患者、带虫者	外周血液中有微丝蚴的患者和带虫者（马来布鲁线虫还包括动物）	猪、羊、马、犬、鼠等
感染途径	经口	经口	经口、呼吸道	经皮肤、胎盘	蚊叮咬、经皮肤	经口
传播媒介	无	无	无	无	按蚊、库蚊	无

（朱云娟）

第四篇

医学节肢动物学

第19章 医学节肢动物学概论

医学节肢动物是属于节肢动物门（Phylum Arthropoda）的动物种类。目前已知的节肢动物种类繁多，超过百万种，占到动物界种类的87.5%，仅已经描述的昆虫种类就超过150万种，已经描述的螨类也超过5万种。大多数节肢动物为自生生活，少数营寄生生活。凡是能够直接或间接危害人畜健康的节肢动物称为医学节肢动物（medical arthropod），研究医学节肢动物的学科称为医学节肢动物学（medical arthropodology）。由于昆虫纲的种类在医学节肢动物中占了较大比重，因此通常将其称为医学昆虫。医学节肢动物可以通过骚扰、刺螫、吸血、释放毒素、寄生和传播病原体等方式危害人类健康。

一、节肢动物的主要特征

节肢动物以下列特征区别于其他动物：

1．虫体左右对称，躯体分节，具成对分节的附肢（如足、触角、触须等）。

2．体表由几丁质及醌单宁蛋白（quinone tanned protein）组成，亦称外骨骼（exoskeleton），其内侧附着有横纹肌。

3．体腔即血腔（hemocele），循环系统开放式，血淋巴在体腔内流动，因此体腔称为血腔，心脏在背面，神经系统在腹面。

4．呼吸系统有鳃或气门及气管，在呼吸肌作用下进行呼吸，通过气门与各级气管输送气体到达相应器官或组织，进行氧和二氧化碳的交换。

5．发育过程中都有蜕皮（ecdysis）和变态（metamorphosis）现象。

二、医学节肢动物的主要类群

节肢动物有13个纲，与医学有关的节肢动物种类分属于以下五个纲。各纲主要特征和重要虫种如下：

1．昆虫纲（Insecta） 体分为头部、胸部和腹部3部。头部有1对触角、1对复眼和一套口器，胸部腹面着生3对足、背面有1对或2对翅。如蚊、蝇、白蛉、蚤、虱和蜚蠊（蟑螂）等。

2．蛛形纲（Arachnida） 体分头胸部和腹部两部，或头胸腹三部分愈合，形成颚体和躯体。躯体前端为颚体，为取食器官，无触角；躯体着生4对足，无触角和翅。如硬蜱、软蜱、恙螨、疥螨、蠕形螨和革螨等。

3．甲壳纲（Crustacea） 虫体分头胸部和腹部。头胸部有2对触角、5对步足，无翅。如剑水蚤、淡水虾、淡水蟹和蝲蛄等。

4．唇足纲（Chilopoda） 虫体窄长，背腹扁平，由头部及若干体节组成。头部有触角1对。各体节有足1对，第一体节末端有1对毒爪，内有毒腺的开口，通过排出有毒物质伤害人体。如蜈蚣。

5．倍足纲（Diplopoda） 体呈圆筒形或背腹扁平，由头部和若干体节组成。头部有触角

1 对；除第一体节外，每节有足 2 对；其所分泌的物质接触到人的皮肤引起全身或局部过敏反应，无翅。如马陆。

三、节肢动物生态

节肢动物生态学是指研究节肢动物的生命活动与周围环境的相互关系的一门学科。主要研究节肢动物的个体生态，即环境因素与节肢动物的生长、发育、繁殖、寿命、滞育、越冬、产卵、食性、栖息等生理行为的相互关系。环境因素包括温度、相对湿度、光照、雨量、食物、其他生物以及土壤、植被等因素。研究医学节肢动物生态特性，了解各种环境因素的作用，对传播媒介的防制及有关虫媒病的防治均具有重要意义。现将影响节肢动物的主要环境因素分述如下：

知识拓展　昆虫生态学简介

1．温度　节肢动物是变温动物，因此温度是对节肢动物影响最显著的气候因素，且影响是多方面的。各种节肢动物都要求有一定的适宜温度范围，即适宜温区（optimum range），在此范围内，节肢动物可以进行正常的生命活动，不同种类的节肢动物或其不同的发育阶段，其开始发育的起始点温度是各不相同的。温度也影响节肢动物的繁殖，主要表现为影响其性成熟、交配活动、生殖营养周期、产卵数目、虫卵孵化率以及卵发育成熟速度等。生殖营养周期（gonotrophic cycle）系指雌虫吸血、卵巢及卵发育到产卵的整个过程，包括饱吸血液、胃血消化与卵巢内部卵的发育成熟并产出三个阶段，如中华按蚊，在平均温度 17℃时完成一次生殖营养周期需 96 小时，而在 29℃仅需 60 小时；白纹伊蚊在平均温度 20℃时，每只雌蚊平均产卵约 230 粒，而在 30℃时产卵约 403 粒；人虱卵在温度低于 24℃或高于 37℃时不能孵化。温度对节肢动物的摄食、吸血和寿命也有很大影响，如蚊虫在低于 15℃时基本不吸血；在 20℃时白纹伊蚊的平均寿命约为 41 天，而在 30℃时约为 25 天，表明节肢动物的寿命在适宜温区内随温度上升而缩短。

2．湿度　相对湿度是通过影响节肢动物水分的平衡和代谢，从而影响其发育速度和寿命。大多数虫种都要求较高湿度，对相对湿度的要求也有一定范围，且因种类及发育阶段不同而异。湿度与节肢动物的关系可分为适宜、有害或致死。湿度和温度是协同发挥作用的，即使在适宜温度下，当相对湿度低于 52% RH 时，蚊虫不仅不能刺叮吸血，且易死亡；家蝇卵在湿度低于 90% RH 时不能孵化。

3．光照　主要影响节肢动物的行为活动，光照也是导致滞育（diapause）的首要因素，通常短日照引起节肢动物滞育。节肢动物的越冬行为除与温度下降有关外，主要影响因素是光照。越冬是节肢动物对冬季气候变化的一种生理性适应，温度下降导致蚊虫的活动受到抑制或发育停止。越冬表现有两种方式：一种是静止（quinesence），仅由于冬季短日照与低温度的不良环境的影响而产生的一种暂时性生理状态，一旦环境条件改变，即可恢复生长发育；另一种是滞育，是生长发育停滞程度较深的生理状态，由节肢动物体内的激素所控制，是对环境条件长期适应的结果。越冬的机制主要受光照、温度、物种的遗传性以及蚊体内分泌调节等诸多因素的影响。光照还影响节肢动物的昼夜活动、交配产卵、取食及栖息活动等。例如，昼行性节肢动物和夜行性节肢动物，其活动和觅食时间分别在白天或夜间进行；某些昆虫交配前的群舞（group dancing or flight mating）活动（交配的前奏）与光照有关，如蚊虫群舞多在黄昏，而库蠓则从黎明到黄昏；多种昆虫对不同强度的光照都有不同的行为反应，即分为趋光性和避光性两类。

4．食物　是影响节肢动物生命活动、种群数量及分布的重要因素。根据食性不同可分为血食性（吸血）和非血食性（不吸血）节肢动物。血食性的节肢动物与医学关系密切，又分为单血食性与多血食性。单血食性者只吸食一种宿主血液，如人虱仅吸人血，故只在人群间传播疾病；多血食性者则可吸食多种宿主的血液，如多种蚊、白蛉、蚤、蜱、恙螨幼虫等，可以在人与动物之间传播人畜共患病，危害性更大。吸血双翅目昆虫的雄虫多以花蜜及植物汁液为食；有些蜱类，雄虫只有吸血后才能形成精子，因此在饥饿状态下不能交配。有的昆虫在不同发育阶段对食物种类需求也不同。

5．生物因素 是指对节肢动物生存有影响的天敌、寄生物以及周围环境中的植物等。天敌种类繁多，如蝙蝠、鸟类、鱼类及多种水生生物，有的已用于防制蚊虫。寄生物包括某些种的病毒、细菌、真菌、原虫和线虫等，可用于医学节肢动物的生物防制。植物除了可作为节肢动物的食物外，还提供节肢动物栖息、孳生环境的场所等。

6．其他因素 不同地理环境的地质，包括土壤、植被和降雨量等因素。各种水体，土壤和水体的氧饱和度、pH、盐度、矿物质含量和有机物浓度等都对节肢动物的生存、分布、孳生等环境有重要影响。

节肢动物的生态学研究，除个体生态学研究、种群生态学研究、群落生态学研究外，还包括景观生态学研究和分子遗传学研究。

四、医学节肢动物的危害

节肢动物对人的危害包括直接和间接两种方式。

1．直接危害 指医学节肢动物通过吸血、骚扰人、直接成为病原体和分泌毒物损害人体。例如蝇的幼虫（蛆）寄生于人体多处器官、组织，引起多种蝇蛆病；疥螨、蠕形螨寄生于人体皮肤引起疥疮和蠕形螨病等；蝎子和蜈蚣螫刺时分泌的毒液注入人体，致局部红肿疼痛；接触桑毛虫、松毛虫的毒毛和毒液可以引起人体皮炎、结膜炎，松毛虫还可导致骨关节免疫病理损害，甚至导致骨关节畸形；毒隐翅虫的体液接触皮肤可引起皮炎；多种吸血昆虫，如蚊、白蛉、蠓、蚋、虻等，吸血后引起局部皮肤红肿、痛痒；有些硬蜱吸血时，其唾液分泌物中的毒素可使宿主神经传导阻滞，引起人体上行性肌肉麻痹，即导致“蜱瘫痪”（tick paralysis）；某些节肢动物的唾液、分泌物、排泄物和皮壳等异性蛋白，可导致人体超敏反应，如尘螨引起哮喘、鼻炎等。此外，蚊、蝇活动在人的周围，甚至在身体裸露部爬行，影响人的工作和休息；吸血昆虫叮刺人等，均对人类造成骚扰。

2．间接危害 指医学节肢动物作为媒介携带病原体，在人群之间或人与动物之间传播多种传染病，此种方式是医学节肢动物对人类最重要的危害。传播疾病的节肢动物称为传播媒介，或病媒节肢动物或病媒昆虫，其所传播的疾病称为虫媒病（arbo-disease）。根据节肢动物与其所携带病原体的关系，将医学节肢动物的传播方式分为两类：

（1）机械性传播（mechanical transmission）：病媒节肢动物携带传播病原体，活的病原体可以通过附着在节肢动物的体表、口器或通过消化道传播给另一宿主人体，病原体的形态和数量均未发生变化，如痢疾、伤寒、霍乱等疾病的病原体，是通过蝇和蜚蠊等媒介将其从粪便携带到食物、餐具而造成人群感染疾病。杂食性的节肢动物多以此方式传播疾病。

（2）生物性传播（biological transmission）：病原体需在节肢动物体内经历发育或（和）繁殖的过程，才能传播至人体。这类媒介节肢动物与病原体之间有特殊的生物学关系，即只有特定的节肢动物才适合于病原体在其体内发育或（和）繁殖，之后病原体才具有感染性，节肢动物既是病原体的宿主又是疾病的传播媒介。根据病原体在节肢动物媒介体内发育或（和）繁殖的情况不同分为以下 4 种方式：

1）增殖式：病原体在节肢动物体内繁殖，只有数量增加，而无形态改变。如蚤传播鼠疫耶尔森菌（*Yersinia pestis*）。

2）发育式：病原体在节肢动物体内发生了形态结构及生理生化特性等方面的变化，数量没有增加。如丝虫幼虫微丝蚴在雌蚊胃内，经过脱鞘进入胸肌发育为感染期幼虫，只有发育，没有数量增加。

3）发育增殖式：病原体在节肢动物体内既发生了形态改变，也有数量增加。如按蚊传播疟原虫，在蚊体内疟原虫的配子体经历发育和繁殖形成子孢子的过程。

4）经卵传递式：病原体在节肢动物体内繁殖后，可侵入雌虫卵巢的卵子内，经卵传递到下一代，病原体仍保持感染力。如恙螨传播恙虫病东方体、硬蜱传播森林脑炎病毒、蚊传播日本脑炎病毒和登革病毒等。

3．我国常见的生物性传播的虫媒病与主要传播媒介和传播方式列于表 19-1。

表19-1 我国常见的主要生物性传播虫媒病

主要虫媒病	病原体	主要传播媒介	传播方式	感染途径
流行性乙型脑炎（日本乙型脑炎，Japanese B encephalitis）	乙型脑炎病毒	三带喙库蚊	经卵传递式	叮咬
森林脑炎（forest encephalitis）	森林脑炎病毒	全沟硬蜱	经卵传递式	叮咬
登革热（Dengue fever）	登革病毒	白纹伊蚊、埃及伊蚊	经卵传递式	叮咬
新疆出血热（Xinjiang hemorrhagic fever）	克里米亚-刚果出血热病毒	亚东璃眼蜱	经卵传递式	叮咬
肾综合征出血热（hemorrhagic fever with renal syndrome）	汉坦病毒	格氏血厉螨	经卵传递式	叮咬
流行性斑疹伤寒（epidemic typhus）	普氏立克次体	人虱	增殖式	虱粪污染皮肤伤口、黏膜
鼠型斑疹伤寒（murine typhus）	莫氏立克次体	印鼠客蚤	增殖式	蚤粪污染皮肤伤口
恙虫病（tsutsugamushi disease）	恙虫东方体	地里纤恙螨、小盾纤恙螨	经卵传递式	叮咬
Q 热（Q fever）	贝氏立克次体	微小牛蜱、铃头血蜱	经卵传递式	叮咬或蜱粪污染伤口
鼠疫（plague）	鼠疫耶尔森菌	印鼠客蚤、致痒蚤等	增殖式	叮咬
虱传回归热（louse-borne relapsing fever）	回归热疏螺旋体	人虱	增殖式	虱体液污染伤口、黏膜
蜱传回归热（tick-borne relapsing fever）	波斯疏螺旋体、拉氏疏螺旋体	乳突钝缘蜱、特突钝缘蜱	经卵传递式	蜱叮咬或基节腺液污染皮肤伤口
莱姆病（Lyme disease）	伯氏疏螺旋体	全沟硬蜱	经卵传递式	叮咬
黑热病（kala-azar 或内脏利什曼病 visceral leishmaniasis）	杜氏利什曼原虫	中华白蛉、长管白蛉、亚历山大白蛉	发育增殖式	叮咬
疟疾（malaria）	间日疟原虫、恶性疟原虫	中华按蚊、嗜人按蚊、微小按蚊、大劣按蚊	发育增殖式	叮咬
微小膜壳绦虫病（hymenolepiasis nana）	微小膜壳绦虫	某些种类蚤和甲虫	发育式	经口
缩小膜壳绦虫病（hymenolepiasis diminuta）	缩小膜壳绦虫	某些种类蚤、甲虫、蜚蠊	发育式	经口
犬复孔绦虫病（dipylidiasis caninum）	犬复孔绦虫	某些蚤类	发育式	经口
班氏丝虫病（filariasis bancrofti）	班氏吴策线虫	致倦库蚊、淡色库蚊	发育式	叮咬
马来丝虫病（filariasis malayi）	马来布鲁线虫	中华按蚊、嗜人按蚊	发育式	叮咬

五、病媒节肢动物的判定

确定某区域流行的某种疾病是否由某种节肢动物作为媒介来传播，对于病媒节肢动物的防制及其所传播疾病的防治均具有重要的意义。要判定节肢动物是否为病媒，应得到以下四个方面的证据：

1．生物学的证据 该种节肢动物应具有的生物学特征是：①与人的关系密切：出现在人群活动范围内，刺吸人血或舐吸人的食物，或将排泄物排泄在人的食物上、饮水中；②种群数量较多且是当地常见种类或优势种；③寿命较长，能长过病原体在其体内完成发育或（和）繁殖所需的时间。

2．流行病学证据 媒介节肢动物种类的地理分布和季节消长与其所传播虫媒病的流行地区和流行季节相一致。虫媒病均具有季节性和地区性的特点，各有适宜的媒介节肢动物种类。

3．自然感染证据 在疾病的流行地区和流行季节，可采集到可疑的节肢动物，在实验室通过细胞或动物接种，可以分离到自然感染的病原体。如果病原体是原虫或蠕虫，须查到感染期；如病原体为病毒，需进行传代扩增，通过免疫荧光和免疫电镜等方法鉴定病原体种类。

4．实验感染证据 在实验室条件下，证实病原体能在某种节肢动物体内生存、繁殖或发育至感染期，并能传播给易感的实验动物。

在某个地区，调查和判断病媒节肢动物时，必须综合上述四方面的资料加以分析和论证，四个证据缺一不可。有时，符合四个证据的媒介种类可能多于一种，需要进一步确定主要媒介种类和次要媒介种类。

六、医学节肢动物的防制

医学节肢动物的防制采用综合防制（integrated control）策略。其基本思想是，从节肢动物媒介与生态环境以及社会经济条件的整体观点出发，采取本标兼治、以治本为主的策略；将环境治理放在首位，辅以其他防制方法，对防制对象因地、因时制宜地采取有效、简便、经济和安全的防制措施；以控制传播疾病的重要虫种为重点，把目标病媒节肢动物的种群（population）消杀到不足以传播疾病的程度，并在有条件地区进行综合防制，达到消灭疾病媒介的效果。

医学节肢动物的综合防制措施包括：

1．环境治理 针对病媒节肢动物的生态和生物学特点，通过环境改造和环境处理，改变病媒的孳生地和栖息场所，着重消灭和减少孳生地，使之不利于病媒节肢动物生长和繁殖；改善人群的居住条件。环境治理是综合防制第一位的、首选的方法，缺点是投入大、见效慢。

2．化学防制 应用天然杀虫剂，如菊科植物除虫菊（有效成分为除虫菊素，pyrethrin），或化学合成的杀虫剂（insecticides）、驱避剂（repellents），以不同的剂型（粉剂、乳剂、油剂、水悬剂、颗粒剂、缓释剂等），通过不同途径（多数是触杀、胃毒、熏杀等），毒杀或驱离病媒节肢动物。常用化学合成杀虫剂有：

（1）有机氯杀虫剂：可直接影响神经传导，使靶标节肢动物中毒死亡，具有广谱、长效、毒性较低等优点。但因其在自然界中降解缓慢，污染环境，病媒节肢动物易产生抗药性，在人、动物和植物体内积蓄不易排出等原因，已逐渐被其他杀虫剂取代。常用的此类杀虫剂有滴滴涕（dichloro diphenyl trichloroethane，DDT）、六六六（hexachlorocyclohexane）、林丹（lindane）等。

（2）有机磷杀虫剂：可抑制虫体内的乙酰胆碱酯酶（AchE），使之神经兴奋失常，发生痉挛而死亡，具有广谱、高效速杀性能，较易水解和降解，可减少环境污染，但有些种类可能引起人畜中毒。用作卫生杀虫剂的有美曲膦酯（trichlorphon）、马拉硫磷（malathion）、辛硫磷（phoxim）、杀螟松（sumithion）；用以室内滞留喷洒的杀虫剂有双硫磷（biothion）和倍硫磷（fenthion），为杀幼剂；敌敌畏（dichlorvos，DDVP）有强烈熏杀作用，这类杀虫剂主要用于室外公共场所、垃圾箱及垃圾处理场等。

（3）氨基甲酸酯类杀虫剂：毒理机制同上。特点是速效、高效、残效长，不污染环境，对某些对上述两种杀虫剂具抗药性的害虫也有效，但不广谱。目前使用的有残杀威（sunside or propoxur），主要为触杀剂，并具胃毒和熏杀作用，常用于灭蝇；也可用混杀威（landrin），但无熏杀作用。

（4）拟除虫菊酯类杀虫剂：具有广谱、高效、击倒快、毒性低、降解快、低残留、对人畜安全、对环境无污染等优点。此类杀虫剂种类较多，例如溴氰菊酯（deltamethrin）、顺式氯氰菊酯（alphamethrin）和二氯苯醚菊酯（permethrin）等，常用作室内滞留喷洒或室外超低容量喷洒等杀虫剂。尤其溴氰菊酯有毒杀、接触兴奋和驱避作用的特点，用以浸泡蚊帐，对防制疟疾蚊媒有作用。丙烯菊酯（allethrin）多用于制造蚊香，用于家庭、仓储和室内公共场所。氯氰菊酯和二氯苯醚菊酯与硅树脂等制成缓释灭蚊剂，将这种长效防水灭蚊剂涂在纱门纱窗上可维持 6 个月以上的灭蚊蝇效果。

（5）昆虫生长调节剂：这类昆虫激素通过阻碍或干扰节肢动物的脑神经肽和咽侧体激素分泌，进而影响病媒节肢动物的正常发育而致死亡，其优点是生物活性高，特异性强，对非靶标生物无毒或毒性小，对人、畜安全。目前使用的有保幼激素类似物，如烯虫酯（methoprene）；发育抑制剂，如灭幼脲Ⅰ号（氯苯隆）和灭幼脲Ⅱ号（二氯苯隆），其作用是抑制昆虫表皮的几丁质合成，导致昆虫在蜕皮时未能形成新表皮，从而变态受阻而致死亡，对于成虫则抑制产卵及卵的孵化。灭幼脲的胃毒性极强。

（6）驱避剂和引诱剂：此类化合物制剂对节肢动物无杀虫性能，但有驱避或引诱功能，在病媒节肢动物的防制方面具有独特作用。驱避剂中的驱蚊油（dimethyl phthalate），主要成分为邻苯二甲酸二甲酯，对蚊、蝇、蜱、蝎等都有驱避效力；避蚊胺（DEET 或 DETA）主要成分为 *N*, *N*- 二乙基 - 间 - 甲苯酰胺，对一般吸血昆虫，特别是蚊虫有较好驱避作用，其驱避时间达 4 ~ 5 小时；引诱剂中的三甲基胺对蝇类，茴香醛、亚油酸、亚麻酸等对蜚蠊有引诱作用。引诱剂配合杀虫剂使用可提高毒杀效率。

化学防制方法因见效快、使用方便、适应大规模应用等优点，目前仍然是防制病媒节肢动物的主要手段。但杀虫剂的大量使用，易引起环境中严重的残留污染，易导致节肢动物种群产生耐药性或抵抗力，即抗药性（insecticide resistance），且这种抗药性可通过个体遗传，因此，限制了化学防制措施的应用。所以，在使用杀虫剂的同时，必须重视对杀虫剂抗性的管理，合理计划、适当使用和生产；有计划地轮换使用杀虫剂，或混合使用两种不同毒杀机制的杀虫剂；杀虫剂使用时应尽量达到足够的剂量和时间，以避免或延迟抗药性的产生。

3．生物防制　利用生物或生物的代谢产物来防制害虫，生物防制措施具有对人、畜安全，不污染环境的优点。可利用的生物分为捕食性生物和寄生性生物两类，前者系利用天敌捕杀，如某些鱼类、剑水蚤、水生甲虫捕食蚊幼虫；后者包括各类病原体寄生致病而致死，如索虫科（Mermithidae）罗索属（*Romanomermis*）中的线虫经蚊幼虫体壁感染，破坏、夺取营养和毒害蚊幼虫，导致蚊幼虫死亡。此外，利用生物杀虫剂可使蚊幼虫致病而亡，如苏云金杆菌血清型 14（*Bacillus thruingiensis* H-14 或 Bt.H-14）被蚊幼虫吞食后，毒素可破坏蚊中肠上皮细胞膜而影响其渗透性，使细胞肿胀破裂，从而发挥毒杀作用；又如，球状芽孢菌（*Bacillus sphaericus*）在被蚊幼虫吞食后，通过幼虫中肠酶的作用而释放出毒素，使幼虫中毒死亡。

4．物理防制　利用各种机械、热、光、声、电等措施，捕杀、隔离或驱赶害虫。如安装纱门、纱窗，防蚊蝇进入室内；挂蚊帐防蚊叮咬；用蝇拍灭蝇，用捕蝇笼、捕蝇纸诱捕灭蝇，高温灭虱等。

5．遗传防制 通过改变或移换遗传物质防制病媒昆虫，可以降低其潜在生殖潜力，达到控制种群数量的目的，例如释放不育的转基因蚊虫或释放大量用射线照射、化学剂、杂交的方法处理的绝育雄虫，与自然种群的雄虫竞争性地和雌虫交配，产生不育的虫卵，逐渐减少自然种群；也可通过释放遗传变异的雄虫，包括胞质不亲和、染色体易位、性畸变的雄虫，与自然种群交配，使种群逐渐减少。基因工程技术正在逐步替代传统的遗传防制方法。

6．法规防制 通过国家制定法规或条例，从海关、卫生检疫和监管部门采取强制性措施，防止病媒节肢动物等有害生物跨国传播，实行有效检测，采取强制性防制措施。如国家卫生行政部门对水利开发、兴建人工湖等均依法规和条例进行监督，目的是防止产生人为的病媒昆虫孳生地；新加坡曾采取强制措施，清除埃及伊蚊孳生地，以防制登革热传播；我国海关对国外、境外疟疾流行区的人员，入境时进行疟原虫检测和强制治疗等措施。

本章要点

节肢动物的主要特征是：虫体左右对称，躯体分节和附肢分节，具有几丁质外骨骼，循环系统开放式，具充满血淋巴的血腔。

医学节肢动物是指与医学有关的、危害人畜健康的节肢动物。重要的种类归属于昆虫纲、蛛形纲、甲壳纲、唇足纲和倍足纲。

掌握医学节肢动物的生态习性，了解节肢动物的生长、繁殖、发育、食性、栖息、越冬等生命活动，了解其与温度、湿度、光照、食物以及生物种类、地形地质等环境因素的相互关系，对防制节肢动物及防治虫媒病具有重要意义。

医学节肢动物对人体的主要危害是作为疾病媒介传播多种病原体，传播疾病的方式有机械性传播和生物性传播，后者危害性更大。生物性传播又分为增殖式、发育式、发育增殖式和经卵传递式。

判定病媒节肢动物的证据包括生物学证据、流行病学证据、自然感染证据和实验感染证据。必须综合上述四方面证据，统筹加以分析和论证，缺一不可，才能对某种疾病的媒介节肢动物进行正确的判定。

医学节肢动物的防制应以环境治理为主，辅以其他有效的防制方法，如化学防制、生物防制、物理防制、遗传防制、法规防制等措施。采取本标兼治，以制本为主，因时、因地制宜，综合防制的原则；以主要传病虫种为防制重点，将其种群数量控制到不足以危害人群的程度。

（刘明社）

第20章 昆虫纲

第一节 概 述

昆虫纲（Insecta）是动物界种类和数量最多（78 万多种）的类群，也是医学节肢动物中最重要的组成部分。

【形态】

昆虫成虫体分头、胸、腹三部分，有触角 1 对，足 3 对。

头部有触角（antenna）1 对，为感觉器官，司嗅觉和触觉；复眼（compound eyes）1 对，由许多蜂房状小眼面组成，有的昆虫尚有若干个单眼；口部前方为口器，其构造复杂。医学昆虫的口器有三种类型，即咀嚼式口器（biting mouth parts），能咀嚼固体食物，如蜚蠊（蟑螂）；舐吸式口器（lapping mouth parts），适于舐吸液态食物，如舍蝇；刺吸式口器（piercing and sucking mouth parts），适于刺入宿主皮肤吸取血液、体液，如蚤、虱、雌蚊等。

胸部分为前胸（prothorax）、中胸（mesothorax）和后胸（metathorax）三节。各胸节腹面有足 1 对，足分为基节、转节、股节、胫节和跗节，跗节分五节，其末端具爪（claw）。中胸和后胸的背侧各有翅（wing）1 对，分别称前翅和后翅。双翅目昆虫仅有前翅，后翅退化成平衡棒（halter）。翅上翅脉（wing vein）的排列（脉序）为分类依据。

腹部由 11 节组成。各节两侧有气孔，第一节多退化，末后数节形成外生殖器（尾器）。雄性外生殖器特征是鉴定虫种的重要依据。

【发育与变态】

昆虫的个体发育经胚胎发育和胚后发育。胚胎发育在卵内完成，昆虫幼体［幼虫（larva）或若虫（nymph）］破卵而出的过程称孵化（eclosion）。从幼体发育到性成熟成虫阶段为胚后发育。幼体发育过程中需要蜕皮若干次，每一次蜕皮之后就进入一个新的龄期（stadium），龄期多少因种而异；自卵孵出的幼虫为 1 龄幼虫，幼虫第一次蜕皮后为 2 龄，依此类推。最后一个龄期的幼虫发育为蛹（pupa）的过程称化蛹（pupation）。蛹停止取食，不活动或少活动；蛹内成虫自蛹壳（皮）裂口逸出的过程，称羽化（emergence）。昆虫幼体发育到成虫需要经过虫体的形态结构、生理功能、生活习性及行为的一系列变化，此过程称变态（metamorphosis）。生活史分卵、幼虫、蛹、成虫 4 个时期，各期之间在形态结构和生活习性上差别显著，称为完全变态（complete metamorphosis），如蚊、蝇、白蛉及蚤等；生活史分卵、若虫、成虫 3 个时期，若虫体小，形态与成虫相似，性器官尚未发育，生活习性与成虫相似，称不完全变态（incomplete metamorphosis），如虱、臭虫、蜚蠊等。

【重要医学昆虫分类】

1．双翅目（Diptera） 有一对前翅，后翅退化为平衡棒，发育为完全变态，如蚊、蝇、白蛉、蠓、蚋、虻等。

2．蚤目（Siphonaptera） 虫体两侧扁平，无翅，发育为完全变态，如蚤。

3．虱目（Anoplura） 虫体背腹扁平，无翅，发育为不完全变态，如虱。

4．蜚蠊目（Blattaria） 虫体背腹扁平，前翅革质，后翅膜质，发育为不完全变态，如蜚蠊。

5．半翅目（Hemiptera） 虫体背腹扁平，无翅，具臭腺，发育为不完全变态，如臭虫。

6．鞘翅目（Coleoptera） 虫体坚硬，前翅角质（鞘翅），后翅膜质，发育为完全变态，如甲虫。

第二节 蚊

蚊（mosquitoes）属于双翅目、蚊科（Culicidae），是一类最重要的医学昆虫。蚊的分布广泛，种类繁多。全世界已知蚊虫共 3500 多种和亚种，我国有 370 余种。我国传病蚊种主要有按蚊属（*Anopheles*）、库蚊属（*Culex*）和伊蚊属（*Aedes*）。重要种类有中华按蚊（*Anopheles.sinensis*）、嗜人按蚊（*Anopheles.anthropophagus*）、微小按蚊（*Anopheles.minimus*）、大劣按蚊（*Anopheles.dirus*）、淡色库蚊（*Culex pipiens pallens*）、致倦库蚊（*Cx.p.quinque fasciatus*）、三带喙库蚊（*Culex tritaeniorhynchus*）、白纹伊蚊（*Aedes albopictus*）、埃及伊蚊（*Aedes aegypti*）。

【形态】

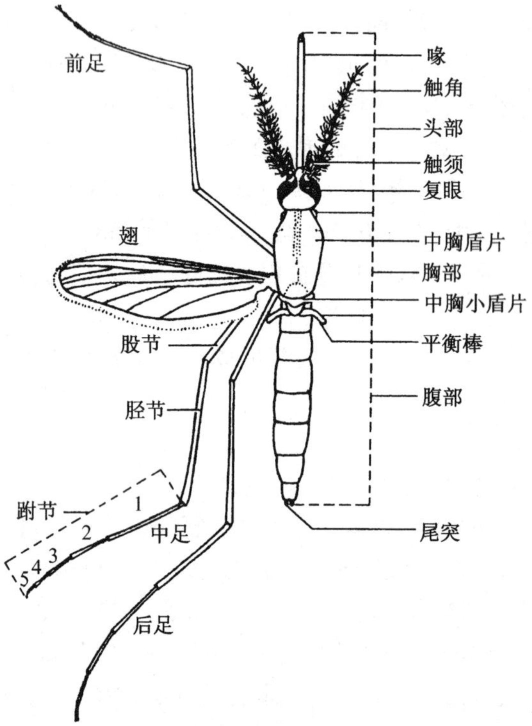

图 20-1 雌性蚊虫模式图（采自陆宝麟等）

1．成蚊 成蚊体长 1.6 ~ 12.6 cm，呈灰褐色、黄棕色或黑色。体分头、胸、腹三部分（图 20-1）。

（1）头部：似半球形，有复眼和触角各 1 对。复眼由数百个小眼面构成。触角分 15 节：第一节称柄节（scape），第二节称梗节（torus），第三节以后各节均细长，称鞭节（flagellum）。梗节具有听觉器官，贯穿听神经；各鞭节生有轮毛，雌蚊的轮毛短而稀，雄蚊的长而密；轮毛能接受外来的声波信息，通过听神经产生听觉。在雌蚊触角各节上，除轮毛外，还有另一类短毛，这些短毛具有化学感受器和湿度感受器，对人体表的二氧化碳和湿度尤其敏感，在雌蚊寻觅吸血对象时起重要作用。总之，蚊触角的感觉毛能感受温、湿、冷、热、电和机械等刺激。蚊的下颚须又称触须，有 1 对，是蚊刺吸时的感觉器官，蚊通过触须转动及时觉察宿主所在。两性按蚊的触须均与喙等长，雄蚊的触须末端膨大；库蚊、伊蚊的雌蚊触须甚短，短于喙的一半；库蚊的雄蚊触须长于喙，伊蚊的雄蚊触须与喙等长。蚊的口器称为喙（proboscis），属刺吸式口器（图 20-2），由上内唇、舌各 1 个，上、下颚各 1 对，共同组成细长的针状结构，包藏在鞘状下唇之内。上内唇细长，腹面凹陷构成食物道内壁，舌位于上内唇之下，与上颚共同把开放的底面封闭起来，组成食物道，吸取液体食物。舌的中央有一条唾液管。上颚末端较宽如刀状，其内侧具有细锯齿，是蚊吸血时首先用以切割皮肤的工具；下颚末端较窄呈细刀状，其末端具有锯齿，在吸血时随皮肤切开之后，起锯刺皮肤的功用。下唇末端裂为 2 片，称唇瓣（labella）。当雌蚊吸血时，针状结构刺入皮肤，而唇瓣在皮肤外夹住所有的刺吸器官，下唇则向后弯曲而留在皮外，具有保护与支持刺吸器的作用（图 20-2）。雄蚊的上、下颚退化或几乎消失，不能刺入皮肤，因而不适于吸血。

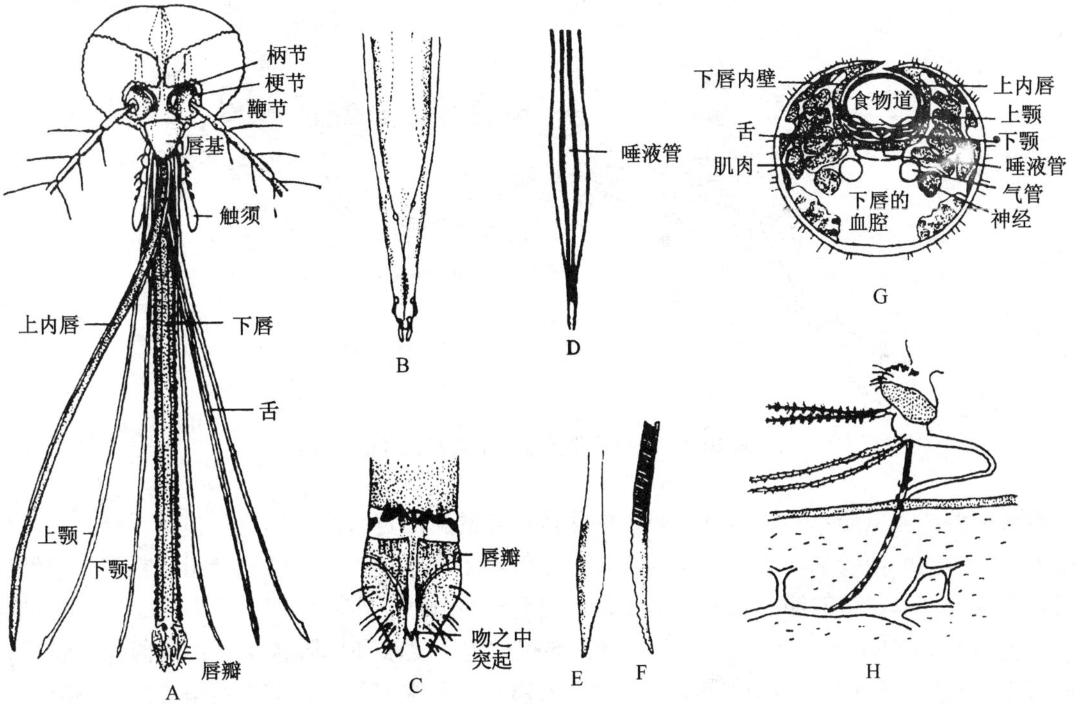

图 20-2 雌蚊口器构造

A. 库蚊头部背面观；B. 按蚊上内唇尖端；C. 库蚊下唇尖端腹面；D. 按蚊舌的尖端；E. 按蚊上颚尖端；F. 按蚊下颚尖端；G. 按蚊口器的横切面；H. 按蚊口器刺入皮肤的姿态

（2）胸部：分前胸、中胸和后胸三节。中胸节最发达，有翅 1 对；后胸有 1 对平衡棒；各胸节有足 1 对。蚊翅窄长、膜质，由于翅翼不断地振动而发出声音，雄蚊靠振翅频率吸引雌蚊；足细长，分为股节、胫节和附节。蚊的翅脉和足上均覆盖鳞片，形成形状或颜色不同的斑点或条纹，为蚊种分类依据。

（3）腹部：分 11 节。第 2 ~ 8 节明显，在其背面，有的蚊种有淡色鳞片组成的条带或斑。最末 3 节形成外生殖器，雄蚊为钳状抱器（copulatory forceps），构造复杂，为鉴别蚊种的依据；雌蚊则形成 1 对尾须。

（4）内部构造：蚊有消化、排泄、呼吸、循环及生殖系统。与传播疾病关系最密切的是消化系统。食物经口腔、咽、食道、胃（中肠）、后肠、直肠通肛门。食物的消化与吸收均在胃内进行。在前胸内有唾液腺（salivary gland）1 对，各分 3 叶，两侧叶较长，每叶有一小唾液腺管，最后汇合成总唾液腺管，通入舌内。唾液腺管能分泌和贮存唾液；唾液的作用是润滑口器、保持清洁；唾液含有消化酶类以助消化，并含有抗凝血酶，以便在吸血时防止宿主血液凝固；唾液对宿主是一种异性蛋白物质，故蚊吸血时常引起宿主皮肤痛痒等超敏反应。雌蚊吸血后，中肠肠壁细胞分泌形成一单层薄膜，称围食膜（peritrophic membrane），用以保护肠壁细胞，也与蚊传播疟原虫等病原有关。在食道与前胃交界处附有 3 个支囊，包括背支囊 1 对、腹支囊 1 个，可贮存糖类，有时流入胃内，并可调节体液的浓度，囊内也有吸入的空气。

此外，在雌蚊后腹部内，有成对的卵巢和输卵管，汇合成总输卵管，总输卵管与阴道相连，阴道开口于第 8、9 腹节交界处的腹面，在阴道近端有椭圆形受精囊（按蚊 1 个，库蚊和伊蚊 3 个）。在中肠后端可见 5 条马氏管（Malpighian tubule），为排泄器官。包绕在体内各器官表面弯曲的管状构造是微气管，司呼吸功能，在卵巢妊娠后微气管因卵巢膨大而伸直，故可鉴别雌蚊是否经产（图 20-3）。

2. 卵 蚊卵较小，长度不足 1 mm，呈灰白色，产出 1 ~ 2 小时后颜色变深。按蚊卵的两

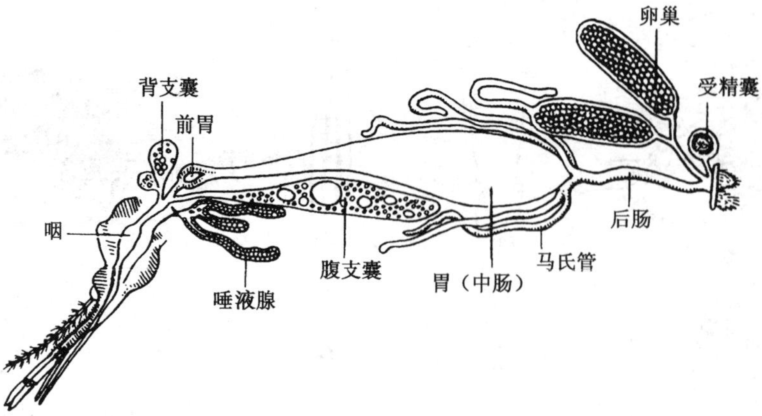

图 20-3 雌蚊消化系统及生殖系统（仿 Roy）

侧有透明的浮囊（air-sacs，air floats）。中华按蚊卵的船面宽，约占卵宽（包括浮囊）1/3 以上；嗜人按蚊卵的船面较窄，约占卵宽的 1/10。库蚊卵呈圆锥形，无浮囊，产出后粘在一起形成卵筏，漂浮于水面。伊蚊卵一般呈橄榄形，产出后单个分散，沉于水底。

3．幼虫 体分头、胸、腹三部分。头部有触角、复眼和单眼各 1 对；口器为咀嚼式，两侧有细毛密集的口刷，其迅速摆动，使水流入口而摄取水中食物。胸部略呈方形，不分节。腹部细长，前 7 节形状相似，第 8 节背面有 1 对气门（stigmata）或长筒状呼吸管（siphon）；第 9 节末端有尾毛、毛刷和 4 个尾鳃等，尾鳃与调节渗透压有关（图 20-4）。按蚊幼虫在其第 1 节至第 7 节背面两侧有掌状毛（palmate hair），有助于漂浮水面。

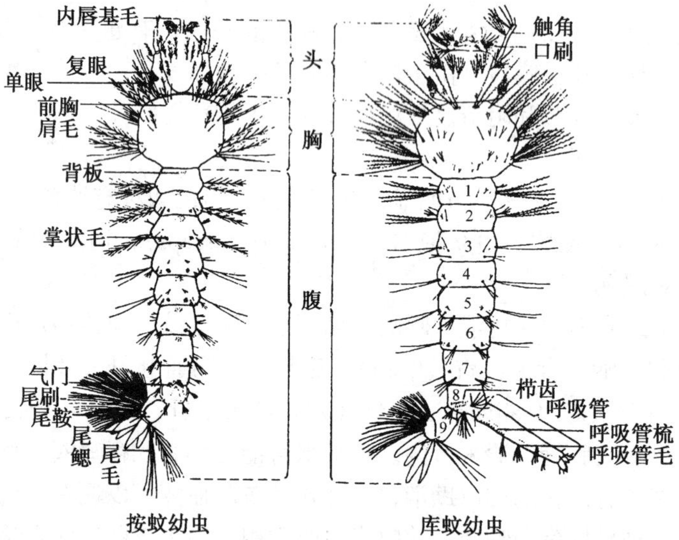

图 20-4 蚊幼虫背面

4．蛹 体弯曲呈逗点状，分头胸部和腹部。前者背面有 1 对呼吸管；后者细长共 9 节，第一腹节背面有 1 对树状毛，腹部末端有尾鳍 1 对。

5．三属蚊发育各期的形态鉴别 见表 20-1 和图 20-5。

表20-1　三属蚊发育各期的形态鉴别

虫期	鉴别项目	按蚊	库蚊	伊蚊
卵	形态、颜色	舟状、有浮囊，深灰色	长圆锥状，黄褐色	橄榄状，黑色
	在水中状况	单个，浮于水面	集成筏块，浮于水面	单个沉于水底
幼虫	呼吸管	无，有 1 对呼吸孔	细长，有多对管毛	较短粗，管毛 1 对
	在水中姿态	浮于水面下，体与水面平行	体倒垂与水面成角度	同库蚊
蛹	呼吸管	短粗、似漏斗状，管口宽，有裂隙	细长，管口小，无裂隙	一般较短，管口无裂隙
成虫	体色	灰褐色	棕褐色	黑色，有白斑
	停落姿态	体与喙成一直线，与停落面成锐角	体与喙成钝角，与停落面平行	同库蚊
	触须	雌、雄触须与喙等长	雌蚊触须短于喙的 1/4，雄蚊触须则比喙长	雌蚊同库蚊雌蚊，雄蚊触须与喙等长
	翅	多有黑白斑	多无黑白斑	无黑白斑

【生活史】

蚊属于完全变态昆虫。生活史分 4 个时期（虫期）：卵、幼虫（孑孓）、蛹和成虫（成蚊）。前 3 个时期生活于水中，成虫营陆上生活。蚊产卵于水中，在夏天通常经 1 ~ 3 天后孵化幼虫。1 龄幼虫经 3 次蜕皮后成为 4 龄幼虫，4 龄幼虫蜕皮后成蛹，2 ~ 3 天后，在蛹的胸部背面中线蛹皮裂开，成蚊从此处钻出需 10 ~ 15 分钟，并逐渐脱离蛹。在营养充足，温、湿度适宜条件下，雌蚊寿命 1 ~ 2 个月，越冬雌蚊可达 4 ~ 5 个月；雄蚊寿命较短，为 1 ~ 3 周。

【生态习性】

1．交配与产卵　蚊羽化后 1 ~ 2 天便可交配，交配常在未吸血之前进行。多种蚊的交配是在群舞（group dancing）时进行。群舞时几个及几百、数千个雄蚊在草地上空、屋檐下、电线杆上或人头顶上空飞舞，此时雌蚊飞入舞群中与雄蚊进行交配，然后离去。雌蚊一生可进行数次交配，但雌蚊交配一次可得到够用一生的精子。雌蚊交配后，需吸人或动物血后卵巢才能发育，并产卵。雌蚊产卵于水面，也可产于潮湿的土壤。蚊一生能产卵多次，每次产卵量因种而异，几十个至几百个不等。

2．吸血与活动　雌蚊交配后需要吸血，在血源缺乏时可吸食植物汁液以维持个体生存，雄蚊只吸植物汁液及花蜜。各种蚊的吸血对象（宿主）有差异。蚊虫活动与其吸血有关，蚊活动受温度、湿度、光照、风力等因素影响，一般适宜的温度为 25 ~ 30℃，相对湿度为 70% ~ 80%。吸血活动多在清晨、黄昏或黑夜，但伊蚊多在白天吸血。嗜人血的按蚊多在午夜吸血，中华按蚊多在上半夜吸血。雌蚊吸血过程有 4 个阶段：①起飞：当环境内二氧化碳和乳酸等浓度增高时，蚊通过触角短毛上的化学感受器感觉到宿主气味，并通过感受器把信号传到蚊的嗅觉中枢，获得宿主信息后开始寻找宿主；②迂回盘绕：由于在人体体表周围有一层温湿对流气流层，蚊通过短毛上的温度感受器发现这股气流后，便很自然地飞向这股气流，经过盘旋一直跟到该气流的发源地——人或动物的皮肤；③降落：选择薄嫩的、血管丰富的皮肤着落；④吸血：停稳后，口器刺入皮肤刺探，血管定位，吸食血液。

雌蚊吸血后，待卵巢发育成熟，寻找合适的水体产卵，进而完成一次生殖营养周期，为一个生理年龄（physiological age）。蚊虫生理龄期越多，传播疾病的机会越多。

蚊虫飞翔能力因种而异，一般飞翔几十米到几百米，如淡色库蚊、致倦库蚊；中华按蚊和三带喙库蚊飞行距离在 0.5 km 左右。蚊虫多在其产卵、孳生、吸血和栖息场所间往来飞翔。

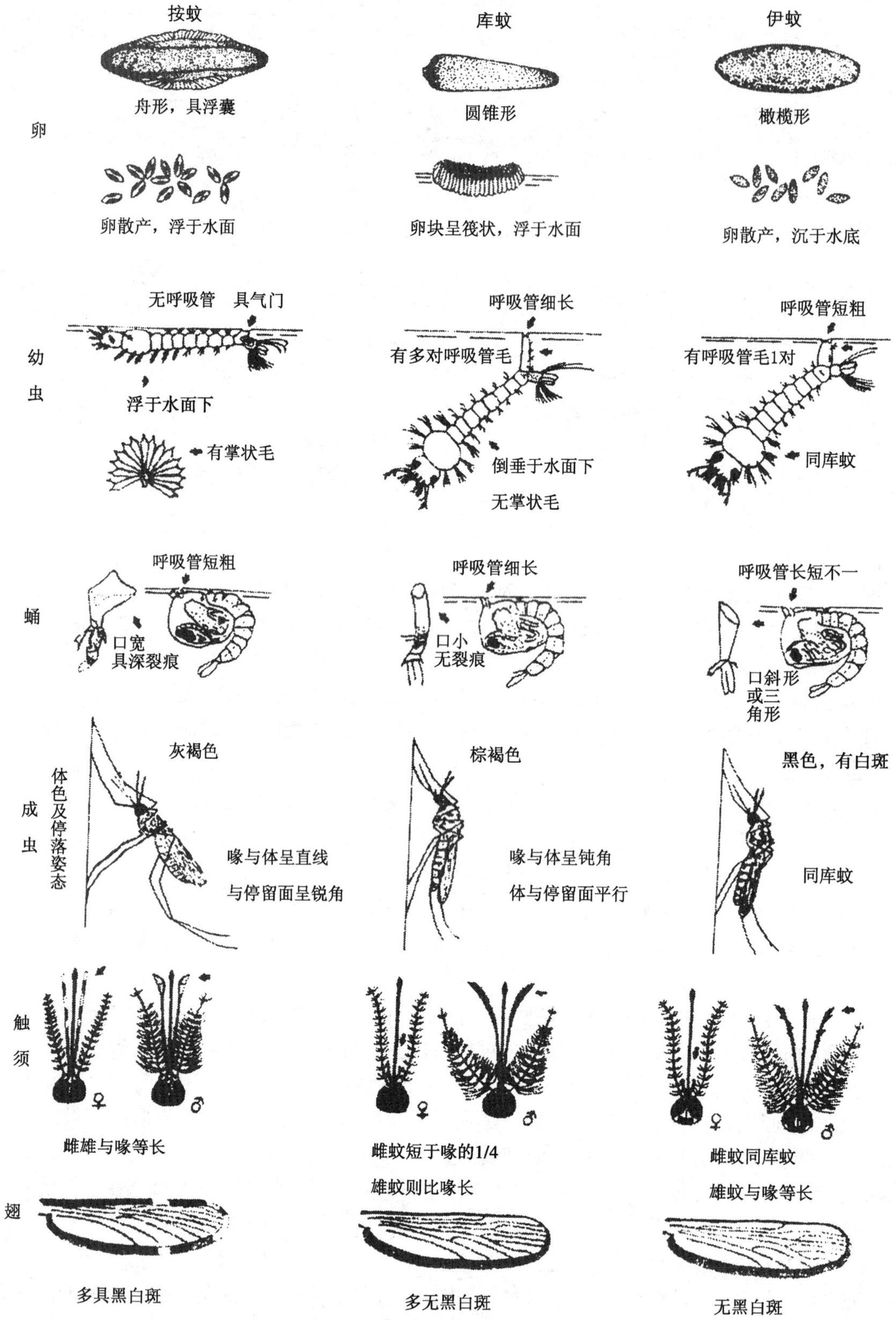

图 20-5 三属蚊生活史各期的主要鉴别（采自叶炳辉）

3．栖息习性　雌蚊吸血后即寻找比较阴暗、潮湿、避风的场所栖息，以待血液消化与卵巢成熟。蚊虫栖息性大致分为以下三种类型；①家栖型：在室内栖息，多停留在蚊帐内、床下、门后及杂物上。蚊吸饱血后在栖息处，待胃血消化、卵巢成熟后才飞离房舍，寻找产卵场所，如嗜人按蚊、微小按蚊、淡色库蚊、致倦库蚊、白纹伊蚊与埃及伊蚊等；②半家栖型：吸血后稍在居室、房舍内停留，就飞出室外栖息，多栖息于草丛、洞穴、桥洞、树洞等处，如中华按蚊；③野栖型：吸血和栖息场所在野外，如大劣按蚊、三带喙库蚊。但同一种蚊可因地区、环境和气候变化不同，栖息场所也随之改变。例如微小按蚊，在海南、台湾为野栖型，而在广西、云南、贵州却是半家栖型。

4．孳生习性　雌蚊以其视觉和嗅觉寻找合适的水体为产卵地点，即蚊虫孳生地。各种蚊对孳生环境有不同选择性，蚊孳生地可分为以下类型：

（1）清洁静水：如阳光充足的稻田、沼泽、芦苇塘、池塘、沟渠、清水坑等清洁而水温较暖的大面积静水，为中华按蚊和三带喙库蚊的孳生地；而遮阴、水质清凉的此类水体则适于嗜人按蚊孳生。

（2）清洁缓流：如山涧清澈的小溪、溪床等，流动缓慢的天然积水，适于微小按蚊孳生，有时也有嗜人按蚊孳生；在丛林浓荫下的山溪、山涧溪床、泉水等缓流或小型清洁积水，为大劣按蚊幼虫孳生地。

（3）污染水体：如地面洼地积水、下水道、阴沟、污水坑等污染不很严重的水体，是淡色库蚊、致倦库蚊的孳生地。

（4）小型积水：如树洞、竹洞、石穴、废轮胎等积水以及家用缸、罐、盆等容器积存雨水，为白纹伊蚊、埃及伊蚊等孳生地。

5．季节消长　季节消长是指一种蚊的种群数量和活动时期随季节变化的规律。影响蚊虫季节消长的主要因素是温度、湿度、雨量和蚊虫的孳生习性。我国幅员辽阔、地形复杂、各地气候不同，因此各种蚊虫季节消长也有差异。在北纬 27° 以南地区，蚊虫全年均有活动；孳生在稻田的中华按蚊，其季节消长除与温度有关外，也与水稻面积和耕作习惯有关系。在长江中下游，成蚊密度 7 月达高峰，9 月下降，而台湾则在每年 4 月和 9 月有两个高峰。嗜人按蚊与中华按蚊相似，但稍晚；微小按蚊在海南每年雨季前后出现两个高峰（4 ～ 6 月和 9 ～ 10 月），而在其他地区只在 9 ～ 10 月有一个高峰。致倦库蚊和淡色库蚊每年出现两个高峰。

6．越冬　各种蚊越冬的虫期不同，如嗜人按蚊、白纹伊蚊和埃及伊蚊以卵越冬；微小按蚊以幼虫越冬；中华按蚊、淡色库蚊、致倦库蚊、三带喙库蚊以成蚊越冬。全年平均温度在 10℃以上的地区蚊虫无越冬现象。

掌握有关蚊虫生态习性的知识，可为制订针对各种蚊虫的防制措施提供科学依据，对研究其所传播疾病的流行规律和疾病防治具有重要意义。

【我国重要蚊种鉴别与传播疾病】

我国重要的传病蚊种均是经过多年来对其传播疾病的流行病学考核证实的常见蚊种。现对各重要蚊种的成蚊主要形态特征（图 20-6 ～图 20-9）及吸血性、传播疾病及分布地区、孳生地等简介于表 20-2。

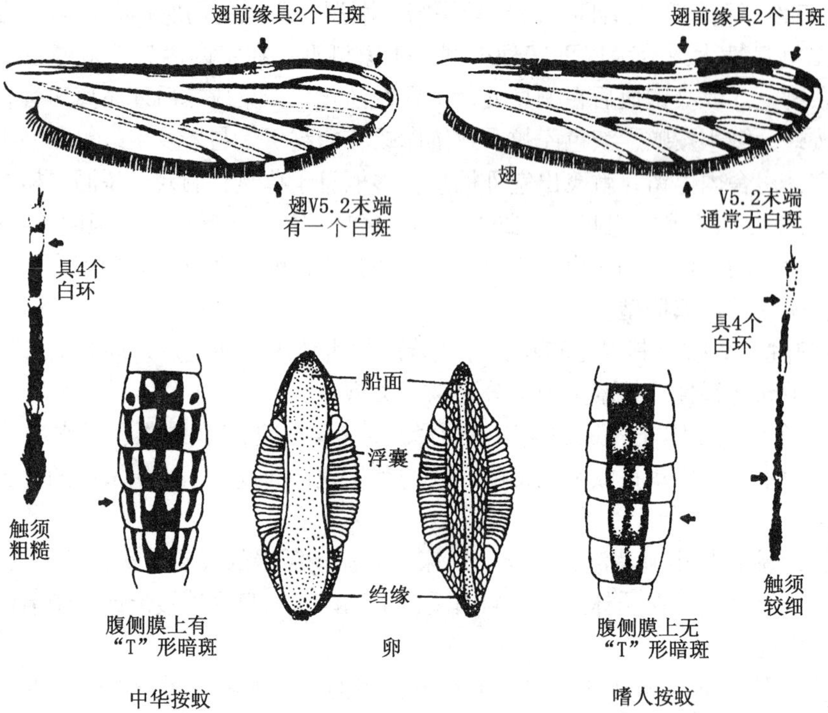

图 20-6 中华按蚊与嗜人按蚊形态鉴别(采自叶炳辉)

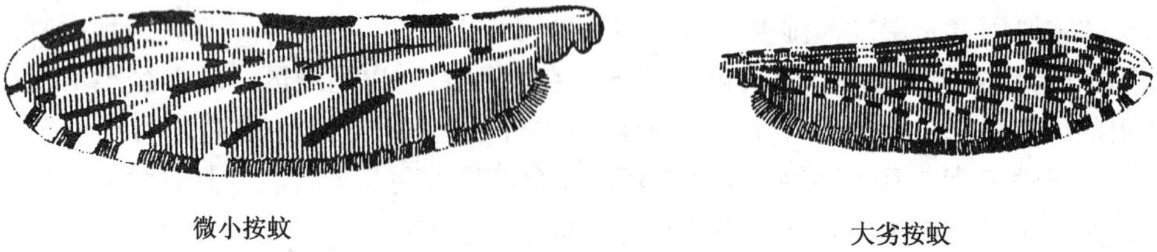

图 20-7 微小按蚊与大劣按蚊翅特征（采自王菊生）

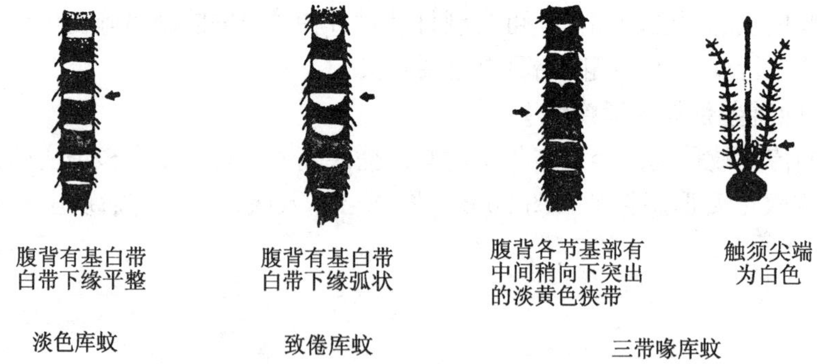

图 20-8 三种库蚊主要特征鉴别（采自叶炳辉）

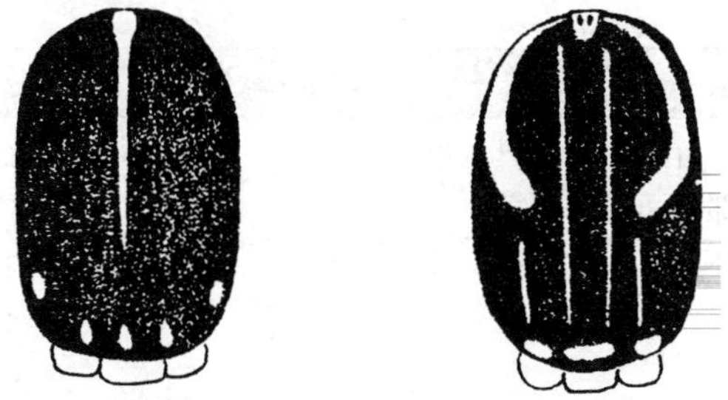

图 20-9 白纹伊蚊与埃及伊蚊胸部背面特征（采自王菊生）

表20-2 我国主要蚊种鉴别与传播疾病

蚊种	成蚊形态	吸血性	传播疾病	分布地区	幼虫孳生地
中华按蚊 *Anopheles sinensis*	体灰褐色；翅前缘有 2 个白斑，尖端斑大，纵脉 V5.2 有一白斑；腹侧膜上有“T”形暗斑	偏嗜畜血，兼吸人血	疟疾，马来和班氏丝虫病	除青海、西藏外，分布于广大平原地区	光亮、温暖的静水，如稻田、藕塘、沼泽等
嗜人按蚊 *An.anthropophagus*	与中华按蚊相似；翅尖端白斑小，V5.2 无翅白斑	嗜吸人血	疟疾，马来丝虫病	北纬 34° 以南 14 个省、自治区、直辖市的山区和丘陵地带	遮阴、清凉水体，如稻田、溪沟、渗水等
微小按蚊 *An.minimus*	体棕褐色，小型蚊种，翅前缘具有 4 个白斑，除 V6 外，各纵脉末端部都有一白斑	嗜吸人血（海南）或兼吸人畜血（长江流域）	疟疾	北纬 32° 以南，尤其 25° 以南的山地和丘陵地区	清洁缓流，如山溪、灌溉沟、梯田等
大劣按蚊 *An.dirus*	体灰褐色；翅前缘有 6 个白斑	嗜吸人血	疟疾	海南、云南、广西、台湾的山林和山麓地区	丛林荫蔽溪床、积水、水池等
淡色库蚊 *Culex pipiens pallens*	体黄棕色；腹节背面有基白带，其下缘平整	嗜吸人血，兼吸牛、猪血	班氏丝虫病、乙型脑炎	北纬 34° 以北地区	轻污染的污水坑、污水沟、洼地积水等
致倦库蚊 *Cx.p.quinque fasciatus*	体型小，棕褐色；喙中段有一宽白环，腹节背面基部均有中间稍向下突出的淡黄色狭带	偏嗜家畜血，兼吸人血	乙型脑炎	除新疆、青海外，遍布全国各地	与中华按蚊类同
白纹伊蚊 *Aedes albopictus*	体黑色有银白色斑纹，胸部背面（中胸）有一正中白色纵纹	嗜吸人血	登革热	分布于 14 个省、自治区、直辖市，北自沈阳以南，西南到西藏，以北纬 34° 以南为普遍	多为雨水积存处，如树洞、竹筒、罐、盆等积水中

续表

蚊种	成蚊形态	吸血性	传播疾病	分布地区	幼虫孳生地
埃及伊蚊 *Aedes aegypti*	体黑色，有银白色斑纹，胸部背面有 1 对黄色纵向细线，1 对前部为宽弧形、后部为直线的侧部线纹	嗜吸人血	登革热	北纬 22° 以南地区，常见于海南，广东、广西的个别地区及台湾南部	多为雨水积存处，如树洞、竹筒、罐、盆等积水中

【防制】

蚊虫防制要以生态习性为基础，强调以环境治理为主，多种防制手段相结合，以我国重要媒介蚊种为防制和消灭对象，采取综合防制措施，以达到除害灭病的目的。

1．环境治理 改变孳生场所，清除孳生地。对稻田可采用间歇灌溉法和湿润灌溉法，改变稻田积水环境，不利于蚊虫产卵和幼虫发育。尤其后一种方法，具有防蚊、增产和节水的效果。对池塘、水库、湖沼，可铲除岸边杂草；对缓流沟渠可设水闸，加大流速，冲刷幼虫。对污水沟、下水道，可进行污水处理、疏通下水道和阴沟，填平坑洼，排除积水，污水井要加盖；对小型积水容器，可采取翻缸（盆）倒罐，堵塞树洞，处理竹筒积水，以清除各种蚊虫的不同类型孳生地。

环境治理应注意在发展农业、水利建设、城镇建设时，防止产生蚊虫孳生地。

2．物理防制 室内灭蚊防蚊：装设纱窗、纱门、电子驱蚊器以及挂蚊帐等以防蚊叮咬。近年采用溴氰菊酯等长效菊酯和硅树脂溶液混合后涂于纱门、纱窗，可收到很好的灭蚊效果。

3．化学防制

（1）幼虫防制：常用化学杀虫剂如马拉硫磷、毒死蜱、杀螟松等乳剂，处理孳生地。

（2）成蚊防制

1）室内灭蚊：可使用含胺菊酯和丙烯菊酯等药剂的蚊香、气雾剂等，有驱避及击倒蚊虫作用。使用具有长残效的触杀剂，喷洒在住房或畜舍内蚊虫栖息处，使蚊虫接触死亡。常用的化学杀虫剂有敌敌畏、马拉硫磷、倍硫磷和拟除虫菊酯类。如溴氰菊酯湿性粉剂配制的水悬剂，适于喷洒吸水性强的泥墙、砖墙；乳剂则适用于木板、水泥等光滑的墙面。近年来应用拟除虫菊酯类（溴氰菊酯、二氯苯醚菊酯等）浸泡蚊帐，对防制大劣按蚊、嗜人按蚊、微小按蚊和中华按蚊等孳生地较难处理的蚊种效果更佳，具有安全、有效、简便和经济的优点。

2）室外灭蚊：采用超低容量喷洒法或熏雾剂灭蚊。常用辛硫磷和马拉硫磷合剂或单用马拉硫磷乳油剂喷洒灭蚊。

3）畜体喷药：在早春期间，用 0.1% 美曲膦酯（敌百虫）、0.2% 二氯苯醚菊酯等乳剂喷洒或涂刷畜体。

4）杀灭越冬蚊：对畜舍内越冬蚊，如三带喙库蚊，可于冬、春季在畜舍内喷洒杀虫剂。在下水道、阴沟内越冬的淡色库蚊或致倦库蚊，可使用美曲膦酯或敌敌畏烟剂熏杀。

4．生物防制

（1）天敌灭蚊：保护天敌，如蝙蝠、燕子、夜鹰、蜘蛛等。据报道，一只蝙蝠一个夜晚能捕食 1000 ~ 2000 只蚊；美国的褐色蝙蝠每小时可吞食约 500 只蚊。水稻种植与养鱼技术结合，通过稻田养鱼来捕食蚊虫的幼虫，如放养塘角鱼、中华斗鱼；清水沟、水池、河溪放养柳条鱼；灌溉沟放养草鱼等。

（2）生物杀虫剂，如苏云金杆菌血清型 14（Bt.H-14）和球形芽孢杆菌，对蚊幼虫均有一定的防制作用。前者对伊蚊和库蚊幼虫，后者对淡色库蚊和致倦库蚊幼虫有特效，但对伊蚊无效。近年来大连壶菌（*Lagenidium giganteum*）被认为是有希望的灭蚊幼虫真菌。

（李泽民）

第三节　蝇

蝇（fly）属双翅目、环裂亚目（Cyclorrhapha），全世界已知 10 000 多种，我国记录有 1500 多种。与卫生有关的住区蝇类多属花蝇科（Anthomyiidae）、厕蝇科（Fanniidae）、蝇科（Muscidae）、丽蝇科（Calliphoridae）、麻蝇科（Sarcophagidae）等。狂蝇科（Oestridae）、皮蝇科（Hypodermatidae）、胃蝇科（Gasterophilidae）等多见于牧区。蝇类幼虫是蝇蛆病（myiasis）的病原体。

【形态】

成蝇体长 4 ～ 14 mm，全身被有鬃毛，呈暗灰、黑灰、黄褐、暗褐等色，有些种类有蓝、绿、青、紫等金属光泽。

1．头部　近半球形。复眼大，通常雄蝇两眼间距离较窄或相接，雌蝇较宽。头顶有 3 个排成三角形的单眼。颜面中央有 1 对触角，分 3 节，第 3 节最长，其基部外前方有 1 根触角芒。大部分蝇类的口器为舐吸式，由基喙、中喙和口盘（唇瓣）组成，基喙上有 1 对触须。口器可伸缩折叠，以口盘直接舐吸食物（图 20-10），少数蝇类的口器为刺吸式，如吸血蝇类。

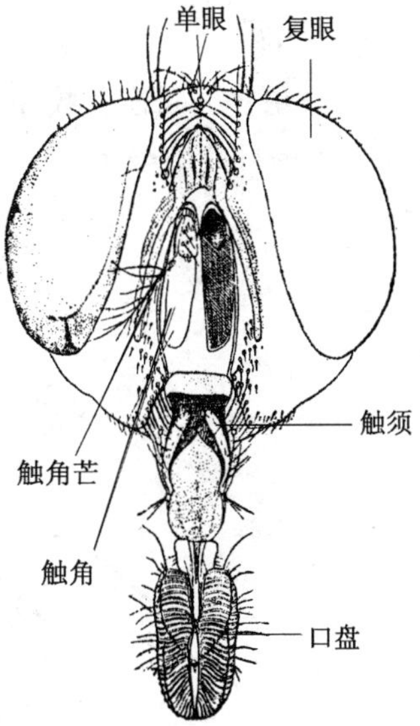

图 20-10　蝇头部（采自 Беклемишева）

2．胸部　前后胸退化，中胸特别发达。中胸背板和侧板上的鬃毛、斑纹等特征是分类的依据。在中胸背板两侧有膜质翅 1 对，除短的前缘脉和亚前缘脉外，有 6 条不分支的纵脉，其中第 4 纵脉弯曲形状为分类鉴别特征。翅基部多有腋瓣（图 20-11）。后胸侧板的上方有 1 对平衡棒。足 3 对，跗节分 5 节，末端有爪及爪垫各 1 对和刚毛状爪间突 1 个。爪垫密布细毛，并可分泌黏液附着在光滑面上爬行（图 20-12）。

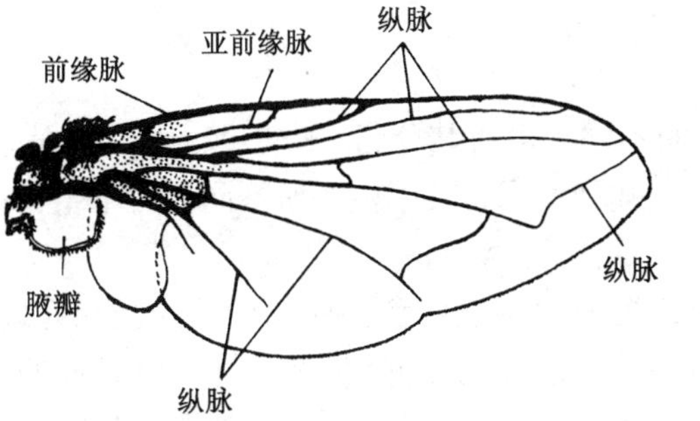

图 20-11　蝇翅脉（仿 Smart）

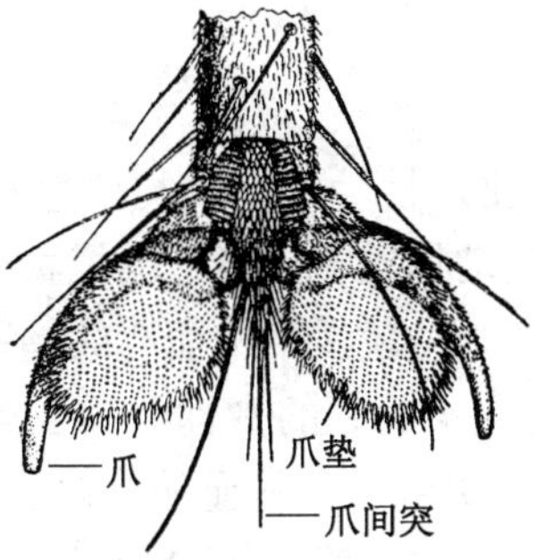

图 20-12　蝇足（采自 Павловский）

3．腹部　圆筒形，末端尖圆。一般仅可见前 5 节，其余各节形成尾器。雌性外生殖器通常藏于腹部，产卵时伸出，雄性外生殖器的特征是蝇种鉴定的重要依据。

【生活史】

蝇属于完全变态昆虫。生活史有卵、幼虫、蛹和成虫 4 期（图 20-13）。少数蝇类（如狂蝇、多数麻蝇和某些家蝇科的种类）可直接产幼虫。

1．卵　乳白色，香蕉形，长约 1 mm，卵壳背面有两条嵴。常数十至数百粒堆积成块。在夏季，卵产出后 1 天即可孵化。

2．幼虫 俗称蛆，圆柱形，前尖后钝，无足无眼，多呈乳白色。幼虫分 3 龄。舍蝇 1 龄幼虫长 2 mm，3 龄幼虫长 8 ～ 10 mm。头部有头咽骨，通过其骨化面积和平均光密度，可推断日龄。头前端有 1 对口钩；胸 3 节，第 1 节两侧有前气门 1 对；腹 10 节，可见 8 节，后 2 节很小，位于第 7、8 节的腹面，第 8 节后侧有后气门 1 对，由气门环、气门裂和气门钮组成，第 10 节变为肛板，中间有肛孔。幼虫的口钩、头咽骨、前气门、后气门以及肛板的形状是幼虫分类的重要依据。幼虫在孳生场所经 2 次蜕皮发育为成熟的 3 龄幼虫后，即爬到孳生物周围疏松的土层内，虫体缩短，表皮变硬而化蛹。在夏秋季，舍蝇幼虫期为 4 ～ 7 天。

3．蛹 圆筒形，长 5 ～ 8 mm，其颜色可由浅黄逐渐变深，至棕褐色或黑色。在夏秋季，舍蝇蛹一般 3 ～ 6 天羽化。蛹内成虫借额囊的伸缩活动，顶破蛹壳前端，从环状裂缝钻出。

4．成虫 羽化 1 ～ 2 天后进行交配，一般一生仅交配一次，数日后雌虫产卵。舍蝇一生产卵 4 ～ 6 次或更多，每次百粒左右。整个生活史所需时间在 28℃时为 7 ～ 9 天，20.5℃时为 14 ～ 18 天。成蝇寿命一般 1 ～ 2 个月。在越冬状态下舍蝇可存活半年之久。

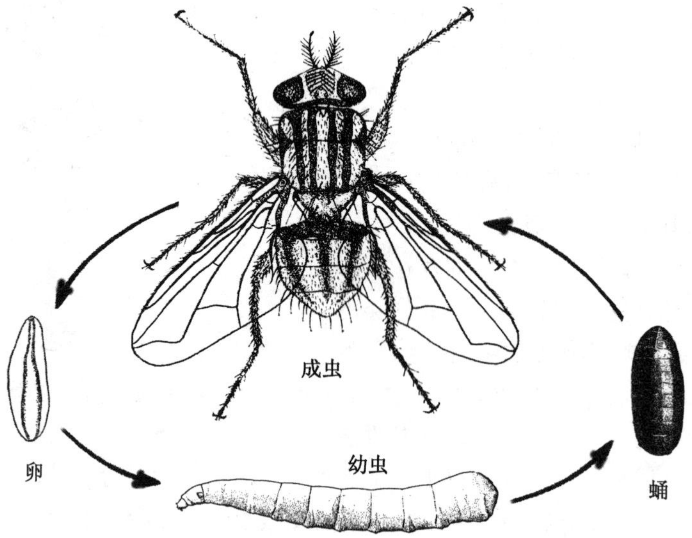

图 20-13 蝇生活史（采自牟广思，Audten）

【生态】

1．孳生习性 根据蝇类孳生物（地）性质的不同，可将其分为 5 类，即人粪类、畜禽粪类、腐败的动物质类、腐败的植物质类和垃圾类。蝇种不同，其孳生场所不同。对孳生物性质的要求有的蝇种较严格，而有的蝇种不太严格。

2．食性 成蝇的食性分为 3 类：不食蝇类口器退化不能取食，如狂蝇、皮蝇和胃蝇等；吸血蝇类以动物与人的血液为食，如厩螫蝇；非吸血蝇类多数种类为杂食性，以腐败的动植物、人和动物的食物、排泄物、分泌物和脓血等为食，此类蝇取食频繁，且边吃、边吐、边排粪便，该习性在蝇类机械性传播疾病方面具有重要意义。

3．活动与栖息 蝇类的活动、栖息场所因种类而异。成蝇的活动常因气候条件、食物或产卵物的引诱或附近有大量孳生物质存在而有所变动。蝇类的活动主要受温度和光线的影响，如舍蝇在 20℃以上才比较活跃，在 30 ～ 35℃时最活跃，在 35 ～ 40℃和 4℃以下则不活动。蝇类有趋光、避暗习性，多数蝇白天活动，夜间常栖息在室内的电线、悬空的绳索上，或室外的树枝、树叶、篱笆等处。蝇善飞翔，如舍蝇每小时可飞行 6 ～ 8 km，通常在以孳生地为中心的 1 ～ 2 km 半径范围内活动、觅食，有时可随车船等交通工具扩散。

4．季节消长 蝇对气候的适应性不同。不同蝇种在同一地区和同一蝇种在不同地区表现有不同的季节分布。一般可将我国蝇类分为春秋型（如巨尾阿丽蝇、元厕蝇、厩腐蝇等）、夏秋型（如大头金蝇、多种麻蝇）、夏型（如厩螫蝇）和秋型（主要为舍蝇），其中以夏秋型和秋型蝇类与夏秋季肠道传染病的关系最为密切。蝇类一般每年可完成 7 ~ 8 代，在我国南方可达 10 代以上。

5．越冬 蝇除卵外的各期都可越冬。越冬虫期因虫种或地区不同而异。通常厕蝇属、黑蝇属、绿蝇属的种类以幼虫越冬者居多；厩螫蝇、金蝇、丽蝇、麻蝇等属的一些种类以蛹越冬者居多；厩腐蝇、红头丽蝇等则以成虫期越冬；而舍蝇在不同地区可以不同虫期越冬。以幼虫越冬者多在孳生物底层，以蛹越冬者多数在孳生地附近的表层土壤中，成虫则在暖室、地窖、地下室等温暖隐蔽处越冬。

【我国常见蝇种】

1．舍蝇（***Musca domestica***） 体长 5 ~ 8 mm，灰褐色。胸部背面有 4 条黑色纵纹；翅第 4 纵脉末端向上急弯成折角；腹部橙黄色，并具有黑色纵条（图 20-14）。幼虫主要孳生于畜粪和垃圾中，成虫常出入住室、厨房和食堂等处。

2．丝光绿蝇（***Lucilia sericata***） 体长 5 ~ 10 mm，呈绿色金属光泽，颊部银白色（图 20-14）。幼虫主要孳生于腐败的动物质中，成蝇喜在腥臭腐烂的动物质及垃圾等处活动，也常飞入住室或食品店及菜市场。

3．大头金蝇（***Chrysomyia megacephala***） 体长 8 ~ 11 mm，躯体肥大，头宽于胸，体有青绿色金属光泽，颊橙黄色（图 20-14）；幼虫主要孳生在半稀人粪便中，成虫活动于腐烂的瓜果、蔬菜及粪便周围。

4．巨尾阿丽蝇（***Aldrichina grahami***） 体长 5 ~ 12 mm，胸部暗青灰色，中胸背板前部中央有 3 条黑色纵纹，中央的 1 条较宽；腹部背面有深蓝色金属光泽（图 20-14）。幼虫主要孳生在半稀人粪便中，也可在腐败的动物质和垃圾中，成蝇主要在室外活动。

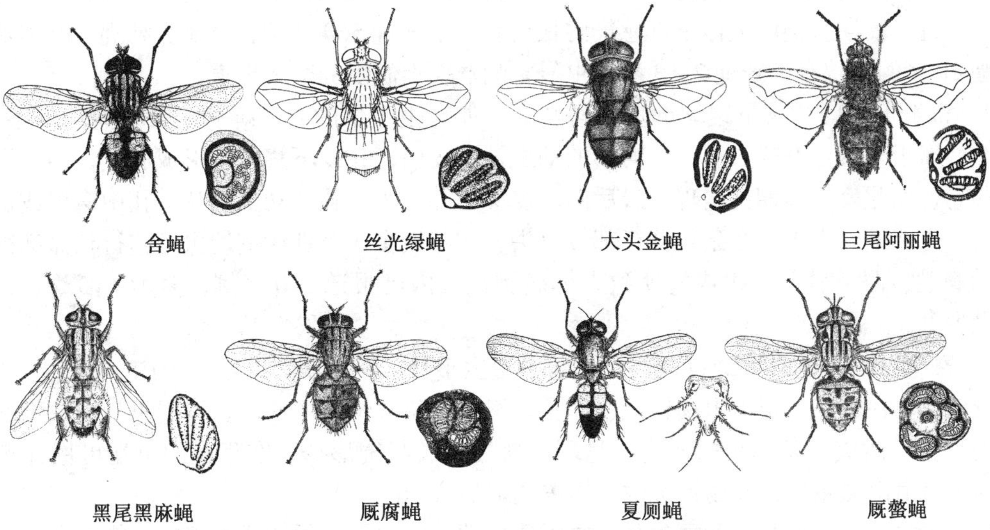

图 20-14 常见蝇种成虫和其 3 龄幼虫后气门（采自范滋德）

5．黑尾黑麻蝇（***Helicophagella melanura***） 体长 6 ~ 12 mm，暗灰色；胸背面有 3 条黑色纵纹，腹部背面有黑白相间的棋盘状斑（图 20-14）；雄蝇外生殖器呈亮黑色。幼虫孳生在人畜粪便和垃圾中，成虫活动于室外，也可飞入室内。

6．厩腐蝇（***Muscina stabulans***） 体长 6 ~ 9 mm，胸部背面有 4 条暗黑色条纹，中央 2

条较明显；翅第4纵脉末端逐渐稍弯曲；腹部有或浓或淡的斑（图20-14）。幼虫寄生在腐烂的水果和菜类、人畜粪便及肉类或禽尸中，成虫常飞入住室。

7．夏厕蝇（***Fannia canicularis***）　体长5～7 mm，灰色。胸部有3条明显的棕色纵条；翅第4纵脉直，末端与第3纵脉有相当距离；腹部第一、二合背板、第三、四背板有倒“T”形暗斑（图20-14），腹部两侧部分呈黄色。幼虫孳生于人畜粪便以及腐烂植物质中。成虫喜飞入室内盘旋飞翔。

8．厩螯蝇（***Stomoxys calcitrans***）　体长5～8 mm，暗灰色，形似舍蝇，刺吸式口器；胸部背面有不清晰的4条黑色纵纹，翅第4纵脉末端呈弧形弯曲（图20-14）。幼虫主要孳生在禽畜粪便或腐败的植物质中，成虫在室外活动，刺吸人畜血液。

【与疾病的关系】

蝇除可骚扰人、污染食物和吸血蝇叮刺吸血外，更重要的是传播多种疾病和引起蝇蛆病。

1．传播疾病　蝇类传播疾病的方式包括机械性传播和生物性传播两种。

（1）机械性传播：蝇类的主要传病方式。通过蝇类体内外携带病原体以及蝇类特有的食性，将病原体传播扩散。蝇可传播痢疾、霍乱、伤寒、脊髓灰质炎和肠道原虫病、肠道蠕虫病、结核病、细菌性皮炎、雅司病、沙眼和结膜炎等。

（2）生物性传播：冈田绕眼果蝇（*Amiota okadai*）是眼结膜吸吮线虫的中间宿主。在非洲，舌蝇（采采蝇）可传播人体锥虫病（睡眠病）。

2．蝇蛆病（myiasis）　指蝇类幼虫寄生于人和脊椎动物的组织和器官引起的疾病。按其寄生的特性分为下列类型。

（1）专性蝇蛆病（obligatory myiasis）：幼虫各龄期均营寄生生活，寄生生活是完成生活史的一个必要条件。专性蝇蛆病主要发生于家畜，人体较少见，人体病例多见于牧区。一些蝇类幼虫有特定的宿主和寄生部位。

1）寄生于眼、鼻咽腔的狂蝇科蝇类：如寄生于羊的羊狂蝇和寄生于马、驴和骡的宽额鼻狂蝇和紫鼻狂蝇的幼虫偶然侵害人体。当雌虫将幼虫产于眼结膜囊可引起急性结膜炎，幼虫在眼内不超过1龄期。国内人体眼部感染的报道有：羊狂蝇560多例，宽额鼻狂蝇170多例，紫鼻狂蝇20多例。曾有羊狂蝇2、3龄幼虫侵害咽喉、上颌窦的个案报道。

2）寄生于皮内和皮下组织的皮蝇科蝇类：如寄生于牛的纹皮蝇和牛皮蝇偶然侵害人体。当雌蝇产卵于人的毛发或衣服上，孵出的幼虫钻入皮内，在皮下移动，形成肿块，经几天后再继续移行，如此反复周期性出现，最后向表皮移动并开1小孔，幼虫可从小孔中逸出或被人用手挤出。人感染通常1～2条，移行部位以头、胸部最多。个别病例幼虫可移行到深部组织和器官如腹腔、眼、脑等。由皮蝇所致人体病例在国内已报道250多例，多为1龄幼虫，2、3龄幼虫少见。

3）寄生于消化道的胃蝇科蝇类：其幼虫寄生于马、驴、骡等的消化道内，寄生于人体消化道较罕见。在国内仅报道由肠胃蝇、赤尾胃蝇致消化道蝇蛆病5例。胃蝇1龄幼虫可钻入人体皮内移行，凿成一条曲折的隧道，呈现出血性条纹状匍形疹，在隆起的末端可用针挑出虫体。国内报道由黑角胃蝇和肠胃蝇致人体皮肤蝇蛆病10多例。

另一些蝇类幼虫对宿主和寄生部位并无选择性，但它们必须在活组织内才能发育为成熟的3龄幼虫。如蛆症金蝇、污蝇属蝇类等可在许多动物、家畜以及人体任何部位引起蝇蛆病。在我国南方报道由蛆症金蝇所致人体有炎症或创伤的鼻腔、外耳道、外阴、阴道、肛门等处的蝇蛆病有10多例；在内蒙古和西北地区报道由黑须污蝇和陈氏污蝇所致人体耳、面、颈、肩及头部的蝇蛆病有10多例。

（2）兼性蝇蛆病（facultative myiasis）：幼虫通常是腐食性或尸食性蝇种。在特殊条件下，如化脓伤口、脓疮或散发出臭味的患病器官，可诱蝇产卵或产幼虫，幼虫侵入动物或人体的组织器官中寄生。有的幼虫在宿主体内可生活一段时间，也有的能在宿主体内完成幼虫的整个发育过程。人体兼性蝇蛆病病例较多，分布广泛。常见蝇种有大头金蝇、丝光绿蝇、叉丽蝇、黑尾黑麻蝇和舍蝇等。

（3）偶然性蝇蛆病（accidental myiasis）：因误食或误饮被某些蝇卵或幼虫污染的食物或饮水，幼虫在胃肠道内虽不适于长期寄生，但有时可使宿主产生肠功能紊乱。蝇产卵于泌尿生殖孔或阴部，幼虫孵化后侵入泌尿生殖道引起局部组织的炎症。常见蝇种有舍蝇、棕尾别麻蝇和夏厕蝇等。

在临床上，蝇蛆病常以幼虫寄生部位命名。如皮肤蝇蛆病、创伤蝇蛆病、胃肠道蝇蛆病、眼蝇蛆病，以及耳、鼻、咽和口腔蝇蛆病，泌尿生殖道蝇蛆病和脏器蝇蛆病等。

【防制原则】

灭蝇的基本环节是搞好环境卫生，清除蝇的孳生场所。根据蝇的生态和生活习性，杀灭越冬虫态和早春第一代及秋末最后一代成蝇可收到事半功倍的效果。

1．环境防制　通过清除孳生物、隔离孳生物和改变孳生物的性状而使之不适合蝇孳生。

2．物理防制　通过淹杀、闷杀、捞出烫煮、堆肥等方法杀灭幼虫及蛹；蝇有趋紫外光的特性，可采用光诱加高压电击灭成蝇；捕蝇笼诱捕和粘蝇纸粘捕等方法杀灭成蝇。

3．化学防制　灭蝇常用药物有敌百虫（美曲膦酯）、敌敌畏、溴氰菊酯、氯氰菊酯、二氯苯醚菊酯、残杀威和灭多威等。在蝇孳生场所喷洒杀虫剂杀灭幼虫，在杀虫剂中加入昆虫生长调节剂（伏虫脲 1 号）可提高灭蝇效果。在成虫栖息场所可用滞留喷洒或空间喷雾，必要时两类或几类药剂混合使用，或合并使用增效剂以取得更好的灭蝇效果。将杀虫剂和舍蝇信息素放入饵料中诱杀成蝇。

4．生物防制　自然界中蝇类天敌种类很多，已进行试验的有寄生蜂作用于蝇蛹。应用苏云金杆菌 H-9 的外毒素对舍蝇及丝光绿蝇的幼虫有效。

第四节　白　蛉

白蛉（sandfly）属双翅目、毛蛉科（Psychodidae）、白蛉亚科（Phlebotominae）。全世界已知 600 多种，我国已报告 40 多种。

【形态】

成虫灰黄色，体长 1.5 ～ 4.0 mm，全身密被细毛（图 20-15）。头部球形，复眼大而黑；

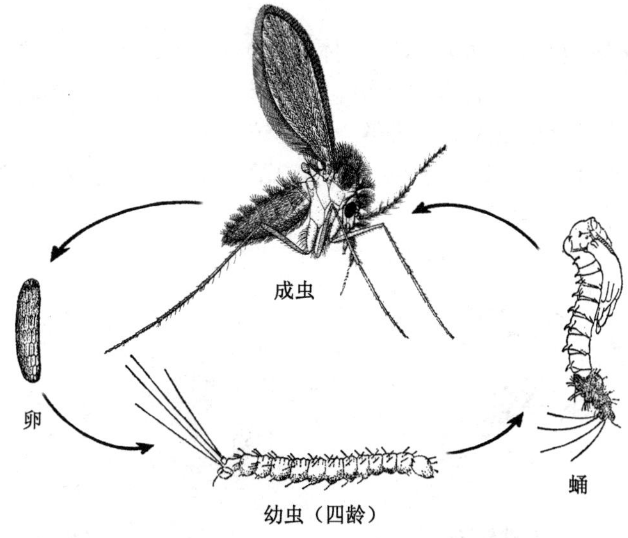

图 20-15　白蛉生活史（采自 Smart，Patton&Evans）

触角细长，分为16节；触须5节，向下后方弯曲。口器为刺吸式，喙约与头等长；口腔内有口甲和色板，咽内有咽甲，其形状是白蛉分类的重要依据。胸背隆起呈驼背状，翅1对，狭长，末端尖，上有许多长毛，停息时两翅向上竖立，与躯体约呈45°；平衡棒1对；足细长，多毛。腹部分10节，第1～6腹节背面长有长毛，第1节长毛竖立，第2～6节的长毛在不同蛉种或竖立或平卧或两者交杂。雄性外生殖器与雌性受精囊的形态为分类的重要依据。

【生活史】

白蛉属于完全变态昆虫。生活史有卵、幼虫、蛹和成虫4期（图20-15）。卵近椭圆形，长0.42 mm，灰白色；在适宜条件下，6～12天孵化出幼虫。幼虫小，毛虫状，白色；分为4龄，1龄幼虫长1.0～1.5 mm，4龄幼虫长约3 mm；幼虫尾端具尾鬃，1龄幼虫1对，2至4龄幼虫2对；幼虫以土壤中有机物为食，一般25～30天化蛹。蛹体外无茧，尾端附有4龄幼虫蜕下的皮，淡黄色，长约4 mm；蛹不食不动，6～10天后羽化为成虫。成虫羽化后12～13小时内即可交配，雄蛉可交配2～3次，雌蛉一生仅交配1次，多在吸血前进行，可产卵多次。整个生活史所需时间与温度、湿度以及食物充足与否有关，21～28℃是白蛉发育的适宜温度，从卵发育至成虫需6～8周。当气候条件不利时，以4龄幼虫滞育，使生活史延长。雄蛉交配后不久死亡，雌蛉可存活2～3周。

【生态】

1．孳生地 白蛉各期幼虫均生活在土壤中，以地面下10～12 cm处为多见。在隐蔽、温湿度适宜、土质疏松且富含有机物的场所，如人房、畜舍、厕所、窑洞、墙缝等，均适于白蛉幼虫孳生。

2．食性 雄蛉不吸血，以植物汁液为食。雌蛉羽化24小时后开始吸血活动，多在黄昏后进行。各蛉种吸血对象可有差别，通常竖立毛类蛉种嗜吸人及哺乳动物血，平卧毛类蛉种嗜吸鸟类、爬行类或两栖类动物血。

3．栖息与活动 成虫通常栖息于室内外阴暗、无风的场所，如屋角、墙缝、畜舍、地窖、窑洞、桥洞等处。同一蛉种可因环境不同而表现不同的栖息习性，如中华白蛉在平原地区为家栖型，栖息于人房、畜舍内；在西北高原为野栖型，多见于各种洞穴内。白蛉的活动能力较弱，活动范围一般在30 m以内。

4．季节消长与越冬 白蛉的季节分布与当地的温度变化有关。白蛉通常1年出现3～5个月，如在北方，中华白蛉始见于5月中、下旬，6月中旬达高峰，9月中、下旬消失。大多数蛉种一年繁殖一代。白蛉多以4龄幼虫潜藏于10 cm以内的地表浅土内越冬。

【重要传病种类】

1．中华白蛉（*Phlebotomus chinensis*） 体长3.0～3.5 mm，淡黄色，竖立毛类。口甲不发达，无色板；咽甲的前、中部有众多尖齿，基部有若干横脊。受精囊纺锤状，分节，但不完全；囊管长度是囊体长度的2.5倍。雄蛉上抱器第2节有长毫5根，2根位于顶端，3根位于近中部，生殖丝长度约为注精器的5倍（图20-16）。分布广泛，在北纬18°～42°，东经102°～124°。

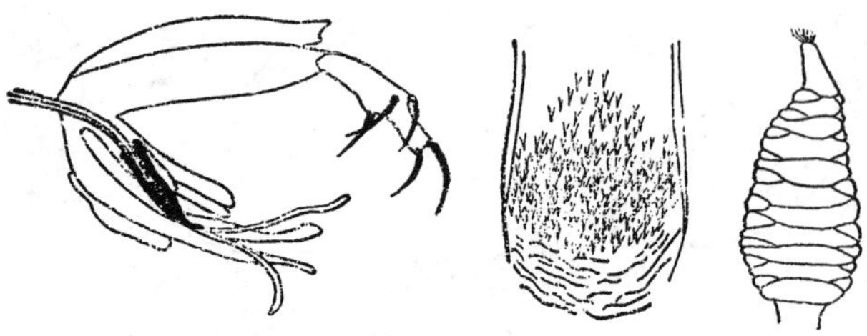

图20-16 中华白蛉（采自熊光华）

2．长管白蛉（***Phlebotomus longiductus***）（中华白蛉长管亚种 P.c. *longiductus*）是新疆西部老居民区的传播媒介。

3．亚历山大白蛉（***Phlebotomus alexandri***）是甘肃西部至新疆西部山区的传播媒介。

4．斯米尔诺夫白蛉（***Phlebotomus smirnovi***）（吴氏白蛉 *P. wui*）是新疆和内蒙古西部（额济纳旗）等荒漠地区的传播媒介。

5．四川白蛉（***Phlebotomus sichuanensis***）是四川西部山区的传播媒介。

【与疾病的关系】

白蛉除叮人吸血外，在我国还传播内脏利什曼病。

1．内脏利什曼病（***visceral leishmaniasis***）病原体为杜氏利什曼原虫，白蛉为传播媒介（白蛉与病原体的关系及本病的分布，见本书有关章节）。我国新疆等地有黑热病的自然疫源地，保虫宿主为野生动物。

2．东方疖（***oriental sore***）病原体为热带利什曼原虫，分布于中东、地中海、印度等地。

3．皮肤黏膜利什曼病（***mucocutaneous leishmaniasis***）病原体为巴西利什曼原虫，分布于南美洲。

4．白蛉热（***sandfly fever***）病原体为病毒，主要流行于地中海、亚洲南部（印度）以及中国南部和部分南美洲国家。

【防制原则】

白蛉活动范围小，飞行能力弱，以化学药物杀灭成蛉为防制的主要措施。杀灭成蛉的药剂有溴氰菊酯、氯氰菊酯和马拉硫磷等，用以进行室内滞留喷洒，也可用敌敌畏熏杀。环境治理措施包括保持室内、畜舍及禽圈卫生，清除垃圾，以消除幼虫孳生地。个人防护可使用细孔蚊帐、纱窗，涂擦驱避剂或用艾蒿烟熏。

（李泽民）

第五节　蠓

蠓（biting midge）俗称“墨蚊”，是一类很小的双翅目昆虫，属蠓科（Ceratopogonidae）。全世界已知 5360 种，我国报告 410 余种。

【形态】

虫体呈褐色或黑色，成虫体长 1 ~ 6 mm（图 20-17）。头部略呈亚球形。复眼一对，发达，肾形，雄蠓两眼相邻接，雌蠓两眼距离较远。触角呈丝状，分 15 节。在触角基部上方有 1 对不明显的单眼。触须分 5 节。口器为刺吸式，喙与头等长。胸部背面呈圆形隆起。翅 1 对，较宽短，末端钝圆，翅上常有微毛和斑，其大小、颜色、位置等为分类依据。平衡棒 1 对。足细长。雌蠓腹部末端有尾须 1 对，雄蠓的第 9、10 腹节转化为外生殖器。

【生活史与生态】

蠓的生活史属完全变态，有卵、幼虫、蛹和成虫 4 期（图 20-17）。卵呈纺锤形或香蕉形，表面有纵列突起的小结节。卵产出时为灰白色，经数小时渐变为深色，在夏季约经 5 天孵化。幼虫分为 4 龄，1 龄幼虫体长近 1 mm，4 龄幼虫体长 5 ~ 6 mm；头部深褐色，胸、腹部淡黄色。幼虫生活于水中、潮湿泥土或沙土中，以菌类、藻类及一些原生动物为食。在适宜温度下经 3 ~ 5 周化蛹。蛹分头胸部和腹部，体长 1.4 ~ 4 mm，早期淡黄色，1 ~ 2 天后呈深褐或黑色；蛹胸部背面有呼吸管 1 对，腹部具刺和结节，最后一节有 2 个尖突。蛹不活动，可见于水中或稍有积水的淤泥中，5 ~ 7 天羽化。在适宜条件下，整个生活史需 4 ~ 7 周。在温带一年可发育 1 ~ 2 代，热带地区一年可有多代。

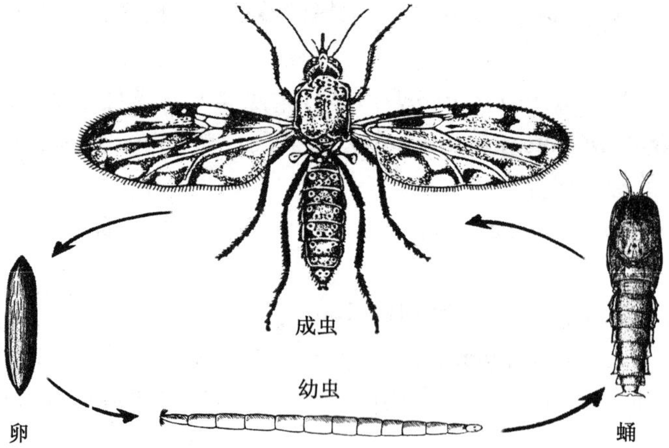

图 20-17 蠓生活史（采自 Эдвардсу, Мартини, Dove）

吸血蠓类交配有群舞现象，黎明和黄昏常是蠓的群舞高峰时间，群舞高峰后即出现钉刺高峰。雌蠓吸血，3 ~ 4 天后卵巢发育成熟产卵，通常雌蠓一生产卵 2 ~ 3 次，一次产卵 50 ~ 150 粒。雌虫寿命约 1 个月，雄虫于交配 1 ~ 2 天后即死亡。

雄蠓吸食植物汁液，仅雌蠓吸血。雌蠓吸血范围广，有的种类嗜吸人血，有的种类嗜吸禽类或畜类血；绝大多数种类在白天、黎明或黄昏吸血。成虫多栖息于树丛、竹林、杂草、洞穴、畜舍等避风、避光处。当温度、光照适合且无风时，成虫即成群飞出。蠓的飞行能力不强，其活动多限于栖息地周围，以 200 ~ 500 m 为半径的范围内。吸血蠓类的孳生地广泛，可为各种水体、湿地及潮湿土壤。以幼虫或卵越冬。

我国常见的蠓有台湾铗蠓（*Lasiohelea taiwana*）和原野库蠓（*Culicoides homotomus*），前者分布于南方各省，常白天叮刺人；后者遍布全国各地，于黄昏刺吸人血。

【与疾病的关系】

蠓刺吸人血时，蠓唾液抗原引起皮炎，局部出现红斑、丘疹、肿胀、水疱，严重时引起过敏性休克。蠓可传播多种人畜寄生虫病和病毒性疾病，如奥氏丝虫病、常现丝虫病、链尾丝虫病、奥罗普格热等。在我国，蠓与人体疾病的关系还不清楚。在福建、广东的台湾铗蠓中可分离到乙型脑炎病毒。

【防制原则】

蠓的种类多，数量大，孳生地广泛，必须采取综合性防制措施。

1. 个人防护 在有吸血蠓类地带，野外作业人员可涂擦驱避剂，或燃点艾草、树枝，以烟驱蠓。

2. 清理孳生地 在人群聚居区，应搞好环境卫生，填平洼地；对成蠓出入的人房、畜舍和幼虫孳生地（沟、塘、水坑等）可喷洒马拉硫磷或溴氰菊酯。

第六节 蚋

蚋（black fly）俗称“黑蝇”“挖背”，属双翅目蚋科（Simuliidae）。全世界已知 1660 多种，我国已知 209 种。

【形态】

成虫呈黑色或棕色，体短小，体长 1.5 ~ 5 mm（图 20-18）。头部复眼明显，雄蚋复眼颇大，与胸背约等宽，两复眼间几乎相连；雌蚋的复眼略窄于胸部，两眼间被额明显分开；触角较粗短，9 ~ 11 节；触须分 5 节；口器为刺吸式，下唇末端膨大为唇瓣。胸部背面明显隆起；

翅 1 对，宽阔，膜质透明，末端圆，有发达的纵脉；足短，较粗壮。腹部分 9 节，腹部末端形成外生殖器，其为重要的分类依据。

【生活史与生态】

蚋的生活史属完全变态（图 20-18），卵、幼虫、蛹生活在流水中，成虫生活在“陆地”上。卵略呈圆三角形，淡黄色，通常 150 ～ 500 粒排列成单层或多层卵块，在 20 ～ 25℃的水中，约 5 天孵化。幼虫圆柱形，刚孵出的幼虫淡黄色，以后颜色变暗；幼虫有 6 ～ 9 龄，成熟幼虫长 3.5 ～ 10.0 mm，头部前端有 1 对由放射状刚毛组成的头扇。幼虫以水中微小生物为食，3 ～ 10 周发育成熟。成熟幼虫作茧化蛹，蛹经 1 ～ 4 周羽化为成虫。

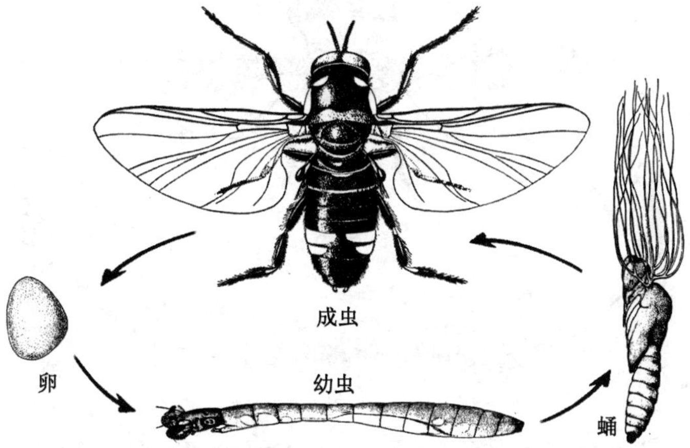

图 20-18 蚋生活史（采自 Cameron，Castellani & Chalmers）

雄蚋不吸血，雌蚋吸血。蚋嗜吸畜禽血，兼吸人血，吸血活动多在白天进行。成虫栖息于野草及河边灌木丛，以 6 ～ 7 月为活动高峰。整个生活史需要 2 ～ 3.5 个月。雌蚋寿命约 2 个月。以卵或幼虫越冬。

我国重要吸血蚋有黄足纺蚋（*Simulium aureohirtum*）、宽足纺蚋（*Simulium verrun*）等。

【与疾病的关系】

1．吸血蚋类叮刺人畜造成骚扰，叮刺部位可引起皮炎，严重者可有强烈的过敏反应。

2．蚋可传播人的盘尾丝虫病（河盲症，仅见非洲和拉丁美洲）、奥氏丝虫病（见于西印度群岛和拉丁美洲）、水泡性口腔炎等。在我国，蚋类是否传播人类疾病尚不清楚。

【防制原则】

清除有幼虫和蛹的水草、树叶、石块等孳生地。用药物喷洒畜禽圈舍，消灭成虫。在野外工作时，使用驱避剂进行个人防护。

第七节 虻

虻（tabanid fly）俗称“牛虻”或“瞎虻”，属双翅目虻科（Tabanidae），是一类大型的吸血昆虫。全世界已知约 4300 种，我国已知 440 多种。

【形态】

成虫粗壮，呈棕褐色或黑色，多数有鲜艳色斑和光泽；体长 6 ～ 30 mm，体表多细毛（图 20-19）。头部宽大，复眼明显，多具金属光泽，雄虻两眼相接，雌虻两眼分开；单眼数因属而异；触角短，分 3 节，第 3 节端部有 2 ～ 7 个小环节，其形态变化很大；触须分 2 节；雌虻口器为刮舐式（具有刺吸式和舐吸式口器的综合特征），取食时刺破皮肤，由唇瓣上的拟气管吸血。翅1对，透明或具色斑；足粗壮或多毛。腹部可见7节，其颜色和斑纹是分类依据，第8～11节演化为外生殖器。

【生活史与生态】

虻的生活史属完全变态（图20-19）。卵呈纺锤形，黄白色，以数十至数百粒聚集成堆或成块，经12小时～22天孵化出幼虫。幼虫细长，圆桶形，淡黄色；腹部第1～7节有伪足，排列成环形；幼虫期有5～11龄，发育时间长达数月至1年以上，成熟幼虫移至土中化蛹。蛹为裸蛹，可见明显的头胸部和腹部，早期呈黄棕色，而后逐渐变深色，经1～3周羽化为成虫。

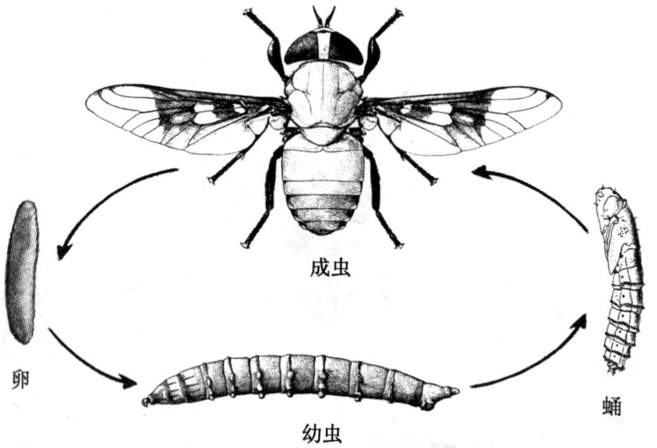

图20-19 虻生活史（采自Smart，Castellami & Chalmers）

雄虻以植物汁液为食，雌虻吸血，主要刺吸牛、马、驴等大型家畜的血，有时也侵袭其他动物和人。成虻多白天活动，吸血场所多在室外（野外），以阳光强烈的中午吸血最为活跃，有时在多个动物体表往返叮刺吸血，该习性在疾病的传播上具有重要意义。虻的孳生地大体上可分为水生、半水生和陆生，可在不流动的积水、溪流、潮湿的苔藓、草地及林地孳生，但以潮湿泥土中为主，虻多产卵于植物茎、叶上。幼虫多为肉食性，捕食昆虫幼虫、甲壳类和蚯蚓等，也可叮咬人。成虫栖息于草丛树木中，多见于河边植被上。虻的飞翔能力很强，每小时可飞行45～60 km。

我国北方虻的活动季节在5～8月，以7月为高峰。一般雄虻的寿命仅几天，雌虻可存活2～3个月。虻以幼虫越冬，常在堤岸3～25 cm深的土层中。我国重要的吸血虻有：江苏虻（*Tabanus kiangsuensis*）、土灰虻（*T. pallideventris*）等。

【与疾病的关系】

虻叮刺人体可引起皮炎，严重者可伴发蜂窝组织炎、淋巴管炎和淋巴腺炎等，国内曾有虻叮刺引起休克的报道。虻传播罗阿丝虫病、兔热病和炭疽等。有些种类虻传播牲畜的锥虫病、血孢子虫病、焦虫病、传染性贫血病等，是我国畜牧业的重要害虫。

【防制原则】

虻孳生地高度分散、类型多样，防制比较困难。以防制成虫为主，防护为主，杀灭为辅。在野外工作时，裸露皮肤涂擦驱避剂。在虻的栖息场所喷洒杀虫剂。

（黄学贵）

第八节　蚤

蚤（flea）是哺乳动物和鸟类的体外寄生虫，属蚤目（Siphonaptera），因善跳跃，俗称跳蚤。全世界已知约 2500 种（亚种），我国报告有 650 种（亚种）。蚤是传播鼠疫等人畜共患病的媒介。

【形态】

成虫两侧扁平，体长一般为 1 ～ 3 mm，黄褐色以至深棕色。体表有许多毛、刺和刚劲棘状鬃（bristle），有的种类具粗壮扁形的栉（comb），均为向后方生长，以适于毛间潜行（图 20-20）。

1．头部　略呈三角形，触角 1 对，分 3 节，位于触角窝（antennal fossa）内；眼位于触角窝前方，呈黑色，有的种类无眼；头的前下方有刺吸式口器。蚤头部有许多鬃，根据生长部位称眼鬃、颊鬃、后头鬃等。有的种类颊部边缘具有颊栉（genal comb）。

2．胸部　分 3 节，每节由背板、腹板各 1 块及侧板 2 块构成。有的种类前胸背板后缘具有前胸栉（pronotal comb）。无翅。足 3 对，长而发达，以基节最为宽大，适于跳跃；跗节分 5 节，末节有爪 1 对。

3．腹部　由 10 节组成，前 7 节背板两侧各有气门 1 个；雄蚤 8、9 节、雌蚤 7 ～ 9 腹节特化为外生殖器，为分类的依据；第 10 节为肛节。雌蚤腹部末端钝圆，在第 7 ～ 8 腹板的位置上可见骨化较厚的受精囊，受精囊可分头、尾两部分，其形状因种而异；雄蚤腹部末端较尖，其第 9 背板和腹板分别形成上抱器和下抱器，形状复杂，因种而异。

【生活史】

蚤属于完全变态昆虫，生活史有卵、幼虫、蛹和成虫 4 期（图 20-20）。卵椭圆形，长 0.4 ～ 1.0 mm，初产时白色、有光泽，以后逐渐变成暗黄色，经 3 ～ 5 天孵出幼虫。幼虫分 3 龄，虫体小，外形似蛆，白色或淡黄色；头部有咀嚼式口器和触角 1 对，无眼；胸部 3 节，无足；腹部分 10 节，各节生有稀疏长鬃 1 ～ 2 列，末节端部有 1 对肛柱。在适宜条件下，经 1 ～ 3 周发育，蜕皮 2 次，变为成熟幼虫，体长可达 4 ～ 6 mm；成熟幼虫吐丝作茧，在茧内第三次蜕皮后化蛹。茧外常黏着灰尘或其他物质碎屑，有伪装作用。蛹呈长椭圆形，具成虫雏形，头、胸、腹及足均已形成，并逐渐变为淡棕色，蛹期通常 1 ～ 2 周，有时可达 1 年。蚤的羽化需受外界刺激，如空气的震动、动物走近、接触压力以及温度升高等，均可诱使成虫破茧而出。成虫羽化后即可交配、吸血，并在 1 ～ 2 天后产卵，雌蚤一生可产卵数百粒。蚤的寿命为 1 ～ 2 年。

【生态与习性】

雌蚤通常在宿主皮毛上和窝巢中产卵，由于卵壳光滑无黏性，宿主身上的卵最终都散落到其巢穴及地面上，这些地方也就是幼虫的孳生地，如鼠洞、畜禽舍、屋角、墙缝、床下以及土坑等，幼虫以尘土中宿主脱落的皮屑、成虫排出的粪便及粪便中未消化的血块等为食。阴暗、温湿的周围环境是幼虫和蛹发育的适宜条件。

蚤两性都吸血。成虫的生殖活动与吸血密切相关，通常一天需吸血数次，并常吸血过量，以致未经消化即随粪便排出，而成为幼虫的食物。蚤耐饥饿能力很强，有些种类能耐饥饿达 10 个月以上。蚤的宿主范围很广，包括兽类和鸟类，但主要是小型哺乳动物，尤以啮齿类为多。由于蚤善跳跃，可在宿主体表和窝巢内外自由活动，个别种类可固着甚至钻入宿主皮下寄生，如潜蚤。根据蚤对宿主的选择，可分为多宿主型（对宿主选择性较差）、寡宿主型（限于一定类属的宿主）和单宿主型（严格寄生于一种宿主），多宿主型蚤是传播疾病的重要媒介。

蚤成虫对宿主体温反应敏感，当宿主因发病而体温升高或在死亡后体温下降时，蚤都会很快离开，去寻找新的宿主，这一习性对了解蚤传播疾病具有重要意义。

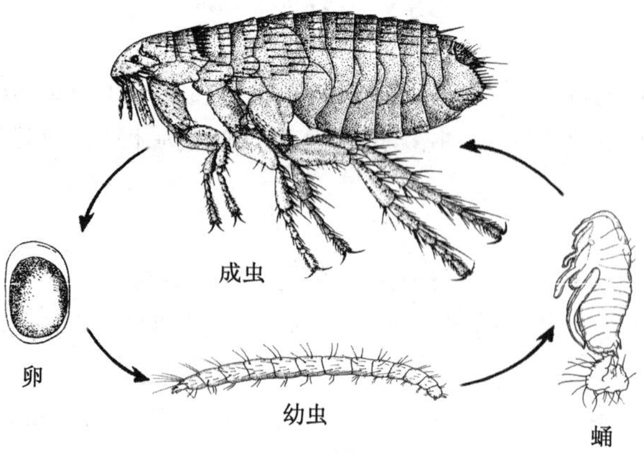

图 20-20　蚤的生活史
（引自 Smit，Patton & Evans）

【重要传病种类】

1．印鼠客蚤（***Xenopsylla cheopis***）　眼鬃 1 根，位于眼的前方。雌蚤受精囊尾部基段扩大，微宽或等宽于头部（图 20-21）。主要宿主为褐家鼠、黄胸鼠和小家鼠。在我国分布很广。

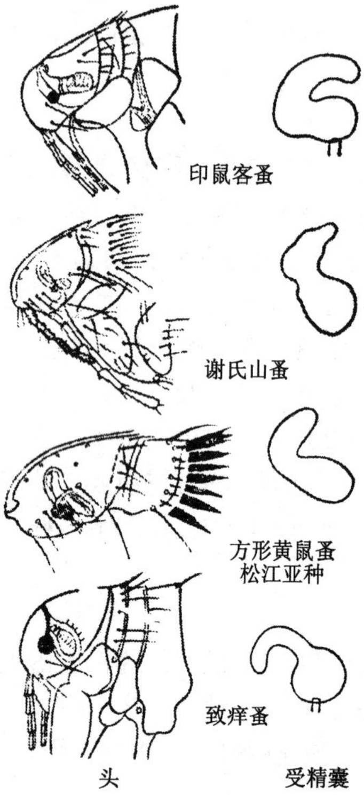

图 20-21　4 种蚤的形态区别

2．谢氏山蚤（***Oropsylla silantiewi***）　眼较小，眼鬃 3 根，前胸栉刺的长度短于其前背板的宽度。雌性受精囊略呈球形，尾部末端有发达的乳突（图 20-21）。主要宿主为旱獭。分布于新疆、青海、甘肃、内蒙古、西藏、四川西部和云南西北部。

3．方形黄鼠蚤松江亚种（***Citellophilus tesquorum sungaris***）　额鬃 1 根，眼鬃 3 根，具前胸栉。雌虫受精囊头部呈椭圆形，尾部呈纺锤形（图 20-21）。主要宿主为黄鼠。分布于东北、华北和西北。

4．致痒蚤（***Pulex irritans***）　在眼下方有眼鬃 1 根，受精囊的头部为圆形，尾部细长弯曲（图 20-21）。宿主为犬、猫、猪和人等。在我国分布广泛。

【与疾病的关系】

蚤对人的危害包括骚扰吸血、寄生和传播疾病三个方面。

1．骚扰吸血　蚤被动物宿主（如家畜或鼠类）带入人的居所，或人在有蚤的场所活动，均可被蚤侵袭并叮刺吸血。人被蚤叮咬后，皮肤瘙痒、出现丘疹等，严重者可影响休息或因搔抓而导致继发感染。

2．皮下寄生　潜蚤属（*Tunga*）的雌蚤可长期寄生于动物和人体皮下，引起潜蚤病（tungiasis）。该病主要分布于中、南美洲和热带非洲。当地人赤脚行走时，穿皮潜蚤（*Tunga penetrans*）可钻入皮下，雌蚤吸血后身体胀大可达豌豆般大小。潜蚤可引起宿主剧烈痛痒、行走困难，伤口可发生继发性感染，还可引起破伤风，好发部位为足与手。我国仅山东省曾报道 1 例潜蚤皮肤病。

3．传播疾病

（1）鼠疫（plague）：由鼠疫耶尔森菌（*Yersinia pestis*）引起的烈性传染病。由蚤类在啮齿动物之间传播。人类接触带菌动物或经蚤类叮刺而感染。当蚤吸入病鼠血后，该菌在蚤前胃刺间增殖，形成菌栓，造成前胃不完全或完全栓塞（图 20-22）；当栓塞后，再次吸血时血液不能到达胃内，反而携带菌回流到宿主体内，使其感染。受染蚤因饥饿，吸血频繁，使更多宿主感染。黄鼠和旱獭等是重要保虫宿主。重要媒介有印鼠客蚤、谢氏山蚤、方形黄鼠蚤和致痒蚤等。中华人民共和国成立前我国有 20 多个省、自治区、直辖市曾发生过鼠疫流行，目前已有效控制并基本消灭了人群中鼠疫的流行。

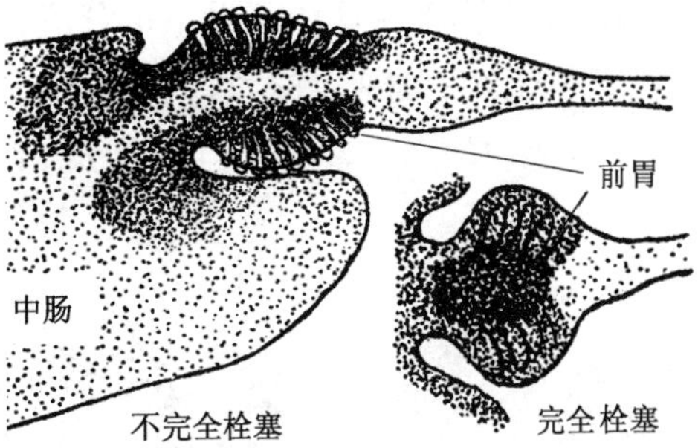

图 20-22　蚤前胃菌栓栓塞示意图

（2）鼠型斑疹伤寒（murine typhus）：又称地方性斑疹伤寒（endemic typhus），病原体是莫氏立克次体（*Rickettsia mooseri*）。蚤吸血感染后，立克次体在胃和马氏管上皮细胞内繁殖，细胞破裂后随蚤粪排出；立克次体也可经卵传递给下一代。人因病原体污染伤口而感染，亦可通过干燥蚤粪尘埃经鼻、口、眼结膜进入体内而感染。在适宜条件下，蚤粪中的立克次体可存活 4 ～ 9 年。在我国，褐家鼠和黄胸鼠是主要保虫宿主，印鼠客蚤为最重要的传播媒介。在东北、华北及西南等地有散发流行，河南及辽宁曾有过暴发流行。

（3）绦虫病：印鼠客蚤、犬栉首蚤、猫栉首蚤和致痒蚤等可作为微小膜壳绦虫的中间宿主；具带病蚤和印鼠客蚤可作为缩小膜壳绦虫的中间宿主；犬栉首蚤、猫栉首蚤和致痒蚤等可作为犬复孔绦虫的中间宿主。人误食含似囊尾蚴的蚤类而感染。

【防制原则】

1．清除孳生地　清除鼠窝，堵塞鼠洞，清扫禽畜棚圈，保持室内地面墙角干燥、光洁。

2．灭蚤、防蚤　用 1% 美曲膦酯或 0.02% 氯菊酯乳剂定期给犬、猫药浴；用溴氰菊酯、氯氰菊酯和灭幼脲等药物滞留喷洒室内及禽畜棚圈的地面，以杀灭成虫和幼虫。在鼠疫流行时应采取紧急灭蚤措施并加强个人防护。

3．杀灭鼠类　捕杀或毒杀室内外的鼠类。

第九节　虱

虱（lice）属于虱目（Anoplura），为哺乳动物和鸟类的体外永久性寄生虫。寄生于人体的虱有两种，分属于虱科（Pediculidae）、虱属（*Pediculus*）和阴虱科（Pthiridae）、阴虱属（*Pthirus*），即人虱（*Pediculus humanus*）和耻阴虱（*Pthirus pubis*）。一般认为人虱又分为两个亚种，即人头虱（*P.h. capitis*）和人体虱（*P.h. corporis*）。

【形态】

1．人虱　背腹扁平，灰黑或灰白色，体狭长，雌虫体长可达 4.4 mm，雄虫稍小为 2.0 ～ 3.5 mm（图 20-23）。头部呈菱形，具触角 1 对，眼 1 对，明显地向外突出，位于触角后方。口器为刺吸式，不用时缩入头内。胸部 3 节融合，前部稍窄，中胸侧面有气门 1 对，无翅。足粗壮，3 对足大小相近，跗节仅 1 节，其末端有爪，胫节末端内侧有一指状胫突，与爪配合形成强有力的钳状攫握器，借以抓握宿主的毛发或内衣纤维。腹部可见 8 节，第 3 ～ 8 节两侧有骨化的侧背片，每片上均有气门；雌虱腹部末端呈“W”形，第 8 节腹面有一生殖腹片和 1 对生殖肢；雄虱腹部末端呈“V”字形，第 3 ～ 8 节背面各有 2 片小背板，后 3 个腹节内可见缩于体内的外生殖器。

人头虱和人体虱形态差别甚微。一般人头虱体略小、体色稍深、触角较粗短。

2．耻阴虱　灰白色，宽而短，呈蟹状。雌虱体长为 1.5 ～ 2.0 mm，雄性稍小，0.8 ～

1.2 mm。胸膜部相连，几乎不可分清，胸部较宽，前足及爪细小，中、后足胫节和爪明显粗大。腹部宽短，前 4 节融合，故前 3 对气门排成斜列，第 5 ～ 8 节侧缘各具锥状突起，上有刚毛（图 20-23）。

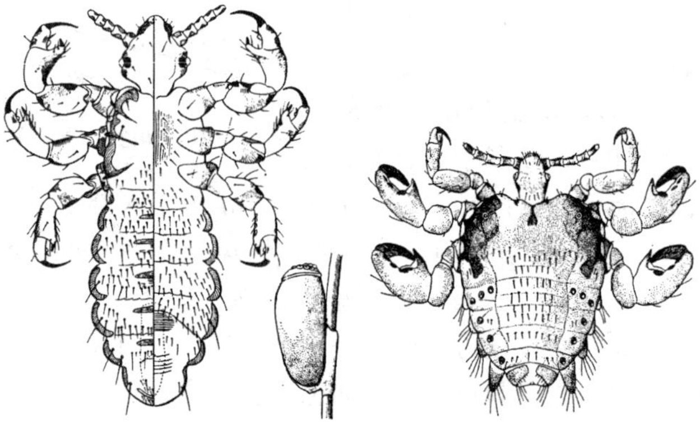

图 20-23 虱成虫和卵

【生活史】

虱属不完全变态昆虫，生活史包括卵、若虫及成虫三期。卵俗称虮子，椭圆形，乳白色，大小为 0.8 mm × 0.3 mm，黏附在毛发或纤维上，其游离端有盖，经 5 ～ 9 天若虫从卵盖处孵出，其外形与成虫相似，但体较小，尤以腹部较短，生殖器官未发育成熟。若虫经 3 次蜕皮发育为成虫。在 30℃，适宜相对湿度（30% ～ 55%）条件下，人虱由卵发育到成虫需 20.8 天，耻阴虱需 20 ～ 25 天。成虫羽化后 12 小时即可交配，人虱产卵量较大，可达 300 粒，耻阴虱较少，一生产卵仅约 30 粒。成虫寿命较短，约为 1 个月。

【生态与习性】

人头虱寄生在头部、耳后发根处较多。人体虱多寄生在贴身衣裤的皱褶、衣领和裤腰等处。耻阴虱寄生于体毛较粗、较稀之处，主要在阴毛及肛毛上，有时也在眼睫毛上。卵多产于并黏附在衣服的纤维和毛发上。

虱的若虫和成虫两性均吸血。虱不耐饥饿，若虫每日至少需吸血 1 次，成虫则需数次，常边吸血边排粪便。虱对温、湿度很敏感，52℃时只能存活 5 分钟。正常人体表的温、湿度很适宜虱的寄生，故虱通常不会离开人体，但当宿主体温升高、出汗或死亡变冷时，虱会迅速爬离，寻觅新宿主。以上习性对虱传播疾病有重要意义。

人虱主要通过人与人之间的直接或间接接触传播；耻阴虱通过性生活或接触阴毛上的虱或虱卵沾染的卧具、便桶等感染，属性传播疾病。

【与疾病的关系】

人体寄生虱后反应不一，多数无明显表现。人被虱叮刺后，由于机械损伤及注入的虱唾液，局部皮肤可出现丘疹、瘀斑，同时产生不同程度瘙痒，搔破后可继发感染。寄生于睫毛上的耻阴虱多见于婴幼儿，引起眼睑奇痒、睑缘充血等。虱传播的疾病有：

1. 流行性斑疹伤寒（epidemic typhus） 病原体为普氏立克次体（*Ricxkettsia prowazekii*），传播媒介为人体虱。虱吸食患者血液后，立克次体侵入虱胃上皮细胞内大量增殖，数天后上皮细胞破裂，立克次体随虱粪便排出，虱粪便中的立克次体在室温中可存活 60 天以上。人因虱粪或压破虱体后立克次体污染伤口而感染，亦可借呼吸或手污染眼结膜而感染。我国仅有少数散发病例。

2. 流行性回归热（epidemic relapsing fever）又称虱传回归热（louse-borne relapsing fever） 病原体是回归热疏螺旋体（*Borrelia recurrentis*），传播媒介为人体虱。虱吸患者血液后，病原体可穿过胃壁进入血腔大量繁殖，不随粪便排出，其传染是由于虱体被碾破后，体液中的螺旋体经皮肤伤口或黏膜而进入人体所致。我国已基本消灭该病，但国际上仍列为监测传染病。

【防制原则】

1. 防虱 注意个人卫生，勤换洗衣服、被褥，洗发等，杜绝不洁性生活以预防耻阴虱。

2. 灭虱 衣物可蒸煮、干热、熨烫等，不耐高温的衣物可冷冻灭虱，也可药物喷洒、浸泡。用密齿梳子反复梳头，是清除头虱的有效方法；对人头虱和耻阴虱可剃去毛发，用 0.01% 二氯苯醚菊酯或洗剂涂擦清洗，也可用 50% 百部酊涂擦毛发灭虱。

第十节　臭　虫

臭虫（bed bug）俗称壁虱，属半翅目（Hemiptera）、臭虫科（Cimicidae）。嗜吸人血的臭虫有 2 种，即温带臭虫（*Cimex lectularius*）和热带臭虫（*C. hemipterus*）。两者形态和生活史均相似，前者分布广泛，后者仅分布于热带和亚热带。

【形态】

成虫背腹扁平，卵圆形，红褐色，体长 4 ~ 6 mm，遍体生有短毛（图 20-24）。头部两侧有 1 对突出的复眼；触角 1 对，分 4 节，能弯曲，末 2 节细长；喙的下唇分 3 节，由头部前下端发出，为刺吸式口器，不吸血时向后弯折在头、胸部腹面的纵沟内，吸血时前伸与体约成直角。前胸背板大而明显，其前缘有一凹陷，头部即嵌在凹陷内，侧缘弧形，后缘向内微凹；中胸小，其背板呈倒三角形；后胸背板被 1 对翅基遮盖。后胸腹面在中、后足基节间有 1 对新月形的臭腺孔。足跗节分 3 节，末端具爪 1 对。腹部宽阔，外观可见 8 节。

两种臭虫形态很相似，主要区别在于温带臭虫前胸的前缘凹陷深，两侧缘向外延伸成翼状薄边，而热带臭虫前胸的凹陷较浅，两侧缘不外延（图 20-24）。

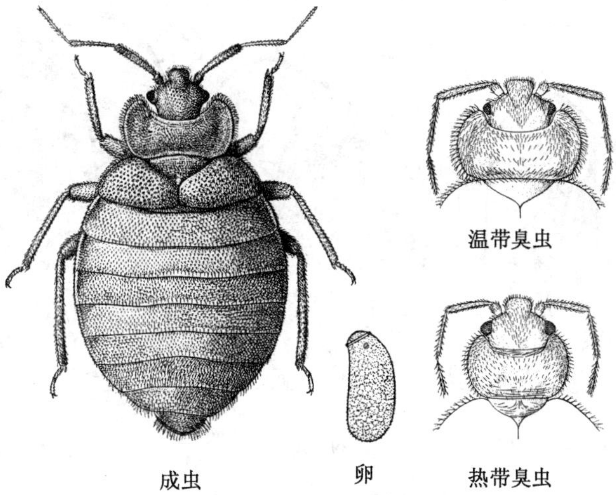

图 20-24　臭虫成虫、卵及两种臭虫头胸比较

【生活史与习性】

臭虫属于不完全变态昆虫，生活史有卵、若虫和成虫 3 期，若虫和成虫都嗜吸人血。雌虫饱血后产卵，每日产卵 2 ~ 15 粒，一生可产卵 200 ~ 500 粒或更多。卵乳白色，长圆形，前

端有盖，偏于一侧，卵壳上有网状纹，常黏附在成虫活动和隐匿处。卵经 7 ~ 10 天孵化，若虫与成虫外形相似，体较小，生殖器官尚未成熟，缺翅基；若虫很活跃，经 4 次蜕皮，约 5 周发育为成虫。成虫 1、2 天后即可交配，再过 3 ~ 4 天开始产卵，产卵前必须吸血 1 次，由卵发育为成虫需 6 ~ 8 周。成虫寿命约 1 年。

臭虫主要栖息于室内墙壁、木制家具的缝隙、草垫、床席等处。臭虫有群居习性。白天隐匿，夜晚活动吸血。成虫耐饥饿力很强，一般可耐饥饿 6 ~ 7 个月，甚至可长达 1 年，若虫耐饥饿力 70 天以上。臭虫不耐高温，卵 45℃、成虫 44℃ 1 小时即死亡。温带臭虫分布广泛，以长江以北各省区和华中地区多见。热带臭虫多见于华南，以广东、广西、海南为主要分布区。

【与疾病的关系】

臭虫夜晚吸血骚扰，使人夜不能眠。其叮刺时将唾液注入人体，可使皮肤敏感性高的人局部皮肤出现红肿、痛痒。臭虫长期被疑为传播疾病的媒介，虽然用实验方法可使臭虫感染多种病原体，并发现少数病原体有自然感染，但在自然条件下，臭虫能否传播疾病从流行病学上未得到证实。

【防制原则】

1．物理防制 搞好居室卫生，对家具、墙壁、地板的缝隙可采用开水烫杀或用油灰封堵。

2．化学防制 药物杀灭臭虫，可用美曲膦酯、长效拟除虫菊酯滞留喷洒。

3．搬迁或旅行时，应仔细检查，避免携带臭虫，引起播散。

第十一节 蜚 蠊

蜚蠊（cockroach）俗称蟑螂，属蜚蠊目（Blattaria）。全世界约有 4000 种，我国记录有 170 多种，其中家栖种类有 17 种，常见 6 种。

【形态】

成虫背腹扁平，椭圆形；淡黄色、棕褐色或红褐色，体表具油亮光泽；体长因种而异，常见者为 10 ~ 35 mm（图 20-25）。

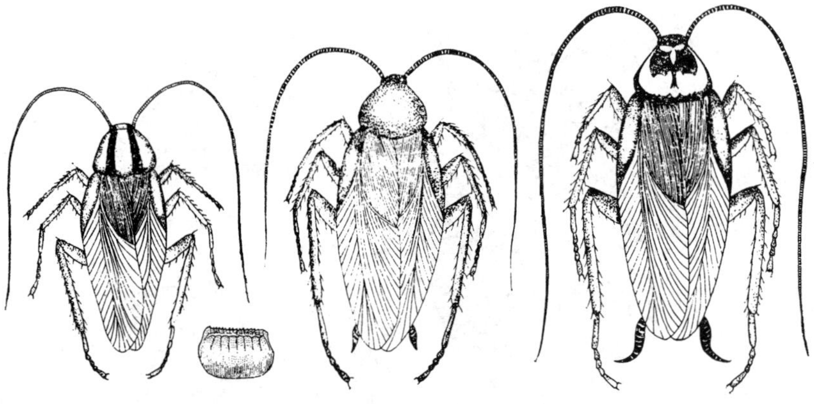

图 20-25 蜚蠊成虫和卵荚

1．头部 头部小且向下倾斜，大部分被前胸覆盖。复眼发达呈肾形；单眼 1 对，位于复眼上缘。触角 1 对，细长呈鞭状，分节很多，最多可达 150 节，是蜚蠊重要的感觉器官。口器为咀嚼式。

2．胸部 前胸背板宽大，覆盖头的大部，略呈三角形，有的种类表面具有斑纹；中、后胸较小。通常有翅 2 对，前翅革质，后翅膜质；翅有长有短，亦有无翅者；翅的有无、大小、形状和翅面上的斑纹是蜚蠊分类依据之一。足 3 对，粗大多毛，刚劲有力，善于疾走。

3．腹部　腹部扁阔，分 10 节，第 5 ~ 8 腹节背板上有背腺开口。第 10 节背板上着生 1 对尾须。雄虫的最末腹板后缘两侧着生 1 对腹刺；雌虫无腹刺，雌虫的最末腹板为分叶状构造，具有夹持卵荚（卵鞘）的作用。

【生活史】

蜚蠊属于不完全变态昆虫，生活史有卵、若虫和成虫 3 期。

雌虫产卵前先排泄一种物质形成坚硬、暗褐色的长约 1 cm 的卵荚。卵荚呈钱袋状，卵成对排列储于其内。雌虫排出卵荚后常挟持于腹部末端，再分泌黏性物质使卵荚黏附于隐蔽场所或物体上，少数种类卵荚一直附在雌虫腹部末端直至孵化。每个卵荚含卵 16 ~ 48 粒。卵荚的大小、形态及其内含卵数为蜚蠊分类的重要依据。卵产出至孵化时间通常约 1 个月。若虫较小，色淡，无翅，生殖器官尚未成熟；生活习性与成虫相似。若虫经 5 ~ 13 次蜕皮羽化为成虫，每个龄期约为 1 个月。成虫羽化后数天内即可交配，10 天后开始产卵，一只雌虫一生可产卵荚数个或数十个。整个生活史所需时间因虫种、温度、营养等不同而异，一般需数月或 1 年以上，如德国小蠊 1 年 2 ~ 3 代，而大蠊属蜚蠊一般 2 年 1 个世代。雌虫寿命为 4 ~ 12 个月，雄虫稍短。

【生态】

1．食性　蜚蠊为杂食性昆虫，可食人和动物的各种食物、排泄物和分泌物以及垃圾等，嗜食糖类和发酵的食物，水对于蜚蠊的生存比食物更重要。蜚蠊的耐饥力较强，尤其是雌虫。德国小蠊在有水无食时可存活 10 ~ 14 天，在无水有食时可存活 9 ~ 11 天，无水无食时，仍可存活 1 周。蜚蠊还有啃咬非食物性物质的习性，如尼龙丝、纤维板、电线等。在过度饥饿时，蜚蠊有蚕食其同类及卵荚的现象。

2．栖息与活动　野栖种类生活于草丛、枯枝落叶堆或垃圾堆、碎石下等。家栖种类喜栖息于室内温暖、潮湿、阴暗、隐蔽并靠近水源和食物丰富的地方，如厨房、食堂碗柜的缝隙，水池槽、炉灶旁的缝隙，垃圾以及下水道沟槽等场所，因此家庭、医院、食品企业、旅馆、火车、轮船等处均有蜚蠊栖息与活动。蜚蠊喜群居，白天隐匿在阴暗隐蔽处，夜间活动，夜晚 9 时至凌晨 2 时为其活动高峰。蜚蠊活动最适宜的温度为 20 ~ 30℃，低于 15℃时，绝大多数不动或微动，高于 37℃时呈兴奋状态，超过 40℃趋于死亡。蜚蠊的活动主要靠足疾走，有的种类虽有翅但飞翔力不强，一般仅限于室内。蜚蠊的背腺能分泌一种气味特殊的棕黄色油状物质，具有驱避敌害的功能，该分泌物留于所经过之处，通常称之为“蟑螂臭”。

3．季节消长与越冬　蜚蠊的季节消长因地而异。在北方地区 4 月下旬出现，10 月开始越冬，而南方地区多在 3 月上旬出现，12 月开始越冬，海南地区无越冬现象。各期均可越冬，以卵荚为多见，成虫以雌虫为主，越冬场所与栖息场所基本一致，只是在更隐蔽、更不受干扰的地方。

【常见种类】

1．室内优势种有德国小蠊（*Blattella germanica*），体长 12 ~ 14 mm，淡褐色，前胸背板上有两条直的暗黑色纵纹；美洲大蠊（*Periplaneta americana*），体长 35 ~ 40 mm，红褐色，前胸背板边缘有黄色带纹，中央有褐色蝶形斑。

2．黑胸大蠊（*Periplaneta fuliginosa*）体长 30 mm，棕褐色，前胸背板与体色一致，无花纹。

3．其他常见虫种有日本大蠊（*Periplaneta japonica*）、澳洲大蠊（*Periplaneta australasiae*）和褐斑大蠊（*Periplaneta brunnea*）。

【与疾病的关系】

1．国内报告从蜚蠊体内分离出痢疾志贺菌、沙门菌、铜绿假单胞菌、变形杆菌、青霉菌、黄曲霉菌等各种真菌，以及腺病毒、肠道病毒、脊髓灰质炎病毒和乙肝病毒，还检出蛔虫卵、鞭虫卵、钩虫卵、蛲虫卵、阿米巴和蓝氏贾第鞭毛虫包囊等。由于蜚蠊食性杂，活动范围广，可机械性携带上述病原体，通过污染食物和餐具而传播，是一种重要的潜在媒介。

2．蜚蠊可作为美丽筒线虫、东方筒线虫、念珠棘头虫和缩小膜壳绦虫的中间宿主。

3．蜚蠊皮壳下的蛋白质及其粪便散出的气味产生的“蟑螂抗原”，可通过空气传入人体，引起超敏反应，如过敏性皮炎、鼻炎、哮喘或休克。

【防制原则】

1．环境治理 保持室内清洁卫生，妥善贮藏食品，及时清除垃圾。

2．物理防制 用诱捕器或诱捕盒捕杀成虫，清除柜、箱、橱等缝隙内的卵荚，予以焚烧或烫杀。

3．化学防制 化学药物杀灭成虫。以二氯苯醚菊酯和溴氰菊酯等制成“蟑螂笔”在蜚蠊活动的地方涂划，用氯氰菊酯喷洒其活动场所，在密度高的场所也可用拜力坦热烟雾灭蟑。用杀虫剂与昆虫生长调节剂复配可达到持效长和延缓抗性的作用。在蔬菜汁或麦芽糖中加杀虫剂和蜚蠊信息素制成毒饵诱杀蜚蠊。

（王　贺）

表20-3　几种昆虫学习要点

虫种	形态	生态	危害
蚊	全身有鳞片覆盖。触角细长。喙细长，约与头和胸等长，刺吸式口器。翅1对。按蚊成虫大多灰褐色，触须与喙等长，雄蚊末端膨大，翅多有黑白斑；库蚊大多黄棕色，雌蚊触须甚短，短于喙的一半，雄蚊触须则比喙长；伊蚊体黑色有白斑，触须雌蚊同库蚊，雄蚊与喙等长	按蚊多产卵于静止或缓流的清水；库蚊多产卵于污水中；伊蚊产卵于小型容器的积水中。栖息习性有家栖、半家栖和野栖型	吸血习性有偏嗜人血、偏嗜家畜血或人畜血兼吸。蚊以成虫、幼虫、卵等期越冬，因种而异。蚊传播疟疾、丝虫病、流行性乙型脑炎和登革热等
蝇	体形粗壮，全身被有鬃毛。喙为舐吸式或刺吸式。翅1对，膜质，透明。触角短，分3节，末节上有触角芒。足末端有1对爪和爪垫	孳生物分为人粪类、畜禽粪类、腐败的动物质类、腐败的植物质类和垃圾类。食性分为不食、吸血和非吸血等蝇类。蝇除卵外的各期都可越冬，因蝇种和地区而异	蝇对人的危害主要是非吸血蝇类机械性传播多种疾病；蝇幼虫可致蝇蛆病
白蛉	体形较小。全身（包括翅）密被细毛。触角细长。喙较短，为刺吸式口器。翅1对，末端尖。停息时两翅向上竖立，与躯体约呈45°	幼虫生活在隐蔽、温湿度适宜、土质疏松且富含有机物的土壤中。竖立毛类蛉种嗜吸人及哺乳动物血。成虫通常栖息于室内外阴暗、无风的场所。以幼虫越冬	白蛉传播内脏利什曼病
蠓	体小。触角细长，丝状。喙较短，为刺吸式口器。翅1对，卵圆形，翅常有斑和微毛	孳生地广泛，可为各种水体、湿地及潮湿土壤。以卵和幼虫越冬	雌蠓吸血范围广，可吸人、禽类或畜类血。吸人血时，常致叮刺部位奇痒。蠓传播的疾病在我国尚不清楚

续表

虫种	形态	生态	危害
蚋	体小。触角较粗短。喙较短，为刺吸式口器。翅 1 对，宽阔，膜质，末端圆	产卵于清净流水中的水草与树枝树叶上。蚋嗜吸畜、禽血，兼吸人血。成虫栖息于野草及河边灌木丛。以卵或幼虫在水下越冬	叮刺人常引起皮炎。蚋传播的人体疾病在我国尚不清楚
虻	体形粗壮。触角短，多为 3 节，末节上有几个小环节。喙较短，为刮舐式口器。翅 1 对，较宽，透明，或具色斑	虻多产卵于稻田、沼泽、池塘边的草茎、叶上，雌虻主要刺吸牛、马、驴等大型家畜的血，有时也侵袭人。成虫栖息于草丛树木中，多见于河边植被上。以幼虫越冬	畜牧业的重要害虫。叮刺人常引起皮炎，虻传播的人体疾病在我国尚不清楚
蚤	通常体小，两侧扁平。全身多鬃。触角 3 节，末节膨大，藏在触角窝内。刺吸式口器。无翅。足发达，适于跳跃	幼虫的孳生地是其宿主的窝巢及活动场所。蚤的宿主范围广泛，以啮齿类为多。蚤对宿主的选择性因种而异	蚤传播鼠疫、地方性斑疹伤寒等
虱	背腹扁平，触角分 5 节，约与头等长。刺吸式口器。无翅。足粗短，胫节具指状胫突，跗节有 1 弯曲的爪	人头虱寄生在头发上。人体虱主要生活在贴身衣裤的衣缝、皱褶处，衣领和裤腰等处也较多。耻阴虱主要寄生于阴部及肛门周围的毛上。虱对温、湿度的变化敏感	虱传播流行性斑疹伤寒、流行性回归热等
臭虫	背腹扁平。触角 4 节，末 2 节细长。刺吸式口器，不用时弯折在头胸的腹面。有翅基 1 对	臭虫有群居习性。白天隐匿，夜晚活动吸血。多以末龄若虫和成虫越冬	能否在人体间传播疾病尚未得到证实
蜚蠊	背腹扁平。触角细长，鞭状。咀嚼式口器。翅 2 对，前翅革质，后翅膜质	栖息室内的种类喜栖息于室内温暖、潮湿、阴暗、隐蔽并靠近水源和食物丰富的地方。夜间活动。各发育期均可越冬	可机械性携带多种病原体，通过污染食物和餐具而传播。可作为某些寄生虫的中间宿主

注：昆虫纲是动物界种类和数量最多的类群，是医学节肢动物中最重要的组成部分。发育有完全变态和不完全变态。完全变态经卵、幼虫、蛹、成虫等发育时期，如蚊、蝇、白蛉、蠓、蚋、虻、蚤等；不完全变态经卵、若虫、成虫等时期，如虱、臭虫、蜚蠊、等。

（李泽民）

第21章 蛛形纲

第一节　概　述

蛛形纲（Arachnida）的形态特征是虫体分头胸部及腹部或头胸腹愈合为一体，成虫有足4对，无触角，无翅。蛛形纲至少可分为9个亚纲，与医学有关的有蝎亚纲（Scorpions）、蜘蛛亚纲（Araneae）和蜱螨亚纲（Acari）。其中蜱螨亚纲在本纲最为重要，其中的许多种类可传播疾病，某些种类可危害人体。

【形态】

蜱螨类属于小型节肢动物，小者体长仅0.1 mm左右，大者可达10 mm以上（最大不超过30 ~ 40 mm）。虫体外形有圆形、卵圆形或长形等不同形状。虫体由颚体（gnathosoma）与躯体（idiosoma）组成。颚体多位于躯体前端，由颚基、螯肢、口下板和须肢组成。颚体中央的下方有口下板，其背面有一对螯肢，口下板和螯肢组成刺吸式口器；须肢1对，位于螯肢外侧，为感觉器官。躯体呈囊状，表皮有的较柔软，有的形成不同程度的骨化板。此外，在表皮上还有各种条纹、刚毛等。躯体腹面前半部有生殖孔，后半部有肛门。腹面有足4对，气门有或无，其位置和数目各类群不同。

【生活史】

蜱螨类生活史可分为卵、幼虫、若虫和成虫4个期。幼虫有足3对，若虫与成虫有足4对。若虫与成虫形态相似，但生殖器官尚未成熟。成熟雌虫可产卵、产幼虫，有的可产若虫。蜱螨有卵生或卵胎生。生殖方式主要是两性生殖，有些种类行孤雌生殖（parthenogenesis）。

【种类及与疾病的关系】

蜱螨亚纲现已知种类大约有5万种（其中蜱类约800种），其中具重要医学意义的种类有蜱、革螨、恙螨、疥螨、蠕形螨和尘螨等。很多种类可吸血、毒螯、叮刺、致敏或寄生，也可贮存和传播病原体。

第二节　蜱

蜱（tick）属于蜱螨亚纲的寄螨总目（Parasitiformes）、蜱目（Ixodida）、蜱总科（Ixodoidea）。在躯体背面有盾板的成蜱称硬蜱（hard tick），属硬蜱科（Ixodidae）；背面无盾板的称软蜱（soft tick），属软蜱科（Argasidae）。全世界已知约870余种（亚种），我国已记录的硬蜱科有100余种（亚种），软蜱科10余种。

P21-1u

彩图　硬蜱

【形态】

成蜱椭圆形，由颚体（假头）和躯体两部分组成。未吸血时背腹扁平，体长2 ~ 10 mm，雌蜱饱血后有的可达30 mm。

1. 硬蜱　圆形或长椭圆形，表面革质，背面具甲壳质盾板。颚体位于躯体前端，从背面可见。颚基背面形状呈矩形、三角形、六角形或梯形，因属而异。雌蜱的颚基背面有1对孔区（porose area），有感觉及分泌体液帮助产卵的功能。螯肢1对，从颚基背面中央伸出，长杆状，末端有齿状趾，是重要的刺割器。口下板位于螯肢腹面，与螯肢合拢时形成口腔，腹面有纵列的倒齿，为吸血时固着器官。须肢分 4 节，第 1 节很短，第 2、3 节较长，末节短小，嵌生于第 3 节腹面亚前端的小凹陷内，对蜱体有固定作用（图 21-1）。

躯体两侧对称，成袋状。雄蜱背面的盾板覆盖着整个背面，雌蜱以及幼蜱和若蜱的盾板仅占背面的前部。有的蜱在盾板后缘具方形的缘垛（festoon）。腹面具足 4 对，分基节、转节、股节、胫节、后跗节和跗节，跗节末端具爪 1 对及爪垫（pulvillus）1 个。第Ⅰ对足跗节背缘近端部具哈氏器（Haller's organ），有嗅觉功能。气门 1 对，位于足基节Ⅳ的后外侧，有气门板围绕，气门板宽阔。雄蜱腹面有几块骨化板，其数目因属而异。生殖孔位于腹面的前半，肛门位于躯体的后部，常有肛沟（图 21-2）。

彩图　硬蜱颚体

彩图　硬蜱哈氏器

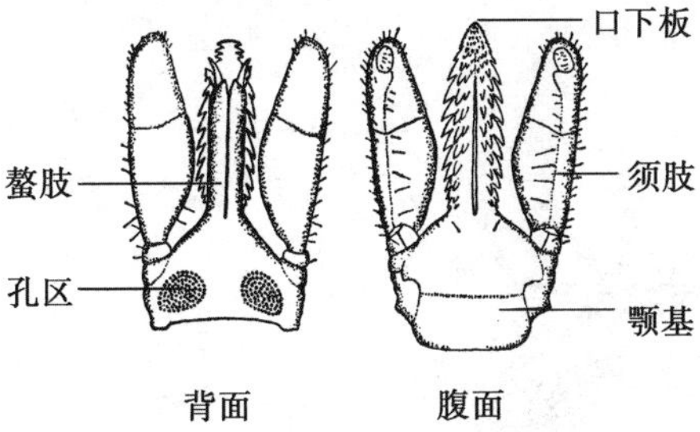

图 21-1　雌全沟硬蜱颚体

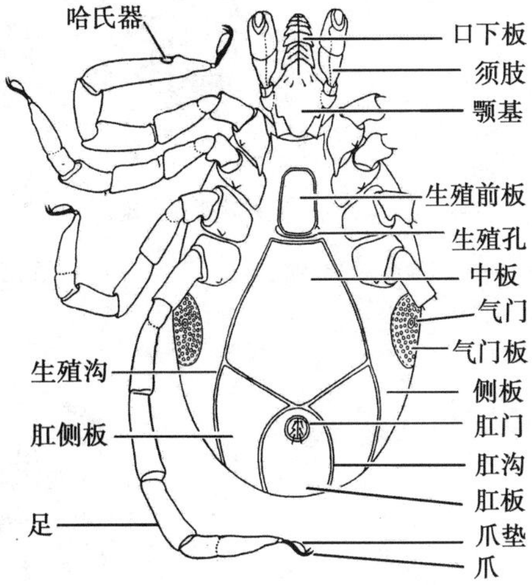

图 21-2　雄全沟硬蜱腹面

2．软蜱　躯体背面无盾板，颚体较小，位于躯体腹面前部，从背面看不见。颚基较小，方形，其上无孔区。口下板的倒齿小而稀疏。须肢各节均为长圆柱形，向下后方弯曲。体表有乳突、颗粒、皱纹或圆陷窝。气门板小，位于足基节Ⅳ的前外侧。雌雄蜱外观相似。雄蜱生殖孔为半月形，雌蜱呈横沟状。有些软蜱有肛前沟、肛后中沟及肛后横沟，分别位于肛门的前后方。足基节无距刺，跗节爪垫退化或缺。如成蜱和若蜱的足Ⅰ～Ⅱ基节之间有基节腺的开口，基节液的分泌有调节血淋巴水分和电解质的作用（图 21-3）。

彩图　软蜱

【生活史】

蜱的生活史分为卵、幼虫、若虫和成虫 4 个时期（图 21-4）。卵呈球形或椭圆形，直径 0.5 ～ 1 mm，淡黄色至褐色。在适宜条件下卵可在 2 ～ 4 周内孵出幼虫。幼虫饱食后经 1 ～ 4 周蜕变为若虫。硬蜱若虫只 1 期，软蜱通常为 3 ～ 4 期或更多，因种类或生活条件而异。若虫饱食后经 1 ～ 4 周蜕变为成虫。在自然条件下，硬蜱完成生活史所需时间为数月至 3 年，因蜱种而异；多数软蜱完成生活史需半年至 2 年。饥饿时硬蜱寿命几个月至 1 年，吸血后寿命较短，雄蜱存活月余，雌蜱产卵后 1 ～ 2 周内死亡。软蜱成虫一般可活 5 ～ 6 年，有些种类可活十几年甚至 20 年以上，软蜱耐饥饿能力可长达几年，甚至几十年。

【生态】

1．栖息地与产卵　硬蜱栖息于森林、草原、灌木丛、荒漠地带等处。雌蜱一生产卵 1 次，饱血后在 4 ～ 40 天内全部产出，一般产卵数千粒，有些可产卵 2 万粒以上。雌蜱产卵后死亡，雄蜱一般存活 1 个月左右。软蜱多栖息于中小型兽类的洞穴、岩窟、禽舍鸟巢、居室的缝隙等

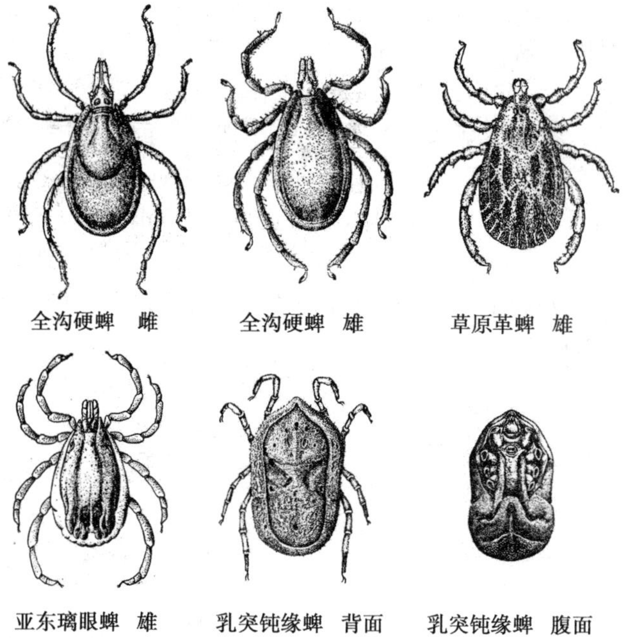

图 21-3 几种蜱成虫

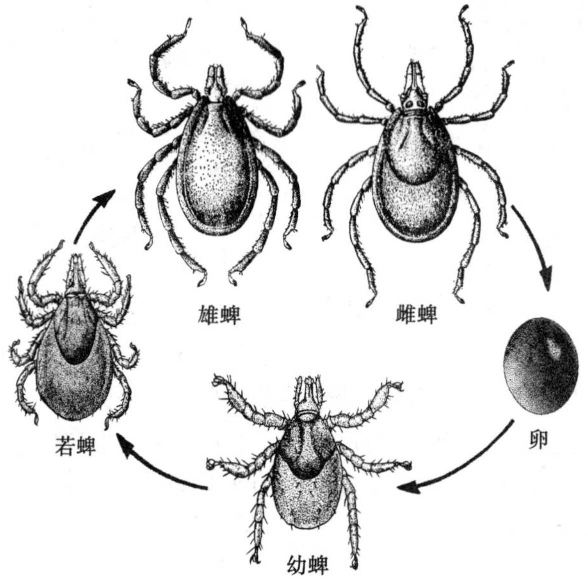

图 21-4 全沟硬蜱生活史

处。软蜱一生可产卵多次，一次产卵 50 ～ 200 粒，总数可达千粒。有些硬蜱和软蜱可进行孤雌生殖。

彩图 硬蜱吸血前后

2．吸血习性与宿主 蜱的幼虫、若虫、成虫都吸血。硬蜱各活动期仅吸血 1 次，多在白天侵袭宿主，吸血时间较长，一般需要数天；吸血量很大，各发育期饱血后可胀大几倍至几十倍，雌蜱甚至可达 100 多倍。软蜱幼虫和各龄若虫均吸血 1 次，而成虫多次吸血，多在夜间侵袭宿主，吸血时间较短，一般数分钟到 1 小时，吸血量是其体重的几倍至十几倍。蜱吸血一般在皮肤较薄且不易被搔动的部位。例如全沟硬蜱寄生在动物或人的颈部、耳后、腋窝、大腿内侧、阴部和腹股沟等处。

多数蜱种对宿主选择范围非常广泛，包括爬行类、鸟类、哺乳类和两栖类，其中有些种类侵袭人体。蜱在生活史中有更换宿主的现象，根据其更换宿主的次数可分为4种类型：①单宿主蜱；发育各期都在同一宿主体上寄生、交配、吸血，雌蜱饱血后落地产卵，如微小牛蜱；②二宿主蜱，幼虫与若虫在同一宿主体上寄生、吸血，而成虫寄生另一宿主，如残缘璃眼蜱；③三宿主蜱，幼虫、若虫、成虫分别寄生于3个宿主体上，如全沟硬蜱、草原革蜱，90%以上的硬蜱为三宿主蜱。蜱媒疾病的重要媒介大多也是三宿主蜱；④多宿主蜱，幼虫和各龄若虫寄生在不同宿主体上，而成虫需多次更换宿主吸血，软蜱多为多宿主蜱。

3．寻觅宿主 蜱的嗅觉很敏锐，通过感知动物的汗臭和二氧化碳主动寻觅宿主。栖息在森林地带的全沟硬蜱，成蜱寻觅宿主时，多聚集在小路两旁的草尖及灌木枝叶的顶端等候，当宿主经过并与之接触时即爬附宿主体上；栖息在牲畜圈舍的微小牛蜱多爬上墙壁、木桩寻觅宿主；栖息在洞穴、窝巢的蜱种（硬蜱和软蜱）多在栖息场所及其附近寻觅宿主。

4．季节消长与越冬 蜱在不同季节的活动取决于其种类以及自然条件，影响蜱季节消长和活动的因素较多，如温度、湿度、土壤、植被、宿主等。在温暖地区多数蜱种在春、夏、秋季活动；在炎热地区有些种类在秋、冬、春季活动。同一种类的季节消长也因其分布的地理纬度不同而有差异。硬蜱可在土块下、动物的洞穴、宿主体表或枯枝落叶层中越冬。软蜱因多在宿主的洞巢内，终年都可活动。越冬虫期因种类而异。

【重要蜱种】

1．全沟硬蜱（*Ixodes persulcatus*） 身体卵圆形，盾板褐色。须肢为细长圆筒状，颚基的耳状突呈钝齿状。肛沟在肛门之前呈倒“U”字形（图21-3）。三宿主蜱，3年完成1代。以各活动期越冬。成虫寄生于大型哺乳动物，经常侵袭人；幼虫和若虫寄生于小型哺乳动物及鸟类。多见于针阔混交林带。分布于东北、华北、西北、西南等地。

2．草原革蜱（*Dermacentor nuttalli*） 盾板有珐琅样斑，有眼和缘垛；须肢宽短，颚基矩形，足Ⅰ转节的背距短钝（图21-3）。三宿主蜱，1年完成1代，以成蜱越冬。成虫寄生于大型哺乳类动物，有时侵袭人；幼虫和若虫寄生于各种啮齿动物。多见于半荒漠草原地带。分布于东北、华北和西北等地区。

3．亚东璃眼蜱（*Hyalomma asiaticum kozlovi*） 体型较大，须肢为长圆筒状，第2节显著伸长。盾板红褐色，有眼和缘垛。雄蜱盾板的颈沟较深，后中沟与后侧沟之间的刻点稠密而明显。足淡黄色，各关节的淡色环带及背缘淡色纵带较宽而明显。气门板呈烟斗状（图21-3）。三宿主蜱，1年完成1代，以成蜱越冬。成虫主要寄生于骆驼和其他牲畜，也侵袭人，幼虫和若虫寄生于小型野生动物。生活于荒漠或半荒漠地区。分布于吉林、内蒙古、山西和西北地区。

4．乳突钝缘蜱（*Ornithodoros papillipes*） 躯体椭圆形，前端逐渐细窄，体缘圆钝，背面边缘有缘褶。体表颗粒状。肛后横沟较直，与肛后纵沟相交处几乎呈直角（图21-3）。多宿主蜱。生活于荒漠或半荒漠地区。栖息于畜棚的墙缝中和中小型兽类的洞穴、岩窟及居室的缝隙中。寄生在狐狸、野兔、野鼠、刺猬等兽类，常侵袭人。分布于新疆。

【与疾病的关系】

1．直接危害 蜱在叮咬吸血时多无痛感，但是由于螯肢和口下板均刺入了宿主皮肤内，因而可造成局部的充血、水肿、急性炎症反应，也可引起继发性感染。

某些蜱种在吸血过程中由唾液分泌的神经毒素可导致宿主运动性纤维的传导阻滞，引起上行性肌肉麻痹，可导致呼吸衰竭而死亡，称蜱瘫痪（tick paralysis）。山东等地曾有人体病例报道。

2．传播疾病 蜱的医学重要性主要在于作为传播媒介传播疾病，称之为蜱媒病。蜱媒病属自然疫源性疾病和人畜共患病。传播的主要疾病有：

（1）森林脑炎（forest encephalitis）：又名春夏脑炎（Russian spring-summer encephalitis），

病原体是森林脑炎病毒（*virus of forest encephalitis*），为森林地区的自然疫源性疾病。该病分布于黑龙江、吉林、内蒙古、新疆和云南等地的林区。本病主要流行于春、夏季节，患者常为森林作业人员。许多种哺乳动物和鸟类是保虫宿主。硬蜱为传播媒介，主要是全沟硬蜱。可经变态、经卵和经精细胞传递，人、兽经感染性蜱叮刺而感染。潜伏期为 8 ～ 15 天，轻型患者起病多缓慢，有发热、头痛、全身酸痛、耳鸣、食欲缺乏等症状，经 3 ～ 4 天后出现神经系统症状；重型患者起病急，突发高热，并有头痛、恶心、呕吐、神志不清、意识障碍、肌肉瘫痪等，迅速出现脑膜刺激征，数小时内进入昏迷、抽搐、延髓麻痹而死亡。

（2）克里米亚 - 刚果出血热（Crimean-Congo hemorrhagic fever）：又称新疆出血热。病原体是克里米亚 - 刚果出血热病毒。该病主要流行于新疆。患者主要是牧民。疫区牧场的家畜及塔里木兔为保虫宿主，硬蜱为传播媒介。在新疆流行区从亚东璃眼蜱多次分离出病毒，故是主要传播媒介。此外，接触患者的血液、分泌物、排泄物也可感染。潜伏期 2 ～ 10 天，起病急骤，寒战、发热、头痛、黏膜和皮肤有出血点，病程中有明显出血现象和（或）低血压休克等。

（3）Q 热（Q fever）：病原体是 Q 热立克次体（*Rickettsia burneti*）。我国有十几个省、自治区、直辖市被证实有 Q 热存在。牛、羊为主要传染源。本病的主要感染途径是经呼吸道吸入病原体或经消化道感染。硬蜱和软蜱为传播媒介。人被感染性蜱叮刺、蜱粪便污染伤口而感染。本病临床特点为起病急骤，有畏寒、发热、剧烈头痛、肌肉疼痛，可发生肺炎及胸膜炎等。

（4）北亚蜱传斑疹伤寒（North-Asian tick-borne typhus）：病原体是西伯利亚立克次体（*Rickettsia sibirica*）。此病分布于黑龙江、内蒙古、新疆、福建、广东和海南等省、自治区。小型啮齿动物为主要保虫宿主。硬蜱和软蜱为传播媒介，草原革蜱是内蒙古和新疆地区的主要传播媒介。人被感染的蜱叮刺或蜱粪便、基节液污染皮肤伤口以及吸入蜱粪便而感染。临床上以发热、初疮、局部淋巴结肿大及皮疹为主要特征。

（5）莱姆病（Lyme disease）：病原体是伯氏疏螺旋体（*Borrelia burgdorferi*）。国内在 20 个省、自治区、直辖市有本病发生和流行。黑线姬鼠等十余种啮齿动物及牛、羊、犬、兔等为保虫宿主，硬蜱为传播媒介。在北方林区全沟硬蜱为主要传播媒介，粒形硬蜱、中华硬蜱、长角血蜱等为南方的传播媒介。本病是多器官、多系统受累的炎性综合征，症状早期以慢性游走性红斑为主，中期表现神经系统及心脏异常，晚期主要是关节炎和慢性神经系统综合征。

（6）发热伴血小板减少综合征：俗称“蜱咬病”，病原体为发热伴血小板减少综合征布尼亚病毒（*severe fever with thrombocytopenia syndrome bunya virus*，*SFTSV*），是中国疾病预防控制中心在我国发现的新发传染病。主要通过蜱叮刺吸血传播，人传人的现象极少见，但接触急性期患者或患者尸体血液也可能被传染。近年来，在我国湖北、山东、河南、江苏、安徽和辽宁等省相继发现病例。在丘陵、森林、山地等地区生活的居民以及赴该类地区户外活动的旅游者感染风险较高。

（7）巴贝虫病（babesiasis）：病原体为巴贝虫（*Babesia*），主要寄生在牛、羊、马等哺乳动物的红细胞内，通过硬蜱叮刺吸血传播，也可感染人，我国云南和内蒙古有报道。

（8）蜱媒回归热（tick-borne relapsing fever）：又称地方性回归热（endemic relapsing fever），病原体为波斯疏螺旋体（*Borrelia persica*）和拉氏疏螺旋体（*B.latyshewi*）。蜱媒回归热是由钝缘蜱传播的自然疫源性螺旋体病，不规则间歇发热为其主要临床特征。我国新疆有该病流行，病原体可经卵传递。主要传播媒介是乳突钝缘蜱和特突钝缘蜱，动物传染源主要是鼠类，患者也可作为本病的传染源。病原体可以通过唾液腺或基节腺排出体外，经叮刺吸血或基节腺分泌物污染皮肤伤口传播。发病多在 4 ～ 8 月，人群普遍易感。

（9）细菌性疾病：蜱可传播鼠疫、布鲁菌病、土拉弗氏菌等病。鼠疫耶尔森菌在草原硬蜱体内可保存 509 天，并能经变态及经卵传递。土拉弗菌在边缘革蜱体内可保存 710 天，草原革蜱能经变态期传递。故蜱在这些病的自然疫源地参与病原体的循环和保存。

【防制原则】

1．环境防制　草原地带采用牧场隔离和牧场轮换，清理禽畜圈舍，堵洞嵌缝以防蜱类孳生。捕杀啮齿动物。

2．化学防制　蜱类栖息及越冬场所可喷洒倍硫磷、毒死蜱和溴氰菊酯等，对家畜进行定期药浴杀蜱。在林区使用烟雾剂灭蜱。杀虫剂中加入蜱的性信息素与聚集信息素可诱蜱而提高杀灭效果。

3．生物防制　自然界中有多种病原体对蜱有致死作用，也可利用一些天敌对蜱进行防制。

4．个人防护　进入有蜱地区要穿防护服，扎紧裤脚、袖口和领口。避免在蜱类栖息地，如草地、树林等环境中长时坐卧。外露部位要涂擦驱避剂，或将衣服用驱避剂浸泡。离开时应相互检查，勿将蜱带出疫区。

（木　兰）

第三节　恙　螨

恙螨（chigger mite）属真螨目（Acariformes）、前气门亚目（Prostigmata）、恙螨总科（Trombiculoidea）的恙螨科（Trombiculidae）、列螨科（Leeuwenhoekiidae）和无前螨科（Walchiidae）。恙螨成虫和若虫营自生生活，仅幼虫营寄生生活，可寄生在家畜和其他动物体表，吸取宿主组织液，引起恙螨皮炎。全世界已知的恙螨有 3000 种或亚种，其中有 50 种可侵袭人体。重要恙螨种类包括地里纤恙螨（*Leptotrombidium deliense*）和小盾纤恙螨（*Leptotrombidium scutellare*）。

【形态】

恙螨的若螨和成螨营自生生活，对其了解很少。因此，恙螨的分类主要以营寄生生活的恙螨幼螨的特征为依据。成螨和若螨呈“8”字形。幼螨多为椭圆形，体色为红、橙、土黄或乳白色。初孵出时体长约 0.2 mm，饱食后体长达 0.5 ～ 1.0 mm。螯肢的基节呈三角形，端节爪状。须肢呈圆锥形，分 5 节，第 1 节较小，第 4 节末端有爪，第 5 节着生在第 4 节腹面内侧缘，如拇指状。颚基在腹面向前延伸，其外侧形成一对螯盔（galea）。躯体背面的前端有盾板，呈长方形、梯形、五角形、半圆形或舌形。盾板上通常有毛 5 根，中部有 2 个圆形感器基（sensillary base），由此生出丝状、羽状或球杆状感器（sensillum）。多数种类在盾板的左右两侧各有眼 1 ～ 2 对，位于眼板上。盾板后方的躯体上有横列的背毛，其排列的行数和数目等因种类而异。足分为 6 节或 7 节，如为 7 节则股节又分为基股节和端股节，足末端有爪 1 对和爪间突 1 个，足上多羽状毛（图 21-5）。

【生活史】

恙螨的生活史包括卵、前幼螨、幼螨、若蛹、若螨、成蛹和成螨 7 个发育期。卵呈球形，直径约 0.2 mm，淡黄色。经 2 ～ 8 天卵内前幼螨（prelarva）逸出。经 7 ～ 14 天幼螨破膜而出，遇宿主即爬附在适宜部位寄生，经 3 ～ 5 天饱食后，落地后幼螨钻入土壤缝隙中，3 ～ 7 天后静止不动形成若蛹（nymphochrysalis），若蛹内若螨经 10 ～ 16 天发育成熟后，从蛹背逸出。若螨形态与成螨相似，经 10 ～ 35 天发育为成蛹（imagochrysalis），经 7 ～ 15 天蜕皮为成螨。雄螨性成熟后，产精胞以细丝粘于地表；雌螨通过生殖吸盘摄取精胞并在体内受精，经 2 ～ 3 周开始产卵于泥土表层缝隙中。雌螨一生产卵数百粒，产卵后可活 1 个月左右。地里纤恙螨完成一代约需 3 个月，温带地区每年多为一代，少数为两代。小盾纤恙螨完成一代需 9 个月以上，每年繁殖一代。成螨寿命一般为 3 个月至 2 年（图 21-6）。

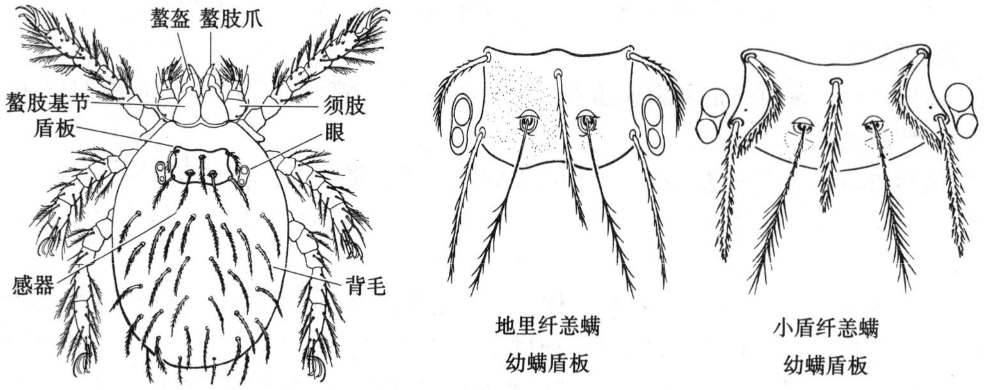

图 21-5 地里纤恙螨幼螨及两种幼螨盾板

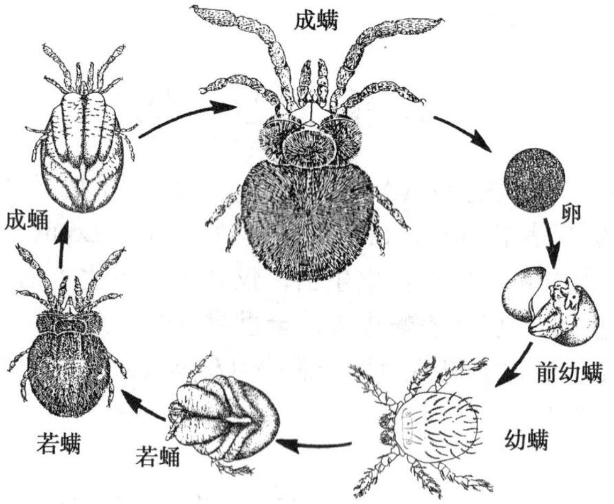

图 21-6 恙螨生活史(仿 Marquardt)

【生态】

1．分布与孳生地 恙螨分布广泛，多在温暖潮湿地区。以东南沿海至西南边境省区为多。在寒冷地带，也有适合某些螨种生存的微环境。恙螨孳生在隐蔽、潮湿、多草和多鼠等场所，以江河沿岸、溪边、山谷、山坡、森林边缘及荒芜田园等杂草丛生的地区最为多见，也可见于村镇附近的农作物区、菜园、瓦砾堆和墙角等处。

2．宿主与食性 恙螨幼螨的宿主范围很广泛，包括哺乳类（主要是鼠类）、鸟类、爬行类等，有些种类也可侵袭人。多数恙螨种类对宿主选择性不强。大多数恙螨幼螨寄生在宿主体表，多在皮薄而湿润处，如鼠的耳窝、会阴部，鸟类的腹股沟、翼腋下，爬行类的鳞片下等处。在人体则常寄生在头后发缘、颈和肩部，少数寄生在腰、腋窝、腹股沟、阴部等处。成螨和若螨主要以土壤中的小节肢动物和昆虫卵为食，幼螨则以被分解的宿主组织和淋巴液为食。幼螨在宿主皮肤叮刺吸吮时，先以螯肢爪刺入皮肤，然后注入唾液，在唾液中溶组织酶的作用下，宿主上皮细胞、胶原纤维及蛋白质发生变性，出现凝固性坏死，在唾液周围形成一个环圈，继而往纵深发展形成一条小吸管通到幼螨口中，称为茎口（stylostome），被分解的组织和淋巴液，通过茎口进入幼螨消化道。幼螨只饱食 1 次，在刺吸过程中，一般不更换部位或转换宿主。

3．活动 幼螨活动范围很小，一般不超过 3 m，垂直距离 10 ~ 20 cm，常聚集在一起呈点状分布，称为螨岛（mite island）。幼螨喜群居于树叶、草、石头或地面物体尖端，有利于攀爬宿主。幼螨在水中能生活 10 天以上，因此洪水及河水泛滥等有助于恙螨扩散。幼螨也可随宿主扩散。

恙螨的活动受温度、湿度、光照及气流等因素影响。多数种类需要温暖潮湿的环境。多数幼螨有向光性，但光线过强可抑制幼螨活动。幼螨对宿主的呼吸、气味、体温和颜色等很敏感，宿主行动时的气流可刺激幼螨。

4．季节消长　恙螨的季节消长除其本身的生物学特点外，还受温度、湿度和雨量等的影响。各地区幼螨发现于宿主体表有季节消长规律，一般可分为 3 型：①夏季型：每年夏季出现一次高峰，如地里纤恙螨。②春秋型：有春秋两个季节高峰，如多种苍白纤恙螨（*Leptotrombidium pallidum*）。多种恙螨属此型。③秋冬型：出现在 10 月以后至次年 2 月，出现一个高峰，如小盾纤恙螨。夏季型和春秋型的恙螨多以若螨和成螨越冬，秋冬型无越冬现象。

【重要恙螨种】

1．地里纤恙螨（*Leptotrombidium deliense*）　幼螨躯体呈卵圆形，橘红色。眼红色，明显。盾板近似长方形，前缘和两侧缘稍内凹，后缘微凸出而其中部微内凹。盾板上有前中毛 1 根，前侧毛和后侧毛各 1 对。感器丝状，基部无棘，后半部有 17 ~ 19 个分支。感器基位于后侧毛孔的水平线略前方（图 21-5）。以黄毛鼠、黄胸鼠、社鼠、褐家鼠、黑线姬鼠为主要宿主。主要分布于我国海南、福建、江西、广东、广西、浙江、湖南、四川、云南、贵州、西藏和台湾等省、自治区。

2．小盾纤恙螨（*Leptotrombidium scutellare*）　幼螨橘红色。眼红色，明显。盾板长方形，前缘稍内凹，后缘弧形并明显向后凸出。盾板刚毛 5 根，2 根后侧毛孔与感器基在同一水平线上。感器丝状，基部有小棘，端部分支较多（图 21-5）。以黄毛鼠、黑线姬鼠、社鼠为主要宿主。在我国分布于除西北、西藏外的省、区、市，以东北、华北为主。

【与疾病的关系】

1．恙螨皮炎（trombiculosis）　由于恙螨幼螨的唾液能够溶解宿主皮下组织，被叮刺处有痒感并出现红色丘疹，继而形成水泡，之后形成黑褐色焦痂，焦痂脱落后形成浅在性溃疡。

2．恙虫病（tsutsugamushi disease）　病原体是恙虫病东方体（*Orientia tsutsugamushi*），黑线姬鼠、黄毛鼠、黄胸鼠等是主要保虫宿主。多种恙螨已被证实能经叮刺、变态和经卵传递病原体，地里纤恙螨也可经精胞传递。地里纤恙螨是南方诸省、区、市的主要传病媒介；小盾纤恙螨是江苏、山东、福建的传病媒介；东方纤恙螨、小盾纤恙螨、微红纤恙螨、吉首纤恙螨、海岛纤恙螨和高湖纤恙螨等纤恙螨是局部地区的传播媒介。恙虫病主要流行于南方各省、区、市，在江苏、山东、山西、安徽、陕西、河北、天津等地也有小流行或散发；在新疆、西藏和东北等地检测出恙虫病东方体阳性血清。

3．肾综合征出血热（hemorrhagic fever with renal syndrome，HFRS）　又称流行性出血热，病原体属于汉坦属病毒（*Hantavirus*，HV）。我国 HFRS 疫区主要宿主有黑线姬鼠、大林姬鼠和褐家鼠等。在我国，黑线姬鼠为疫区的主要保虫宿主，小盾纤恙螨是鼠体外的优势恙螨种，已证实该螨有病毒的自然感染，并可叮刺传播和经卵传递，为陕西疫区野鼠型 HFRS 的传播媒介。

【防制原则】

1．消除孳生地　灭鼠、堵塞鼠洞，定期铲除农舍周围杂草和灌木丛。

2．药物杀螨　在鼠类经常活动的地方以及恙螨孳生地，喷洒敌敌畏、倍硫磷、氯氰菊酯、溴氰菊酯和残杀威等化学杀虫剂。

3．个人防护　避免在溪沟边草地上坐卧休息。野外工作时要扎紧衣裤口，外裸露的皮肤可涂避蚊胺、避蚊酮、香茅油、玉桂油等，或将衣服用驱避剂浸泡，工作后及时换衣、洗澡，均可减少被叮咬机会。

4．发现可疑恙虫病患者时，应做到：①对可疑患者及时血清学检查；②对临床表现较典型者，给予多西环素等治疗，疗程剂量要足，以防复发。多西环素、氯霉素对本病有特效，但仅有抑制作用而无杀灭作用。另外，也有报道左氧氟沙星治疗恙虫病效果较好，用后复发较少。

第四节 疥 螨

疥螨（Sarcoptid mite）属真螨目（Acariformes）、无气门亚目（Astigmata）、疥螨总科（Sarcoptoidea）、疥螨科（Sarcoptidae）、疥螨属（*Sarcoptes*），是一种永久性寄生螨。寄生于人和哺乳动物的皮肤表皮角质层内。Fain（1968）曾记载疥螨约有 30 种，但研究疥螨的 DNA 发现，疥螨可能只有一个种，最初寄生于灵长类动物，后经演化变异传染到驯养类动物，最后传染到野生类动物。疥螨对寄生宿主的特异性并不十分严格。人疥螨（*Sarcoptes scabiei var. hominis*）寄生在人体引起疥疮。

【形态】

成虫乳白色，近圆形，背面隆起，腹部扁平。雌螨体长 0.3 ~ 0.5 mm，雄螨略小。颚体短小，位于前端。螯肢钳状，尖端有小齿。须肢分 3 节。无眼和气门。体表遍布波状横纹。躯体背面有许多圆锥状皮棘，躯体后半部有数对杆状刚毛和长鬃；腹面光滑，仅有少数刚毛。有足 4 对，短粗呈锥形；分 5 节，前 2 对足与后 2 对足间的距离较大，足基部有角质内突。雌、雄螨前 2 对足的末端均有具长柄的爪垫，称吸垫（ambulacra），为感觉灵敏部分；后 2 对足的末端雌雄不同，雌虫均为长刚毛，而雄虫的第 4 对足末端呈具长柄的吸垫（图 21-7 雄螨背面）。雄螨的外生殖器位于第 4 对足之间略后处，肛门位于躯体后缘正中。雌螨产卵孔位于躯体腹面第 2 对足之后的中央，在躯体背面末端有交合孔（图 21-7 雌螨背面）。

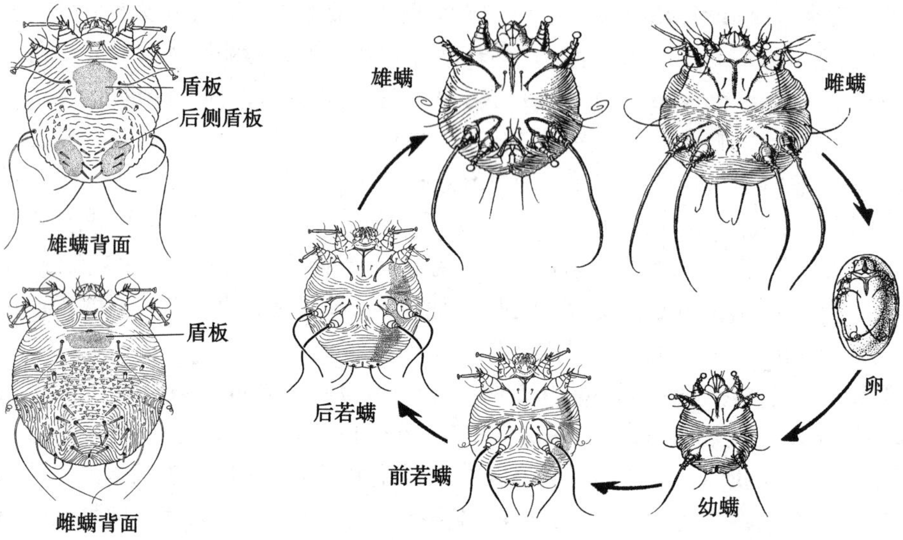

图 21-7 人疥螨及其生活史

【生活史与习性】

生活史过程包括卵、幼螨、若螨和成螨 4 期（图 21-7）。卵呈椭圆形，壳薄，淡黄色，大小约 0.08 mm × 0.18 mm。成螨产卵后，经 3 ~ 5 天孵出幼螨。幼螨 3 对足，2 对在体前部，1 对在体后部，后 1 对足具长鬃。幼螨生活在隧道中，经 3 ~ 4 天蜕皮为前若螨，前若螨形似成螨。雄性若螨只有 1 期，经 2 ~ 3 天蜕皮为雄螨；雌性有 2 期若螨，前若螨经 2 ~ 3 天蜕皮为后若螨，后若螨再经 3 ~ 4 天蜕皮为雌螨。生活史一般需 10 ~ 14 天。雄性成螨和雌性后若螨多于夜间在人体皮肤表面进行交配。雄螨大多在交配后不久死亡；雌性后若螨在交配后 20 ~ 30 分钟内钻入宿主皮内，蜕皮为雌螨，2 ~ 3 天后即在隧道内产卵，每日可产 2 ~ 4 个卵，一生共可产卵 40 ～ 50 粒，雌螨寿命为 6 ～ 8 周。

疥螨通常寄生在人体皮肤柔软嫩薄处，成人指间、手背、腕屈侧、肘窝、腋窝、脐周、腹股沟、阴囊、阴茎、乳房下等处为好发部位；儿童全身均可寄生。

疥螨以螯肢和前两足跗节爪突在宿主表皮角质层内挖掘，逐渐形成一条与皮肤平行的线形或蜿蜒隧道。寄生在隧道内的螨虫，以角质组织和淋巴液为食（图 21-8）。

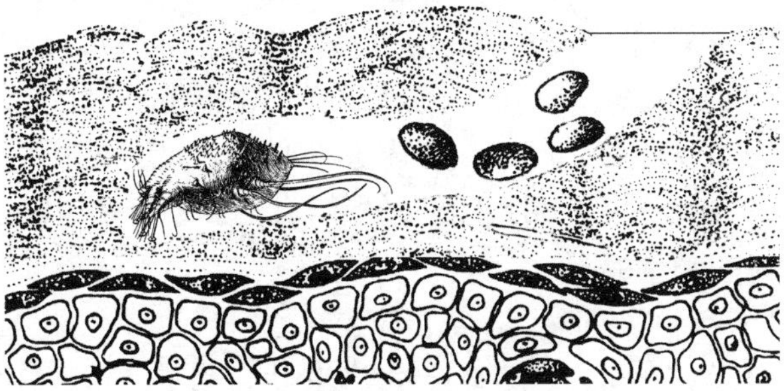

图 21-8　疥螨寄生在皮内隧道中

雌螨挖掘隧道的能力较强，每天挖掘 0.5 ～ 5 mm，隧道可长达 16 mm。雄螨与后若螨亦可单独挖掘，但能力较弱。前若螨与幼螨不具有挖掘隧道的能力，主要在雌螨所挖隧道中生活。交配受精后的雌螨最为活跃，每分钟可爬行 25 mm，此时也是最易感染新宿主的时期。

疥螨有强烈的热趋向性，能感知宿主体温和气味的刺激。当脱离宿主后，在一定范围内可再次移向宿主，随着与宿主距离的加大，感染宿主的概率降低。各发育阶段的疥螨经常钻出隧道滞留在皮肤表面，并可脱离宿主。疥螨离开宿主后在高湿低温的环境中更易存活，而高温低湿则对其生存不利。在外界湿润的环境下，雌螨的适宜扩散温度为 15 ～ 35℃，有效扩散时限为 1 ～ 7 天，在此时间内活动正常并且具感染能力。

【致病与实验诊断】

人疥螨引起的皮肤病称为疥疮（scabies）。疥螨对人体的损害主要是虫体挖掘隧道时对角皮层的机械性刺激及虫体排泄物、分泌物以及死亡虫体的崩解物引起的超敏反应。局部皮肤出现丘疹、水疱、脓疱、结节及隧道，多呈散在分布。少数患者发生结痂型疥疮（又称挪威疥疮）。疥螨寄生引起的主要症状为皮肤瘙痒，白天瘙痒较轻，夜晚加剧，睡后更甚。由于剧痒、搔抓，可引起出血或继发细菌感染。

知识拓展　疥螨病

根据接触史及临床症状可作出初步诊断。解剖镜下检出疥螨即可确诊。用消毒针尖挑破隧道的尽端，取出疥螨镜检；或用消毒的矿物油滴于皮肤患处，再用刀片轻刮局部，将刮取物镜检。也有采用解剖镜直接检查皮损部位，发现有隧道和其盲端的疥螨轮廓后，用手术刀尖端挑出疥螨。

【流行与防治】

疥疮呈世界性分布，多发生在旅馆、家庭、学校等卫生条件较差或集体住宿的人群中，呈周期性流行，以 15 ～ 20 年为一周期，与人群免疫力下降有关。流行季节春冬季发病率明显比夏秋季高。感染方式有直接接触和间接接触两种方式，与患者握手、同床睡眠是直接感染的主要途径；使用患者的衣被、手套、鞋袜等是间接感染的主要途径。疥螨夜间活动十分活跃，常在宿主皮肤表面爬行和交配，雌螨离开宿主后尚能生存数天，仍可产卵、孵化，均增加了接触传播机会。因此，公共浴室的休息更衣间是螨虫传播的重要场所。

疥疮重在预防。应加强卫生宣传教育，注意个人卫生。避免与患者接触及使用患者的衣被。发现患者应及时治疗，患者的衣被应煮沸或在阳光下暴晒，防止交叉感染。初次感染者潜伏期长达 1 个月以上，因此疥疮一旦确诊，对患者和家属及周围的密切接触者都要进行隔离治疗。

同时，对患者居住的环境进行严格灭螨。治疗疥疮常用的药物有，外用10%硫磺软膏、克罗米通乳膏、25%苯甲酸苄脂乳剂、1%丙体六六六（疥灵霜）等，口服伊维菌素也有一定作用。

第五节 蠕形螨

蠕形螨（demodicid mite）属真螨目（Acariformes）、前气门亚目（Prostigmata）、肉食螨总科（Cheyletoidea）、蠕形螨科（Demodicidae）、蠕形螨属（*Demodex*），是一类永久性寄生螨。目前已知有140个种或亚种，分别寄生在犬、羊、牛、猪等11个目哺乳动物的毛囊、皮脂腺、睑板腺、耵聍腺、表皮凹陷、腔道或者内脏等部位，大量寄生可引起蠕形螨病。蠕形螨对寄生宿主有明显的种特异性。寄生在人体的蠕形螨有毛囊蠕形螨（*Demodex folliculorum*）和皮脂蠕形螨（*Demodex brevis*）两种。

【形态】

两种人体蠕形螨形态相似。成螨细长呈蠕虫状，乳白色，半透明。体长为0.15～0.40 mm。螨体分颚体、足体和末体三部分。颚体宽短呈梯形，螯肢针状，须肢分3节；足粗短呈芽突状，足基节与躯体愈合成基节片，其余各节短而呈套筒状；末体细长如指状。体表具明显的环形皮纹，末端特征在形态分类上具有重要价值。雌螨略大于雄螨，雄螨生殖孔位于足体背面的第2对足之间，雌螨生殖孔则在腹面第4对足基节板之间的后方。

皮脂蠕形螨粗短而透明，长约0.25 mm，末体约占螨体全长的1/2，末端尖而呈锥状是鉴别皮脂蠕形螨的主要依据（图21-9）。毛囊蠕形螨，螨体长度差异明显，短体约0.15 mm，长体约0.40 mm，末体占螨体比例随螨虫长度而异，末端钝圆是鉴别毛囊蠕形螨的主要依据（图21-9）。

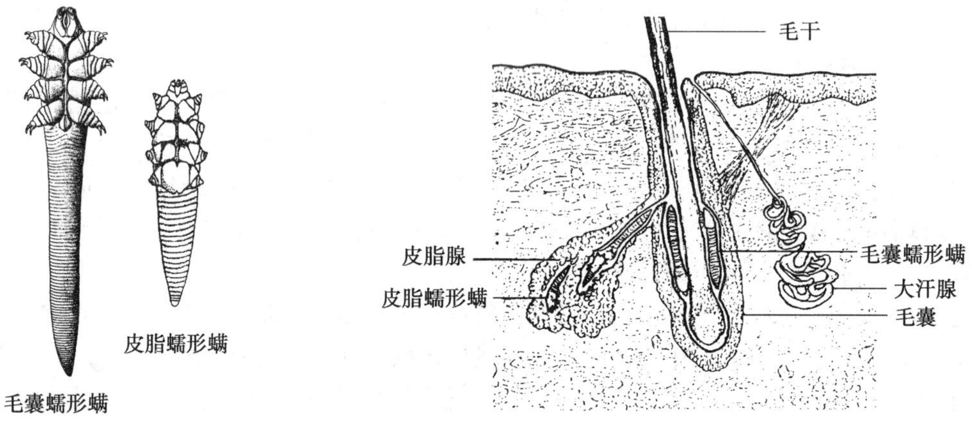

图21-9 蠕形螨成螨寄生在毛囊皮脂腺中

【生活史与习性】

生活史包括卵、幼虫、若虫和成虫4期。毛囊蠕形螨雌虫产卵于毛囊内，每次产1枚，卵呈半个蘑菇状，腹面平坦，背面隆起，大小约106 μm×40 μm；皮脂蠕形螨雌虫产卵于皮脂腺内，呈椭圆形，大小约56 μm×35 μm。经2～3天发育孵出幼虫，有足3对；3天后蜕皮为若虫，有足4对，形似成虫，但生殖器官尚未发育成熟，经2～3天发育为成虫。成虫爬出毛囊口交配，雄螨交配后随即死亡，雌螨则爬入毛囊或皮脂腺内产卵。完成一代生活史过程约需2周。雌螨寿命2个月左右（图21-10）。

蠕形螨寄生在毛囊和皮脂腺发达的部位，面部是好发部位，常见寄生部位有鼻、鼻沟、额、颏、颊、耳旁等处，头皮、颈、肩背、胸部、乳头、大阴唇、阴茎和肛门等部位也可寄生。蠕形螨以刺吸宿主上皮细胞和腺细胞内容物为食，也可取食皮脂腺分泌物、角质蛋白和细胞代谢物等。毛囊蠕形螨常在毛囊内多个群居，颚体通常朝向毛囊底部；皮脂蠕形螨则常为单个寄生于皮脂腺中，颚体常朝向腺体基底（图 21-9）。蠕形螨呈负趋光性，多在夜间爬出皮肤表面进行交配。

蠕形螨发育的适宜温度为 20 ～ 25℃。0℃以下或 37℃以上不利于蠕形螨存活，58℃以上 1 ～ 2 分钟即死亡。蠕形螨在外界喜潮湿，干燥环境对蠕形螨生存不利。蠕形螨在酸性环境下耐受力强于碱性环境。75% 乙醇和 3% 煤酚皂溶液（来苏液）15 分钟即可杀死蠕形螨，但日常洗涤用品对蠕形螨无杀灭作用。

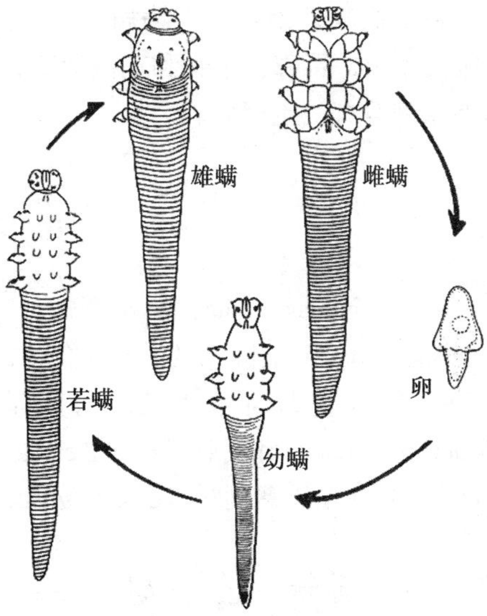

图 21-10 毛囊蠕形螨生活史

【致病】

已经确认蠕形螨感染与酒渣鼻、眼睑缘炎、痤疮、脂溢性皮炎、激素依赖性皮炎等多种面部皮肤病发生有关，其致病机制尚不清楚。有研究认为，蠕形螨的致病性可能与感染螨虫的种类、密度和宿主的免疫力有关，继发细菌感染可能会加重症状。人体感染蠕形螨后，蠕形螨刺吸毛囊上皮细胞和腺细胞成分，破坏上皮细胞和腺细胞，引起毛囊扩张，上皮变性。感染严重时可引起角化过度或角化不全、棘细胞增生、真皮层毛细血管增生并扩张。虫体的机械刺激和其分泌物、排泄物的化学刺激可引起皮肤组织的炎症反应和Ⅳ型超敏反应。虫体的进出活动可携带病原微生物，引起毛囊周围细胞浸润、纤维组织增生。临床早期可出现局部皮肤弥漫性潮红、充血、散在的红色丘疹、脓疱；晚期病灶结痂、脱屑、小结节、皮脂异常渗出、毛囊口显著扩大，表面粗糙、凹凸不平，甚至出现肉芽肿和瘢痕。感染轻者可无明显症状，重者可表现为类似毛囊炎、脂溢性皮炎、酒渣鼻、痤疮、眼睑缘炎等症状。

【实验诊断】

在显微镜下观察到蠕形螨即可确诊。常用蠕形螨的检查方法有 4 种：①透明胶带粘贴法：于晚上睡前，用温水清洁脸部，将透明胶带粘贴于额、鼻和颏部，至次日清晨取下，贴于载玻片上镜检。此法方便无损伤，但需要过夜，常用于人群流行病学调查。②挤压法：用手挤压受检部位皮肤，用盖玻片刮取皮脂置于载玻片上，加 1 滴甘油，加盖玻片镜检。此法方便快捷，但检出率较低，适用于临床门诊检查。③挤粘结合法：在检查部位粘贴透明胶纸后，再用拇指挤压胶纸粘贴部位，取下胶带镜检。此法检出率优于挤压法。④标准皮肤表面活组织检查法（standard skin surface biopsy，SSSB 法）：将氰基丙烯酸盐黏合剂（cyanoacrylate adhesive）涂抹在载玻片上，立即紧压在受检皮肤上，1 分钟后轻轻取下载玻片，滴 1 滴甘油，加盖玻片镜检。前三种方法在国内常用，SSSB 法则在国外普遍使用。

【流行与防治】

蠕形螨病感染较普遍。国内人群感染率可达 90% 以上，感染以单纯毛囊蠕形螨多见，单纯皮脂蠕形螨和混合感染较少。蠕形螨可通过直接或间接接触传播，其感染率与受染者的年龄、皮肤类型和卫生习惯等有关。年龄大于 30 岁，油性、混合性皮肤的人群蠕形螨感染率较高；不良卫生习惯可以增加蠕形螨感染的机会。

蠕形螨感染的预防重在养成良好的卫生习惯，避免与感染者密切接触，脸盆、毛巾、剃须刀等日常生活用品要单人单用；盥洗用具要采用 75% 乙醇消毒；毛巾、内衣等个人用品采用 58℃以上的热水烫洗，均可减少螨虫传播和交叉感染的机会。

目前尚缺乏治疗蠕形螨病的特效药，常用药物有口服伊维菌素、甲硝唑、维生素 B_6、复合维生素 B，百部、丁香和花椒煎剂；外用硫磺软膏、甲硝唑霜、苯甲酸苄酯乳剂、二氯苯醚菊酯霜剂等有一定疗效。

第六节 革 螨

革螨（gamasid mite）属于寄螨目（Parasitiformes）、中气门亚目（Mesostigmata）或革螨亚目（Gamasida）。全世界已知800余种，我国记录630余种。其中皮刺螨总科（Dermanyssoidea）中的多数种类营寄生生活，与医学有关的种类主要有厉螨科（Laelaptidae）、巨刺螨科（Macronyssidae）和皮刺螨科（Dermanyssidae）；重要革螨种类包括格氏血厉螨（*Haemolaelaps glasgowi*）和柏氏禽刺螨（*Ornithonyssus bacoti*）。

【形态】

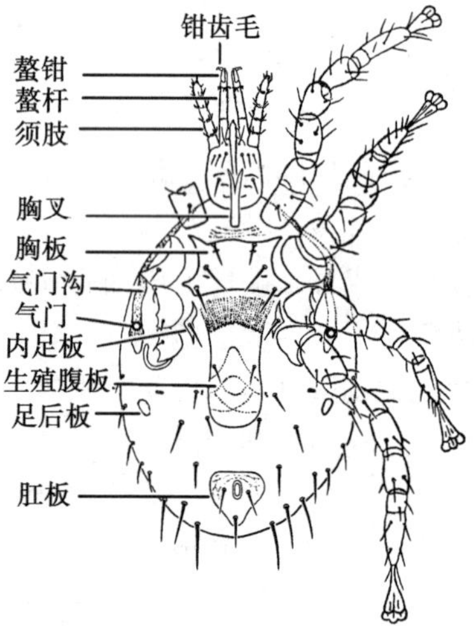

图 21-11 格氏血厉螨雌螨腹面

成螨呈卵圆形，体长 0.2 ~ 0.5 mm，最大可达 3.0 mm，黄褐色，表皮膜质，背、腹具骨化板。螨体分颚体和躯体两部分。颚体位于躯体前方，由颚基、螯肢及须肢组成。颚基背壁向前延伸的部分称颚盖，具有分类学意义。螯肢由螯杆和螯钳组成，雄螨螯钳演化为导精趾。须肢呈长棒状，基部与颚基愈合，末节内侧具一叉毛。躯体背面的背板整块或分为 2 块。背板上的刚毛数目和排列的毛序有鉴别价值。躯体腹面前缘的正中通常有一个胸叉。雌螨腹面有骨化板，由前向后依次为胸板、生殖板、腹板、肛板及足后板；雄螨则常愈合为 1 块全腹板。雌螨生殖孔位于胸板之后，被生殖板遮盖（图 21-11）；雄螨生殖孔位于全腹板前缘。气门位于 3 ~ 4 对足基节的外侧，向前延伸形成管状的气门沟。第Ⅰ对足跗节背面亚末端有一个跗感器，司嗅觉。足跗节末端一般具爪 1 对和叶状爪垫 1 个。

【生活史】

革螨生活史分为卵、幼虫、第一若虫、第二若虫和成虫五期（图 21-12）。卵呈椭圆形，乳白或淡黄色，直径 0.10 ~ 0.35 mm。一般在 1 ~ 2 天孵出幼螨，幼螨不摄食，在 24 小时内蜕皮为第 1 若螨，经 2 ~ 6 天蜕皮为第 2 若螨，多数种类在若螨期摄食；经 2 ~ 5 天蜕皮为成螨。完成生活史需 1 ~ 2 周。交配时，雄螨用导精趾将精囊置于雌螨生殖孔内。雌螨产卵，也可直接产幼螨或第 1 若螨，个别种类行孤雌生殖。寄生型革螨一生可产卵或子代几个、几十个，甚至百余个不等。

【生态】

1．生活习性 多数革螨营自生生活，少数营寄生生活。营自生生活的革螨孳生于枯枝烂叶下、草丛、土壤、禽畜粪堆和仓库贮品中。营寄生生活的革螨分为：①巢栖型，整个发育和繁殖过程都在宿主巢穴中进行，仅在吸血时才与宿主接触，宿主广泛，分兼性血食者和专性血食者两种，前者包括血厉螨属、真厉螨属、血革螨属，可刺吸血液或食游离血，也可捕食小节肢动物或其他有机物；后者包括皮刺螨属、禽刺螨属。②毛栖型：长期寄生在宿主体表，对宿主有明显的选择性。兼性血食者包括厉螨属，专性血食者包括赫刺螨属。③腔道寄生型：寄生于宿主鼻腔、呼吸道、肺、外耳道，宿主选择严格。专性吸食者包括鼻刺螨属、内刺螨属、肺刺螨属，以血液和体液等为食。

2．宿主与食性 寄生性革螨主要寄生于哺乳类（主要是鼠类）、鸟类、爬行类的体表、

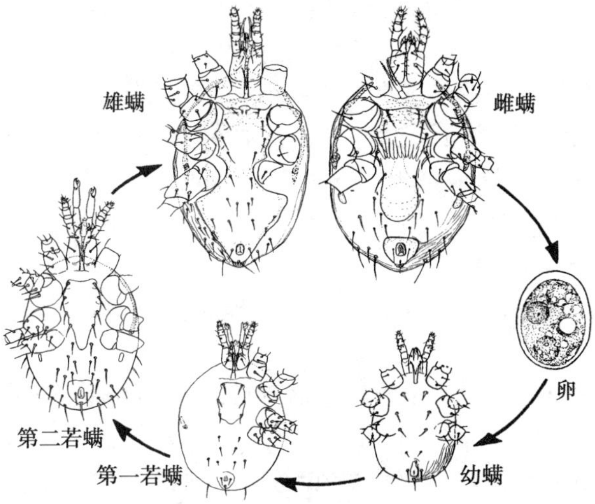

图 21-12　格氏血厉螨雌螨生活史

巢穴甚至体内，人类也常被寄生。寄生型革螨以刺吸宿主的血液和组织液为食。巢栖型革螨的吸血量最多，耐饥力可达数月；毛栖型革螨吸血量次之，耐饥力为数周；腔道寄生型革螨耐饥力差，仅为数小时。营自生生活的革螨主要捕食小型节肢动物，也可以腐败的有机物为食。

3．季节消长　多数革螨整年活动，但有明显的繁殖高峰。其季节消长取决于宿主活动的季节变化、宿主巢穴内微小气候条件以及宿主居留在巢穴的时间等。如格氏血厉螨的繁殖高峰为秋冬型，柏氏禽刺螨呈春末夏初和秋冬双峰型。

【重要革螨种】

1．格氏血厉螨（*Haemolaelaps glasgowi*）　雌螨背板几乎覆盖整个背部；胸板宽度大于长度，后缘内凹；生殖腹板较短；钳齿毛中部膨大，末端细长而弯曲（图 21-11）。属巢栖型兼性血食螨类。宿主为多种啮齿类，以黑线姬鼠为主。也能刺吸人血。广布于全国各地。

2．柏氏禽刺螨（*Ornithonyssus bacoti*）　雌螨背板狭长，在足基节Ⅱ水平处最宽，以后逐渐狭窄，末端稍尖；背板中部刚毛较长，其末端可达下一刚毛的基部。胸板宽大于长。生殖板狭长，后端尖细（图 21-13）。属巢栖型专性血食螨类。其宿主为褐家鼠、黄胸鼠、小家鼠等，也侵袭人。国内大多数省、区、市均有发现。

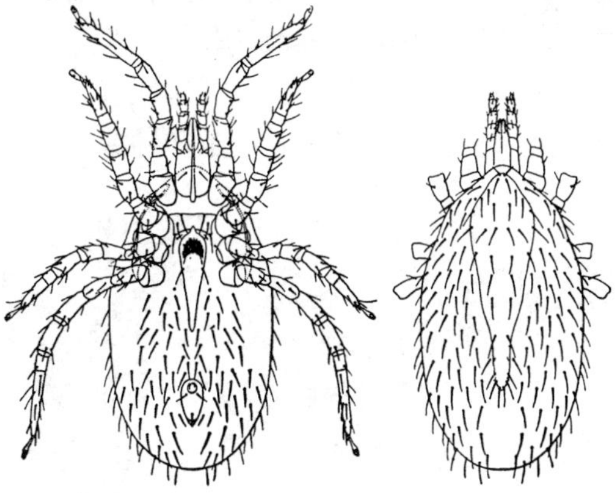

图 21-13　柏氏禽刺螨雌螨

【与疾病的关系】

革螨不仅可直接寄生和叮咬宿主引起危害，而且可传播细菌、病毒、立克次体和螺旋体等引起多种疾病。

1．革螨皮炎（gamasid dermatitis）　革螨叮刺人、吸取血液或组织液引起革螨皮炎，局部出现丘疹、奇痒，主要由柏氏禽刺螨、囊禽刺螨、鸡皮刺螨或茅舍血厉螨等引起。在动物饲养室、鸡窝、面粉厂、纱厂等处活动，宿主易被革螨侵袭。

2．肾综合征出血热（hemorrhagic fever with renal syndrome，HFRS）　又称流行性出血热，病原体属于汉坦属病毒（*Hantavirus*，HV）。我国 HFRS 疫区主要宿主有黑线姬鼠、大林姬鼠和褐家鼠等。在国内疫区多种革螨可作为本病的传播媒介。格氏血厉螨和上海真厉螨是黑线姬鼠的优势螨种，发病与季节消长相关，螨虫通过叮刺传播和经卵传递 HV，是野鼠型

HFRS 的重要传播媒介。柏氏禽刺螨是家鼠型 HFRS 鼠间的传播媒介，也是鼠 - 人间传播途径之一。在我国几乎所有省、区、市都有本病发生报道。

3．立克次体痘 病原体是螨传立克次体或小蛛立克次体，传染源主要是鼠类。国外研究证实，革螨是该病唯一的传播媒介，通过叮刺吸血传播，主要媒介是血红异皮螨和柏氏禽刺螨。立克次体痘主要流行于美国东北部，在我国尚不能定论。

4．其他 革螨还可传播 Q 热、地方性斑疹伤寒、土拉弗菌病、圣路易脑炎等多种疾病。

【防制原则】

1．消除孳生场所 搞好环境卫生，灭鼠，清理禽舍和鸽巢，保持室内清洁，清除杂草，暴晒铺草。

2．药物灭螨 常用马拉硫磷、杀螟松、倍硫磷、美曲膦酯、乐果、敌敌畏等杀虫剂，用敌敌畏熏蒸灭螨效果较好。

3．个人防护 用驱避剂邻苯二甲酸二甲酯涂擦于裸露部位，在 3 ~ 7 小时内有驱避效果。也可将布带浸泡驱避剂后系于手腕、踝关节，防止革螨侵袭。

第七节 尘 螨

尘螨（dust mite）属真螨目（Acariformes）、无气门亚目（Astigmata）、粉螨总科（Acaroidea）、蚍螨科（Pyroglyphidae）、尘螨属（*Dermatophagoides*），是一种呈世界性分布的微小螨类，目前已记录有 40 种，是最强烈的过敏原之一，可诱发人体出现哮喘、湿疹以及过敏性鼻炎等超敏反应性疾病，其中以屋尘螨（*Dermatophagoides pteronyssinus*）、粉尘螨（*D. farinae*）和埋内欧尘螨（*Euroglyphus maynei*）与人体超敏反应的关系最为密切。

【形态】

成螨呈椭圆形，体长 0.2 ~ 0.5 mm，乳黄色。颚体有钳状螯肢 1 对，须肢 1 对。躯体表面有细密或粗皱的指纹状皮纹和少量刚毛，躯体背面前端有狭长的前盾板。雄螨背部后部有后盾板 1 块，两侧臀盾有 1 对。躯体背面前侧有长鬃 1 对，尾端有长鬃 2 对。外生殖器位于腹面正中，雌性为产卵孔，雄性为阳茎；阳茎两侧有生殖乳突 2 对，雌性有交合囊，位于躯体后端。肛门靠近后端，呈纵行裂孔，雄性肛区呈菱形，有肛吸盘 1 对。腹部前后部各有足 2 对，基节形成基节内突，跗节末端具爪和钟罩形爪垫各 1 个（图 21-14）。

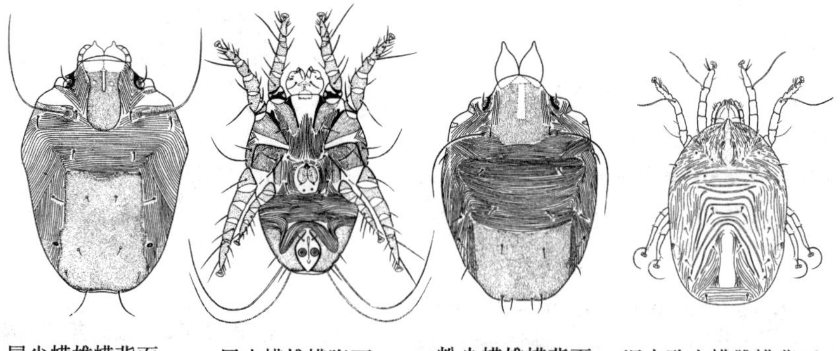

图 21-14 几种尘螨成螨（采自洪守书等）

【生活史】

生活史分卵、幼虫、第 1 若虫、第 2 若虫和成虫五个阶段。卵呈长椭圆形，乳白色，约经 8 天孵出幼螨。幼螨、第 1 若螨和第 2 若螨在发育过程中各经 4 ~ 6 天的蜕化期和 2 ~ 3 天的静息期。蜕皮后的成螨在 1 ~ 3 天内进行交配。雌螨每天产卵 1 ~ 2 个，一生产卵 20 ~ 40 粒，多者可达 200 ～ 300 粒。产卵期约为 1 个月。在适宜条件下完成一代生活史需 20 ～ 30 天。雄螨存活 60 ～ 80 天，雌螨可长达 150 天。

【生态】

尘螨广泛分布于人类居住的场所，营自生生活。以粉末性物质为食，如面粉、粮食、人和动物的皮屑、花粉和真菌等。屋尘螨主要孳生于卧室内的枕芯、被褥、软垫、地毯和家具中。粉尘螨主要在面粉厂、棉纺厂以及食品、中药、动物饲料等仓库地面大量孳生，居室内较少。埋内欧尘螨普遍存在于卧室、被、褥、羊毛衣物等中。尘螨生长繁殖的适宜温度为 17 ～ 30℃，相对湿度 80% 左右，10℃以下发育和活动停止，相对湿度低于 33% 可导致成螨死亡。因此，一般在 7 ～ 9 月尘螨大量繁殖。由于各地的气温不同，因而尘螨的季节消长亦各不相同。随着人类科技的进步，在大多数使用空调的房屋里，尘螨可全年生长。

【重要尘螨种】

1．屋尘螨（Dermatophagoides pteronyssinus） 螨体呈长圆形。雌螨体长 0.29 ～ 0.38 mm，雄螨稍小。雌螨背部中央有纵行皮纹，雄螨后盾板长大于宽。足Ⅰ、Ⅱ等粗，基节内突不相接。雌螨足Ⅲ较粗长，足Ⅳ短小（图 21-14）。

2．粉尘螨（*Dermatophagoides farinae*） 螨体呈椭圆形。雌螨体长 0.37 ～ 0.44 mm，雄螨稍小。雌螨背部中央皮纹横行，末端拱形，足Ⅲ、Ⅳ等粗。雄螨后盾板短宽，足Ⅰ粗壮，基节内突相接（图 21-14）。

3．埋内欧尘螨（*Euroglyphus maynei*） 体长 0.20 ～ 0.29 mm。体前部呈三角形，后缘近方形，中央有凹陷，皮纹较粗，体毛较短小，仅雄螨尾端有中等长毛一对。雌螨背面后部有一长方形角化区，足Ⅳ比足Ⅲ长。雄螨后盾板卵圆形，足Ⅳ比足Ⅲ短而细（图 21-14）。

【与疾病的关系】

尘螨的分泌物、排泄物、蜕下的皮以及死亡后的皮壳等均是变应原，过敏体质者吸入后产生超敏反应。尘螨变应原成分复杂，至少有 30 种。已报道的变应原成分有 23 组，其中第Ⅰ（Der f1，Der p1）、Ⅱ组（Der f2，Der p2）为主要变应原。尘螨性过敏属于外源性超敏反应，患者往往有家族过敏史或个人过敏史。临床表现有：

1．螨性哮喘 初发往往在幼年，通常伴有婴儿湿疹史或兼有慢性支气管炎史，可并发哮喘。婴幼儿哮喘发病前往往有 1 ～ 2 天的上呼吸道过敏症状，包括鼻痒、喷嚏、流清涕、揉眼睛、揉鼻子等表现，逐渐出现咳嗽、喘息。年长儿往往突然阵咳，继而喘息、胸闷、气急、呼吸困难、不能平卧等；严重发作时口唇、指端发绀，虽然症状较重但持续时间较短。春秋季好发。

2．过敏性鼻炎（allergic rhinitis） 表现为阵发性喷嚏、鼻内奇痒、清水鼻涕，有的患者有流泪、头痛等症状。多在晨起或者夜晚接触过敏原后立刻发作。检查时可见鼻黏膜苍白、水肿，嗜酸性粒细胞增多。

3．特应性皮炎 慢性、复发性炎症皮肤病，表现为瘙痒、明显的湿疹样变和皮肤干燥。多见于婴儿，表现为面部湿疹。成人多见于肘窝、腋窝、腘窝等皮肤细嫩处，表现为湿疹和苔藓样变。

4．食物过敏 尘螨变应原与其他变应原的交叉反应，可导致或加重对某些食物的过敏。临床发现有尘螨过敏者在进食蜗牛时，有时会出现哮喘、全身性荨麻疹以及颜面部水肿等超敏反应症状。

【实验诊断】

参照世界变态反应组织（World Allergy Organization，WAO）2011 年发表的超敏反应疾病白皮书，尘螨过敏的诊断依据为：①有明确的接触史和临床表现，结合皮试或 sIgE；如果有激发试验的证据更好；②正确对待皮试和 sIgE 不一致的情况；有少数患者的皮试和 sIgE 有矛盾，最后应结合临床表现，做出诊断。常用免疫学诊断方法有皮肤挑刺试验、皮内试验、黏膜激发试验、酶联免疫吸附试验等。

【流行与防治】

尘螨呈世界性分布，国内分布也极为广泛，多见于温暖潮湿的地区。在我国免疫性疾病中，尘螨变应原阳性率最高。螨性哮喘患病率为3% ~ 5%，特应性皮炎为7% ~ 10%，过敏性鼻炎为12% ~ 15%。

防制原则主要是注意清洁卫生，经常清除室内尘埃，勤洗衣物，勤晒被褥、床垫；卧室、仓库要保持通风、干燥、少尘。也可使用尼帕净、虫螨磷和苯甲酸苄酯等灭螨。治疗主要采取脱敏疗法，并逐渐递增剂量，以增强患者对变应原的耐受性，从而达到减轻或消除症状的目的，有效率可达70%以上。

表21-1　几种蜱螨学习要点

种类	形态		生态	危害
蜱	体长2~10 mm，口下板有倒齿，足1跗节有哈氏器	硬蜱的颚体位于躯体前端，躯体背面有盾板，气门板大，位于基节Ⅳ后外侧	栖息于森林、草原、动物洞穴或家畜圈舍中。多在白天侵袭宿主，活动期吸血时间长。依各活动期更换宿主的情形可分为一、二、三宿主蜱	传播疾病主要有全沟硬蜱传播的森林脑炎、埃立克体病和莱姆病，亚东璃眼蜱传播的克里米亚 - 刚果出血热和Q热，草原革蜱传播的北亚蜱媒斑疹伤寒和埃立克体病，铃头血蜱传播的Q热等
		软蜱颚体位于躯体腹面前部，无盾板，体表呈颗粒状、乳突状或具皱纹、圆陷窝，气门板小，位于基节Ⅳ前外侧	软蜱多栖息于中小型兽类的洞穴或岩窟内、禽舍鸟巢、家畜的圈舍及房屋的缝隙中	多在夜间侵袭宿主，吸血时间短。软蜱为多宿主蜱。乳突钝缘蜱传播蜱媒回归热
革螨	体长0.2 ~ 0.5 mm，躯体有多块骨化的板，气门位于基节Ⅲ、Ⅳ间的外侧，有延长的气门沟		仅少数寄生。分为巢栖型、毛栖型和腔道寄生型。以啮齿类和禽类为宿主，偶尔侵袭人	引起革螨性皮炎，格氏血厉螨、上海真厉螨、柏氏禽刺螨可传播肾综合征出血热
恙螨	幼螨体长约0.2 mm，背面有单一的盾板及1对感器，感器呈丝状或球杆状。多数有眼，足上多羽毛状		仅幼螨期寄生。孳生在温暖、潮湿、杂草丛生的小溪、河沟旁常有啮齿类活动处。幼螨活动范围小，常群集形成孤立分散的孳生点，称螨岛	地里纤恙螨及小盾纤恙螨传播恙虫病，小盾纤恙螨传播肾综合征出血热
蠕形螨	体长0.15 ~ 0.4 mm，蠕虫状，体表具环纹，足粗短		寄生于人毛囊或皮脂腺内	寄生于人体内的有毛囊蠕形螨和皮脂蠕形螨，是毛囊炎、痤疮、酒渣鼻等疾病的病因或病因之一。通过直接或间接接触感染
人疥螨	体长0.3 ~ 0.5 mm，足短，圆锥形，前2对足具长柄吸垫，雌性后2对足、雄性第3对足末端有长鬃		寄生于人皮肤表皮角质层内，其全部生活史在皮肤隧道内完成，通过直接或间接接触而感染	引起疥疮
尘螨	体长0.2 ~ 0.5 mm，表皮具皮纹，躯体背面前侧有1对长鬃，尾端有2对长鬃，背面有前盾板。雄螨尚有后盾板		生活于居室内床上用品、家具、面粉厂、仓库的尘埃和鸟兽巢穴中。常见的有屋尘螨、粉尘螨和埋内欧尘螨	吸入尘螨的排泄物、分泌物、蜕下的皮及死亡后的皮壳等可引起螨性哮喘、过敏性鼻炎、特应性皮炎、慢性荨麻疹等

（刘明社）

附录 1　医学寄生虫学案例

临床病例分析（1 ~ 21）

临床病例 1　肠外阿米巴病误诊一例

患者，女性，45 岁。因反复咳嗽，腹胀 5 个月，伴乏力、双下肢水肿入院。入院查体：慢性重病容，消瘦，皮肤巩膜明显黄染，睑结膜苍白，心率 86 次 / 分，右下肺呼吸音减退，叩诊浊音，腹略胀，肝、脾触诊不满意。双下肢凹陷性水肿。辅助检查：红细胞 2.7×10^{12}/L，血红蛋白 79 g/L，白细胞 5.0×10^{9}/L，粪便常规正常、隐血试验阴性，尿常规蛋白（+），血清 ALT、AST 正常，AFP 5.04 ng/ml，抗 HIV 抗体阴性。CT 检查肝右叶近膈顶处可见多个巨大囊性低密度影，最大者约 10.6 cm × 9.8 cm，其内有条索分隔，且囊壁较厚，约 0.7 cm。CT 检查拟诊为：①肝右叶囊腺瘤；②来源于上皮的恶性肿瘤。住院后患者体温呈弛张热型，最高达 39.5℃，以夜间为高。给予抗结核治疗，加用泼尼松 10 mg，口服，每天 3 次，第 5 天热退。经治疗半个月后病情稳定，但影像学检查无明显改善，盆腔、右髂窝均出现占位性病变。行诊断性肝穿刺，获取奶酪状脓液 60 ml，病理报告为大量脓细胞、坏死组织，未找到阿米巴滋养体。结核菌素试验阴性，棘球蚴抗体阴性，穿刺液 PCR 检测溶组织内阿米巴 DNA 阳性；血清抗溶组织内阿米巴滋养体 IgG 抗体阳性，诊断为肠外阿米巴病。口服甲硝唑治疗后病情逐渐好转，脓肿缩小出院。

思考题

1．患者第一次误诊的原因是什么？一般肠外阿米巴病患者的脓肿穿刺液是什么颜色？穿刺时应注意什么？

2．最终确诊的依据是什么？

（杜娈英）

临床病例 2　棘阿米巴性角膜炎（无明确诊断）

患者，男性，32 岁。因视物模糊，双眼疼痛、有异物感、畏光、流泪 14 天入院就诊。患者发病后曾在当地医院诊断为“双眼病毒性角膜炎”，局部应用抗病毒滴眼液和抗生素滴眼液 1 周，病情无明显改善。

入院检查：右眼视力 0.03，左眼 0.02，双眼矫正视力无提高。结膜充血、水肿，双眼角膜中央区上皮缺损，角膜基质溃疡，溃疡表面白色脓苔附着。患者发病前佩戴角膜接触镜 1 个月，用自制盐水清洗镜片，并经常戴镜在家附近的河内游泳。

思考题

1．本例可能诊断为何种疾病？诊断依据是什么？

2．为确定诊断应做哪些检查？

3．如何对患者进行预防教育？

4．该疾病可应用的治疗药物有哪些？如果药物治疗无效，应采取怎样的措施？

（汲 蕊）

临床病例3 蓝氏贾第鞭毛虫病

患者，男性，62岁，退休工人。因出现发热、上腹疼痛、腹泻、恶心及呕吐等症状4天来院就诊。

体格检查：体温39.5℃，急性病容、乏力、精神萎靡、上腹隐痛，未见其他阳性体征。血常规：白细胞 15.8×10^9/L，中性粒细胞81%，淋巴细胞24%。粪便常规：稀便，有恶臭，显微镜检查可见蓝氏贾第鞭毛虫滋养体，为10～20/Hp；白细胞4～6/Hp。临床诊断：蓝氏贾第鞭毛虫病。口服甲硝唑（灭滴灵）治疗，1周后腹泻停止，其他症状消失，连续隔日复查粪便常规3次，均未见贾第虫包囊及滋养体。

思考题

1．为什么考虑本例为蓝氏贾第鞭毛虫病？

2．为什么复查粪便常规需要隔日连续检测3次？

3．如何对患者进行预防教育？

（谭 潇）

临床病例4 阴道毛滴虫病

患者，男性，30岁，患持续性尿道炎5个多月，自诉排尿困难。最近1周症状加重，并出现尿痛、射精痛和会阴部疼痛。之前有4次就诊史，服用头孢曲松、氧氟沙星、诺氟沙星、阿莫西林等药物。因其尿液和前列腺液中阴道毛滴虫检查阴性，故未使用阴道毛滴虫治疗药物。患者于3周前结婚，采用避孕套避孕，婚前有异性间性行为。

查体：腹股沟淋巴结未见肿大，外生殖器和阴囊未见异常，尿道口有少量黏液分泌物。B超检查：前列腺稍肿大。留取患者前、中段尿，尿道分泌物，前列腺液镜检，前列腺液涂片高倍镜下每视野可见10～15个多形核白细胞，阴道毛滴虫阴性。对上述各项做实验室分离培养，淋病奈瑟菌、生殖支原体、解脲支原体、人型支原体、沙眼衣原体均为阴性。将尿液、前列腺液离心沉淀物接种于阴道毛滴虫培养基，培养2天后，在前列腺液培养基中镜检发现阴道毛滴虫滋养体。

采用塞克硝唑药物治疗，1周后随访。服药3天后症状全部消失。但患者拒绝对其妻子和婚前性伴侣的检查合作。

思考题

1．阴道毛滴虫是如何致病的？

2．男性和女性阴道毛滴虫感染者各有哪些临床表现？

3．治愈后患者还应该配合医生做什么？

4．阴道毛滴虫病的传染源包括哪些？传播阶段和传播方式是什么？
5．如何预防阴道毛滴虫感染？

（赵海龙）

临床病例 5　恶性疟疾

患者，男性，54 岁。某年 11 月 15 日上午 10 时因出现发冷、发热、出汗等症状，于当日晚 9 时到某县人民医院门诊就诊。

入院时体检：体温 38℃，心率 116 次 / 分，呼吸 22 次 / 分，血压 118/66 mmHg；患者精神差，查体合作，对答基本配合。

入院体检：急查头颅 CT，未见异常。B 超检查显示脾轻度肿大。血常规检查显示：白细胞 7.9×10^9/L，红细胞 5.61×10^{12}/L，血红蛋白 90 g/L，血小板 75×10^9/L；肝功能显示直接胆红素 100.3 μmol/L、总胆红素 75.6 μmol/L、间接胆红素 35.3 μmol/L、总蛋白 50.4 g/L、白蛋白 22.8 g/L、谷丙转氨酶 47 U/L、谷草转氨酶 82 U/L、胆碱酯酶 750 U/L。

值班医生怀疑患者可能感染疟疾，并建议到县疾病预防控制中心就诊。第二天早上，患者自行到县疾病预防控制中心门诊就诊，医生了解病史后，立即采集患者末梢血液，制作滤纸血和厚、薄血膜，同时做快速检测试剂条（rapid diagnostic test，RDT）监测提示阳性，并于血片中发现环状体期，但不能鉴定虫种。上午 10 时市疾病预防控制中心专家复核血片后，发现血液疟原虫浓度达到 2.4×10^4/μl，原虫核较大，出现茂氏点，所寄生的红细胞不大（附图 1-1），初步鉴定为恶性疟原虫感染。送滤纸血和血片到上级疾病预防控制中心寄生虫病防治所进行复核，21 日 PCR 结果显示恶性疟原虫感染阳性。

临床医生在明确诊断后，对患者实行隔离治疗，16 日 10 时给予双氢青蒿素哌喹片 2 片进行口服治疗。当天下午 2 时左右，患者再次出现发冷、发热、出汗及剧烈头痛、头晕等症状。医生在下午 3 时和晚上 21 时分别给予患者静脉推注青蒿琥酯 120 mg 和 60 mg。晚上 22 时急查血液，发现疟原虫浓度下降至 0.08×10^4/μl，给予患者加服双氢青蒿素哌喹片 2 片，进行口服治疗。17 日上午 8 时患者精神状况良好，神志恢复，能自主进食。查血液未见疟原虫，继续再加口服 2 次双氢青蒿素哌喹片后，连续 3 天血检疟原虫阴性，患者于 21 日病愈出院。

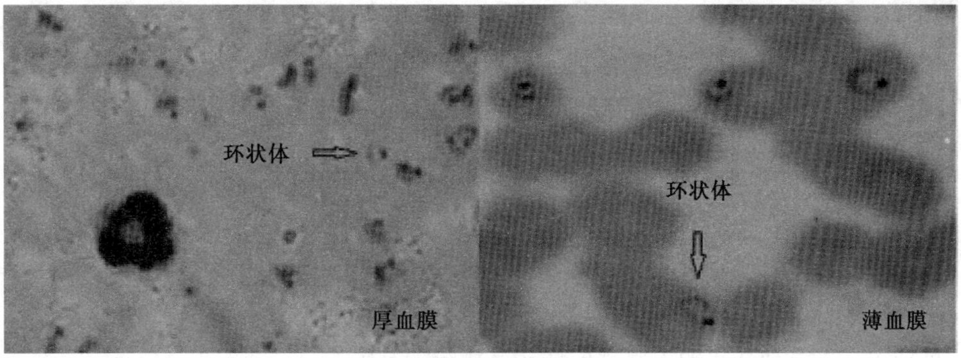

附图 1-1　血涂片厚薄血膜下镜检见恶性疟环状体

思考题

1．疟原虫的感染期、致病阶段分别是什么？

2．根据上述病例资料思考：患者是如何感染疟疾的？

3．疟疾患者主要的临床表现和体征有哪些？其致病机制是什么？

4．疟疾的诊断方法有哪些？

5．疟疾患者如果得不到及时治疗，可能产生的后果是什么？

6．如何防治疟疾？临床上治疗疟疾的药物有哪些？

7．值班医生怀疑患者可能感染疟疾的依据是什么？

（崔 昱 秦元华）

临床病例 6 慢性获得性弓形虫肺炎

患者，女性，65 岁，农民。因不规则发热、咳嗽咳痰、胸闷气促持续半个月入院。追问病史，患者家庭饲养猪、牛、鸡、鸭等畜禽，有长期与猫、狗密切接触史。40 年前不明原因自然流产 2 次。既往无结核病史、无发热盗汗征、无高血压病和心脏病史。

体格检查：体温 37.8℃，脉搏 85 次 / 分，呼吸 23 次 / 分，血压 110/70 mmHg。颈部淋巴结、双侧甲状腺均无肿大。两肺呼吸音粗糙，可闻及湿啰音，心脏各瓣膜听诊区未闻及杂音。肝脾肋下未触及。

实验室检查：白细胞 14.2×10^9/L，中性粒细胞 52.4%，淋巴细胞 29.9%，单核细胞 9.6%，嗜酸性粒细胞 7.8%，嗜碱性粒细胞 0.3%。痰、尿及粪便常规检查未发现结核分枝杆菌、衣原体、支原体和肺吸虫等。胸部 X 线片见两肺纹理增强，肋膈角变钝，双侧少量积液。经抗炎、抗结核药物治疗半月，未见疗效。采血检测弓形虫抗体 IgM、IgG 和 CAg 均为阳性，PCR 检测 Toxo-DNA 亦为阳性。3 日后 B 超定位下行胸腔穿刺，抽取胸腔积液 30 ml，呈淡黄色，涂片吉姆萨染液染色查见新月形小体，一端稍尖，另端钝圆，中央有一紫红色染色质核，诊断为慢性获得性弓形虫肺炎。

抗弓形虫治疗，联合应用乙胺嘧啶（第一天 75 mg，以后 25 mg/d）和复方磺胺甲噁唑（1 g，2 次 / 日），10 天为1疗程。治疗后 5 天，体温即恢复正常，治疗 3 个疗程后临床症状与体征消失，抽血复查弓形虫抗体转阴，PCR 检测 Toxo-DNA 阴性，痊愈出院。随诊 6 个月无复发。

思考题

1．本例诊断为慢性获得性弓形虫肺炎，其诊断依据是什么？

2．本例患者被误诊、漏诊而延误治疗的原因是什么？应采取何种检查方法对该病例进行确诊？其确诊依据是什么？

3．患者感染弓形虫的可能原因是什么？由隐性感染转为急性或亚急性弓形虫病的条件有哪些？

4．患者与动物密切接触会感染哪些寄生虫病？其中哪些寄生虫感染患者会引起发热和肺部症状？

5．弓形虫病的主要传染源有哪些？防止其感染应从哪些环节进行？

6．患者 40 年前不明原因自然流产 2 次，是否与弓形虫感染有关？如果孕妇感染弓形虫，对胎儿有什么影响？如何预防感染？

7．治疗弓形虫病的常用药物有哪些？其作用原理和效果如何？在治疗应用中，应注意什么问题？

（周怀瑜）

临床病例 7　肉孢子虫病

患者，男性，48 岁。因头晕、乏力、腹胀、腹痛、腹泻间有便秘、胸闷、轻微呼吸困难来院就诊。因当地习俗，患者自幼喜食“生皮”（生猪肉），未吃过其他生肉。查体：一般情况良好，体温 36.7℃，血压 140/95 mmHg。心、肺及全身检查未见异常。粪便生理盐水直接涂片检查发现数个大小为（12.3 ~ 14.7）μm ×（9.8 ~ 10.3）μm 的椭圆形囊状物质，每个囊内含有四个香蕉型子孢子，确诊为肉孢子虫病。因患者有磺胺过敏史，先试用甲硝唑治疗（200 mg 口服，4 次 / 天，连服 10 天），治疗结束后 7 天复查，肉孢子虫孢子囊仍为阳性。后给予螺旋霉素治疗（600 mg 口服，4 次 / 天，连服 28 天），治疗后 7 天复查转阴且症状消失。

思考题

1. 患者确诊为肉孢子虫病的主要依据是什么？肉孢子虫是怎么感染人体的？
2. 寄生人体的肉孢子虫有哪些？常见的寄生部位和导致的临床症状有什么不同？
3. 生食猪肉还可能引起哪些寄生虫病？
4. 治疗肉孢子虫病的药物主要有哪些？

（彭小红）

临床案例 8　蛔虫病

患者，男性，12 岁。家住某市市郊农村。因恶心、呕吐、上腹部绞痛入院。患者 1 天前出现上腹部阵发性绞痛且伴有恶心、呕吐，疼痛甚至一直放射到了背部；4 小时前疼痛持续并不断加重，伴有畏寒、发热等症状。

查体：T 38.1℃，P 95 次 / 分。面色苍白伴大汗。右上腹压痛、反跳痛。B 超结果显示，患者为急性胆囊炎、胆管炎、胆道内疑似有蛔虫。医生随即对患者进行胆道探查手术，从胆道内取出 2 条蛔虫。术后给患者顿服左旋咪唑 150 mg，第二天患者从肛门排出 6 条蛔虫。诊断：胆道蛔虫症、肠蛔虫病。

思考题

1. 该病例的诊断依据是什么？
2. 为什么患者会出现胆道蛔虫症？
3. 患者是如何感染该寄生虫的？

（朱云娟）

临床病例 9　丝虫病

患者，男性，57 岁。患者自 1988 年开始出现双下肢水肿，有凹陷性压迹，皮肤略增厚，双脚逐渐变青紫，有色素沉着，右侧症状较重，全身无其他症状，当地医院诊断为双下肢慢性骨髓炎，服药治疗后无效。之后几年病情进行性加重，脚有几个小溃疡。1996 年转院诊治，怀疑感染丝虫病晚期，属中期象皮肿型，耳垂取血镜检未见微丝蚴。试用二乙碳酰氨嗪（海群生）7 g，14 天口服，一疗程后水肿减轻，皮肤开始松软，颜色转淡，确诊为丝虫病。三个疗程后，症状基本消失。但停药 2 个月后双下肢再次出现水肿，予二乙碳酰氨嗪（海群生）7 g，

14 天三个疗程，水肿消失，脚、腿围缩小，皮肤溃疡愈合，颜色正常。连服三年半巩固疗效，于 2000 年停药病情无反复，达到彻底治愈。

思考题

1．临床诊断为何考虑为丝虫病？
2．产生象皮肿的原因是什么？
3．除象皮肿外，淋巴丝虫慢性阻塞性病变还有哪些临床表现？
4．如何预防丝虫感染？

（王　敏）

临床病例 10　旋毛虫病

患者，女性，25 岁，入院前 15 天曾吃半熟溜肥肠，入院前 12 天出现恶心，轻度腹痛，腹泻，黄色稀便，每日 3 ～ 4 次，入院前 10 天出现双眼睑水肿，入院前 1 天出现高热，体温 40℃，伴头痛，周身肌肉疼痛难忍，动则痛甚，曾用多种抗生素治疗无效，遂入院诊治。

查体：体温 39.8℃，脉搏 130 次 / 分，呼吸 20 次 / 分。痛苦面容，眼睑水肿，四肢肌肉明显压痛，活动受限，呼吸音粗糙。血常规检查：白细胞 16×10^9/L，血红蛋白 130 g/L，中性粒细胞 83%，杆状粒细胞 2%，淋巴细胞 15%，嗜酸性粒细胞计数 770/mm^3。尿常规：蛋白（++），红细胞（+），白细胞 3 ～ 5 个 /HP。粪便常规：红细胞（+），白细胞 1 ～ 2 个 /HP。肝功能：GPT 147U，碱性磷酸酶 195U。入院后仍高热不退，周身肌肉剧痛，从三角肌取组织进行病理切片检查，见肌纤维内有大小不等的囊包。病理诊断：旋毛虫病。口服阿苯达唑治疗，0.5g/ 次，2 次 / 日。2 天后，体温下降到 38℃，肌痛减轻，双踝部仍出现水肿。服药 10 天后体温降至正常，2 周后治愈出院。

思考题

1．该患者为什么会出现周身肌肉剧痛、眼睑水肿的临床症状？
2．旋毛虫病的流行为什么具有地方性和食源性的特点？该如何预防该病？

（孙雪文）

临床病例 11　粪类圆线虫病

患者，男性，45 岁。因上腹部疼痛 3 个月入院。上腹部呈阵发性隐痛，伴有反酸、嗳气、腹胀、恶心、呕吐，呕吐物为胃内容物。病程中有腹泻 3 天，每天解 3 ～ 4 次稀水样便，未见黏液、脓血，无发热，在当地医院治疗后无腹泻。时有双肩关节、肘关节、腕关节疼痛，无红肿。食欲差，体重减轻约 6.5 kg。既往有“类风湿关节炎”病史 3 年，长期服用波尼松治疗，入院前服用波尼松 10 mg/d。

查体：体温 36.5℃。心肺听诊未见异常，腹平软，上腹部有压痛，无反跳痛，肝、脾肋下未触及，移动性浊音阴性。

辅助检查：白细胞 8.2×10^9/L，中性粒细胞 0.592，淋巴细胞 0.231，嗜酸性粒细胞 0.077。血白蛋白 21 g/L，总胆红素 28 μmol/L，直接胆红素 15.9 μmol/L，谷丙转氨酶 113 U/L。

胸片：左下肺慢性炎症，胸腰椎骨质疏松，多个椎体压缩性病变。

胃镜：①慢性浅表性胃炎并胆汁反流；②胃窦溃疡 S1 期；③十二指肠黏膜改变待查，炎症？

入院诊断：①慢性浅表性胃炎并胆汁反流；②胃窦溃疡。予抑酸，保护胃黏膜，抗 HP 治疗未见好转。入院第 6 天胃镜病理回报：（胃窦）黏膜慢性炎，（十二指肠）黏膜慢性炎，黏膜腺管内可见有虫卵样结构的组织。粪便检获粪类圆线虫虫卵及幼虫。第 10 天予阿苯达唑（400 mg，每日 2 次，服用 3 日）驱虫，共予 3 个疗程的驱虫治疗。同时予白蛋白、血浆等加强营养支持治疗。第 1 个疗程后粪便仍可检获粪类圆线虫虫卵及幼虫，第 2、3 疗程后复查均未检获粪类圆线虫虫卵或幼虫。复查血白细胞 6.0 g/L，中性粒细胞 0.23，淋巴细胞 0.30。血白蛋白 29 g/L，总胆红素 73.8 μmol/L，直接胆红素 45.3 μmol/L，谷丙转氨酶 38U/L。

思考题

该病例给我们带来哪些启示？该病发病具有哪些临床特点？

（孙雪文）

临床病例 12 广州管圆线虫病

患者，女性，34 岁。某年 7 月 9 日，患者出现左侧前额部闷痛，偶伴有低热，体温 37.2℃。于 10 日和 12 日分别在县医院和中医院就诊，医院按中暑给予对症处理和中药治疗，但效果不明显，头痛仍呈进行性加重，并出现颈项强直。19 日因左侧前额部剧痛，呼吸急促，伴四肢末梢麻木，收入某市医院神经内科。

入院检查：脑脊液检查，压力 210 mmH_2O，细胞总数 750×10^6/L，潘迪试验（+），蛋白定量 1.0 g/L，糖 2.04 mmo1/L，氯化物 116 mmol/L。外周血白细胞计数 7.30×10^9/L。嗜酸性粒细胞分类 18.0%，绝对值 1.31×10^9/L。X 线胸片示右肺下叶局限片絮状阴影。头颅磁共振成像（MRI）平扫和低场强磁共振脑静脉窦血管成像（MRV）未见异常。

患者自述于 7 月 5 日和 7 日先后 2 次食用炒田螺，经证实为铜锈环棱螺，5 日后即出现不适。鉴于患者嗜酸性粒细胞较高，在排除结核、真菌和隐球菌感染后，考虑寄生虫感染。于 8 月 2 日送脑脊液和血样到省疾病预防控制中心检测，脑脊液和血清检测广州管圆线虫抗体均为阳性，临床诊断为广州管圆线虫病。

思考题

1．广州管圆线虫病的主要临床表现有哪些？

2．广州管圆线虫的感染方式有哪些？根据病史该患者是如何感染该寄生虫的？

3．人是广州管圆线虫的什么宿主？该虫的致病阶段是什么？

4．广州管圆线虫病的诊断方法有哪些？该患者诊断为广州管圆线虫病的依据有哪些？

5．如何防治广州管圆线虫病？治疗过程中应注意什么？

6．鉴于患者嗜酸性粒细胞较高，在排除结核、真菌和隐球菌感染后，医生为何考虑寄生虫感染？

（刘光英）

临床病例 13 卫氏并殖吸虫病

患者，男性，55 岁。因间歇性咳嗽 2 个月伴右侧胸痛 2 周、加重 2 天为主诉就医。入院时咳嗽、气促、胸痛、咳铁锈色痰，血液检查嗜酸性粒细胞增多，查体发现右侧胸腔积液，行胸腔穿刺术抽出淡黄色液体 300 ml，胸腔积液涂片检查结核分枝杆菌阳性。该患者一直在某县防疫站工作，从事肺吸虫和血吸虫流行病学及病原体分离工作 20 余年，粪便检查检出肺吸虫卵，给予吡嗪酮、异烟肼、乙胺丁醇等抗结核和肺吸虫治疗后病情缓解，体征消失出院。

思考题

1．本病例考虑几种疾病的可能性大，为什么？
2．从患者从事的工作来看，提示感染哪种寄生虫病的可能性大？

（曹得萍）

临床病例 14 日本血吸虫病

患者，男性，38 岁，因发热、腹痛及脓血便 1 个月余入院。患者 3 个月前到过湖北荆州农村，曾在河边洗澡，当时手臂和足有米粒状的红色丘疹，瘙痒，以为是蚊子叮咬所致。几天后，患者发热，咳嗽，自行服用感冒药，症状有所好转。约 1 个多月后开始发热并“拉痢”，有脓血，每天 2 ~ 5 次，食欲减退，上腹部疼痛不适，消瘦，曾到镇卫生院就诊，诊断为痢疾，多次服药无效。后到市人民医院就诊。

体检：体温 39.5℃，神志清楚，消瘦面容，心、肺（–），腹部稍膨胀，肝剑突下 3.5 cm，有压痛，脾可触及，四肢（–），体重 60 kg。

化验：血常规，白细胞 19.2×10^9/L，中性粒细胞 48%，淋巴细胞 33%，嗜酸性粒细胞 15%，尿常规正常。粪便检查，脓性，潜血试验（+++），涂片查见一淡黄色、椭圆形蠕虫卵，卵壳一侧有一小棘，壳内有一毛蚴。胸部拍片正常。

思考题

1．根据患者的症状及检查结果，诊断患者所患何病？判断依据是什么？
2．该患者腹泻，且有脓血便，症状像痢疾，如何鉴别本病与细菌性痢疾引起的腹泻？
3．哪些肠道寄生虫感染可以引起脓血便？
4．该病可以引起哪些部位的病变，原因是什么？
5．该病对人体的主要危害是什么？什么原因造成的？
6．可引起肝损害的寄生虫有哪些？
7．针对本病，有哪些预防和治疗措施？

（柏雪莲）

临床病例 15 猪带绦虫病及猪囊尾蚴病

患者，男性，36 岁，在建筑工地做临时工。患者于 2 个月前发现前胸部有皮下结节，且经常头晕、头痛。某日早晨离家去工地前，突然意识丧失，倒地，头后仰，四肢抽搐，两眼上翻，被家人送入医院。询问病史：患者经常买街头小吃，如肉馅包子、烤肠等当午餐；粪便中见到过似“宽面条样”、能伸缩活动的虫体。查体：一般状况尚可。体温 36.5℃，血压 128/80 mmHg，患者前胸及后背部可触及多个黄豆粒至花生米大小的皮下结节，中等硬度，本皮色，无压痛，可移动。腹平软，肝、脾肋下未触及。头颅 CT 显示额叶有多个低密度灶，个别低密度灶内可见点状高密度影。

实验室检查：外周血象检查，白细胞 7.2×10^9/L，中性粒细胞 68%，嗜酸性粒细胞 7%。免疫学检查，囊尾蚴血清抗体阳性。粪便检查，查到带绦虫卵。

入院后手术切除一个皮下结节，病理诊断为猪囊尾蚴。临床诊断：猪带绦虫病合并皮肌型囊尾蚴病和脑囊尾蚴病。针对猪带绦虫病给予驱虫治疗；针对皮肌型囊尾蚴病和脑囊尾蚴病给予杀虫、脱水及抗癫痫治疗后，患者症状缓解出院。

思考题

1．根据该病例资料，患者是如何感染猪带绦虫的？其感染阶段和致病阶段各是什么？

2．患者患囊尾蚴病的原因是什么？感染阶段和感染方式各是什么？哪种方式感染的囊尾蚴病最严重？

3．分析患者出现皮下结节及头晕、头痛、癫痫发作的原因。

4．该病例诊断为脑囊尾蚴病的依据是什么？

5．在驱虫治疗猪带绦虫病过程中应注意什么问题？驱虫不当可能会造成什么后果？脑囊尾蚴病患者为什么必须住院治疗？

6．应如何教育患者预防猪带绦虫病和囊尾蚴病？

（张唯哲）

临床病例 16　牛带绦虫病

患者，男性，60 岁。平时喜食牛肉，因近期感到厌食、腹泻、腹部不适前来就诊。自述排便后发现有白色面条样的东西一次。查体正常。有食生牛肉史。次日采用槟榔、南瓜子法进行诊断性驱虫（南瓜子、槟榔各 60 ~ 80 g，清晨空腹，先口服南瓜子粉，2 小时后再服槟榔煎剂，半小时后再服 50% 硫酸镁 60 ml 导泻，服大量水）。6 小时后，患者一次驱出 5 条虫体，虫体呈带状，乳白色，较厚，不透明，长度为 4 ~ 8 m，其中 1 条完整，有头节，其他 4 条未见头节。患者随后用吡喹酮、阿苯达唑治疗 4 个月，痊愈，随访无后遗症。

思考题

1．该患者应诊断为何种疾病？诊断依据是什么？

2．该患者的驱虫治疗是否彻底？如何考核驱虫疗效？

3．如何预防本病？

（周必英）

临床病例 17　囊型包虫病

患者，女性，56 岁。近 2 个月因腹胀、右上腹出现肿块而就诊。

入院查体：体温 36.7℃，心率 82 次 / 分，呼吸 19 次 / 分，血压 130/90 mmHg；神志清楚，皮肤巩膜无黄染；双肺呼吸音清，未闻及干湿啰音，肝大及肝浊音界增宽。腹部 B 超显示：肝右叶有一边界清楚的椭圆形无回声液性暗区（9 cm × 10 cm），可见双层壁，囊壁薄，高回声，囊内可见浮动光点和沉积于底部的光点。CT 提示：肝右叶有单个椭圆形占位阴影，其境界清楚、边缘光滑，囊壁显示为线状稍高密度带，囊肿呈水样密度。免疫学肝包虫抗原皮试阳性，IgG 抗体阳性。临床诊断为肝包虫病。经外科手术治疗后痊愈出院。

思考题

1．为什么囊型包虫病常见于牧区？人是如何感染的？阐述棘球蚴的寄生部位。
2．本例为什么考虑囊型包虫病？
3．外科手术治疗囊型包虫病应注意什么？为什么？
4．个人如何预防囊型包虫病？

（刘爱芹）

临床病例 18　森林脑炎

患者，男性，49 岁，农民。以蜱咬伤 20 天，发热、呕吐、头痛及周身酸痛、双下肢无力 2 天，于某年 5 月 20 日入院。

查体：体温 38.3℃，神志清楚、发育正常，营养中等。心、肺、腹检查未见异常。颈后部可见一直径约 1 cm 圆形凹陷性溃疡伤口，已结痂。双上肢肌力 5 级，左下肢肌力 2 级，右下肢肌力 2 级，深浅感觉正常，巴宾斯基征阴性。入院 5 小时后患者病情加重，出现呼吸肌麻痹，给予呼吸机辅助呼吸。5 月 21 日腰椎穿刺，脑脊液检查：蛋白定性（++），森林脑炎脑脊液抗体 IgM 1 ∶ 20 阳性，IgG 1 ∶ 20 阳性。白细胞计数 540×10^6/L，中性粒细胞 5%，淋巴细胞 95%。给予降温、抗感染、抗病毒、降颅压、改善脑血流、营养神经及保护脑细胞等综合治疗。根据国家森林脑炎职业病诊断标准，除外其他中枢神经系统感染性疾病后，诊断为森林脑炎（重度）。5 月 28 日患者死亡。

思考题

1．为什么将本例诊断为森林脑炎？
2．森林脑炎的别称是什么？为什么？
3．该病的病原体是什么？阐述其感染途径。
4．进入有蜱的地区应该注意哪些问题？

（木　兰）

临床病例 19　消化道蝇蛆病

患者，男性，32 岁，某年 9 月就诊。患者自诉半个月来腹部经常不适，伴有恶心、呕吐、腹痛、腹泻，粪便中有少量脓血。

查体：体温 37℃，血压 120/80 mmHg；脐周有触痛，肝脾未触及，其他未见阳性。实验室检查：白细胞 7.5×10^9/L。曾按“肠炎”抗感染治疗无效。近 2 日来发现排泄物中有白色虫体，将排泄物送检，鉴定为麻蝇三龄幼虫。经询问病史，患者上山采石，饮食条件差，感染可能与经常食用自制咸菜有关。

治疗方法：阿苯达唑，每日 1 次，每次 400 mg 口服，连服 2 日。次日患者开始排虫，共驱下蝇蛆 13 条。患者症状消失，痊愈。

思考题

1．患者感染的途径是什么？
2．诊断为“肠炎”经抗感染治疗无效时，应考虑哪些寄生虫病？
3．常用治疗方法有哪些？
4．如何教育患者预防蝇蛆病？

（李泽民）

临床病例 20　眼蝇蛆病

患者，男性，15 岁，学生。于某年 9 月 20 日以右眼磨痛 10 余小时就诊。主诉：右眼突然被不明昆虫撞击，感觉疼痛不适，30 分钟后，右眼出现异物感，伴疼痛、瘙痒；2 小时后到卫生所就诊。医务人员询问病史后，检查发现右眼结膜囊内有一黑色虫体，立即取出，给予氯霉素眼药水滴眼；治疗后右眼瘙痒症状无好转，异物感加重并伴移行感和刺痛，遂入院就诊。检查：右眼睑结膜和球结膜弥漫性充血、水肿，结膜囊内可见数条白色、头褐色、长约 1 mm 的蛆虫蠕动。诊断为右眼蝇蛆病。立即用生理盐水冲洗，用棉签逐一清除蛆虫，共清除 8 条蛆虫。给予氯霉素眼药水滴眼，口服氧氟沙星片，每次 0.2 g，3 次 / 天。4 天后复查，右眼疼痛、瘙痒症状及异物感、移行感消失；右眼睑结膜和球结膜无充血、水肿，视力正常，未再发现蝇蛆。

思考题

1．眼睛被不明昆虫撞击，感觉疼痛不适，应考虑什么寄生虫病？
2．治疗原则有哪些？

（李泽民）

临床病例 21　耻阴虱病

患儿，女，3 岁。因家长发现其反复揉眼约 1 周，于某年 12 月就诊。家长诉患儿约 1 周前开始先揉搓左眼，后对两眼反复揉搓。家长于就诊前自行查看发现患儿眼睑睫毛处有小虫蠕动及白色结痂样物，无流泪及眼分泌物增多。曾于眼科就诊为“睑缘炎”，给予滴眼液治疗，无好转。患儿 2 周前因扁桃体切除术住院，住院期间其母与外祖母对其进行全程陪护。

眼部检查：左、右眼上睑睑缘及头发上肉眼可见活动的虫体及密集重叠的灰白色“痂皮”，外观似睑缘炎的鳞屑。眼部无分泌物，眼睑及眼结膜无充血肿胀。其外祖母头发及阴毛处均有活动的虫体及“痂皮”样物，睫毛、眉毛、腋毛处无虫体及虫卵；其母亲的头发上有虫体及虫卵，阴毛、腋毛、睫毛及眉毛均未见异常。棉签夹取虫体及虫卵经鉴定为耻阴虱。

思考题

1．患儿是如何感染耻阴虱的？
2．如何预防和治疗耻阴虱病？

（王　贺）

附录2 各组织系统常见的人体寄生虫病

寄生部位	寄生虫种类	致病	实验诊断方法
消化道寄生虫	似蚓蛔线虫	幼虫致呼吸道症状。成虫致消化道症状及其并发症	粪便生理盐水直接涂片法查虫卵
	十二指肠钩口线虫、美洲板口线虫	幼虫致钩蚴性皮炎与呼吸道症状。成虫致消化道症状、贫血、异嗜症	饱和盐水浮聚法查虫卵
	毛首鞭形线虫	腹痛、腹泻等消化道症状	粪便生理盐水直接涂片法查虫卵
	蠕形住肠线虫	肛周皮肤瘙痒、异位寄生	透明胶纸法查肛周虫卵
	粪类圆线虫	肠炎、肺炎等	粪便和痰中检获杆状蚴或培养出丝状蚴
	猪巨吻棘头虫	腹痛、腹泻等消化道症状	病史；诊断性驱虫
	布氏姜片吸虫	腹痛、腹泻等消化道症状	粪便生理盐水直接涂片法查虫卵
	异形吸虫	腹痛、腹泻等消化道症状；异位损害	集卵法查虫卵
	棘口吸虫	腹痛、腹泻等消化道症状	集卵法查虫卵
	链状带绦虫	成虫致消化道症状。猪囊尾蚴致皮下、肌肉、眼、脑等部位损害	粪便查孕节；活检囊尾蚴，脑型用CT，眼型用眼底镜
	肥胖带绦虫	腹痛、腹泻等消化道症状	粪便查孕节，透明胶纸法查肛周虫卵
	微小膜壳绦虫	腹痛、腹泻等消化道症状	粪便生理盐水直接涂片法、集卵法查虫卵；粪便查孕节
	溶组织内阿米巴	肠内阿米巴病，肠外阿米巴病	粪便生理盐水直接涂片法查滋养体；碘液直接涂片法查包囊
	蓝氏贾第鞭毛虫	腹痛、腹泻等消化道症状	粪便生理盐水直接涂片法查滋养体；碘液直接涂片法查包囊
	人毛滴虫	腹痛、腹泻等消化道症状	粪便生理盐水直接涂片法查滋养体
	隐孢子虫	腹痛、腹泻等消化道症状	粪便沉淀后涂片，用金胺-酚-改良抗酸染色、金胺-酚染色、改良抗酸染色查卵囊
	人芽囊原虫	消化道及全身症状	粪便生理盐水直接涂片法查空泡型虫体，碘液染色法查阿米巴型虫体
	结肠小袋纤毛虫	腹痛、腹泻等消化道症状	粪便生理盐水直接涂片法查滋养体和包囊
肝与胆管寄生虫	华支睾吸虫	胆管（囊）炎、胆结石、肝大、肝硬化等	粪便或十二指肠引流液，查虫卵
	肝片形吸虫	肝炎、消化道症状、全身症状	粪便或十二指肠引流液，查虫卵
	细粒棘球绦虫	棘球蚴病：压迫和刺激症状；毒性和超敏反应；继发性感染及继发性棘球蚴病	病变组织、体液检查棘球蚴砂

续表

寄生部位	寄生虫种类	致病	实验诊断方法
脉管系统寄生虫	班氏吴策线虫 马来布鲁线虫	淋巴管炎及淋巴结炎，象皮肿、鞘膜积液、乳糜尿	夜间采血厚血膜法或体液、乳糜液查找微丝蚴
	日本血吸虫	尾蚴性皮炎、黏液血便、肝硬化、肝腹水等	粪便生理盐水直接涂片法或浓集法查虫卵；毛蚴孵化法
	疟原虫	发冷、发热、出汗；脾大；贫血：凶险型疟疾等	采血厚血膜法或薄血膜法查疟原虫
神经系统寄生虫	广州管圆线虫	引起嗜酸性粒细胞增多性脑膜脑炎或脑膜炎	脑脊液查幼虫及嗜酸性粒细胞计数
	耐格里属阿米巴	原发性阿米巴性脑膜脑炎	脑脊液查滋养体
	棘阿米巴属阿米巴	肉芽肿性阿米巴脑炎、阿米巴角膜炎和阿米巴性皮肤损害	脑脊液或病变组织查滋养体或包囊
皮肤与组织寄生虫	旋毛形线虫	肠道炎症、溃疡，全身肌肉病变，重症并发脑炎、肺炎	肌肉活检压片法、人工消化法查囊包
	美丽筒线虫	口腔、咽部虫爬感、异物感、麻木，声音嘶哑，影响发声	手术切开黏膜隆起部位取虫体鉴定
	斯氏狸殖吸虫	形成游走性包块和结节，造成器官和全身性损害	手术切开皮下包块取虫体鉴定
	曼氏迭宫绦虫	裂头蚴寄生于脑、眼、皮下、口腔颌面部，引起局部肿胀、游走性包块、疼痛、奇痒、视力障碍、头痛、癫痫等	手术切开皮下或肌肉包块取虫体鉴定
	刚地弓形虫	先天性（流产、胎儿畸形、脑钙化、视网膜脉络膜炎等）；获得性（发热、淋巴结肿大、脑炎）	胸腔积液、腹水等体液直接涂片法查滋养体或组织印片或切片查滋养体；动物接种
	肉孢子虫	腹痛、腹泻、食欲缺乏、全身乏力、发热、头晕、头痛、关节和肌肉酸痛、肿胀	粪便检查、肌肉活检、嗜酸性粒细胞计数
	疥螨	丘疹、水疱、剧烈瘙痒，继发脓疮、毛囊炎和疖肿	皮肤刮拭涂片查疥螨
	蠕形螨	轻微痒痛或刺痛感，引起毛囊炎、痤疮、酒渣鼻等	透明胶纸或挤压涂片法查螨虫
	虱	皮炎、传播疾病	内衣、毛发查找卵、若虫或成虫
	蝇蛆	蝇蛆病（消化道、皮肤组织、眼、泌尿生殖道、耳鼻喉等）	患处取幼虫鉴定
	潜蚤	皮肤丘疹、肿胀、瘙痒，伴剧痛，疼痛性溃疡、气性坏疽、破伤风	手术切开患处取虫鉴定
呼吸系统寄生虫	卫氏并殖吸虫	主要以呼吸道症状为主	痰液消化沉淀法查虫卵
	粉螨	主要引起粉螨性哮喘，以呼吸道症状为主	痰、粪便、尿中查粉螨

续表

寄生部位	寄生虫种类	致病	实验诊断方法
眼部寄生虫	结膜吸吮线虫	结膜充血，眼部异物感	眼部镜检查虫体
泌尿生殖系统寄生虫	阴道毛滴虫	滴虫性阴道炎、尿道炎、前列腺炎	阴道分泌物生理盐水直接涂片法镜检、前列腺液检查

（李泽民）

附录3　医学寄生虫学专业词汇及解释

第一章　寄生、寄生虫与宿主的概念

Chapter 1　Concepts of parasitism，parasite and host

1．**Medical parasitology**（医学寄生虫学）：Medical parasitology is that branch of the medical sciences dealing with the members of the animal kingdom living in and on the body of humans and with aspects of this host-parasite relationship having medical significance. This science includes the study of vectors，reservoirs，definitive and intermediate hosts，and all factors of an ecologic and epidemiologic nature associated with disease transmission and prevention.

2．**symbiosis**（共生）：In parasitology，the living together or close association of two dissimilar organisms，each of them being known as a symbiont. Symbiosis means literally "living together" and may also involve protection or other advantages to one or both partners.

3．**commensalism**（共栖）：Different forms of symbiosis may be distinguished，on the basis of whether or not the association is detrimental to one of the two partners. Commensalism，from the Latin for "eating at the same table" denotes an association which is beneficial to one partner and at least not disadvantageous to the other.

4．**mutualism**（互利共生）：A specialized type of commensalism，known as mutualism，is seen where such associations are beneficial to both organisms.

5．**parasitism**（寄生）：Parasitism is a symbiotic relationship in which one animal，the host，is to some degree injured through the activities of the other animal，the parasite.

6．**parasite**（寄生虫）：The term parasite is ordinarily applied to weaker organism that obtains food and shelters from another organism and derives all the benefit from the association.

7．**host**（宿主）：The harboring species，known as the host，may show no harmful effects or may suffer from various functional and organic disorder.

8．**obligatory parasite**（专性寄生虫）：A parasite that unable to survive outside a host is called an obligatory parasite.

9．**facultative parasite**（兼性寄生虫）：A facultative parasite is an organism that may exist in a free-living state or as a commensal and that，if opportunity presents itself，may become parasitic.

10．**temporary parasite**（暂时性寄生虫）：Some animals are obligatory parasites at one or more stages of their life cycles but free living at others. The term temporary parasite is sometimes applied to such animals.

11．**endoparasites and ectoparasites**（体内寄生虫和体外寄生虫）：Parasites living within the host may be described as endoparasites，whereas those that are found on the surface of the body are called ectoparasites.

12．opportunistic parasite（机会性寄生虫）：Opportunistic parasites are those that ever cause disease in immunocompetent people but can cause serious infection in immunocompromised patients. These opportunists are frequently members of the body's normal flora. The origin of the term "opportunistic" refers to the ability of the organism to take the opportunity offered by reduced host defenses to cause parasitic disease.

13．definitive（final）host（终宿主）：The host in which harbors the adult or sexual reproduction of the parasite is called the definitive host.

14．intermediate host（中间宿主）：The species in which larval（or asexual if both sexual and asexual forms occur）stages of the parasites develop are called intermediate hosts；They are usually designated first and second intermediate hosts if there is more than one.

15．reservoir host（保虫宿主）：Animals that harbor the same species of parasites as man are known as reservoir hosts. Such hosts ensure the continuity of the parasite's life cycle and act as additional sources of human infection.

16．alternation of generation（世代交替）：Alternation of generation is a form of reproduction, with which the alternate reproduction by asexual and sexual means in an animal or plant species.

（刘佩梅　卢思奇）

第二章　寄生虫的生物学

Chapter 2　Biology of parasite

1．life cycle（生活史）：The route or course of a parasite followed from any one stage of development throughout its life history back to that same stage is known as its life cycle.

2．vector（媒介）：An organism that transfers a parasite to a new host is called a vector.

3．endocytosis（内胞噬）：Endocytosis means that the uptake by a cell of material from the environment by invagination of its plasma membrane；it includes both phagocytosis and pinocytosis.

（夏　惠　诸葛洪祥）

第三章　寄生虫与宿主的相互作用

Chapter 3　Parasite-host interactions

1．carrier（带虫者）：Carrier means a person who carries a certain parasite without displaying any signs or symptoms of disease.

2．secretion（分泌物）：Secretion is termed as that any substance produced by secretion.

3．excretion（排泄物）：Material, which is excreted by human or animal, such as parasites, can be termed excretion.

4．megaloblastic anemia（巨幼细胞贫血）：Megaloblastic anemia is a kind of anemia characterized by the presence of megaloblasts in the bone marrow.

5．Kingdom Animal（动物界）：Classically, one of the three categories into which natural objects are usually classified；The Kingdom Animal includes all animals.

（刘佩梅　卢思奇）

第四章　寄生虫感染的免疫

Chapter 4　Immunology of parasitic infection

1．**human immunodeficiency virus**（HIV）（人类免疫缺陷病毒）：Human immunodeficiency virus（HIV）is a causal agent for acquired immunodeficiency syndrome（AIDS）transmitted by sexual activity，drug abuse，blood transfusion，or by placenta.

2．**humoral immunity**（体液免疫）：Humoral immunity is that according to the B cells to produce antibodies to reach the purpose of protecting immune mechanism. Responsible for the humoral immune cells are B cells.

3．**immune evasion**（免疫逃避）：Immune evsion is an ability of parasites to survival，proliferation，and reproduction in immunized host.

4．**immunoparasitology**（免疫寄生虫学）：Immunoparasitology is a kind of science which studies the relationship of parasite and its host by using immunological theory and techniques.

5．**innate immunity**（固有免疫）：Innate immunity，also known as non-specific immune or natural immunity，is an organism formed in long-term evolution，a series of defense mechanism. Innate immunity in individuals are born with，rapid response for invading pathogens，nonspecific anti-infection immunity effect.

（刘佩梅　沈继龙）

第五章　寄生虫病的特点

Chapter 5　Characteristics of parasitic disease

1．**parasitic diseases**（寄生虫病）：Parasitic diseases are the diseases caused by the parasites in humans and animals body，which does not control of growth and multiplication of parasites and，display the symptoms.

2．**parasitic infection**（寄生虫感染）：The host sterilized a large number or dose not sterilized endoparasites，and confers a certain degree of resist re-infection，display parasitic infection or carrier.

3．**latent infection**（隐性感染）：Latent infection is a kind of disease symptoms，refers to the pathogens enter the body，cause the body to produce specific immune response，only does not cause or causes only mild tissue damage. Can only be found by immunological tests.

4．**carrier**（带虫者）：Carrier is a person who carries a certain parasite without displaying any signs or symptoms of disease，and may serve as a source of infection to others.

5．**infective stage**（感染期）：The stage of the parasite that invades the host is called the invasive or infective stage.

6．**larva migrans**（幼虫移行症）：Larva migrans refer to some parasitic worm larvae in the animal body，which migrant in human skin and in different organs or tissues surrounding cause of disease，also known as worm larva transitional disease.

7．**cutaneous larva migrans**（皮肤幼虫移行症）：Cutaneous larva migrans is caused by invasive juvenile worms of species or strains normally maturing in animals other than humans. The juvenile manage to penetrate the skin of human but are incapable of successfully completing migration to the intestine. Red itchy papules develop at the invasion site，and the migratory paths of the larvae appear as slightly elevated ridges.

8. visceral larva migrans（内脏幼虫移行症）：When juvenile of several of nematodes gain entry to improper hosts, the juvenile begins a typical tissue migration. However, they do not complete the normal migration but undergo developmental arrest and extended, random wandering through the body. Characteristic symptoms of visceral larva migrans include fever, pulmonary symptoms, hepatomegaly, and eosinophilia.

（夏　惠　诸葛洪祥）

第七章　寄生虫病的流行与防治

Chapter 7　Prevalence and control of parasitic disease

1. source of infection（传染源）：They refer to the parasite-infected persons（patients and carriers）and infected animals（reservoir hosts）.

2. route of transmission（传播途径）：It is the whole process from the source of infection to susceptible host.

3. infective stage（感染阶段）：It is the stage which the parasite invades the host.

4. portal of entry（侵入途径）：It is the way which the parasite enters the human body.

5. susceptible population（易感人群）：They are the people who lack of immunity or immunocompromised to certain parasites or other biopathogenes.

6. parasitic zoonoses（人畜共患寄生虫病）：These are the parasitic infections which are naturally transmitted among the vertebrate animals and humans.

7. neo-emerging parasitic diseases（新现寄生虫病）：These are parasitic diseases which are identify newly and did not know by people in the past, while now can cause the local area or around the world a public health problem.

8. reemerging parasitic diseases（再现寄生虫病）：These are the parasitic diseases which are already well-known, and are no longer public health problems, once again return to the state of the prevalence, such as malaria.

9. food borne parasitic diseases（食源性寄生虫病）：These are the parasitic diseases which are infected due to eating raw or insufficient cooked food containing parasite infective stage, such as clonorchiasis, trichinellosis, etc.

（方　强　诸葛洪祥）

第九章　医学原虫学概论

Chapter 9　Introduction to medical protozoology

1. protozoa（原　虫）：Protozoa is a group of simplest organism of the animal kingdom, consisting of unicellular organisms that range in size from submicroscopic to microscopic; most are free living but some lead commensalistic, mutualistic, or parasitic existences.

2. pseudopodium（伪足）：Pseudopodium is a temporary cytoplasmic extrusion by means of which an amoeba or other amoeboid organism or cell moves about or engulfs food.

3. flagellum（鞭毛）：Flagellum is a long, mobile, whip-like projection from the free surface of a cell，serving as a locomotor organelle；It is composed of nine pairs of microtubules arrayed around central pair.

4. cilia（纤毛）：Cilia is a minute vibratile，hairlike process projecting from the free surface of a cell，which is composed of nine pairs of microtubules arrayed around a central pair. Cilia are extensions of basal bodies.

5. trophozoite（滋养体）：The active，motile，feeding stage of a protozoan organism is called trophozoite，which contrasts with the nonmotile encysted stage.

6. cyst（包囊）：Cyst is a nonmotile stage in the life cycle of certain parasites，during which they are enclosed within a protective wall.

7. schizogony（裂体增殖）：Schizogony is a form of asexual reproduction characteristic of certain sarcodines and sporozoa in which daughter cells are produced by multiple fission of the nucleus of the parasite（schizont）followed by segmentation of the cytoplasm to form separate masses around each smaller nucleus.

8. conjugation（接合生殖）：A form of asexual process seen in bacteria，ciliate protozoa，and certain fungi is called conjugation，in which nuclear material is exchanged during the temporary fusion of two cells（conjugants）.

9. gametogony（配子生殖）：Gametogony is the development of merozoites of malarial plasmodia and other sporozoa into male and female gametes，which later fuse to form a zygote.

10. receptor（受体）：Receptor is a molecular structure within a cell or on the surface characterized by selective binding of a specific substance and a specific physiologic effect that accompanies the binding.

11. lysosome（溶酶体）：Lysosome is one of the minute bodies seen with the electron microscope in many types of cells，containing various hydrolytic enzymes and normally involved in the process of localized intracellular digestion.

12. vesicular nucleus（泡状核）：It is a type of nucleus. The membrane of a vesicular nucleus stains deeply，while the central part is rather pale.

13. compact nucleus（实质核）：It is a type of nucleus，which has an inconspicuous nuclear membrane and minute chromatin granules through its substance.

14. opportunistic protozoa（机会性原虫）：Opportunistic protozoa is a group of protozoon that does not ordinarily cause disease but that，under certain circumstance（e.g. impaired immune responses resulting from other disease or drug treatment）becomes pathogenic.

（杜娈英　彭鸿娟）

第十章　阿米巴

Chapter 10　Amoeba

1. amoebic colitis（阿米巴结肠炎）：Amoebic colitis is caused by *E. histolytica* and pathologically manifested as the lesion of the surface of the mucosal epithelium.

2. amoebic dysentery（阿米巴痢疾）：Amoebic dysentery is an acute intestinal amoebiasis caused by *E. hitolytica*. The mucosal ulceration may penetrate deeper into the intestinal tissue，causing vast areas of tissue to be destroyed and forming classic flash-like ulcers.

3. amoebic liver abscess（阿米巴性肝脓肿）：Amebic liver abscess，also known as liver amebiasis，refers to the trophozoites of *E. histolytia* via the portal vein reaching to the liver，causing liver cell necrosis, melting and become abscess, which is the most complications of amoebic dysentery.

4. **amoeboma**（阿米巴肿）: A chronic granulomatous lesion caused by *E. histolytica* infection, known as an amoeboma, developing most frequently in the cecal or rectosigmoid region.

5. **antigenic variation**（抗原变异）: In certain protozoa diseases, fluctuation in the number of parasites in the blood is common, producing periods of remission that alternate with periods when the parasite census is high. These fluctuations are attributed to the ability of the organism to change the chemical composition of its surface coat (glycocalyx), producing a veritable parade of successive variant antigenic types in the vertebrate host.

6. **Charcot-Leyden crystals**（夏科 - 雷登晶体）: A kind of double pointed, hexagonal, needle-like crystal, which is often seen in feces of patients with amoebiasis.

7. **chromatoid body**（拟染色体）: Chromatoid body is composed of crystalline ribonucleic acid (RNA) and present as rod-shaped, often seen in the clear areas in the cytoplasm of amoebic cysts. It is so named because it is stained with hematoxylin like the chromatin of the nucleus.

8. **ectoplasm**（外质）: It is the clear glasslike outer layer of amoebic trophozoites, flowing out to form the pseudopodium.

9. **excystation**（脱囊）: It means that the release of trophozoites from the cyst in the ileocecal region of the intestine. The young trophozoites multiple rapidly and become established in the cecum.

10. **endoplasm**（内 质）: Endoplasm is the part of cytoplasma of protozoa, which is not close to the cell membrane, containing various kinds of organelles, such as endoplasmic reticulum, chromatophore, food vacuola, contractile vacuola, Golgi apparatus and mitochondria, etc.

11. ***Entamoeba histolytica***（溶组织内阿米巴）: *E. histolytica* is a kind of anaerobic protists, belonging to the genus *Entamoeba*. It infects humans and primates. *E. histolytica* principally inhabits the large intestine, where the trophozoites, or active forms, live in the intestinal lumen and on occasion may invade the mucosal crypts, where they feed on red blood cells and form ulcers.

12. **encystation**（成 囊）: The process of cyst formation of amoebic trophozoite. The trophozoite stage of *E. histolytica* differentiates into a thick-walled cyst for transmission from one host to another

13. **extra-intestinal amoebiasis**（肠外阿米巴病）: When the trophozoites of *E. histolytica* in the mucosal tissue are carried by blood flow (hepatic portal system) to the liver, lungs, and also may be carried to the brain, causing extra-intestinal amoebiasis.

14. **glycocalyx**（糖萼）: A polysaccharide-protein complex, coating on the surface of the cells of protozoa.

15. **glycogen vacuole**（糖原泡）: Glycogen vacuole is the dark yellow-brown vacuole seen in the cysts of amoebae stained with iodine, indicating the presence of glycogen.

16. **invasive amoebiasis**（侵袭性阿米巴病）: Invasive amoebiasis refers to Fulminant colitis, liver abscess or other organ lesions caused by *E. histolytica.* Invasive amoebiasis is the second most common cause of mortality due to parasite infections worldwide.

17. **mature cyst**（成熟包囊）: Mature cyst is a well-developed and tetranucleate cyst of amoeba. It is an infective stage in all cyst-forming protozoa.

18. **membrane antigens**（膜抗原）: The intimate relationship between parasite and host generally exposes the host to antigens produced by parasite. These antigens are known as membrane antigens, which may be molecules that make up the surface of the parasite.

19. **parasite burden**（虫荷）: The number of parasites in a host is termed parasite burden.

20．pathogenic zymodemes（致病性酶株群）：Pathogenic zymodemes means the patterns of electrophoretic mobility of certain parasite isoenzymes．Early studies involving the zymodemes of various isolates of what was originally thought to be all one species（*E. histolytica*）demonstrated a difference between invasive and noninvasive strains．

21．peripheral chromatin granules（核周染色质粒）：Peripheral chromatin granules locate on the inner surface of the nuclear membrane，which are characteristically uniform and small，and can be differentiated from the nuclear chromatin of host cells．

22．phagocytic stomata（吞噬口）：Phagocytic stomata，the endocytic food cups on the surface of trophozoites of *E. histolytica* observed by scanning microscope. Phagocytic stomata are used in phagocytosis（engulfment of particles）or pinocytosis（engulfment of liquids）.

23．precyst（前包囊期）：It is a life stage of *Entameoba*．Trophozoites become more spherical and shrink in size，and pseudopodia，if formed，sluggishly extended under certain adverse environmental and/or physiological circumstances．

24．premunition（带虫免疫）：Premunition is a form of acquired immunity，which is resistance to reinfection dependent upon retention of the infectious agent．An example of premunition is seen in some individuals in the regions where malaria is endemic．

25．Phylum Sarcomastigophora（肉足鞭毛门）：A phylum comprising protozoa that typically possess an endosome nucleus characterized by a ring of nuclear chromatin around a central chromatin-free region，and are motile by means of flagella，pseudopodia，or both types of locomotor organs．The phylum includes the subphyla Mastigophora（flagellates），Sarcodina（amebae），and Opalinata（opalinids）.

26．secreted and excreted antigens（**metabolic antigens**）[分泌排泄抗原（代谢抗原）]：Secreted and excreted antigens（metabolic antigens）are substances excreted and secreted by parasite．Generally，these antigens have high antigenecity and are the diagnostic markers for detection of parasite-derived circulating antigens．

27．sexually transmitted disease，STD（性传播疾病）：A group of infectious diseases transmitted by sexual activity，such as aquired immunodeficient syndrome（AIDS），trichomoniasis，gonorrhoea，etc．

（杜娈英　彭鸿娟）

28．*Entamoeba dispar*（迪斯帕内阿米巴）：The species of nonpathogenic ameba，which is more common found in the large intestine of man，but is incapable of causing invasive disease．There are no consistent morphological differences between *E. histolytica* and *E. dispar*，the latter produces no intestinal symptom and is not invasive in human．

29．*Entamoeba coli*（结肠内阿米巴）：*E. coli usually* dwells in the large intestine．It is generally nonpathogenic to humans，which should be differentiated from *E. histolytica* by laboratory diagnosis．

30．*Entamoeba hartmanni*（哈门内阿米巴）：As a separate species of *Entamoeba*，*E. hartmanni* was considered as "small race" of *E. histolytica* in the past，its trophozoite measures 12 μm ~ 15 μm in diameter and its cyst is 5 μm ~ 9 μm in diameter．

31．*Endolimax nana*（微小内蜒阿米巴）：*E. nana* is nonpathogenic，lives in the host's colon and multiplies rapidly by binary fission．Its trophozoites actively feed on bacteria．

32. *Iodamoeba butschlii* (布氏嗜碘阿米巴): *Iodamoeba butschlii* is a lumen-dwelling non-pathogenic amoeba and its nucleus is large with a big, ovoid, usually eccentric endosome. Within the cyst a large glycogen body is seen, which stains deeply with iodine.

33. *Entamoeba gingivalis* (齿 龈 内 阿 米 巴): *E. gingivalis* bearing a close morphologic resemblance to *E. histolytica*, is often found in pyorrheal pockets between teeth and gums or in the tonsillar crypts.

34. *granulomatous amebic encephalitis* (肉芽肿性阿米巴脑炎): Granulomatous amebic encephalitis (GAE), caused by *Acanthamoeba culbertsoni*, *A. castellanii*, *A. astronyxis*, or *A. palestinensis*, is a subacute opportunistic infection that is transmitted from pulmonary or skin lesions to the CNS via blood stream, leading to focal neurologic deficits, and then become a diffuse encephalitis and death after days to weeks.

35. *Acanthamoeba culbertsoni* (柯氏棘阿米巴): *Acanthamoeba culbertsoni* is a facultative parasite of humans. Which is responsible for symptoms similar to but less severe than *Naegleria* infections. Central nervous system involvement, granulomatous amoebic encephalitis (GAE), is relatively rare but usually fatal, especially in immunologically compromised patients.

36. *free-living amoebae* (自生生活阿米巴): Normally, free-living amoebae live in fresh water and soil. Some of them are capable of facultative parasitism in humans and have highly pathogenic. They belong to the genera *Naegleria* and *Acanthamoeba*.

37. *acanthamoeba keratitis* (棘 阿 米 巴 性 角 膜 炎): Acanthamoeba keratitis is a corneal infection caused by *Acanthamoeba spp*. The clinic course is usually protracted and the prognosis is variable. The patients commonly are associated with minor corneal trauma and mostly the soft contact lenses wearers.

(汲 蕊 杜娈英)

第十一章 鞭毛虫

Chapter 11 Flagellates

1. *Leishmania donovani* (杜氏利什曼原虫): *Leishmania donovani* is a taxonomic complex comprising the subspecies causing varieties of visceral leishmaniasis, which multiply in the reticuloendothelial cells and spread to the lymph nodes and then hematogenous system throughout the body.

2. leishmaniasis (利 什 曼 病): Leishmaniasis is an infection caused by *Leishmania*; the principal classification is into cutaneous, mucocutaneous, and visceral types.

3. visceral leishmaniasis (内 脏 利 什 曼 病): Visceral leishmaniasis is a chronic infectious disease caused by one of the three subspecies of *L. donovani* in various regions of the world. It is highly fatal if untreated.

4. promastigote (前鞭毛体): Promastigote is one stage in the life cycle of certain trypanosomatid protozoa resembling the typical adult form of members of the genus *Leptomonas*, in which the elongate or pear-shaped cell has a central nucleus and at the anterior end a kinetoplast and basal body from which arises a single long, slender flagellum.

5. kinetoplast (动基体): Kinetoplast is a large rod-shaped or cylindrical, DNA-rich, independently replicating cytoplasmic organelle located in close association with the basal body and found within the elongated mitochondria of protozoa of the Order Kinetoplastida.

6. **post-kala-azar-dermal-leishmaniasis**（皮 肤 利 什 曼 病）：Post-kala-azar-dermal-leish-maniasis（PKDL），called also dermal leishmanoid，is a condition associated with visceral leishmaniasis，commonly characterized by the appearance of hypopigmented or erythematous macules on the face and sometimes on the extremities and trunk.

7. **African trypanosomiasis**（非洲锥虫病）：African trypanosomiasis is a human trypanosomiasis endemic in tsetse fly-infested areas of tropical Africa.

8. ***Trypanosoma***（锥虫属）：*Trypanosoma* is a genus of protozoa composing hemoflagellates parasitic in invertebrates and vertebrates，including humans，some of which are pathogenic.

9. **amastigote**（无 鞭 毛 体）：Amastigote is one stage of the life cycle of trypanosomes or *Leismamia*，characterized by its ovoidal body containing a nucleus and a kinetoplast but no free flagellum.

10. **trypomastigote**（锥 鞭 毛 体）：A development stage of trypanosomatid protozoa. This stage has the typical trypanosome structure-namely，an elongate spindle-shaped body，a centrally located nucleus，a kinetoplast posterior to the nucleus，an undulating membrane arising from the kinetoplast and proceeding forward along the margin of the cell membrance，and a sing free flagellum at the anterior end.

11. ***Trichomonas vaginalis***（阴道毛滴虫）：*Trichomonas vaginalis* is a species of protozoa with four flagella found in the vagina and male genital tract，usually transmitted by coitus.

12. **trichomoniasis**（阴道毛滴虫病）：An infection caused by *Trichomonas vaginalis* is termed trichomoniasis.

13. ***Trichomonas hominis***（人毛滴虫）：*Trichomonas hominis* is a species of protozoa with five flagella that is one of the most common enteric flagellates seen in humans.

14. ***Trichomonas tenax***（口腔毛滴虫）：*Trichomonas tenax* is a common species of protozoa with four anterior flagella found in the mouth of primates，including humans.

15. ***Giardia lamblia***（蓝氏贾第鞭毛虫）：*Giardia lamblia*，also called *G. intestinalis* and *G. duodenal*，is a species of protozoon that may cause giardiasis in humans.

16. **giardiasis**［蓝氏贾第鞭毛虫病（贾第虫病）］：Giardiasis is a common infection of the small intestine caused by flagellated protozoan *Giardia lamblia*，which can be asymptomatic or cause clinical manifestations ranging from intermittent flatulence to chronic malabsorption. *G. lamblia* can be spread via contaminated food and water，or by direct person-to-person contact.

17. ***primary amebic meningoencephalitis***，PAM（原发性阿米巴脑膜脑炎）：An invasive，rapidly fatal cerebral infection and found in humans and other primates. Which is mainly caused by *Naegleria fowleri* that lives freely in the soil at the bottom of stagnant freshwater lakes，ponds，hot springs and swimming pools. The primary amebic meningoencephalitis is characterized by high fever，neck rigidity，and other symptoms associated with upper respiratory infection （cough and nausea）. The brain is the primary focus，especially the olfactory lobes and cerebral cortex；Organisms enter through the nasal mucosa to the cribriform plate. Death usually occurs in 2-3 days after onset of symptoms.

18. ***flagellate-form* trophozoite**（鞭 毛 型 滋 养 体）：The life cycle of Naegleria species includes flagellate-form trophozoite and that of ameboid-form and cyst，with rapid transformation from one form to the other. Flagellate-form trophozoite has two flagella at the broad end and is capable of spinning or jerky movements through water and transmits to humans.

19. ***Naegleria fowleri***（福氏耐格里阿米巴）：*Naegleria fowleri* is one of the free-living

amebae that present in soil, water and sewage. It was named after the late Malcolm Fowler of Adelaide Children's Hospital of Australia, who with P. F. Carter described the initial cases of primary amebic meningocephalitis. It is the only recognized pathogenic species of *Naegleria*.

（田喜凤　谭　潇　赵海龙　汲　蕊）

第十二章　孢子虫

Chapter 12　Sporozoa

1. **Class Sporozoa**（孢子虫纲）：One of the classes of protozoa, members of this class are being tissue parasites, such as *Plasmodium*.

2. ***Plasmodium***（疟原虫属）：It is a genus in the family plasmodiidae, all the members in the genus cause malaria in man or animals.

3. **species causing malaria**（引起疟疾虫种）：The accepted species causing malaria in man are four in number, i.e. *Plasmodium vivax*, *P. malarix*, *P. falciparum*, and *P. ovale*.

4. **merozoites**（裂殖子）：The schizonts enlarge and finally almost fill the invaded red blood cells, meanwhile dividing into a number of small bodies which are called merozoites.

5. **exo-erythrocytic stage**（红细胞外期）：Exo-erythrocytic stage is the part of the life cycle of malaria parasites that occurs in hepatic cells of the human host. Where exoerythrocytic schizogony results in production of merozoites which when released into the bloodstream initiate the erythrocytic cycle.

6. **gametocyte**（配　子　体）：Among the merozoites which are liberated after schizogony has been repeated for several generations there are some that invade the red blood corpuscles and become differentiated into male and female forms, known as gametocytes, the fully matured male gametocyte is called a microgametocyte and the female a macrogametocyte.

7. **exflagellation**（出丝）：In the mosquito, the male or microgametocyte undergo a process of maturation that results in the production of a number of microgametes, the extrusion of these delicate spindle-shaped gametes has been termed exflagellation.

8. **hypnozoite**（休眠子）：In all four malaria parasites, asexual multiplication takes place within the liver cells, but with *P. vivax* and *P. ovale* a varying proportion of the infecting sporozoites enter a resting stage before undergoing asexual multiplication, while others undergo this multiplication without delay. The resting stage of the parasite is known as a hypnozoite.

9. **relapses**（复　发）：Hypnozoite reactivation brings about the relapses characteristic of *P. vivax* and *P. ovale*, producing a wide variation in time of relapse, now considered to be due to differences in the latency period of hypnozoites produced by bradysporozoite.

10. **recrudescence**（复燃，再燃）：Reappearance of malaria arising from renewed activity of organisms surviving in the bloodstream or elsewhere; ofthen seen with *Plasmodium malariae* infection. The asymptomatic state of affairs may persist indefinitely or may result in a recrudescence at a time when the patient becomes debilitated, perhaps from intercurrent infection or immunosuppression.

11. **paroxysm**（疟疾发作）：The symptomatology of infections with all species of malaria parasites is usually characterized by the occurrence of definite paroxysm of chills, fever and sweating, occurring at regular intervals, depending upon the time of segmentation of the *Plasmodium* concerned.

12. **congenital malaria**（先天性疟疾）：Congenital malaria is the infection of the fetus through

the placenta is possible but probably never occurs unless the placenta has been injured in some manner, since the uninjured placenta provides a very efficient barrier to the passage of the *Plasmodia* into the fetal circulation.

13. cerebral malaria (脑型疟疾): Cerebral malaria is the most serious complication of *P. falciparum* infection and a frequent cause of death. Severe headache is the usual presenting symptom, followed by drowsiness, confusion and coma.

14. malaria (疟疾): Malaria is an infectious disease caused by any of four different species of the genus *Plasmodium*. It is characterized by prostration associated with paroxysms of chills, fever and sweating, anemia, and splenomegaly. It is endemic in Africa, much of South and Southeast Asia, Central America, and northern South America.

(崔　昱　诸葛洪祥)

15. *Toxoplasma gondii* (刚地弓形虫): *Toxoplasma gondii* is an obligate intracellular protozoan found in a wide range of hosts including humans and virtually all other warm-blooded animals. The sexual cycle of the organism takes place in the intestinal epithelium of the cat, which is the definitive host. It exists in three forms: tachyzoite, tissue cysts (pseudocysts), and oocysts. Infection occurs chiefly by ingestion of oocysts shed in cat feces or by ingestion of cysts in raw or uncooked meat.

16. toxoplasmosis (弓形虫病): Toxoplasmosis is an acute or chronic, wide spread disease of animals and humans caused by the obligate intracellular protozoan, *Toxoplasma gondii.* It is transmitted by oocysts containing the pathogen in the feces of cats, usually by contaminated soil, direct exposure to infected feces, and tissue cysts in infected meat or tachyzoites in blood. There are two ways in which human toxoplasmosis may be acquired, namely, congenitally and from external sources.

17. tachyzoite (速殖子): Tachyzoite is the motile form of *T. gondii* contained in various host cells during the acute phase of toxoplasmosis. As a rapidly dividing merozoite, it can protect the parasite from the lysosomal activity of macrophages.

18. bradyzoite (缓殖子): Bradyzoite is the sessile form of *T. gondii* contained in tissue cysts during the latent phase of toxoplasmosis. As the toxoplasmosis becomes chronic, parasites infecting cells reproduce more slowly than during the acute phase. At this time, they are designated as bradyzoites and accumulate in large numbers within an infected cell.

19. pseudocyst (假包囊): It is an accumulation of tachyzoites of *T. gondii* in a infected host cell, which is not surrounded by a cyst wall of parasite origin.

20. tissue cysts of *Toxoplasma gondii* (弓形虫组织包囊): It is a form of *Toxoplasma gondii*, inside of the transformed host cells containing a parasitophorous vacuole with a population of slowly dividing bradyzoites. Raw or undercooked meat with tissue cysts is an important source of infection for definitive and intermediate hosts.

21. oocyst of *Toxoplasma gondii* (弓形虫卵囊): The product of the parasite's sexual reproduction in intestinal cells of infected cats and it is passed via their feces. Thick-walled oocysts can survive in dropping-contaminated soil for years.

22. *cryptosporidium* (隐孢子虫属): A genus of minute homoxenous coccidian protozoa, characterized by the presence of oocysts with four sporozoites; they are parasitic in the intestinal tracts of many different vertebrates, including reptiles, birds, and mammals and are an uncommon cause of diarrhea in humans. Now *Cryptosporidium* is known as an opportunistic parasite of humans, especially young children, both those who are immunodeficient and those who are immunocompetent.

23. **cryptosporidiosis**（隐孢子虫病）：A parasite disease caused by the coccidian *Cryptosporidium parvum*.

24. ***Cryptosporidium parvum***（微小隐孢子虫）：It is one of the coccidian species causing diarrhea in humans.

25. ***Isospora belli***（贝氏等孢球虫）：The causative agent of isoporiasis in humans, is endemic in South America, the Caribbean, Africa, and Southeast Asia.

（周怀瑜　彭小红）

第十四章　纤毛虫

Chapter 14　Ciliates

1. ***Balantidium coli***（结肠小袋纤毛虫）：A member of ciliates, which inhabits the large intestine, cecum and the terminal ileum of human.

2. **balantidiasis**（结肠小袋纤毛虫病）：Balantidiasis, an infection caused by *Balantidium coli*, is most often found in tropical regions throughout the world.

（彭鸿娟　杨秀珍）

第十五章　吸　虫

Chapter 15　Trematodes

1. **cercarial dermatitis**（尾蚴性皮炎）：A severe rash caused by several species in the genus *Schistosoma* when their cercariae penetrate the skin of a host.

2. **circumoval precipitin test**（*COPT*）（环卵沉淀试验）：A kind of immunodiagnosis techniques for the infection of *Schistosome*, the precipitates appeared around the eggs which were incubated in immune serum.

3. ***Clonorchis sinensis***（华支睾吸虫）：*Clonorchis sinensis* is a delicate, leaf-shaped fluke with weakly developed suckers. Adult worm inhabits the bile ducts. Larval development requires two intermediate hosts, the first a snail of the genus *Parafossarulus* or *Bithynia*, the second a fresh-water fish or the carp family. It is the common liver fluke of man in the Far East, as well as in cats and dogs.

4. **clonorchiasis**（华支睾吸虫病）：Clonorchiasis is from an infection with *Clonorchis sinensis*. Inflammation induced by the adult worms may destruct biliary tract and causes epithelium thickenning and obstruction of the bile ducts. The recovery of the characteristic eggs in feces or by duodenal aspiration ensures a definite diagnosis of this disease.

5. **concomitant immunity**（伴随免疫）：Concomitant immunity is a resistance to reinfection or superinfection, conferred by a still existing infection, that does not destroy the organisms of the infection already present.

6. ***Fasciola hepatica***（肝片形吸虫）：One of the members of the family Fasciolidae. It is rare in humans, but an important parasite of sheep and cattle.

7. ***Fasciolopsis buski*** (布氏姜片吸虫): *Fasciolopsis buski* is the largest trematode parasitizing human and average up to7 or 8 cm in length. Adults live in the intestine of humans and pigs.

8. **fasciolopsiasis** (姜片吸虫病): Fasciolopsiasis is from an infection with *Fasciolopsis buski*, which stronger ventral sucker can causes edema, inflammation or ulcer of intestinal wall of the host. Praziquantel is the most effective drug for the treatment of the disease.

9. **gynecophoral canal** (抱雌沟): Gynecophoral canal is a longitudinal groove in the ventral surface of a male *Schistosome*, in which the female worm is carried.

10. ***Oncomelania hupensis*** (湖北钉螺): A snail, which is the most important species for *Schsistosma japonicum* and the only intermediate snail host of *S. japonicum*.

11. **paragonimiasis** (并殖吸虫病): Paragonimiasis is from an infection with *Paragonimus westermani* and related species, which may cause lung disease mimicking tuberculosis.

12. ***Paragonimus spp.*** (并殖吸虫): *Paragonimus* belong to the genus *Paragonimus* and harbors the lungs of various mammals, such as rats, pigs, opossums and humans.

13. ***Paragonimus westermani*** (卫氏并殖吸虫): *Paragonimus westermani* is a species of lung fluke, with an oval or pear-shaped fluke of a pinkish or reddish brown color, found in cysts in the lungs and sometimes in the pleura, liver, abdominal cavity, and elsewhere. It causes the disease known as paragonimiasis.

14. ***Pagumogonimus skrjabini*** (斯氏狸殖吸虫): *Pagumogonimus skrjabini* is a species of lung flukes, reported in human in northeast China.

15. ***Schistosome*** (血吸虫): *Schistosome* also known as blood fluke, those of *Schistosomes* with medical significance are *Schistosoma japonicum*, *S. haematobium*, *S. mansoni*, *S. intercalatum*, *S. mekongi* and *S. malayensis*.

16. **schistosomiasis** (血吸虫病): Schistosomiasis is from an infection with blood flukes of the genus *Shistosoma*, which may cause chronic disease of the intestine, liver and genitourinary tract.

17. **schistosomule** (血吸虫童虫): Schistosomule is a juvenile stage of a blood fluke, between a cercaria and an adult.

18. **soluble eggs antigen** (*SEA*) (可溶性虫卵抗原): An antigen released from the mature schistosome egg.

19. ***Trichobilharzia*** (毛毕吸虫属): Several species of bird schistosomes, they cause "swimmer's itch" when their cercariae attack anyone who gets them on their skin, *Trichobilharzia* and *Orientobilharzia* are the guilty parties.

(田喜凤　吕志跃　曹得萍　柏雪莲)

第十六章　绦　虫

Chapter 16　Cestodes

1. **cestode** (绦虫): Also called tapeworm, a huge intestinal parasites, ordinary adult length can reach 72 feet. Cestode belong to a class of Platyhelminthes. All speciess have parasitic life. The adult parasitize in vertebrates, larvae in invertebrates or intermediate hosts of vertebrates.

2. **scolex** (头节): A holdfast organ locates on the anterior extremity of tapeworm.

3. **neck** (颈部): One part of strobilus of a tapeworm, which follows the scolex and contains

germinal cells, which can produce new proglottids.

4. **strobila**（链体）: Each segment of the body of the cestode is called proglottid, and the chain of proglottids is called the strobila.

5. **immature proglottid**（未成熟节片）: It is a young segment near by the neck of tapeworm and its reproductive systems are immature.

6. **mature proglottid**（成熟节片）: It is a segment of tapeworm with matured reproductive systems.

7. **gravid proglottid**（孕节）: It is a segment of tapeworm with crowed eggs.

8. **metacestode**（中绦期）: The larvae of tapeworm living in the intermediate host are called metacestode.

9. **cysticercus**（囊尾蚴）: The common larval stage of tapeworm of the genus *Taenia* is known as a cysticercus, or bladderworm.

10. **cysticercus cellulosae**（猪囊尾蚴）: The bladderworm of *Taenia solium* is known as a cysticercus cellulosae.

11. **cysticercoid**（似囊尾蚴）: The larval stage of tapeworm of the genus *Hymenolepis* containing invaginated scolex is known as a cysticercoid.

12. **hydatid cyst**（棘球蚴）: The larval stage of *Echinococcus granulosus*, consisting of a large bladder with inner germinal layer from which protoscolexes and daughter cysts were developed.

13. **protoscolex**（原头节或原头蚴）: An immature scolex, which was budded from germinal layer of hydatid cyst and each protoscolex can develop to an adult in the definitive host.

14. **alveolar hydatid cyst**（泡球蚴）: It is a larval stage of *Echinococcus multilocularis* with multilocular cyst that contains tremelloid material. the cyst has no limitation with host tissues.

15. **onchosphere or hexacanth**（六钩蚴）: A six-hooked embryo contained in the eggs of tapeworm is called onchosphere or hexacanth.

16. **coracidium**（钩球蚴）: A larva of *Pseudophyllidea*, which is hatched from the egg in water.

17. **plerocercoid or sparganum**（裂头蚴）: A larva of Pseudophyllidea, which lives in the second intermediate host.

18. *Taenia solium*（链状带绦虫）: *Taenia solium* called also pork tapeworm, is a species 3 to 6 feet long found in the adult form in the human intestine. The cysticerci (larval stage) occur most often in the muscle and various tissues of the pig, but are also found in man, monkeys, camels, sheep and dogs. It gains access to the human intestine through of inadequately cooked or measly pork.

19. **Taenia saginata**（肥胖带绦虫）: *Taenia saginata*, called also beef tapeworm, is the commonest of the large tapeworms of man, 12 to 15 feet long, found in the adult form in the human intestine. The cysticercus (larval stage) develops in the muscles and other tissues of cattle and other ruminants. Human infection usually results from eating raw or rare beef.

20. **Cysticercus bovis**（牛囊尾蚴）: It is the larval stage of *Taenia saginata* living in the cow's muscles and it is the infective stage to human.

21. **hydatid cyst**（棘球蚴）: Larval stage of *Echinococcus granulosus*, consists of a large bladder with an inner germinal layer from which daughter cysts and scolices develop (some of which will break off and drop into the fluid-filled bladder).

22. **daughter cysts**（子囊）: Miniaturized hydatid cyst complete with cyst wall, layers of

germinal tissue, and fluid-bladder and numerous scolices.

23. **brood capsule** (生发囊): The outer wall of the hydatid cyst is laminated and the inner of germinative layer gives rise to numerous secondary cysts known as brood capsules. Each brood capsule in turn generating a few to about 20 protoscoleces on its inner surface.

24. **hydatid sand** (棘球蚴砂): Consists of free scolices, daughter cysts, hooklets and calcareous corpuscles found in the fluid within the hydatid cysts (*Echinococcus granulosus*).

25. **hydatid disease** (棘球蚴病): The disease caused by the laevae of *Echinococcus granulosus* is called hydatid disease and seen in various kinds of herbivores as well as humans. The size and organ location of hydatid cyst will greatly influence the outcome.

26. **liver hydatid cyst** (肝棘球蚴): The majority of hydatid cyst occur in the liver, causing symptoms that may include chronic abdominal discomfort, occasionally with a palpable or visible abdominal mass. Liver cysts tend to occur more frequently in the right lobe. If a cyst becomes infected with bacteria, it will resemble an abscess. Some unilocular cysts may remain undetected for many years until they become large enough to crowd other organs.

27. ***Echinococcus granulosus*** (细粒棘球绦虫): The minute tapeworm *Echinococcus granulosus* lives as an adult in the intestine of dogs and wolves and occasional in cats. Its larva known as the hydatid, may develop in nearly all animals, forming hydatid tumors or cysts in the liver, lungs, kidneys, and other organs.

28. ***Echinococcus multilocularis*** (多房棘球蚴绦虫): Adults of *E. multilocularis and E. granulosus* are similar, but the former has fewer and smaller testes and the genital pore is slightly different. Natural definitive hosts of *E. multilocularis* are foxes, and its intermediate hosts are rodents. The human can also be a host. The human infection caused by this parasite is called alveolar hydatid disease.

29. **alveolar hydatid cyst** (多房棘球蚴): Larval cystic stage of *Echinococcus multilocularis*, similar to the hydatid cyst but in which budding is external (exogenous), as well as internal (endogenous), so that many small cysts are formed. There is no thick outer capsule.

30. **alveolar hydatid disease** (多房棘球蚴病): The disease caused by the larvae of *Echinicoccus multilocularis* is called alveolar hydatid disease. The initial lesion occurs most frequently in the liver. The multilocular lesion grows faster than the unilocular counterpart, and invades the surrounding host tissues like a malignant tumor.

31. ***Hymenolepis nana*** (微小膜壳绦虫): *Hymenolepis nana*, the dwarf typeworm, is one of the commonest tapeworm of humans, and fleas can be important vectors of this species.

32. **hymenolepiasis nana** (微小膜壳绦虫病): *Hymenolepis nana*, cause hymenolepiasis nana.

33. ***Hymenolepis diminuta*** (缩小膜壳绦虫): *Hymenolepis diminuta* is a common tapeworm of rodents, human occasionally become infected.

34. ***Spirometra mansoni*** (曼氏迭宫绦虫): *Spirometra mansoni*, a species of tapeworm, is mainly found in cats and dogs, occasionally in humans.

35. **sparganosis mansoni** (曼氏裂头蚴病): Sparganum of *S. mansoni* may infect humans and cause sparganosis mansoni.

36. ***Diphyllobothrium latum*** (阔节裂头绦虫): *Diphyllobothrium latum*, known as "broad fish tapeworm", is the largest tapeworm that infects humans.

37. **diphyllobothriasis latum** (阔节裂头绦虫病): *Diphyllobothrium latum* cause diphyllobothriasis latum or "broad fish tapeworm disease" in humans.

38．*Diapylidium caninum*（犬复孔绦虫）：*Diapylidium caninum* is a cosmopolitan parasite of dogs and cats.

39．*Taenia hydatigena*（泡 状 带 绦 虫）：*Taenia hydatigena* is a kind of tapeworm that is parasitic in dogs and wild carnivores；the larval stage（cysticercus）is found in the liver and abdominal cavity of various ruminants and rodents and occasionally in other animals，including man
.

（张唯哲　周必英　刘爱芹　陈　根）

第十八章　线　虫

Chapter 18　Nematodes

1．buccal capsule（口囊）：The anterior end of *Ancylostoma duodenale* adult worm has a buccal capsule with two pairs of teeth.

2．molt（蜕皮）：Nematode alwalys renews its outermost layer-cuticle in larval stages for increasing in size，the process shedding its old cuticle is called molt.

3．*Ascaris lumbricoides*（似蚓蛔线虫）：*Ascaris lumbricoides* is a common worm resembling the earthworm；it is found in the small intestine，causing colicky pains and diarrhea，especially in children.

4．ascariasis（蛔虫病）：Ascariasis is an infection by the roundworm *Ascaris lumbricoides*，which is found in the small intestine，causing colicky pains and diarrhea，especially in children.

5．*Ascaris suum*（猪蛔虫）：It is a species of *Ascaris* and exists in pig.

6．*Toxocara canis*（犬弓首线虫）：*Toxocara canis*，a cosmopolitan parasite of dogs causes visceral larva migrans in human.

7．visceral larva migrans（内脏幼虫移行症）：Visceral larva migrans is a condition caused by prolonged migration of larvae of nematodes in human tissues other than skin，characterized by persistent hypereosinophilia，hepatomegaly and frequently by pneumonitis；commonly caused by *Toxocara canis* or *T. cati*，which do not complete their life cycle in man.

8．*Trichuris trichiura*（毛首鞭形线虫）：*Trichuris trichiura* is the species that principally infects man. It is about 2 inches in length，the front portion of its body，the esophageal zone，being hairlike in slimness. It inhabits the large intestine and may cause diarrhea，vomiting and rectal prolapse in heavily infected children，although it usually produces no symptoms.

9．trichuriasis（鞭 虫 病）：Trichuriasis is the state of being infected with nematodes of the genus *Trichuris*. Albendazole and mebendazole are effective for the treatment of this disease.

10．*Enterobius vermicularis*（蠕形住肠线虫）：*Enterobius vermicularis* is a small white worm found in the upper part of the large intestine，and occasionally in the female genitals and bladder. Infection is frequent in children，sometimes causing itching.

11．enterobiasis（蛲 虫 病）：Enterobiasis is an infection with nematode worms of the genus *Enterobius*，especially *E. vermicularis*.

12．hookworm（钩虫）：Hookworm is a parasitic nematode in the intestine of man and other vertebrates；infection may cause serious illness.

13．*Ancylostoma duodenale*［十二指肠钩口线虫（十二指肠钩虫）］：It is a species of hook worms and exists mainly in tropic areas and subtropic areas.

14. *Necator americanus* [美洲板口线虫（美洲钩虫）]：It is a species of hook worms and exists commonly in warm zoonoses.

15. hookworm larva（钩蚴）：Hookworm larva is the larva of hookworm including rhabditiform larva and filariform larva.

16. rhabditiform larva（杆状蚴）：Rhabditiform larva is a kind of larva of hookworm，which hatched from egg of hookworm.

17. filariform larva（丝状蚴）：Filariform larva is a kind of larva of hookworm，which developed from rhabditiform larva，and the infective stage of hookworm.

18. allotriophagy（pica，异嗜癖）：Allotriophagy or pica is known as an abnormal craving to eat substances not fit for food as clay，soil，paint，etc. This condition may be observed in persons with hookworm disease.

19. filariae（丝虫）：Filariae are long，thread-like nematodes. In man，various species inhabit portions of the lymphatic system and of the subcutaneous and deep connective tissues.

20. *Wuchereria bancrofti*（班氏吴策线虫，班氏丝虫）：*Wuchereria bancrofti*，a species of the filarial worm，causing Bancrofts filariasis in human，has spotty worldwide distribution throughout the tropics and subtropics，Africa，the Near East，and the Far East.

21. *Brugia malayi* [马来布鲁线虫（马来丝虫）]：*Brugia malayi*，a species causing human filariasis and elephantiasis throughout Southeast Asia，the China Sea and eastern India；it is similar to，and often found in association with，*Wuchereria bancrofti*.

22. river blindness（河盲症）：River blindness is a kind of blindness caused by the bacteria in microfilariae of *Onchocerca volvulus*.

23. nocturnal periodicity（夜现周期性）：The meaning of nocturnal periodicity is that the microfilariae in the bloodstream of infected human appear most abundantly at night and present in very low numbers in the circulating blood during the daytime hours and often virtually undetectable then.

24. elephantiasis（象皮肿）：Elephantiasis is the chronic form of a filarial disease most commonly occurring in the tropics due to infection of the lymphatic channels with any of the nematodes *Wuchereria bancrofti*，*Brugia malayi*，or *Brugia timnori*，and characterized by inflammation and obstruction of the lymphatics and hypertrophy of the skin and subcutaneous tissues.

25. chyluria（乳糜尿）：Rupture of lymph varies into any part of the urinary tract lead to the passage of lymph in the urine，it is known as chyluria，seen mostly in Bancrofts filariasis.

26. *Trichinella spiralis*（旋毛形线虫）：*Trichinella spiralis* is a small parasitic nematodes，1.5mm in length，the usual etiologic agent of trichnosis

27. encysted larva（囊包幼虫）：The larva of *Trichinella spiralis*，which exists in muscles of the host and is surrounded by cyst wall.

28. trichinellosis（旋毛虫病）：Trichinellosis is a disease due to eating of undercooked meat contaminated by *Trichinella spiralis*.

29. *Strongyloides stercoralis*（粪类圆线虫）：*Strongyloides stercoralis* is a species occurring widely in tropical and subtropical countries，the cause of strongyloidiasis in human and domestic animals.

30. Strongyloidiasis（粪类圆线虫病）：It is a disease caused by *Strongyloides stercoralis* and considered as an opportunistic parasitosis.

31. *Angiostrongylus cantonensis*（广州管圆线虫）：*Angiostrongylus cantonensis*，the lungworm normally inhabits the pulmonary arteries of rodents.

32. **angiostrongyliasis**（广 州 管 圆 线 虫 病）：Angiostrongyliasis is an infection of humans with larvae of *Angiostrongylus cantonensis*, which is characterized by invasion of the brain leading to signs and symptoms of meningitis associated with an eosinophilic pleocytosis in the cerebrospinal fluid（CSF）and peripheral eosinophilia.

（朱云娟　王　敏　孙雪文　刘光英）

第十九章　医学节肢动物学概论

Chapter 19　Introduction to medical arthropodology

1. **arthropods**（节肢动物）：Arthropods are invertebrate animals, which are many celled, segmented, bilaterally symmetrical forms that have an exoskeleton composed of chitinous secretions at times impregnated with line, and paired articulated appendages.

2. **hemocele**（血 腔）：It is the true body cavity of arthropods. The blood system consists of a "closed" and an "open" portion, the latter consisting of the hemal cavity（i.e., hemocele）, communicates with the heart.

3. **mechanical transmission**（机械性传播）：Mechanical transmission means that the pathogens are carried and transported by medical arthropods mechanically from one host to another. The pathogen can be attached to the arthropods' body surface, mouth, or through the digestive tract to spread, but not change of its shape characteristics.

4. **biological transmission**（生物性传播）：The transfer of a pathogen to a susceptible host by a vector, with the pathogen undergoing reproduction, development change, or both in the vector.

（刘明社　诸葛洪祥）

第二十章　昆虫纲

Chapter 20　Insecta

1. **Insecta**（昆　虫　纲）：It is a class of the Arthropoda whose members are characterized by division into three parts: head, thorax, and abdomen; there are three orders of medical interest, Hemiptera, Diptera, and Siphonaptera.

2. **compound eyes**（复眼）：It is the vision organs of fly and other insects, which are made up of large numbers of ommatidia.

3. **mouth-parts**（口器）：An organ of insect for taking food.

4. **piercing mouth part**（刺吸型口器）：It is one kind of the mouthparts of insect. In the blood-sucking species the mouth part has modified as piercing mouth part for piercing the skin of the host to suck blood or juices.

5. **wing veins**（翅 脉）：The veins on the wing of insects, which is important to identify the species of insects.

6. **nymph**（若虫）：It is a stage in the life cycle of certain arthropods, as the ticks, between the larva and the adult without an intervening stage. A nymph somewhat resembles the adult but is small, sexually immature, and wingless.

7．**pupa**（蛹）：It is the second stage in the development of an insect，between the larva and the imago.

8．**Order Diptera**（双翅目）：Order Diptera is an order of insects including the flies，gnats and mosquitoes.

9．**Order Siphonaptera**（蚤目）：It is an order of laterally compressed，highly chitinized and sclerotized small wingless blood sucking ectoparasites of mammals and birds，commonly known as fleas.

10．**Order Anoplura**（虱目）：It is an order of insect，the sucking lice，characterized by the absence of wings；it includes only two genera of medical interest，*Pediculus* and *Phthirus*..

11．**complete metamorphosis**（全变态）：The insects with complete metamorphosis have egg，larvae（1 to several stages），pupa and adult，each of which is markedly different in morphology and behavior traits. The typical representatives are such as mosquitoes，flies，sand files，fleas etc.

12．**incomplete metamorphosis**（不完全变态）：In incomplete metamorphosis the larval stage，nymph hatched from the egg resembles the adult in morphology and living habits，except smaller in size and sexually immature. Cockroaches，bedbugs，and louse are the typical representatives.

13．**mosquito**（蚊）：Mosquito is a popular name for gnat，bloodsucking and venomous insects of the family Culicidae and of various genera，chiefly *Culex*，*Aedes*，*Anopheles*，*Mansonia*，*Haemagogus*，*Psorophora* and *Culiseta*. Mosqiuitoes are world-wide in their distribution and number more than 3500 species，the larvae and pupae are always aquatic.

14．**copulatory forceps**（抱握器）：The eighth，ninth and tenth segments of the male of mosquito are twisted 180 degrees and are modified into the external genital organ，i. e. copulatory forceps（grasping organ）.

15．**salivary gland**（涎腺）：The pair of salivary glands，a special organ of mosquito，is situated in the first segment of the thorax，each gland consists of 3 tubules，lined with a single layer of secretary cells.

16．**fly**（蝇）：Member of suborder *Cyclorrhapha*，which is an important vector of some infectious disease.

17．**vomit drop**（吐滴）：The flies are able to regurgitate fluid. This so-called "vomit drop" is then re-ingested together with such nutrients as it has taken up from the surface to which it was applied.

18．**myiasis**（蝇蛆病）：Myiasis is the disease produced by the larvae of *Diptera*，or maggots，that live parasitically in human tissues and organs.

19．**obligate myiasis**（专性蝇蛆病）：Obligate myiasis is caused by the species of flies having larvae which are obligatory tissue parasites.

20．**facultative myiasis**（兼性蝇蛆病）：Facultative myiasis is caused by the species of flies which usually deposit their eggs or larvae in decaying flesh or vegetable matter，but also at times on morbid tissues.

21．**accidental myiasis**（偶然性蝇蛆病）：Accidental myiasis is caused by the species of flies which usually deposit their eggs in excrement or decaying organic matter，but at times lay them on food-stuffs.

22．**sand fly**（白蛉）：Member of family Psychodidae，which is an important vector for transmission of leishmaniasis.

23．**biting midge**（蠓）：A hematophagous insect，which belongs to family Ceratopogonidae.

24. black fly（蚋）：Member of family Simuliidae. It can cause black fly fever by its bites.

25. tabanid fly（虻）：It is a hematophagous insect and a member of family Tabanidae.

26. fleas（蚤）：It is a member of Siphonaptera Order and temporarily attaches to the skin of mammals and birds for sucking blood.

27. lice（虱）：Lice are relatively small，wingless insects，which are distinctly flattened dorsoventrally，possess easily recognized 3 to 5 jointed antennae and have 3 pairs of large conspicuous legs，each ending in a tarsal claw.

28. cockroach（蜚蠊）：Member of order Dictyoptera，which can carry pathogens mechanically on its feet and the antigens derived from it are responsible for asthma.

（李泽民　黄学贵　王　贺）

第二十一章　蛛形纲

Chapter 21　Arachnida

1. Class Arachnida（蛛形纲）：The arthropods in Class Arachnida are possessing a body divided into two parts，namely the cephalothorax and the abdomen，but many are with the body fused together. Adults of this class have four pairs of legs.

2. Acari［（蜱）螨亚纲］：The Acari，whose members are commonly called mites or acarines，includes both mites and ticks.

3. apitulum（假头）：Apitulum is a part of a tick，which bears the mouthparts，also called the gnathosoma.

4. hard tick（硬　蜱）：Hard tick is an individual of the family Ixodidae. An inflexible，dorsal scutum covers the idiosoma of the male and the anterior part of the idiosoma of the female；mouthparts are terminal and visible from above；stigmata are located posterior to coxae Ⅳ.

5. soft tick（软　蜱）：Soft tick lacks of scutum；mouthparts are ventral and not visible from above；stigmata are usually located between coxae Ⅲ and Ⅳ.

6. tick paralysis（蜱　瘫　痪）：The disease usually develops when ticks embed at the base of the skull. Within a day or two of attachment in humans，the host begins to lose coordination and sensation in the hands and feet.

7. gamasid mite（革　螨）：A member of family Dermanyssidae. It can cause gamasid dermatitis and is an important vector for some infectious diseases such as hemorrhagic fever with renal syndrome and Q fever.

8. chigger mite（恙螨）Chigger mites are unique mites in so far as only the larval stage is parasitic. It can not only cause trombiculosis，but also is an important vector for some infectious diseases such as hemorrhagic fever with renal syndrome and tsutsugamushi disease.

9. follicle mites（蠕形螨）：A member of genus Demodex，which is cosmopolitan in distribution and lives in hair follicles，sebaceous glands and sweet glands depending on the species. An excessive Demodex mites parasitizing in host can cause demodicidosis.

10. scab mite（疥螨）：A member of family Sarcoptidae，which is cosmopolitan in distribution and parasitize under the epidermis of mammals. It can cause scabies，which is found worldwide with higher prevalence rate associated with crowded conditions and poor hygiene.

11. dust mites（尘　螨）：A member of family Pyroglyphidae，which is an allergenic mite in house dust. It can provocate hypersensitivity disease in human, such as asthma due to dustmite and allergic rhinitis.

（木　兰　刘明社　赵亚娥）

附录4　医学寄生虫学检测技术

一、病原学检测技术

（一）粪便检查

粪便检查是诊断寄生虫病最常用的病原学检查方法。要取得准确的结果，送检的标本必须注意：①保证粪便新鲜，保存时间一般不宜超过24 h。如检查肠内原虫滋养体，最好立即送检，或暂时保存在35～37℃条件下待查；②盛粪便的容器要干净，不可混入尿液、水、药物、泥土等杂质，以免影响检查结果；③受检粪量一般需5～10 g，若做粪便自然沉淀或血吸虫毛蚴孵化，受检粪量一般不应少于30 g，检查蠕虫成虫或绦虫节片则需一日内全部粪量。常用方法如下：

1．直接涂片法（direct smear method） 适用于检查蠕虫卵、原虫包囊和滋养体。方法简便，但取材较少，检出率低，连续3次涂片，可以提高检出率。

（1）蠕虫卵检查：滴1滴生理盐水于洁净的载玻片上，用小木棍或牙签挑取绿豆大小的粪便，在生理盐水中均匀涂抹；涂片的厚度以透过粪膜可隐约辨认书上的字迹为宜；加盖玻片后在显微镜下观察。镜检时应注意虫卵与粪便中异物的鉴别，可依据虫卵的大小、颜色、形状、卵壳（包括卵盖等）和内容物等特征加以鉴别。

（2）原虫检查

1）滋养体检查：涂片方法同蠕虫卵检查，但涂片应较薄；室温愈接近体温，滋养体的活动愈明显，必要时可用保温台保持温度。

2）包囊的碘液涂片法检查：以1滴碘液代替生理盐水滴加于洁净的载玻片上，涂片方法同蠕虫卵检查。若同时需检查活滋养体，可在载玻片另一侧滴1滴生理盐水涂片。片中滴碘液的一侧查包囊，另一侧查活滋养体。

碘液配方：碘化钾4 g，碘2 g，蒸馏水100 ml。溶解后于棕色瓶中储存备用。

3）隐孢子虫卵囊染色检查：目前最常用的方法为金胺-酚改良抗酸染色法，染色过程是先用金胺-酚染色，再用改良抗酸染色法复染，以提高检出率和准确性。其次为单用金胺-酚染色法或改良抗酸染色法。对于新鲜粪便或经10%甲醛溶液固定保存（4℃，1个月内）的含卵囊粪便都可用这3种方法染色。具体步骤如下：

A．金胺-酚染色法（auramine-phenol staining method）

a．染液配制：1 g/L金胺-酚染色液（第一液）：金胺0.1 g，苯酚5.0 g，蒸馏水100 ml。3%盐酸乙醇（第二液）：盐酸3 ml，95%乙醇100 ml。5 g/L高锰酸钾液（第三液）：高锰酸钾0.5 g，蒸馏水100 ml。

b．染色步骤：滴加第一液于晾干的粪膜上，10～15 min后水洗；滴加第二液，1 min后水洗；滴加第三液，1 min后水洗，待干；置荧光显微镜下检查。低倍荧光镜下，可见卵囊为一圆形小亮点，发出乳白色荧光。高倍镜下卵囊呈乳白或略带绿色，卵囊壁为一薄层；多数卵囊周围深染，中央淡染，呈环状，核深染，结构偏位。有些卵囊全部深染。但有些标本可出现非特异的荧光颗粒，应注意鉴别。

B．改良抗酸染色法（modified acid-fast method）

a．染色液配制：苯酚复红染色液（第一液）：碱性复红 4 g，95% 乙醇 20 ml，苯酚 8 ml，蒸馏水 100 ml。10% 硫酸溶液（第二液）：纯硫酸 10 ml，蒸馏水 90 ml（边搅拌边将硫酸徐徐倾入水中）。20 g/L 孔雀绿液（第三液）：20 g/L 孔雀绿原液 1 ml，蒸馏水 10 ml。

b．染色步骤：滴加第一液于晾干的粪膜上，1.5 ~ 10 min 后水洗；滴加第二液，1 ~ 10 min 后水洗；滴加第三液，1 min 后水洗，晾干；置显微镜下观察。染色后，卵囊呈玫瑰红色，圆形或椭圆形，背景为绿色。如染色（1.5 min）和脱色（2 min）时间短，卵囊内子孢子边界不明显；如染色时间长（5 ~ 10 min），脱色时间需相应延长，子孢子边界明显。卵囊内子孢子均染为玫瑰红色，4 个子孢子呈月牙形。其他非特异颗粒则染成蓝黑色，容易与卵囊区分。不具备荧光显微镜的实验室，亦可用本方法先染色，然后在低、高倍光镜下过筛检查。如发现小红点再用油镜观察可提高检出速度和准确性。

C．金胺 - 酚染色 - 改良抗酸复染法

用本法可克服上述染色法的缺点。具体方法：先用金胺 - 酚染色后，再用改良抗酸染色法复染。用光学显微镜观察，卵囊形态特点同抗酸染色法所见，但非特异性颗粒被染成蓝黑色，与卵囊颜色截然不同，极易鉴别，使检出率和准确性大大提高。

2．浓聚法（concentration method）

（1）沉淀法（sedimentation method）：本法根据原虫包囊和蠕虫卵的比重大可沉积于水底的原理，有助于提高检出率。但比重较小的钩虫卵和某些原虫包囊的检出效果则较差。

1）重力沉淀法：即自然沉淀法。本法适用于某些比重大于水的蠕虫卵和原虫包囊的检查，经水洗后，视野清晰，易于辨认。具体步骤（附图 4-1）：①取粪便 20 ~ 30 g，加水制成混悬液，用金属筛（40 ~ 60 孔）或 2 ~ 3 层湿纱布过滤于 500 ml 三角量杯内，再加清水冲洗残渣；②过滤后的粪液在容器中静置 25 min；③倒去上层液，留下沉淀物；④重新加满清水；⑤再

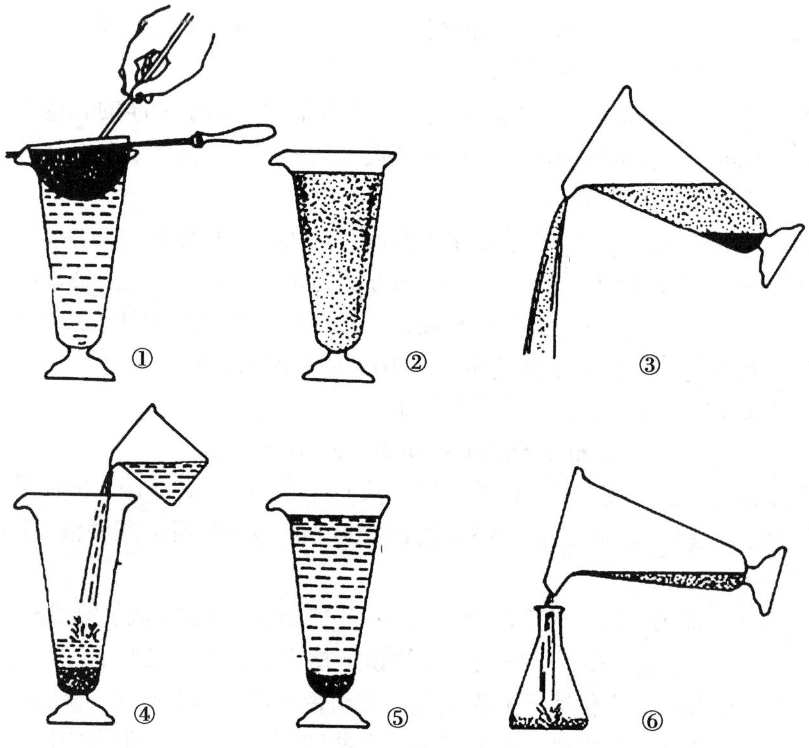

附图 4-1　粪便自然沉淀法

静置 20 ~ 30 min，倒去上层液，如此每隔 15 ~ 20 min 换水一次（3 ~ 4 次），直至上清液澄清为止；⑥最后倒去上层液，取沉渣做涂片镜检。如检查包囊，换水间隔时间宜延长至约 6 h。本法缺点为费时，操作繁琐。

2）离心沉淀法（centrifuge sedimentation method）：将上述滤去粗渣的粪液离心（1500 ~ 2000 转 / 分）1 ~ 2 min，倒去上层液，注入清水，再离心沉淀，如此反复沉淀 3 ~ 4 次，直至上层液变清为止，最后倒去上层液，取沉淀物镜检。本法省时、省力，适用于临床检验。

3）汞碘醛离心沉淀法（merthiolate-iodine-formaldehyde centrifugation sedimentation method）：本法既可浓集，又可固定和染色，适用于原虫包囊、滋养体及蠕虫卵和幼虫的检查。

取粪便 1 g，加适量（约 10 ml）汞碘醛液，充分调匀，用 2 层脱脂纱布过滤，再加入乙醚 4 ml，振摇 2 min，离心（2000 转 / 分）1 ~ 2 min，即分成乙醚、粪渣、汞碘醛液及沉淀物 4 层。弃去上面 3 层，取沉淀物镜检。如果准确称取 1 g 粪便，此法也可用于蠕虫卵的定量检查。

汞碘醛液配制：

a．汞醛（MF）液：1/1000 硫柳汞酊 200 ml，甲醛（40%）25 ml，甘油 50 ml，蒸馏水 200 ml。

b．卢戈液：碘 5 g，碘化钾 10 g，蒸馏水 100 ml。

检查时取汞醛液及 5% 卢戈液按照 47 ∶ 3 比例混合备用。但混合液保存 8h 后即变质，不应再用；卢戈液 1 周后亦不宜再用。

4）醛醚沉淀法（formalin-ether sedimentation）：取粪便 1 ~ 2 g 置于离心管内，加水 10 ~ 20 ml 调匀成混悬液，经 2 层纱布（或 100 目金属筛网）过滤，离心（2000 转 / 分）2 min；倒去上层粪液，保留沉渣，加水 10 ml 混匀，离心 2 min；倒去上层液，加 10% 甲醛 7 ml，5 min 后加乙醚 3 ml，塞紧管口并充分摇匀，取下管口塞，离心 2 min，即可见管内自上而下分为 4 层。取管底沉淀物涂片镜检。

本法不仅浓集效果好，而且不损伤包囊和虫卵的形态，易于观察和鉴定。对于含脂肪较多的粪便，效果优于硫酸锌浮聚法。但对布氏嗜碘阿米巴包囊、蓝氏贾第鞭毛虫包囊及微小膜壳绦虫卵等的检查效果较差。

5）酸醚离心沉淀法（hydrochloric acid- ether sedimentation）：取粪便 2 ~ 4g 置于 15 ml 离心管内，加入 50% 盐酸 7 ml 搅拌均匀，用竹签挑去粗渣；5 min 后加乙醚 3 ml，塞紧管口充分摇匀；离心（1500 转 / 分）3 min；即可见管内自上而下分为 3 层，倒去乙醚、盐酸。取管底沉淀物涂片镜检。

（2）浮聚法（flotation method）：本法利用比重较大的液体，使原虫包囊或蠕虫卵上浮，集中于液体表面，以提高检出率。常用的方法有三种：

1）饱和盐水浮聚法（saturated salt flotation method）：此法最适合检查钩虫卵，其次为其他线虫和微小膜壳绦虫卵。不适于吸虫卵和原虫包囊的检查。具体步骤（附图 4-2）：①用竹签挑取黄豆粒大小的粪便置于漂浮杯（高 3.5 cm、直径约 2 cm 的圆形直筒瓶）中，加入少量饱和盐水调匀；②慢慢加入饱和盐水；③将满时，改用滴管，滴至液面略高于瓶口，以不溢出为止；④在瓶口覆盖一载玻片，静置 15 min；⑤将载玻片垂直提起；⑥迅速翻转载玻片，加盖玻片镜检。

饱和盐水配制：将食盐慢慢加入盛有沸水的容器内，不断搅动，直至食盐不再溶解为止。

2）硫酸锌离心浮聚法（zinc sulfate centrifuge flotation）：此法适用于检查原虫包囊、球虫卵囊、线虫卵和微小膜壳绦虫卵。取粪便约 1 g，加 10 ~ 15 倍水，充分搅匀，按离心沉淀法过滤，反复离心 3 ~ 4 次（2500 转 / 分）1 min，至上层液澄清为止，倒去上清液，加入比重 1.18 的硫酸锌液（33% 硫酸锌溶液），调匀后再加硫酸锌溶液至距管口约 1 cm 处，离心

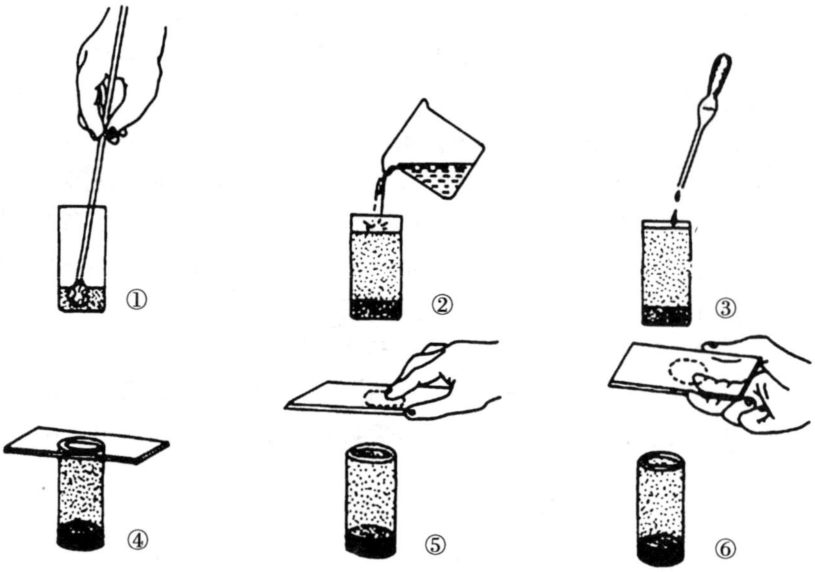

附图 4-2　饱和盐水浮聚法

1 min。用金属环取表面的粪液置于载玻片上，加碘液 1 滴（查包囊），镜检。取标本时，用金属环轻轻接触液面即可，切勿搅动。离心后应立即取标本镜检，若放置时间超过 1 h，会因包囊或虫卵变形而影响观察效果。

3）蔗糖溶液离心浮聚法（flotation method with sucrose solution）：此法适用于检查粪便中隐孢子虫卵囊。取粪便约 5 g，加水 15 ~ 20 ml，以 260 目尼龙袋或 4 层纱布过滤；取滤液离心（2000 转 / 分）5 ~ 10 min，弃去上清液，加蔗糖溶液（蔗糖 500 g，蒸馏水 320 ml，苯酚 6.5 ml）再离心，然后如同饱和盐水浮聚法，取其表面膜镜检（高倍或油镜）。卵囊透明无色，囊壁光滑，内含一小暗点和淡黄色子孢子。因漂浮液浮力较大，隐孢子虫卵囊常紧贴于盖玻片之下，1 h 后卵囊脱水变形不易辨认，故应立即镜检。也可用饱和硫酸锌溶液或饱和盐水替代蔗糖溶液。

常见蠕虫卵、包囊的比重见附表 4-1。

附表4-1　蠕虫卵、包囊的比重

虫卵或包囊	比重	虫卵或包囊	比重
华支睾吸虫卵	1.170 ~ 1.190	蛲形住肠线虫卵	1.105 ~ 1.115
布氏姜片吸虫卵	1.190	受精似蚓蛔线虫卵	1.110 ~ 1.130
肝片形吸虫卵	1.200	未受精似蚓蛔线虫卵	1.210 ~ 1.230
日本血吸虫卵	1.200	毛圆线虫卵	1.115 ~ 1.130
带绦虫卵	1.140	溶组织内阿米巴包囊	1.060 ~ 1.070
微小膜壳绦虫卵	1.050	结肠内阿米巴包囊	1.070
钩虫卵	1.055 ~ 1.080	微小内蜒阿米巴包囊	1.065 ~ 1.070
毛首鞭形线虫卵	1.150	蓝氏贾第鞭毛虫包囊	1.040 ~ 1.060

3．血吸虫毛蚴孵化法（schistosomal miracidium hatching method） 依据血吸虫卵内的毛蚴在适宜温度的清水中，短时间内可孵出的特性而设计的方法。此法适用于早期血吸虫病患者的粪便检查。其特点是将沉淀法和孵化法结合，可提高检出率。具体步骤（附图 4-3）：①

取新鲜粪便约 30 g；②～⑤先用自然沉淀法浓集处理（至少重复沉淀 2 次）；⑥将粪便沉渣倒入三角烧瓶内；⑦加清水（凉开水或去氯自来水）至瓶口；⑧ 20 ～ 30℃孵育 4 ～ 6 h；⑨用肉眼或放大镜观察结果。如见水面下有白色点状物做直线来往游动，即为毛蚴。必要时也可以用吸管将毛蚴吸出镜检。如无毛蚴，每隔 4 ～ 6 h（24 h 内）观察一次。气温高时，毛蚴可在短时间内孵出，因此在夏季要用 1.2% 盐水或冰水冲洗粪便，最后一次才改用室温清水。

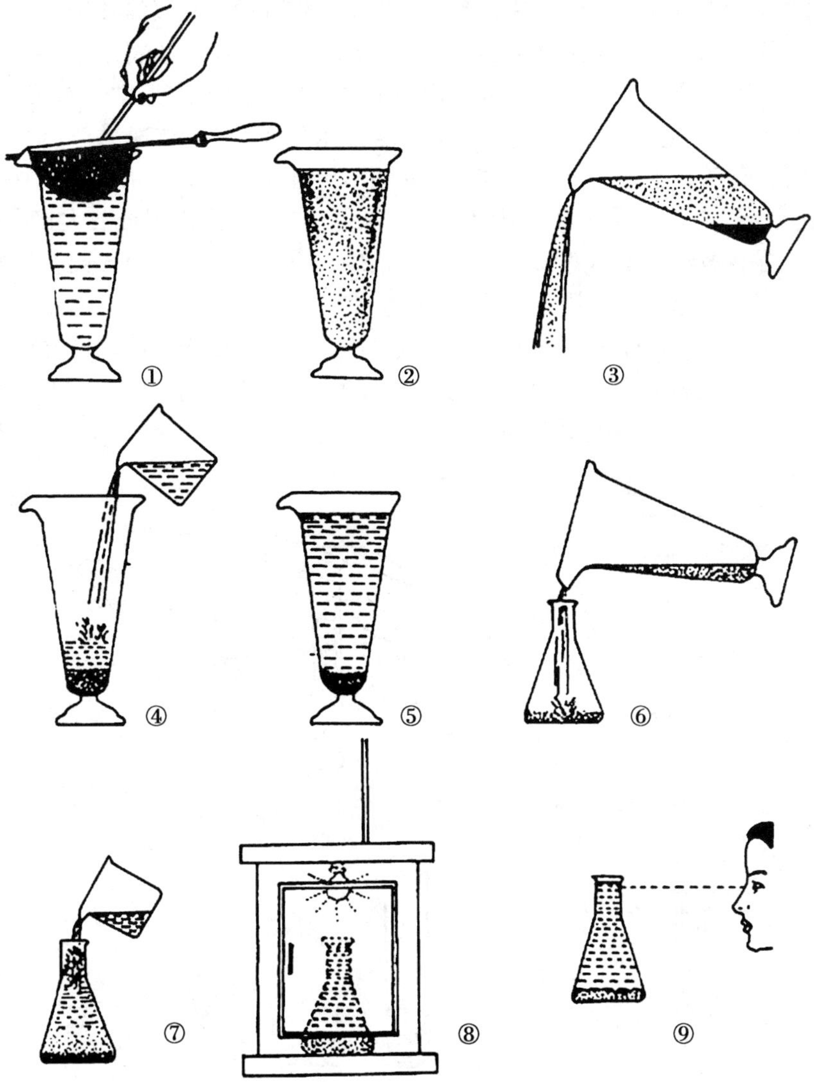

附图 4-3　毛蚴孵化法

毛蚴促孵法：将用自然沉淀法处理后的粪便沉渣置于三角瓶内，不加水，或将粪便置于吸水纸上，再放在 20 ～ 30℃的温箱中过夜。检查时，加清水（凉开水或去氯自来水），2 h 后就可见到孵出的毛蚴。采用此法，毛蚴孵出时间较一致，数量也较多。

4．肛门拭子法（anal swab method）　适用于检查产于肛周的蛲虫卵或在肛门附近发现的带绦虫卵。一般在清晨醒后或午睡后、便前、洗澡前进行检查，如首次阴性，可连续检查 2 ～ 3 天。常用方法有棉签拭子法和透明胶纸法。

（1）棉签拭子法：先将棉签浸泡在生理盐水中，取出挤去过多的盐水，在肛门周围和会阴部皮肤上擦拭，然后将棉签放入盛有饱和盐水的试管中，用力搅动，使虫卵落入盐水中，迅速提起棉签，在试管内壁挤干水分后弃去。再加饱和盐水至管口处，并按饱和盐水浮聚法操作检查。也可将擦拭肛门的棉签放在盛清水的试管中，充分浸泡，取出，在试管内壁挤去水分后弃去，试管静置 10 min，或经离心后，倒去上层液，取沉渣镜检。

（2）透明胶纸法（cellophane tape method）：用长约 6 cm，宽约 2 cm 的透明胶纸，用胶面粘贴肛门周围皮肤，取下后将有胶面平贴在载玻片上，镜检。如胶纸下有较多气泡，可揭开胶纸加一滴生理盐水或二甲苯，覆盖胶纸后镜检。

5．钩蚴培养法（culture method for hookworm larvae） 根据钩虫卵内幼虫在适宜条件下可在短时间内孵出的原理而设计的方法。此法检出率是生理盐水直接涂片法的 7 倍，也高于饱和盐水浮聚法，孵出的钩蚴可做虫种鉴别。具体步骤（附图 4-4）：①将滤纸剪成与试管等宽但较试管稍长的 T 字形纸条，在上部横条部分用铅笔书写受检者姓名或编号；②取粪便 0.2 ~ 0.4 g，均匀地涂抹在纸条竖部的上 2/3 处；③加冷开水约 1 ml 于洁净试管（1 cm× 10 cm）内，再将纸条插入试管，下端浸泡在水中，以粪便不接触水面为度，在 20 ~ 30℃条件下培养；④培养期间每天沿管壁补充冷开水，以保持水面高度。3 天后用肉眼或放大镜检查试管底部。钩蚴在水中常做蛇行游动，虫体透明。如未发现钩蚴，应继续培养至第 5 天。气温太低时可将培养管放入温水（30℃左右）中数分钟后，再行检查。

此法亦可用于分离人体肠道内各种阿米巴滋养体及人毛滴虫滋养体，且能提高检出率。但是，每管粪便量应增加为 1.0 g，适宜温度为 25 ~ 30℃，培养时间为 2 ~ 4 天。临床上为了及时报告致病原虫，可于培养 48 h 后镜检。

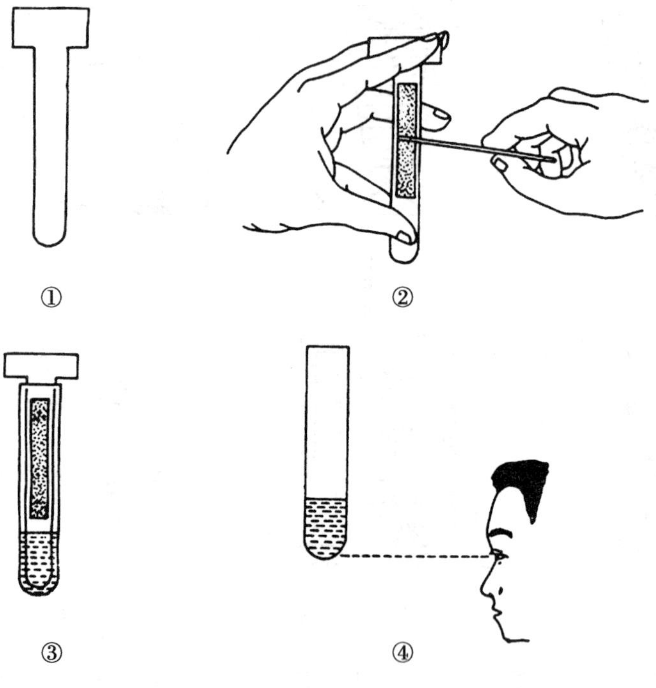

附图 4-4 钩蚴培养法

6．改良加藤法（Kato-Katz technique） 又称定量透明厚涂片法，是目前国际上广泛使用的一种粪便虫卵检查法，适用于粪便中蠕虫卵的定性和定量分析。该法应用改良聚苯乙烯制作大小为 40 mm × 30 mm × 1.37 mm 的定量板，中央有一长圆形模孔（8 mm × 4 mm），两端呈半圆形，孔内可含粪样约 41.7 mg（附图 4-5）。

操作时将大小约 4 cm × 4 cm 的 100 目尼龙网或金属筛网覆盖在粪便标本上，自筛网上用

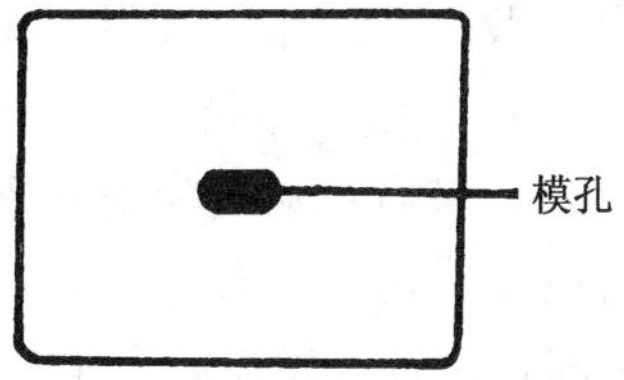

附图 4-5　虫卵计数法定量板

刮片刮取粪便，将定量板放在载玻片上，用一手的两指压住定量板的两端，将刮片上的粪便填满模孔，刮去多余粪便。掀起定量板，载玻片上即留下一个长形粪条。在粪条上覆盖含甘油 - 孔雀绿溶液的玻璃纸条，用胶塞轻轻加压，使玻璃纸下的粪便铺成长椭圆形。置于 30 ～ 36℃温箱中约 0.5 h 或 25℃约 1 h，待粪便透明后即可镜检，顺序观察并记录粪样中的全部虫卵数。将所得虫卵数 ×24，再乘上述粪便性状系数，即为每克粪便虫卵数（eggs per gram，EPG）。

玻璃纸准备　将玻璃纸剪成 22 mm×30 mm 大小的小片，浸于甘油 - 孔雀绿溶液（含纯甘油 100 ml、水 100 ml 和 1 ml 3% 孔雀绿水溶液）中至少浸泡 24 h，至玻璃纸呈现绿色。

常见蠕虫的每条雌虫每天排卵数见附表 4-2。

附表4-2　各种蠕虫每条雌虫每日排卵数

虫名	产卵数/（日·条）（平均数）	虫名	产卵数/（日·条）（平均数）
华支睾吸虫	1600 ～ 4000（2400）	肥胖带绦虫	97 000 ～ 124 000/ 孕节
布氏姜片吸虫	15 000 ～ 48 000（25 000）	十二指肠钩口线虫	10 000 ～ 30 000（24 000）
卫氏并殖吸虫	10 000 ～ 20 000	美洲板口线虫	5000 ～ 10 000（9000）
日本裂体吸虫	1000 ～ 3500	似蚓蛔线虫	234 000 ～ 245 000（240 000）
链状带绦虫	30 000 ～ 50 000/ 孕节	毛首鞭形线虫	1000 ～ 7000（2000）

7．淘虫检查法　为考核驱虫疗效，常需从粪便中淘取驱除的蠕虫虫体，用以清点数目、鉴定虫种。收集患者服药后 24 ～ 72 h 排出的全部粪便，加水搅拌，用筛（40 目）或纱布滤出粪渣，经水反复冲洗后，倒在盛有清水的大型玻璃器皿内。检查混杂在粪渣中的虫体时，应在玻璃器皿下衬以黑纸。

8．带绦虫孕节检查法　将获取的绦虫节片用清水洗净，置于两载玻片之间，轻轻压平，对光观察内部结构，并根据子宫分支情况鉴定虫种。也可以用注射器从孕节后端正中部插入子宫内，缓缓注射碳素墨水或卡红，待子宫分支显现后计数。

卡红染液配制：钾明矾饱和液 100 ml，卡红 3 g，冰醋酸 10 ml。混合液置 37℃温箱过夜，过滤后即可应用。

（彭小红）

（二）血液检查

血液检查是诊断疟疾和丝虫病的常规方法。涂制血膜用的载玻片用前需用铬酸洗液浸泡，用自来水、蒸馏水冲洗干净，在 95% 乙醇中浸泡，擦干或烤干后使用。用一次性针具，一人一针以免交叉感染。采血时间因虫种而异。

铬酸洗液配制：工业浓硫酸 100 ml，重铬酸钾 80 g，水 1000 ml。配制时先用冷水将重铬酸钾溶解，然后缓缓加入浓硫酸，同时用玻璃棒搅拌。

1．疟原虫检查　检查疟原虫有薄血膜与厚血膜法两种。薄血膜取血量少，涂抹面积大，疟原虫分散，虫体形态结构清晰，易于识别及虫种鉴定，但在虫量较少时，镜检费时，检出率较低。厚血膜取血量较多，红细胞较集中，故可提高检出率和缩短检查时间，但因制片时红细胞被溶解，疟原虫皱缩变形，缺乏经验者难辨认。基于两种血膜的优缺点，宜在同一张载玻片上同时做薄、厚血膜（附图 4-6），以便于比较观察。血片制作过程包括采血、涂片、固定及染色 4 个步骤。

（1）采血：从指尖或耳垂取血，婴儿可于足部取血。用 75% 乙醇棉球消毒取血部位，待干后用左手拇指与食指绷紧取血部位（耳垂）皮肤，右手持采血针，迅速刺破皮肤，挤出血滴。间日疟宜在发作后数小时至十余小时采血，此时疟原虫发育至滋养体利于鉴别；恶性疟在发作初期采血，此时可见大量环状体，1 周后可见配子体。

（2）涂片

1）薄血膜制片：具体步骤（附图 4-6）：①在一块载玻片右 1/3 与 2/3 交界处滴 1 小滴血；②用另一块边缘光滑的载玻片作推片，将推片一端置于血滴右前方；③待血液沿推片端缘扩散后，自右向左推成薄血膜。操作时推片与载玻片间的角度为 30° ~ 45°，推动速度适宜，用力要均匀，一次推成，中途切勿停顿或重复推片；④理想的薄血膜，应是一层均匀分布的血细胞，血细胞间无空隙，血膜末端呈扫帚状。

2）厚血膜制片：具体步骤（附图 4-6）：（前接薄血膜）⑤于载玻片的右 1/3 中间滴 1 大滴血；⑥以推片的一角，将血滴自内向外做螺旋形摊开，使之成为直径约 1 cm 的厚血膜；⑦薄、厚血膜做在同一张载玻片上，便于比较观察。厚血膜为多层血细胞的重叠，约等于 20 倍薄血膜的厚度。血膜过厚易脱落，过薄则达不到浓集虫体的目的。

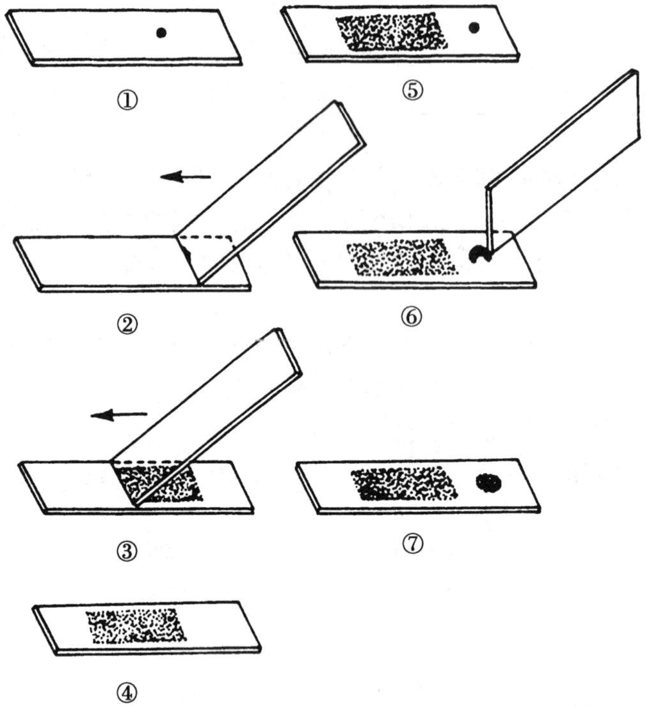

附图 4-6 薄、厚血膜制作步骤

（3）固定：固定血膜前必须充分晾干血片，否则染色时血膜容易脱落。用蘸甲醇或无水乙醇的小玻棒在薄血膜上轻轻抹过（如薄、厚血膜在同一玻片上，切勿将固定液带到厚血膜上）。厚血膜固定前需先溶血。用玻璃铅笔在厚、薄血膜间划一道线，滴蒸馏水于厚血膜上，使血膜溶血，待血膜呈灰白色时，将水倾去，晾干后固定。注意：务必不使水触及薄血膜，并避免振荡，以防薄血膜溶血及厚血膜脱落。

（4）染色：常用吉姆萨染色或瑞氏染色两种方法。吉姆萨染色效果稳定，保色时间长，尤适用于大批量血片的染色，如制备教学标本。瑞氏染色操作简便，染色快速，但效果不如吉姆萨染色稳定，故一般用于临床诊断。为提高染色效果，有条件宜用 0.15 mol/L 磷酸盐缓冲液稀释染液和冲洗血膜，至少用新鲜蒸馏水冲洗。

1）吉姆萨染色法（Giemsa’s stain）：此法染色技术易掌握，染色效果良好，血膜褪色较慢，保存时间较久，但染色时间较长。

染液配制：吉姆萨染剂粉 1 g，甲醇 50 ml，纯甘油 50 ml。将吉姆萨染剂粉置于研钵中，加少量甘油充分研磨，加甘油再磨，直至 50 ml 甘油加完为止，倒入棕色玻瓶中。然后分几次用少量甲醇冲洗研钵中的甘油染粉，倒入玻瓶直至 50 ml 甲醇用完为止。塞紧瓶塞，充分摇匀，置 65℃温箱内 24 h 或室温阴暗处 1 周后过滤、备用。

染色方法：用新鲜配制的磷酸盐缓冲液（pH 7.0 ～ 7.2）将染液稀释，比例约为 10 份缓冲液加一份吉姆萨染液。将稀释的染液滴于已固定的薄、厚血膜上（如大批量制作教学标本，可用染色缸染色，即将染液倒入染色缸内至完全淹没血片即可）染色 30 ～ 45 min（室温），再用缓冲液冲洗，晾干后镜检。

附：磷酸盐缓冲液的配制

分别先配制 1/15M 的磷酸氢二钠液和磷酸二氢钾液：取磷酸氢二钠（无水 Na_2HPO_4）9.5 g 加蒸馏水 1000 ml，磷酸二氢钾（KH_2PO_4）9.07 g 加蒸馏水 1000 ml 完全溶解。使用时将上述原液按下页表配成不同的 pH 缓冲液见附表 4-3。

2）快速吉姆萨染色法：吉姆萨染液 1 ml，加缓冲液 5 ml，如前法染色 5 min 后用缓冲液冲洗，晾干后镜检。

3）瑞氏染色法（Wright’s stain）：此法操作简便，但甲醇蒸发甚快，掌握不当血片上易出现染液沉渣，并较易褪色，保存时间不长。

附表4-3　不同pH磷酸盐缓冲液的配制

pH	1/15M Na_2HPO_4（ml）	1/15M KH_2PO_4（ml）	蒸馏水（ml）
6.6	37	63	900
6.8	49	51	900
7.0	63	37	900
7.2	73	27	900
7.4	81	19	900

染液配制：瑞氏染剂粉 0.1 ～ 0.5 g，甲醇 97 ml，甘油 3 ml。将瑞氏染剂加入甘油中充分研磨，加少量甲醇，研磨后倒入瓶内，甲醇分几次冲洗钵中的甘油溶液，倒入瓶内，直至用完为止。摇匀，置 37℃温箱内 24 h 后过滤备用；置室温下 1 ～ 2 周后再过滤备用。染色原液保存时间越久，染色效果越好。

染色方法：瑞氏染剂含甲醇，薄血膜不需先固定；而厚血膜则需先溶血，血膜干后再染色。滴加染液使其覆盖全部厚、薄血膜，30 s ～ 1 min 后用滴管加等量蒸馏水稀释，轻轻摇动载玻片，使蒸馏水和染液混合均匀，此时出现一层灿铜色浮膜，3 ～ 5 min 后用水缓慢从载玻片一端冲洗（注意将浮膜冲洗干净，切勿先倒去染液或直接对血膜冲洗），至血膜呈现紫灰色为止，晾干后镜检。

2．微丝蚴检查　丝虫成虫寄生于淋巴系统，但产出的微丝蚴主要在外周血液中，并具有夜现周期性，故采血应在晚 10 时至次晨 2 时之间进行为宜。

（1）新鲜血片检查：于耳垂或指尖取 1 滴血滴于载玻片上，加盖玻片，在低倍镜下观察，若见蛇形游动的幼虫，仍需做染色检查，以鉴定虫种。

（2）厚血膜检查：厚血膜制作、溶血、固定、吉姆萨染色与疟原虫厚血片检查相同。但需取 3 大滴血，涂成直径为 1.5 ～ 2.0 cm 圆形或 2.5 cm × 1.5 cm 长方形厚血膜。也可采用 Delafieid 苏木精染色法染色。

苏木精染液的配制方法如下：

取苏木精 1 g 溶于纯乙醇或 95% 乙醇 10 ml 中，加硫酸铝铵（8% ～ 10%）100 ml，倒入棕色瓶中，瓶口用 2 层纱布扎紧，在阳光下氧化 2 ～ 4 周，过滤，加甘油 25 ml 备用。使用时用新鲜配制的磷酸盐缓冲液（pH 7.0 ～ 7.2）将原液稀释 10 倍，将溶血、固定的厚血膜置于苏木精染液内 10 ～ 15 min，在 1% 酸乙醇中分色 1 ～ 2 min，蒸馏水洗涤 1 ～ 5 min，至血膜呈蓝色。再用 1% 伊红染色 0.5 ～ 1 min，用水洗涤 2 ～ 5 min，晾干后镜检。

（3）活微丝蚴浓集法：在离心管内加蒸馏水至管长的 1/2 处，加血液 10 ～ 12 滴，再加生理盐水混匀，离心（3000 转 / 分）沉淀 3 min，取沉渣检查。或取静脉血 1 ml，置于盛有 0.1 ml 3.8% 枸橼酸钠的试管中，摇匀，加蒸馏水 9ml，待红细胞溶解后，再离心 2 min，倒去上清液，加水再离心，取沉渣镜检。

（三）排泄物与分泌物的检查

1．痰液 痰中可能查见肺吸虫卵、溶组织内阿米巴滋养体、棘球蚴原头蚴、粪类圆线虫幼虫、蛔蚴、钩蚴、尘螨等。

（1）肺吸虫卵检查：可先用生理盐水直接涂片法检查，如多次检查阴性，改为浓集法。

1）生理盐水直接涂片法：取深部晨痰送检，勿混入唾液、鼻咽分泌物、食物、漱口水等。在洁净载玻片上加 1 ～ 2 滴生理盐水，挑取痰液少许，最好选铁锈色痰，涂成痰膜，加盖玻片镜检。如未发现虫卵，但见有夏科 - 雷登晶体，提示可能是肺吸虫感染。

2）浓集法：即消化沉淀法。收集 24 h 痰液，置于玻璃杯中，加入等量 10% NaOH 溶液，用玻棒搅匀后，放入 37℃ 温箱内，数小时后痰液消化成稀液状；分装于数个离心管内，以 1500 转 / 分离心 5 ～ 10 min，弃去上清液，取沉渣涂片镜检。

（2）溶组织内阿米巴滋养体检查：取新鲜痰液涂片，及时送检、保温。高倍镜观察，如为阿米巴滋养体，可见其伸出伪足并做定向运动。

（3）蛔蚴、钩蚴、粪类圆线虫幼虫、棘球蚴原头蚴及螨类等宜用浓集法检查。

2．十二指肠液和胆汁 用十二指肠引流管抽取十二指肠液及胆汁，直接涂片法镜检，也可离心浓集后，取沉渣镜检。可检查蓝氏贾第鞭毛虫滋养体、华支睾吸虫卵、肝片形吸虫卵和布氏姜片吸虫卵等；在急性阿米巴肝脓肿患者胆汁中偶可发现滋养体。本方法往往在临床症状可疑而粪检阴性时采用。

检查方法：将十二指肠引流液滴于载玻片上，加盖片后直接镜检。为提高检出率，可将十二指肠引流液加适量生理盐水稀释搅拌后，分装于离心管内，以 2000 转 / 分离心 5 ～ 10 min，吸取沉渣涂片镜检。如引流液过于黏稠，应先加 10% NaOH 溶液消化后再离心。引流液中的蓝氏贾第鞭毛虫滋养体常附着在黏液小块上，或聚集成絮片状物。肝片形吸虫卵与布氏姜片吸虫卵不易鉴别，但前者可出现于胆汁，而后者只见于十二指肠液中。

3．尿液 主要检查丝虫微丝蚴，有时可查见阴道毛滴虫滋养体和埃及血吸虫卵。取尿液 3 ～ 5 ml，以 2000 转 / 分离心 3 ～ 5 min，取沉渣镜检。如为乳糜尿则需加等量乙醚，用力振荡，使脂肪溶于乙醚，吸去脂肪层，离心，取沉渣镜检。如尿中蛋白质含量很高，可先加抗凝剂，再加水稀释后离心。

4．鞘膜积液 主要检查丝虫微丝蚴。阴囊皮肤经碘酊消毒后，用注射器抽取鞘膜积液做直接涂片检查；也可加适量生理盐水稀释后离心，取沉渣镜检。

5．阴道分泌物 主要检查阴道毛滴虫。

（1）直接涂片法：用消毒棉签在受检者阴道后穹窿、子宫颈及阴道壁上取分泌物，用生理盐水直接涂片法镜检，可见活动的滋养体。标本应及时送检、保温，以增加阴道毛滴虫滋养体的活力，便于与其他细胞鉴别。

（2）悬滴法：先在盖片周缘涂一薄层凡士林，中间滴1～2滴生理盐水。将阴道分泌物涂于生理盐水中，翻转盖玻片，小心覆盖在凹玻片上，稍加压使两片粘合，液滴即悬于盖玻片下面，镜检。

（3）染色涂片法：取阴道分泌物做生理盐水涂片，晾干后甲醛固定，用吉姆萨或瑞氏染剂染色后镜检。此法除观察阴道毛滴虫外，还可根据白细胞和阴道上皮细胞的数量判定阴道清洁度。

（四）其他器官组织检查

1．骨髓穿刺 主要检查杜氏利什曼原虫无鞭毛体。一般常做髂骨穿刺，嘱患者平卧，暴露髂骨部位。视年龄大小，选用17～20号带有针芯的干燥无菌穿刺针，从髂前上棘后1～2 cm处刺入皮下，当针尖触及骨面时，再慢慢地钻入骨内0.5～1.0 cm，拔出针芯，接一支2 ml干燥注射器，抽取骨髓液。取少许骨髓液做涂片，甲醇固定，染色方法同疟原虫薄血膜染色法，油镜检查。

2．淋巴结穿刺

（1）利什曼原虫：检出率低于骨髓穿刺，但方法简便、安全。对已治疗的患者，因其淋巴结内原虫消失较慢，故仍有一定诊断价值。穿刺部位一般选腹股沟淋巴结，先将局部皮肤消毒，用左手拇指和示指捏住一个较大的淋巴结，右手用一干燥无菌6号针头刺入，稍待片刻，拔出针头，将针头内少量淋巴结组织液滴于载玻片上，做涂片染色检查。

（2）丝虫成虫：同上法获取淋巴组织液，染色后镜检。

3．肌肉活检

（1）旋毛虫幼虫：用外科手术从患者疼痛的肌肉（常为腓肠肌、肱二头肌或股二头肌）取米粒大小肌肉一块，置于载玻片上，盖上另一载玻片，均匀压紧，并用橡皮筋固定载玻片两端，低倍镜下观察。

（2）并殖吸虫、曼氏迭宫绦虫裂头蚴、猪囊尾蚴：手术摘取肌肉内可疑的结节，剥除外层纤维被膜，在2张载玻片间压平、镜检。也可将组织固定后做切片染色检查。

4．皮肤及皮下组织活检

（1）链状带绦虫囊尾蚴、曼氏迭宫绦虫裂头蚴、并殖吸虫：参见肌肉检查。

（2）皮肤利什曼原虫：在疑似皮肤型黑热病患者的皮损处（丘疹和结节等），局部消毒，用干燥灭菌的注射器，刺破皮损处，抽取组织液做涂片；或用消毒的锋利小剪刀，从皮损表面剪取一小片皮肤组织，以切面做涂片；也可用无菌解剖刀切一小口，刮取皮肤组织做涂片。以上涂片均用瑞氏或吉姆萨染液染色。如涂片未见原虫，可切取小丘疹或结节活检。

（3）蠕形螨：参看第二十章第五节“蠕形螨”。

（4）疥螨：参看第二十章第四节“疥螨”。

5．直肠黏膜活检

（1）日本血吸虫卵：慢性及晚期血吸虫病患者肠壁组织增厚、纤维化，虫卵排出受阻，粪便中不易查获虫卵，可做直肠黏膜活检。用直肠镜观察后，自可疑病变处钳取米粒大小的黏膜一块，用生理盐水冲洗后，放在两个载玻片间，轻轻压平，镜检。各型血吸虫卵鉴别见附表4-4。

附表4-4 黏膜内未染色血吸虫卵的鉴别

	活卵	近期变性卵	死卵（钙化卵）
颜色	淡黄至黄褐色	灰白至略黄色	灰褐至棕红色
卵壳薄厚	卵壳较薄	卵壳薄或不均匀	卵壳厚而不均匀
轮廓	轮廓清楚	轮廓清楚	轮廓不清楚
卵内含物	卵黄细胞或胚团或毛蚴	浅灰色或黑色小点或折光均匀的颗粒或萎缩的毛蚴	两极可有密集的黑点，含网状结构或块状结构物

（2）溶组织内阿米巴：用乙状结肠镜观察溃疡形状，自溃疡边缘或深层刮取溃疡组织置于载玻片上，加少量生理盐水，盖上盖玻片，轻轻压平，立即镜检。也可取出一小块病变黏膜组织做病理学切片检查。

（黄学贵）

二、免疫学检测技术

目前，尽管寄生虫病最常用的实验室诊断技术仍然是病原学检查技术，且通过病原学检查技术检出寄生虫病原体是确诊寄生虫病的金标准，但其对早期和隐性感染以及晚期和未治愈的患者却常常出现漏诊，对组织内寄生虫病原的检查也存在不易取材的困难，而免疫学检测技术则可作为辅助手段弥补这方面的不足。随着抗原纯化技术的进步、免疫诊断方法准确性的提高和标准化的解决，使得免疫学检测技术亦不断发展和完善，使之更加广泛地被采用。目前，免疫学技术主要适用于不能或难以进行病原学检查的寄生虫感染，尤其是感染早期、轻度感染、单性感染、隐性感染、特殊寄生部位感染的临床诊断、疗效考核以及流行病学调查。本节重点介绍与寄生虫病诊断有关的免疫学检测技术。

（一）一般免疫学检测技术

1．皮内试验（intradermal test，IDT） 宿主在寄生虫变应原刺激后，体内产生抗体IgE、IgM和IgG。利用宿主的速发型超敏反应，将寄生虫特异抗原液注入宿主皮内，当其与相应的亲细胞性抗体（IgE）结合，肥大细胞和嗜碱性粒细胞脱颗粒，释放生物活性物质，引起注射抗原的局部皮肤出现皮丘及红晕，以此便可判断体内是否有某种特异性抗体存在。

皮内试验简单、快速，尤其适用于现场应用，但假阳性率较高。可用于多种蠕虫病，如血吸虫病、肺吸虫病、姜片吸虫病、囊虫病、包虫病等的辅助诊断和流行病学调查，目前已很少使用。

2．免疫扩散和免疫电泳

（1）免疫扩散（immunodiffusion）：是利用在一定条件下，抗原与抗体在琼脂凝胶中相遇，在两者含量比例合适时形成肉眼可见的白色沉淀的原理设计的免疫学诊断方法。该方法有两种类型：①单相免疫扩散，将一定量的抗体先混入琼脂凝胶中，使抗原溶液在凝胶中扩散而形成沉淀环，其大小与抗原量成正比。②双相免疫扩散，将抗原与抗体分别置于凝胶的不同位置，使两者同时在凝胶中自由扩散并在中间形成沉淀线。既可用已知抗原检测未知抗体，也可用已知抗体检测未知抗原。

（2）免疫电泳（immunoelectrophoresis）：先将样品在凝胶板中做蛋白电泳，之后在抗体槽中加入相应抗体，抗原和抗体双相扩散后，在比例合适的位置，产生肉眼可见的弧形沉淀线。

免疫扩散法和免疫电泳法，除可用于某些寄生虫病的免疫诊断外，还可用于寄生虫抗原的鉴定和免疫血清滴度的检测，目前国内应用较少。

（3）对流免疫电泳试验（counter-immunoelectrophoresis，CIE）：是以琼脂或琼脂糖凝胶为基质的一种免疫电泳技术，既可用已知抗原检测抗体，又可用已知抗体检测抗原。先在凝胶板的正、负极打孔，把抗原置于凝胶板负极的孔中，在凝胶板的正极孔中加入待检血清，当电泳时，带负电荷的抗原移向正极，抗体移向负极，在抗原抗体的最适比例处形成沉淀线。以此法为基础改进的有酶标记抗原对流免疫电泳（enzyme-linked antigen counter immunoelectrophoresis，ELACIE）和放射免疫对流电泳自显影（radio-immuno-counter electrophoretic autography，RCIEPA），可克服电泳技术本身不够灵敏的弱点。本法可用于血吸虫病、肺吸虫病、阿米巴病、贾第虫病、锥虫病、包虫病和旋毛虫病等的血清学诊断和流行病学调查，目前国内应用较少。

3．间接红细胞凝集试验（indirect haemagglutination test，IHA） 是用红细胞作为可溶性抗原的载体并使之致敏，致敏的红细胞与特异性抗体结合而产生凝集现象设计的免疫学检测方法。常用的红细胞为绵羊或“O”型人的红细胞，此方法用于检测患者血清中的特异性抗体。IHA 操作简便，特异性和敏感性高，在寄生虫病的辅助诊断和现场流行病学调查中常用，现已用于诊断血吸虫病、疟疾、阿米巴病、弓形虫病、囊虫病、旋毛虫病、肺吸虫病和肝吸虫病等。

4．间接荧光抗体试验（indirect fluorescent antibody test，IFA） 用荧光素（异硫氰酸荧光素）标记第二抗体，可以进行多种特异性抗原抗体反应，既可检测抗原又可检测抗体。当待检血清中抗体与抗原结合后，再与荧光二抗结合形成免疫荧光复合物，在荧光显微镜下镜检。此法具有较高的敏感性、特异性和重现性等优点，除可用于寄生虫病的快速诊断、流行病学调查和疫情监测外，还可用于组织切片中抗原定位以及在细胞和亚细胞水平观察和鉴定抗原、抗体和免疫复合物。目前，已用于疟疾、弓形虫病、丝虫病、血吸虫病、肝吸虫病、肺吸虫病和包虫病等的检测。

5．酶联免疫吸附试验（enzyme-linked immunosorbent assay，ELISA） 将抗原或抗体与底物（酶）结合，使其保持免疫反应的特异性和酶的活性。把酶标记的抗原或抗体与包被于固相载体上的配体结合，再使之与相应的无色底物作用而显示颜色，根据显色深浅程度目测或用酶标仪测定 OD 值（光密度）判定结果。临床上最常用的是间接法（检测抗体）和双抗体夹心法（检测抗原）。检测样本可取自疑有寄生虫感染的宿主体液（血清、脑脊液等）、排泄物（尿、粪便等）和分泌物（胆汁、乳汁等），可根据需要进行抗体、抗原或特异性免疫复合物检测。

ELISA 法因具有高度灵敏、微量快速、易于定量并可自动化操作和批量样本检测等优点，已被广泛应用于多种寄生虫感染的诊断及流行病学监测，如血吸虫病、弓形虫病、阿米巴病、丝虫病、蛔虫病、旋毛虫病和犬蛔虫病等。目前国内外已有多种 ELISA 试剂盒出售。

6．酶联免疫斑点试验（enzyme-linked immunospot assay，ELISPOT） 是一种结合细胞培养技术与酶联免疫吸附技术（ELISA）的优点的免疫学检测方法，能够分析经特异性抗原活化后分泌细胞因子（如 IFN-γ、TNF-α 等）的单个效应细胞的频数，具有敏感、特异、易于重复的优点。ELISPOT 的操作是在 96 孔培养板上进行，直接以培养板的 PVDF 膜等为基质，包被上细胞因子特异性单克隆抗体之后，在培养板孔内加入细胞培养基、待检测的细胞及抗原刺激物进行培养。在特异性抗原或非特异性有丝分裂原的刺激下，T 细胞分泌相应的细胞因子；细胞因子被位于细胞下方膜上的单克隆抗体所捕获，洗去细胞后，被捕获的细胞因子可以与生物素标记的第二抗体结合；然后用酶标亲和素与生物素结合，进行化学酶联显色，可以在膜的局部形成一个个圆形斑点。目前该技术主要用于检测分泌细胞因子的细胞。用于检测分泌 IFN-γ、IL-2、IL-4、IL-5、IL-6、IL-10、IL-13、IL-17 及 TNF-α 等细胞因子细胞的 ELISPOT 技术已商品化。该技术已经成为抗原特异性 T 细胞免疫学研究的主流技术，可用于寄生虫感染后特异性 T 细胞免疫分化状态的检测。

7．免疫酶染色试验（immunoenzyme staining test，IEST） 用含寄生虫病原的组织切片、印片或培养物涂片为固相抗原，滴加寄生虫感染者的血清，使待检标本中的特异性抗体与抗原结合，形成抗原 - 抗体复合物，再与酶标记的第二抗体反应形成酶标记免疫复合物，后者可与酶的相应底物作用而出现肉眼或光镜下可见的呈色反应。该法简便、易行，敏感性、特异性及重现性好，无需特殊仪器，适用于现场应用。多用于血吸虫病、肺吸虫病、肝吸虫病、丝虫病、囊虫病、包虫病、弓形虫病等的诊断和流行病学调查。

8．免疫印迹试验（immunoblot test，IBT） 又称 Western Blot，是由十二烷基硫酸钠 - 聚丙烯酰胺凝胶电泳（SDS-PAGE）、转移电泳及固相酶免疫试验三项技术相结合的一种特殊的分析检测技术。本法具有高度敏感性和特异性，可用于寄生虫抗原的分析和纯化、虫种的分类、特异性抗体的检测和寄生虫病的免疫诊断。该技术已广泛用于细粒棘球绦虫、日本血吸虫、卫氏并殖吸虫、疟原虫、刚地弓形虫等多种寄生虫病的研究，但由于操作复杂，技术要求高，很少用于直接诊断寄生虫病。

9．免疫胶体金技术（immunocolloidal gold technique） 是以胶体金作为示踪标记物，应用于抗原抗体反应的一种免疫标记技术。胶体金除与抗体蛋白质结合外，还可以与许多其他生物大分子如 SPA、PHA、ConA 等结合。标记后的大分子物质活性不发生改变。由于标记物制备简单，样品和试剂用量少，方法敏感、特异，不需使用放射性同位素或有潜在致癌性的酶显色底物，也不需要荧光显微镜，因而应用范围广。

（1）免疫金银染色法（immuno-gold silver staining，IGSS）：是在免疫金技术的基础上建立的一种免疫标记技术，抗原可用组织或虫体切片，与特异性抗体反应后，再滴加胶体金标记的第二抗体，结果在抗原抗体反应处发生金颗粒聚集，此反应可通过银显影液增强，光镜下判读。可溶性抗原直接点样在硝酸纤维素膜上，反应后可形成肉眼可见的红色斑点，即斑点免疫金银染色法（Dot-IGSS）。本法敏感性和特异性均较好，在肝吸虫病、血吸虫病等应用中效果良好。

（2）斑点免疫金渗滤试验（dot-immunogold filtration assay，DIGFA）：也称滴金免疫法（简称滴金法）。该法以硝酸纤维素膜为载体，在膜下垫有吸水性强的垫料，使抗原抗体反应和洗涤在这种特殊的渗滤装置上，以液体渗滤过膜的方式迅速完成，数分钟内即可出现结果。间接法将特异性抗原固定于膜上，加入标本中待测抗体和金标记第二抗体显色，用于检测抗体。夹心法将多克隆抗体固定于膜上，加入标本中待测抗原和金标记的特异性单克隆抗体显色，可用于检测抗原。滴金法更加简便、快速，在操作完成后即可直接观察结果，近年来在多种寄生虫病（疟疾、弓形虫病、血吸虫病、肝吸虫病、旋毛虫病等）诊断中被应用，大大提高了寄生虫病的诊断水平。

10．斑点免疫层析试验（dot immunochromatography assay，DICA） 是 20 世纪 90 年代以来在单克隆抗体技术、胶体金免疫层析技术和新材料技术基础上发展起来的一项新型快速诊断技术，由于其简单、快速、准确和无污染、不需特殊设备等优点，在寄生虫病的诊断中日渐受到重视并展示了广阔的应用前景。其原理是将硝酸纤维素膜作为载体，利用微孔膜的毛细管作用，使滴加在膜条一端的液体向另一端渗移，当移动至固定有抗体的区域时，样品中相应的抗原即与该抗体发生特异性结合，在显色系统的作用下，出现肉眼可见的呈色反应。用此技术开发的疟疾免疫胶体金诊断试剂盒，快速敏感、操作简便，为疟区的快速诊断和流行病学调查提供有效手段，已成为 WHO 推荐的疟疾检测方法之一。国内学者筛选了新的胶体染料作为标记物制成快速免疫层析诊断试纸条，用于血吸虫病免疫诊断，效果较为满意。目前快速免疫层析诊断试纸条 / 卡在其他寄生虫感染的检测中亦日渐增多。

（二）寄生虫学特殊免疫学检测技术

1．染色试验（dye test，DT） 是一种诊断弓形虫病的经典方法，具有高度的敏感性和特异性。但该方法需活体弓形虫速殖子，有实验室操作人员感染风险，且方法中的辅助因子需提前制备，质量不易控制，故该方法在我国并未得到广泛使用。

（1）原理：当将活刚地弓形虫速殖子与正常血清混合，在 37℃孵育 1 h 或室温数小时后，大多数虫体失去原有的新月形特征，而变为圆形或椭圆形，细胞质对碱性亚甲蓝具有很强的亲和力，此时若用碱性亚甲蓝染色则胞质被染成蓝色。相反，当将虫体速殖子与含特异性抗体和补体（辅助因子）的免疫血清混合时，则仍保持原有形态，此时若用碱性亚甲蓝染色则胞质不着色。

（2）材料和试剂

1）辅助因子：也称激活因子，系正常人血清成分，主要为补体等，不耐热。制备方法为：取正常人血清，与弓形虫速殖子混合，于 37℃作用 1 h，只有 90% 以上虫体被亚甲蓝染色，该血清方可使用，分装后置 –20℃备用。

2）抗原制备：用弓形虫速殖子经腹腔感染小鼠，3 天后抽取感染小鼠腹腔液，加生理盐水离心（3000 转 / 分，10 min）3 次，收集纯净虫体，用上述制备的含有辅助因子的血清稀释后，将虫液调至约 50 个虫体 / 高倍视野。

3）碱性亚甲蓝溶液：将亚甲蓝 10 g，溶于 100 ml 95% 乙醇内，制成饱和乙醇溶液，过滤后取 3 ml 再与 10 ml 临时配制的碱性缓冲液（pH 11.0）混合。

4）待检血清：经 56℃、30 min 灭活，4℃保存备用。

（3）检测：取经生理盐水倍比稀释的待检血清，每管 0.1 ml，加抗原液 0.1 ml，置 37℃水浴 1 h，每管加碱性亚甲蓝溶液 0.02 ml，继续水浴 15 min，自每管取悬液 1 滴镜检。

（4）结果判断：镜下计数 100 个弓形虫速殖子，统计着色和不着色速殖子比例数。以 50% 虫体不着色的血清稀释度为该份受试血清的阳性滴度。以血清稀释度 1 ∶ 8 阳性者判断为隐性感染；1 ∶ 125 阳性者为活动性感染；1 ∶ 1024 及以上阳性者为急性感染。

2．环卵沉淀试验（circumoval precipitin test，COPT）

（1）原理：属于沉淀反应，是一种专门用于诊断血吸虫病的免疫学诊断方法。血吸虫卵内毛蚴分泌的抗原物质经卵壳微孔渗出后与待检血清内的特异抗体结合，可在虫卵周围形成镜下可见的免疫复合物沉淀，即为阳性反应。产生阳性反应虫卵占全部虫卵的百分率称环沉率。

（2）试验步骤：用毛笔蘸取熔化的石蜡，在洁净的载玻片上划两条与其长轴垂直的平行线（间距约 20 mm），再划两条蜡线使其成正方形。在其中滴加待检血清 2 ～ 3 滴，或用凹玻片，在其凹陷处滴加待检血清，然后用细针挑取适量鲜卵或干卵（100 ～ 150 个），混匀，盖上 24 mm × 24 mm 盖玻片，用石蜡密封，37℃保温，48 h 后低倍镜观察结果，必要时可延至 72 h。

（3）结果观察：典型的阳性反应为卵壳周围出现泡状、指状、片状或细长卷曲状的折光性沉淀物。观察 100 个虫卵，计算环沉率。凡环沉率≥ 5% 者为阳性（在血吸虫病传播控制或传播阻断地区环沉率≥ 3% 者可判为阳性），1% ～ 4% 者为弱阳性。分级强度判定：①“–”：折光淡，与虫卵似连非连；“影状”物（外形不规则，低倍镜下有折光，高倍镜下为颗粒状）及出现直径小于 10 μm 的泡状沉淀物者，为阴性。②“+”：虫卵外周出现泡状沉淀物（直径 ＞ 10 μm），累计面积小于虫卵面积的 1/2；或呈指状的小于虫卵的长径的细长卷曲样沉淀物。③“++”：虫卵外周出现泡状沉淀物的面积大于虫卵面积的 1/2；或相当于或超过虫卵长径的细长卷曲样沉淀。④“+++”：虫卵外周出现泡状沉淀物的面积大于虫卵本身面积；或细长卷曲样沉淀物相当于或超过虫卵长径的 2 倍。

COPT 可作为血吸虫病临床诊断、防治效果考核、血清流行病学调查及监测疫情的方法。

3．尾蚴膜试验（cercarien-hulien reaction，CHR）

（1）原理：属于沉淀反应，是辅助诊断血吸虫病的免疫方法之一。尾蚴表面具有抗原性，当干的或活的血吸虫尾蚴与患者血清中特异性抗体在体外共同孵育后，抗原抗体结合在尾蚴体表形成透明而折光性强的膜状沉淀物。

（2）操作方法：将受检血清 3 滴置于凹玻片内，取干的或活的血吸虫尾蚴 10 ～ 20 条置于血清内，覆以灭菌的盖玻片，用熔化的石蜡封边，置 25 ～ 27℃温箱中孵育 24 h 后观察结果。

（3）结果判定：阴性反应"－"为体表无胶状物；弱阳性反应"+"为尾蚴体表局部有一层不明显的薄而平滑的胶状物；阳性反应"++"为尾蚴体表的局部有较厚而皱起的胶状物；强阳性"+++"为尾蚴周围有较厚而透明的皱起，呈胶膜状。

CHR 方法具有较高的敏感性和特异性，一般在尾蚴感染后 4 ～ 6 周可出现阳性反应，对早期血吸虫病患者的诊断具有实用价值，尤其对新感染的病例，早期诊断价值大，阳性率为 95% 以上。

4．环蚴沉淀试验（circum-larval precipitating test，CLPT） 是旋毛虫所特有的血清学试验，其原理和尾蚴膜试验相似。取 50 ～ 100 条脱囊的旋毛虫活幼虫（冻干幼虫或空气干燥的幼虫也可），放入待检血清中，37℃温育 24 h，如 1 条以上幼虫体表出现泡状或带状沉淀物，即为阳性反应。

环蚴沉淀试验有较高的敏感性和特异性，阳性率可高达 97% 以上，与常见的线虫（似蚓蛔线虫、钩虫、丝虫、毛首鞭形线虫等）无交叉反应。一般在感染后的第 3 周末或症状出现后 10 ～ 20 天即可呈阳性反应。环蚴试验操作简单，无需任何特殊设备，且有较高的敏感性和特异性，适合基层卫生单位应用。

（三）单克隆抗体应用于寄生虫病的检测

单克隆抗体（monoclonal antibody，McAb）是由免疫 B 淋巴细胞 - 浆细胞 - 骨髓瘤细胞杂交、融合而形成的杂交瘤细胞系分泌的一种单一的特异性抗体。杂交瘤既有骨髓瘤细胞大量扩增和永生的特性，又具有免疫 B 细胞合成和分泌特异性抗体的能力。McAb 结构均一、纯度高、特异性强、效价高、少有或无血清交叉反应。McAb 使寄生虫循环抗原的检测成为可能，已广泛应用于疟疾、弓形虫病、黑热病、血吸虫病、肺吸虫病、包虫病、囊虫病、丝虫病等寄生虫病的诊断和疗效考核。此外，McAb 还广泛用于寄生虫研究之中，如寄生虫种株的分型与鉴定，虫体结构与功能分析，免疫病理研究，分析、纯化抗原等。近年来，单克隆抗体技术领域有了很大发展，抗体库技术使通过多轮筛选获得高亲和力抗体成为可能，而且，可使基因工程技术大量生产，使得单克隆抗体的生产成本大大降低，更有利于其推广使用。

（方　强　焦玉萌）

三、分子生物学检测技术

寄生虫病的诊断技术，可以采用病原学检查技术和免疫学检测技术。病原学检查技术主要是一种形态学检查，具有方法简便、取材容易等优点，但是检查过程费时费力，无法满足大量标本检查的需求。免疫学检测技术虽然具有一定的敏感性和特异性，但是一般只适用于容易发生免疫反应的寄生虫病，且难以区别既往感染和现行感染。目前飞速发展的分子生物学检测技术，已显示出明显的优势，使寄生虫病的诊断发生一个质的飞跃。分子生物学检测技术即基因和核酸的诊断技术，具有高度的敏感性和特异性，可使寄生虫病的病因、诊断和治疗等方面的研究提高到基因分子水平。目前分子生物学检测技术已经广泛应用于寄生虫的虫种鉴定、寄生虫病的诊断、疫苗研制等多个领域。本项技术主要包括DNA探针（DNA probe）、聚合酶链反应（polymerase chain reaction，PCR）和基因芯片（gene chip）技术等。

（一）DNA探针技术

DNA探针技术又称核酸分子杂交技术，是利用DNA分子的变性、复性以及碱基互补配对的高度精确性，对某一特异性DNA序列进行探查的新技术。此技术第一步：选取一段已知序列的DNA片段作为探针，选取的时候并不是任意一段DNA片段都可以作为探针，该片段可大至寄生虫基因组DNA，小至20个碱基。选取的基本原则是具有高度特异性且不难获取。第二步：用标记物来标记探针，标记物有放射性标记物和非放射性标记物两大类。放射性标记物主要为一些放射性同位素，如 ^{32}P、^{3}H、^{36}S，其中以 ^{32}P 应用最普遍，此类标记物是应用最早、且应用最广泛的标记物，灵敏度高但易造成放射性污染。非放射性标记物主要有生物素和地高辛。生物素是一种小分子水溶性维生素，对亲和素有独特的亲和力；地高辛是一种类固醇半抗原分子，二者都是半抗原，此类标记物对环境无污染，对人体无伤害。第三步：将待测DNA分子经变性、复性处理后，使其变性成单链状态，固定在载体硝酸纤维膜上，与标记好的DNA探针单链分子混合，以氢健将2条单链连接而形成标记DNA-DNA（或标记DNA-RNA）的双链杂交分子。第四步：将未配对结合的核苷酸溶解后用检测系统（放射自显影、抗原-抗体反应、酶显色体系偶联等）检测杂交反应结果。目前使用的寄生虫DNA探针有：①全基因组DNA探针；②重复序列DNA探针；③质粒或噬菌体重组DNA探针；④动基体DNA探针；⑤人工合成的寡核苷酸探针等。

由于DNA探针技术具有较高的特异性和敏感性；DNA探针多克隆在质粒载体中，可以无限繁殖，取之不尽，制备方法简便；并且DNA探针比较稳定，不易降解，在适宜的条件下可长期保存，因此目前DNA探针技术已在疟原虫、利什曼原虫、溶组织内阿米巴、蓝氏贾第鞭毛虫、锥虫、刚地弓形虫、丝虫、日本血吸虫、细粒棘球绦虫棘球蚴、旋毛形线虫等寄生虫的鉴定、寄生虫病的诊断、现场调查中广泛应用。

（二）PCR技术

聚合酶链反应，简称PCR，是一种在体外快速扩增特异核酸序列的技术。该技术是在DNA聚合酶的催化下，利用模板DNA、引物和四种脱氧核糖核苷酸，通过引物延伸核酸模板的特定区域。该反应重复双向进行，经过多个循环反应后，使目的序列得到扩增。PCR的基本反应步骤分三步：变性-退火-延伸。①模板DNA的高温变性：模板DNA经加热至92～96℃时，模板DNA双链或经PCR扩增形成的双链DNA解离，形成单链DNA，为其进一步与引物结合做准备；②模板DNA与引物的低温退火：模板DNA经加热变性成单链后，温度降至65～37℃，引物根据碱基配对的原则，与模板DNA单链的互补序列配对结合；③引物的适温延伸：DNA模板——引物结合物在热稳定DNA聚合酶的作用下，以dNTP为反应原料，靶序列为模板，按碱基配对与半保留复制原理，合成一条新的与模板DNA链互补的半保留复制链。以上三步为一个循环，每一循环的产物可以作为下一个循环的模板，每完成一个循环，目的DNA加倍，经过20～30个循环反应，就能将目的基因扩增放大几百万倍，所以PCR的最大特点，是能将微量的DNA大幅增加。PCR反应过程可在PCR仪内自动进行，具有操作快速、简便、特异性强、敏感性高等优点。

目前PCR技术发展迅速，已经产生多种类型，如原位PCR、热启动PCR、降落PCR、巢式PCR、半巢式PCR、多重PCR、逆转录PCR、免疫PCR、复合PCR、不对称PCR、长距离PCR、连接介导PCR等。在一些寄生虫病的诊断过程中，特别是有些原虫病，标本中原虫数量过少，一般诊断方法无法检测，但经PCR扩增DNA模板，为该病的诊断提供了一条新的途径，而且此技术还可以用于寄生虫的虫株鉴定、种变异的研究，寄生虫病的基因诊断、治疗效果评估以及流行病学调查。所以目前PCR技术已在利什曼原虫、刚地弓形虫、疟原虫、溶组织内阿米巴、隐孢子虫、蓝氏贾第鞭毛虫、锥虫、旋毛形线虫、丝虫、血吸虫、猪肉绦虫、蚊、蝇、蜱、螨等中广泛应用。

（三）**DNA 芯片**

DNA 芯片又叫做基因芯片（gene chip）、基因微阵列（gene microarray）、DNA 微集阵列（DNA microarray），由于 DNA 是一种寡核苷酸，所以也称为寡核苷酸阵列（oligonucleotidearray），它是最基础、研究开发最早、技术最成熟、目前应用最广泛的一种生物芯片。它综合了生物学、化学、计算机、统计学等多学科的相关知识，利用基因探针与特异性寡聚核苷酸碱基互补的原理，首先将序列已知的靶核苷酸的探针有序地固化于支持物表面，然后与带有荧光标记的待测样品进行杂交，最后通过计算机对荧光信号进行分析、检测，从而获得待测样品的遗传信息。DNA 芯片分类方法有多种，根据制作方法，可分为原位合成芯片与合成后点样芯片；根据芯片上固定的探针数量，可分为高密度芯片和中低密度芯片；根据芯片上探针的不同，可分为寡核苷酸芯片和 cDNA 芯片；根据芯片用途，可分为基因表达谱芯片、测序芯片、诊断芯片等；根据载体材料不同，可分为尼龙膜、玻璃片、塑料片、硅胶晶片、微型磁珠等。DNA 芯片技术与传统基因诊断技术相比，有明显的优势，具有诊断速度快、检测效率高、诊断成本低、自动化程度强等特点，目前在寄生虫学领域，DNA 芯片技术已经应用于寄生虫病的诊断、检测和分型。除此之外，DNA 芯片在寄生虫新药的筛选、临床用药的指导、寄生虫疫苗的研究等方面也可发挥重要作用。

（谭　潇）

附录 5　常用抗寄生虫药物

附表5-1　常用抗原虫病药物

药物	药理作用机制	用途
氯喹（chloroquine） 磷酸氯喹（chloroquine phosphate）	①氯喹是一种弱碱，可浓集于疟原虫的酸性食物泡内，使其pH升高，致疟原虫不能生存 ②氯喹抑制磷酸掺入疟原虫的DNA与RNA，阻止疟原虫繁殖 ③氯喹大量积聚于受染的红细胞内，致血红蛋白酶受损，使疟原虫不能消化所摄取的血红蛋白，导致疟原虫缺乏必需氨基酸，引起核糖核酸裂解，虫体死亡 ④氯喹能抑制疟原虫血红素聚合酶活性，可致血红素堆积，从而使疟原虫细胞膜溶解、破裂而死亡	①氯喹为抗疟首选药物，其主要作用于疟原虫红细胞内期裂殖体，主要用于迅速控制临床症状 ②对溶组织内阿米巴滋养体有杀灭作用，可用于治疗阿米巴肝炎和阿米巴肝脓肿
甲氟喹（mefloquine）	甲氟喹的抗疟机制可能与氯喹相同 ①能有效杀灭疟原虫红细胞内期裂殖体，主要用于耐氯喹的恶性疟原虫 ②可与乙胺嘧啶合用，以增强疗效和延缓耐药性的发生 ③也可用于预防性给药	①治疗脑型疟或其他危重疟疾不能口服给药时，可静脉滴注或肌内注射二盐酸奎宁 ②控制和治疗抗氯喹恶性疟的急性发作
奎宁（quinine）	①奎宁抗虫谱与氯喹相同，其作用机制也与氯喹相似 ②影响疟原虫溶酶体功能和核酸合成 ③抑制疟原虫内酸性磷酸酶活性 ④奎宁以氢键形式同DNA双螺旋形成复合物，抑制DNA转录和蛋白质合成	
青蒿素及其衍生物（artemisinin and derivatives）（双氢青蒿素 dihydroartemisinin，青蒿琥酯 artesunate，蒿甲醚 artemether） 青蒿素类药物复方制剂与联合用药（ACT）	①青蒿素类药物为高效、速效抗疟药，能杀灭各种疟原虫并迅速控制症状 ②本药主要影响疟原虫的膜系结构，抑制表膜-线粒体的功能 ③青蒿素类药物的抗疟作用具有铁依赖性 ④有明显的胚胎毒作用，孕妇慎用 ⑤本药具有抑制疟原虫的蛋白质合成作用，从而导致疟原虫死亡 ⑥ACT使用能够延缓耐药产生，缩短疗程	①主要作用于疟原虫红细胞内期，用于治疗各种疟疾，控制其临床症状 ②对抗氯喹恶性疟原虫有较强的作用，用于抗氯喹恶性疟疾治疗 ③治疗脑型疟，用于疟疾的抢救 ④预防血吸虫病
咯萘啶（malaridine）	①咯萘啶是我国研制的苯并萘啶类抗疟新药 ②本药杀虫机制与破坏疟原虫的复合膜、食物泡的结构和功能有关 ③对间日疟原虫和恶性疟原虫的裂殖体均有杀灭作用，抗疟疗效显著	①适用于治疗各种疟疾，包括脑型疟等凶险型疟疾 ②治疗抗氯喹疟疾患者亦有效

续表

药物	药理作用机制	用途
哌喹（piperaquine）	哌喹的抗疟作用和作用机制与氯喹相似，对各种疟原虫红细胞内期均有杀灭作用	主要用于预防疟疾症状的发生，也可治疗耐氯喹的恶性疟疾
伯氨喹（primaquine）	①伯氨喹抗疟作用可能与干扰疟原虫DNA合成有关 ②本药能损伤疟原虫的线粒体，其代谢产物促进氧自由基形成，致使疟原虫被氧化而死亡 ③对红细胞外期（包括休眠体）与配子体有较强的杀灭作用，是阻止复发与中断传播的首选药物 ④对红细胞内期裂殖体作用弱，故不能控制症状 ⑤毒性比其他抗疟药大，孕妇忌用	①主要用于根治间日疟和控制疟疾传播 ②常与氯喹或乙胺嘧啶合用
乙胺嘧啶（pyrimethamine）	①乙胺嘧啶为二氢叶酸还原酶抑制剂，通过抑制二氢叶酸还原酶，减少四氢叶酸合成，阻碍核酸的合成，从而抑制疟原虫的繁殖 ②通过抑制细胞核分裂，影响疟原虫繁殖 ③本药主要作用于裂体生殖的疟原虫，但对成熟裂殖体无效 ④本药对疟原虫配子体无明显作用，但可阻止配子体在蚊体内的发育 ⑤对疟原虫红细胞外期有抑制作用	①预防疟疾的首选药，阻断疟疾传播 ②常与伯氨喹合用抗复发 ③还可杀灭刚地弓形虫速殖子，用于治疗急性弓形虫病
依米丁（emetine） 去氢依米丁（dehydroemetine）	①依米丁能阻止蛋白质合成，干扰溶组织内阿米巴滋养体的分裂与繁殖 ②对包囊无作用，不能阻断传播	用于治疗急性阿米巴痢疾或阿米巴肝脓肿，以去氢依米丁作用最强
双碘喹啉（diiodohydroxyquinoline）	①双碘喹啉疗效可能与抑制肠腔内溶组织内阿米巴共生性细菌有关 ②对肠腔内溶组织内阿米巴滋养体有杀灭作用，对包囊无效	用于治疗轻型或无明显症状的阿米巴痢疾，与甲硝唑合用，可取得根治效果
喹碘方（chiniofon）	喹碘方可杀灭溶组织内阿米巴滋养体，对包囊无效 能抑制肠道内与溶组织内阿米巴共生的细菌，间接抑制其滋养体的生长、繁殖	用于治疗轻型、慢性阿米巴痢疾和无症状排包囊者
甲硝唑（metronidazole）	①甲硝唑为5-硝基咪唑类药物，该药可选择性进入原虫，抑制多种原虫的氧化还原反应 ②本品还可阻止DNA转录和复制，从而抑制原虫的生长、繁殖，致其死亡	①为治疗阴道毛滴虫病和贾第虫病的首选药物 ②可用于治疗阿米巴痢疾和阿米巴肝脓肿 ③可用于治疗结肠小袋纤毛虫痢疾
替硝唑（tinidazole） 奥硝唑（ornidazole）	替硝唑和奥硝唑两药作用机制同甲硝唑，但毒性偏低	①用于治疗阴道毛滴虫病和贾第虫病 ②可用于治疗阿米巴痢疾和阿米巴肝脓肿

续表

药物	药理作用机制	用途
磺胺嘧啶（sulfadiazine）	磺胺嘧啶是二氢叶酸合成酶抑制剂，阻碍其合成，使原虫核酸合成受阻	与乙胺嘧啶合用，有协同作用，主要用于治疗弓形虫病
螺旋霉素（spiramycin） 乙酰螺旋霉素（acetylspiramycin）	螺旋霉素与核糖体结合，抑制 tRNA 功能，导致蛋白质合成障碍	用于治疗弓形虫病
呋喃唑酮（furazolidone）	呋喃唑酮可形成还原氧分子的自由基，抑制原虫代谢	用于治疗阿米巴病、贾第虫病、阴道毛滴虫病
葡萄糖酸锑钠（sodium stibogluconate）（斯锑黑克，stihek）	葡萄糖酸锑钠为五价锑，能选择性地进入含利什曼原虫的巨噬细胞内，并还原为三价锑，抑制原虫的糖代谢，进而被巨噬细胞消灭	治疗黑热病、皮肤利什曼病、皮肤黏膜利什曼病
两性霉素 B（amphotericin B）	两性霉素 B 为亲脂性多烯类抗真菌药，通过与利什曼原虫的甾醇结合，损伤细胞膜的通透性，破坏正常代谢，抑制原虫生长、繁殖	①在国外被作为治疗黑热病的一线药物 ②治疗抗五价锑的黑热病和皮肤黏膜利什曼病 ③治疗原发性阿米巴性脑膜脑炎
舒拉明钠（suramin sodium）	①舒拉明钠抑制虫体糖代谢 ②本药负电荷与虫体蛋白的阳极结合成复合物	抗非洲锥虫（布氏冈比亚锥虫和布氏罗德西亚锥虫）和旋盘尾线虫

附表5-2　常用抗蠕虫病药物

甲苯咪唑（mebendazole）	①甲苯咪唑为广谱驱肠道寄生虫药 ②能直接抑制线虫摄取和利用葡萄糖，减少 ATP 形成，因能源断绝而死亡 ③对多种线虫成虫和幼虫有杀灭作用，抑制虫卵发育	①主要用于驱除肠道线虫和带绦虫（钩虫、蛔虫、蛲虫、鞭虫、粪类圆线虫、猪带绦虫、牛带绦虫），治疗鞭虫病效果较好 ②治疗棘球蚴病 ③治疗旋毛虫感染亦有效
阿苯达唑（albendazole）	①阿苯达唑为高效广谱驱虫药 ②通过抑制寄生虫肠壁细胞的细胞质微管蛋白的聚合，阻断虫体摄取多种营养和葡萄糖 ③抑制延胡索酸还原酶，阻断 ATP 的产生，致虫体死亡	①用于驱除钩虫、蛔虫、蛲虫、鞭虫、粪类圆线虫、猪带绦虫、牛带绦虫、短膜壳绦虫等肠道寄生虫，治疗钩虫病效果较好 ②治疗包虫病、囊尾蚴病 ③目前治疗旋毛虫病的首选药物
噻苯达唑（tiabendazole）	①噻苯达唑为广谱驱虫药 ②抑制线虫细胞内延胡索酸酶，封闭虫体代谢必需的琥珀酸脱氢酶，使虫体麻痹死亡 ③抑制钩虫卵、蛔虫卵、鞭虫卵和粪类圆线虫卵的发育	主要用于治疗钩虫、蛔虫、蛲虫、鞭虫、粪类圆线虫和旋毛虫感染
噻嘧啶（pyrantel）	①噻嘧啶为广谱驱线虫药 ②因本药具有烟碱样作用，使虫体肌张力增加，致虫体肌肉产生痉挛性收缩而麻痹 ③能持久抑制胆碱酯酶，对寄生虫神经肌肉产生阻滞作用	用于驱除钩虫、蛔虫、蛲虫和鞭虫

续表

哌嗪（piperazine）	哌嗪具有麻痹蛔虫肌肉作用，其机制为： ①此药可阻断乙酰胆碱对蛔虫肌肉的兴奋作用，使肌肉呈松弛性麻痹，蛔虫不能附着在宿主肠壁 ②改变虫体肌细胞膜对离子的通透性，引起神经 - 肌肉传递功能障碍，使虫体出现松弛性麻痹 ③可抑制琥珀酸盐的合成，干扰虫体的糖代谢，使虫体肌肉收缩的能量供应受阻	主要用于驱蛔虫和蛲虫
恩波吡维铵（pyrvinium embonate）	①恩波吡维胺干扰蛲虫的呼吸酶系统，抑制其需氧呼吸 ②阻碍蛲虫对葡萄糖的吸收，影响虫体的生长和繁殖	驱蛲虫
奥克太尔（oxantel）	奥克太尔是一种高效驱鞭虫新药	驱鞭虫
乙胺嗪（diethylcarbamazine）	①乙胺嗪对丝虫微丝蚴和成虫均有杀灭作用 ②干扰微丝蚴和宿主内皮细胞花生四烯酸的合成，使宿主血小板和粒细胞聚集，破坏虫体表膜，有利吞噬细胞杀灭虫体 ③改变微丝蚴虫体表面的结构，使其容易受到宿主的免疫攻击	治疗和预防淋巴丝虫病（班氏丝虫病和马来丝虫病）的首选药
伊维菌素（ivermectin）	伊维菌素为广谱抗线虫药，其作用机制不明确，可能有： ①可导致细胞膜对氯离子的通透性增加，引起神经细胞和肌细胞超极化，使寄生虫麻痹或死亡 ②破坏其介导的中枢神经系统神经突触传递过程，导致虫体神经系统麻痹而死亡 ③能抑制丝虫胚胎发育，并使子宫前端的胚胎退变，故有抑制丝虫繁殖的作用	①驱钩虫、蛔虫、蛲虫、鞭虫 ②对粪类圆线虫也有效 ③可治疗盘尾丝虫病、罗阿丝虫病、班氏丝虫病和马来丝虫病
吡喹酮（praziquantel）	吡喹酮对吸虫和绦虫均有杀灭作用，为广谱抗蠕虫药，其机制为： ①本药引起的虫体挛缩和皮层受损可能与其使虫体内的 Ca^{2+} 分布发生变化有关 ②抑制虫体皮层碱性磷酸酶活性，抑制对葡萄糖的吸收 ③直接损伤皮层，使虫体抗原暴露，进而容易遭受宿主的免疫攻击，通过抗体依赖细胞介导的毒性作用杀伤虫体	①主要用于治疗吸虫病，是目前唯一治疗感染人体的五种血吸虫病的药物 ②治疗肠绦虫病（猪带绦虫病、牛带绦虫病、曼氏迭宫绦虫病、微小膜壳绦虫病） ③治疗脑囊虫病
氯硝柳胺（niclosamide）	氯硝柳胺抑制绦虫细胞内线粒体的氧化磷酸化过程，阻碍虫体吸收葡萄糖，致虫体蜕变、死亡，但不能杀死孕节中的虫卵	①治疗肠绦虫病（猪带绦虫病、牛带绦虫病、阔节裂头绦虫病和短膜壳绦虫病） ②可杀灭钉螺，用于预防血吸虫病

续表

三苯双脒 (Tribendimidine)	三苯双脒是我国自主研制的一种新型广谱抗寄生虫药（1983 年）。三苯双脒系氨基苯醚类化合物，经临床验证，三苯双脒肠溶片服用后 8 ～ 12 h 开始排虫，作用迅速，不良反应轻微	①对人体蛔虫、钩虫、蛲虫有很好的疗效。特别对美洲钩虫的作用优于阿苯达唑 ②对华支睾吸虫、麝猫后睾吸虫、人粪类圆线虫、旋毛虫、带绦虫等均有效
三氯苯达唑 (Triclabendazole)	是新一代苯并咪唑类衍生物，作用机制类似于苯并咪唑类药物，可选择性干扰虫体内微管的结构与功能，同时抑制虫体的蛋白质代谢与合成	用于动物及人体相关吸虫病的治疗，如并殖吸虫病、肝片吸虫病，但对华支睾吸虫病无效

附表5-3　抗寄生虫中草药

槟榔（areca）[槟榈科常绿乔木槟榔树（*Areca catechu*）的成熟种子] 南瓜（cucurbit）子仁 [葫芦科植物南瓜（*Cucurbita moschata*）的种子]	①槟榔的有效成分为槟榔碱，可致全虫麻痹、瘫痪 ②南瓜子仁有效成分为南瓜子氨酸，对绦虫中部和后部节片有麻痹和瘫痪作用 ③两药合用驱绦虫作用明显	①驱猪带绦虫、牛带绦虫、曼氏迭宫绦虫、阔节裂头绦虫和微小膜壳绦虫 ②驱布氏姜片吸虫
青蒿 [菊科植物黄花蒿（*Artemisia annua*）的地上部分]	青蒿对鼠疟、猴疟和人疟均有显著的抗疟作用，其主要作用成分是倍半萜酯过氧化物，即青蒿素	治疗疟疾
常山 [虎耳草科植物黄常山（*Dichroa febrifuga*）的根]	主要成分是常山碱，常山碱是喹唑啉的衍生物，其化学结构、作用与奎宁相似	治疗疟疾，退热
鸦胆子 [苦木科植物鸦胆子（*Brucea javanica*）的成熟种子]	具有抗疟作用和抗阿米巴作用，主要活性成分是生物碱和生物苷	①治疗间日疟和三日疟 ②用于治疗肠阿米巴病
白头翁 [毛茛科植物白头翁（*Pulsatilla chinensis*）的根]	含有白头翁素和三萜类皂苷等，具有明显的抗阿米巴作用和杀灭阴道毛滴虫的作用	①用于治疗肠阿米巴病 ②用于治疗滴虫阴道炎
大蒜 (allium sativum)	有效成分为大蒜素（allimin）即三硫二丙烯，具有抗阿米巴作用和杀灭弓形虫滋养体的作用	①用于治疗肠阿米巴病 ②用于弓形虫病的辅助治疗
使君子 [君子科植物使君子（*Quisaqualis ingica*）的种子]	主要活性成分为使君子酸钾，具有驱蛔虫与蛲虫作用	用于治疗蛔虫病、蛲虫病
苦楝皮 (*Cortex Meliae*)	活性成分为川楝素和异川楝素，川楝素为驱虫的有效成分，可麻痹虫体	用于治疗蛔虫病、蛲虫病
百部 (*Stemona japonica*)	外用可灭虱、杀虫	用于蛲虫病及人、畜的头虱、体虱等

（夏　惠　陶志勇）

中英文专业词汇索引

C

D

J

N

O

P

Q

R

S

T

W

X

Y

Z

主要参考文献

1．Lynne Shore Garcia．诊断医学寄生虫学．5 版．张进顺，李薇，孙新，沈际佳主译．北京：人民卫生出版社，2010.
2．曾宪芳．寄生虫学与寄生虫检验．北京：人民卫生出版社，1997.
3．陈晓光．医学寄生虫学．北京：军事医学科学出版社，2007.
4．陈心陶．医学寄生虫学．北京：科学出版社，1965.
5．陈兴保．现代寄生虫病学．北京：人民军医出版社，2002.
6．段义农，王中全，方强等．现代寄生虫病学．2 版．北京：人民军医出版社，2015．
7．高兴政．医学寄生虫学．2 版．北京：北京大学医学出版社，2011.
8．景涛，史大中．病原生物学．北京：清华大学出版社，2009.
9．李朝品．人体寄生虫学实验研究技术．北京：人民卫生出版社，2008.
10．李雍龙．人体寄生虫学．8 版．北京：人民卫生出版社，2013.
11．刘佩梅，李泽民．医学寄生虫学．3 版．北京：北京大学医学出版社，2013.
12．卢思奇．医学寄生虫学．2 版．北京：北京大学医学出版社，2009.
13．陆宝麟．中国动物志：昆虫纲第八卷双翅目蚊科（上卷），昆虫纲第九卷双翅目蚊科（下卷）．北京：科学出版社，1997.
14．彭文伟．现代感染性疾病与传染病学．北京：科学出版社，2000.
15．沈一平．寄生虫与临床．3 版．北京：人民卫生出版社，2007.
16．孙新，李朝品，张进顺．实用医学寄生虫学．北京：人民卫生出版社，2005.
17．汤林华．中国寄生虫病防治与研究．北京：北京科学技术出版社，2012.
18．汪世平，叶嗣颖．医学微生物学与寄生虫学．北京：科学出版社，2006.
19．汪世平．医学寄生虫学．3 版．北京：高等教育出版社，2014.
20．吴观陵．人体寄生虫学．4 版．北京：人民卫生出版社，2013.
21．吴忠道，诸欣平．人体寄生虫学．3 版．北京：人民卫生出版社，2015.
22．许隆祺．图说寄生虫学与寄生虫病．北京：北京科学技术出版社，2016.
23．血吸虫病控制和消除．中华人民共和国国家标准．GB15976-2015.
24．杨毅梅．医学寄生虫学．昆明：云南大学出版社，2010.
25．殷国荣，王中全．医学寄生虫学．4 版．北京：科学出版社，2014.
26．詹希美．人体寄生虫学．北京：人民卫生出版社，2005.
27．张进顺，高兴政．临床寄生虫检验学．北京：人民卫生出版社，2009.
28．张利娟，徐志敏，钱颖骏等．2015 年全国血吸虫病疫情通报．中国血吸虫病防治杂志，2016，28（6）：611-617.
29．赵慰先．人体寄生虫学．2 版．北京：人民卫生出版社，1997.
30．贺联印，许炽熛．热带医学．2 版．北京：人民卫生出版社，2004.
31．朱荫昌，吴观陵，管晓虹．血吸虫感染免疫学．上海：上海科学技术文献出版社，2008.

32．诸欣平，苏川．人体寄生虫学．8 版．北京：人民卫生出版社，2013.
33．程训佳．人体寄生虫学．上海：复旦大学出版社，2015.
34．吴忠道，汪世平．临床寄生虫学检验．3 版．北京：中国医药科技出版社，2015.
35．陈健，柯雪梅，刘行可等．广州管圆线虫病 1 例．中国寄生虫学与寄生虫病杂志，2011，29（6）：414.
36．周本江，郑葵阳．北京：科学出版社，2007.
37．詹希美．人体寄生虫学．2 版．北京：人民卫生出版社，2010.
38．李雍龙．人体寄生虫学．7 版．北京：人民卫生出版社，2008.
39．赵慰先．人体寄生虫学．北京：人民卫生出版社，1983.

彩　图

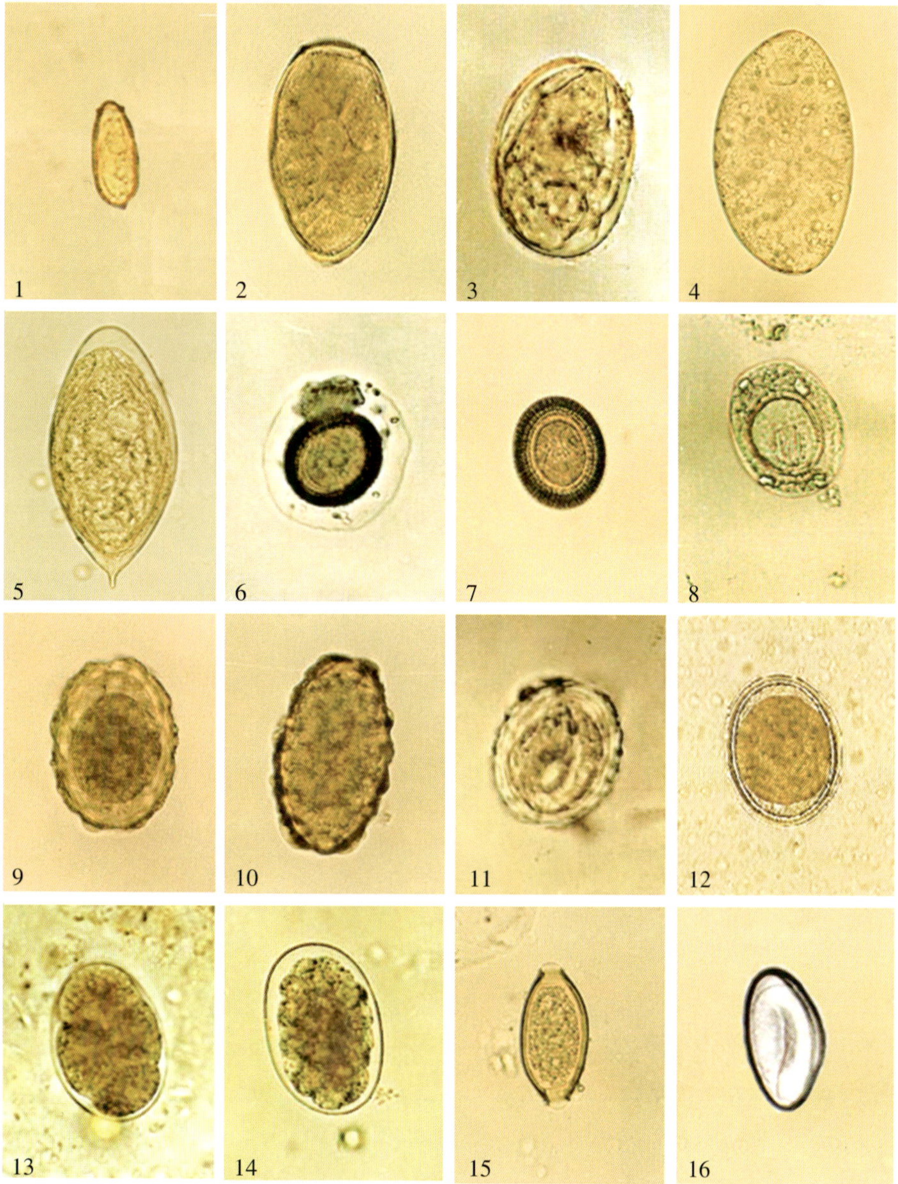

1．华支睾吸虫卵　2．卫氏并殖吸虫卵　3．日本血吸虫卵　4．布氏姜片吸虫卵　5．埃及血吸虫卵
6．带绦虫完整卵　7．带绦虫不完整卵　8．微小膜壳绦虫卵　9．蛔虫受精卵　10．蛔虫未受精卵
11．蛔虫感染期卵　12．蛔虫脱蛋白膜卵　13．钩虫卵（4个卵细胞）　14．钩虫卵（桑葚期）
15．鞭虫卵蠕形住肠线虫卵　16．蛲虫卵

彩图Ⅰ　常见的医学寄生虫卵（田喜凤）

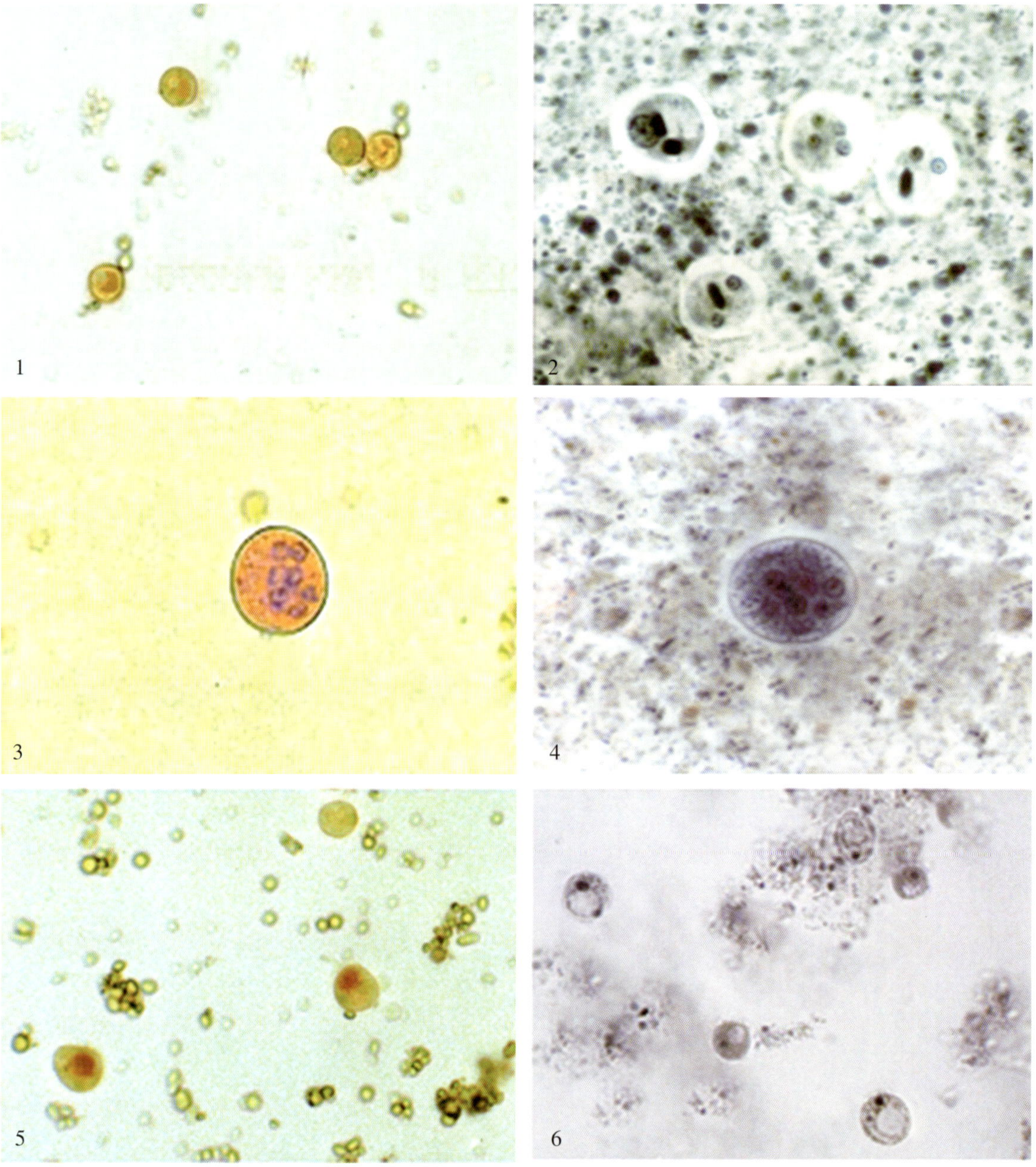

1．溶组织内阿米巴包囊（碘液染色） 2．溶组织内阿米巴（铁苏木素染色）
3．结肠内阿米巴包囊（碘液染色） 4．结肠内阿米巴包囊（铁苏木素染色）
5．布氏嗜碘阿米巴包囊（碘液染色） 6．布氏嗜碘阿米巴包囊（铁苏木素染色）

彩图Ⅱ　寄生人体的三种阿米巴包囊（田喜凤）

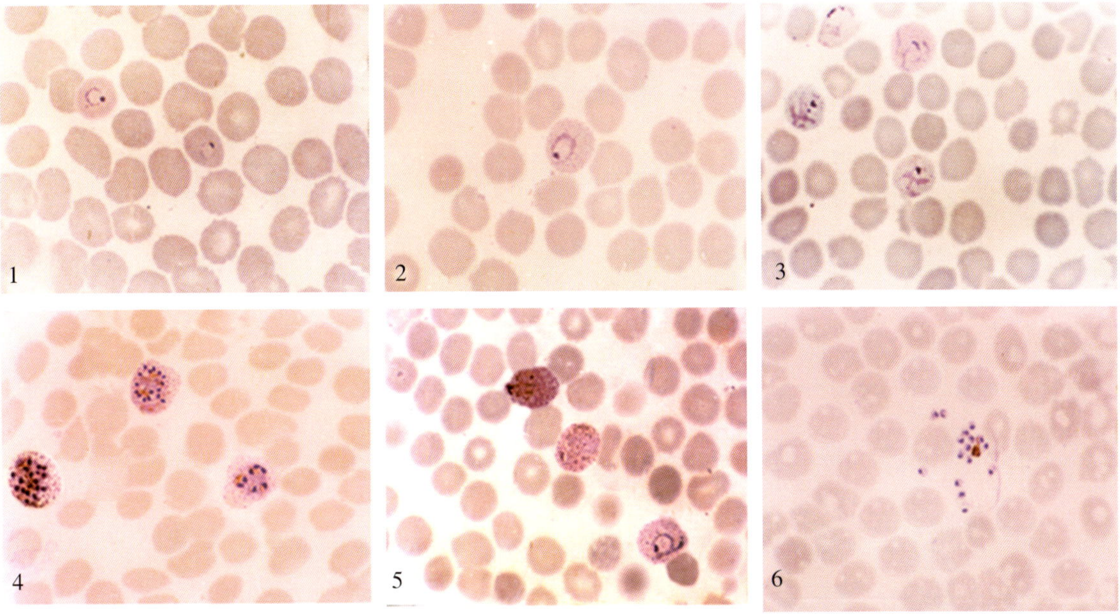

1．环形体　2．早期滋养体　3．滋养体　4．裂殖体　5．配子体　6．裂殖子

间日疟原虫（薄血涂片）

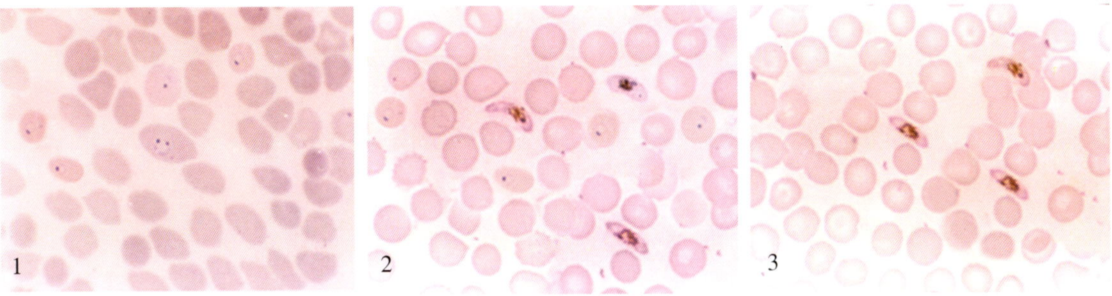

1．环形体　2.3．配子体

恶性疟原虫（薄血涂片）

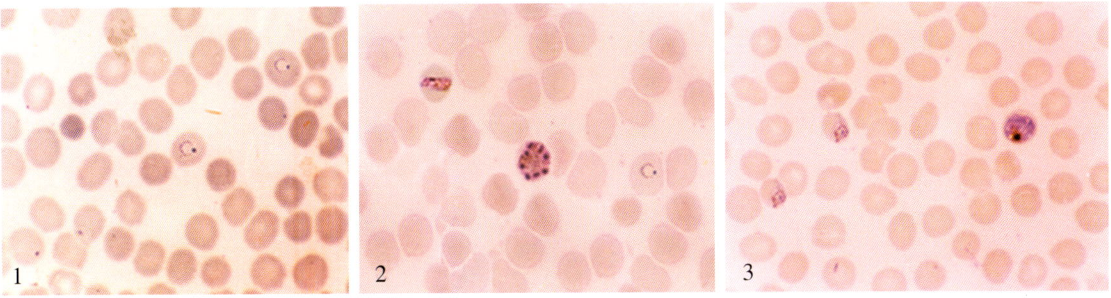

1．环形体　2．滋养体（带状），裂殖体（菊花状）　3．配子体

三日疟原虫（薄血涂片）

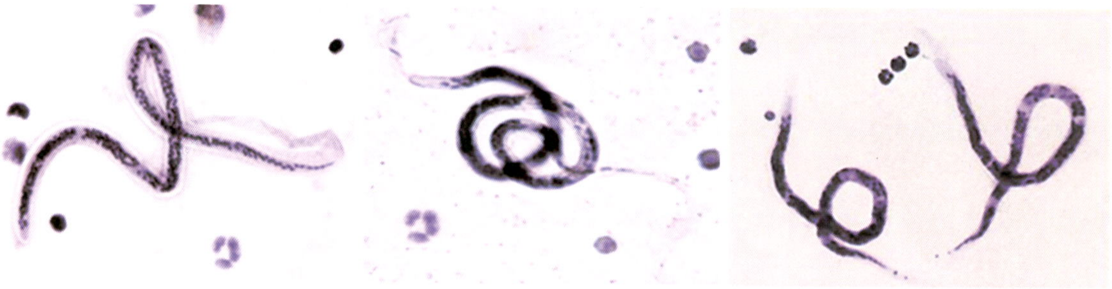

1. 班氏丝虫微丝蚴 2. 马来丝虫微丝蚴 3. 马来丝虫微丝蚴（示尾核）

两种丝虫微丝蚴（薄血涂片）

彩图Ⅲ 常见寄生人体的三种疟原虫和两种丝虫（田喜凤）

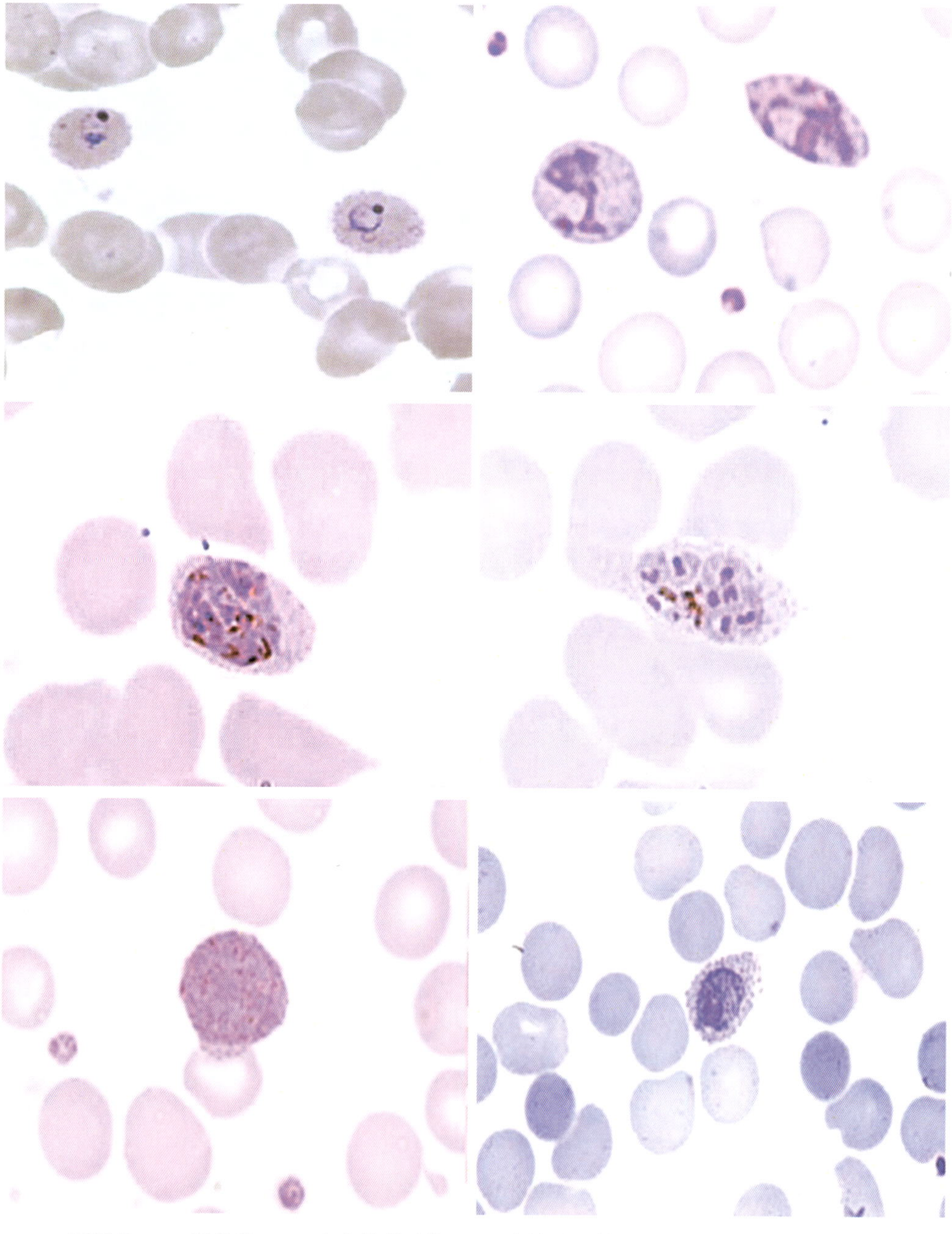

1. 环形体 2. 滋养体 3. 未成熟裂殖体 4. 成熟裂殖体 5. 雌配子体 6. 雄配子体

彩图Ⅳ 卵形疟原虫（薄血涂片）（崔昱）

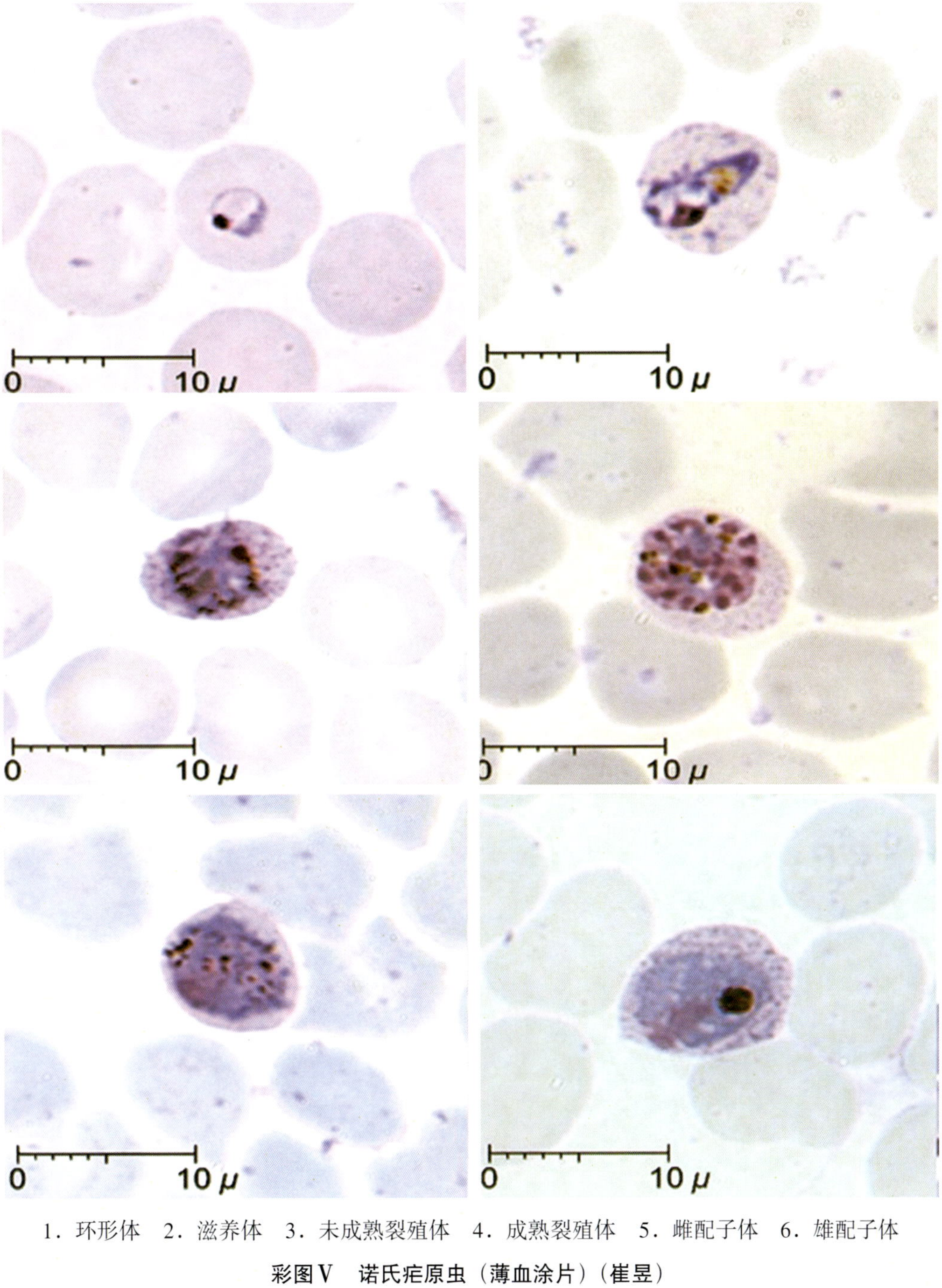

1．环形体　2．滋养体　3．未成熟裂殖体　4．成熟裂殖体　5．雌配子体　6．雄配子体

彩图Ⅴ　诺氏疟原虫（薄血涂片）（崔昱）